Mandell, Douglas e Bennett

Manual de Doenças INFECCIOSAS

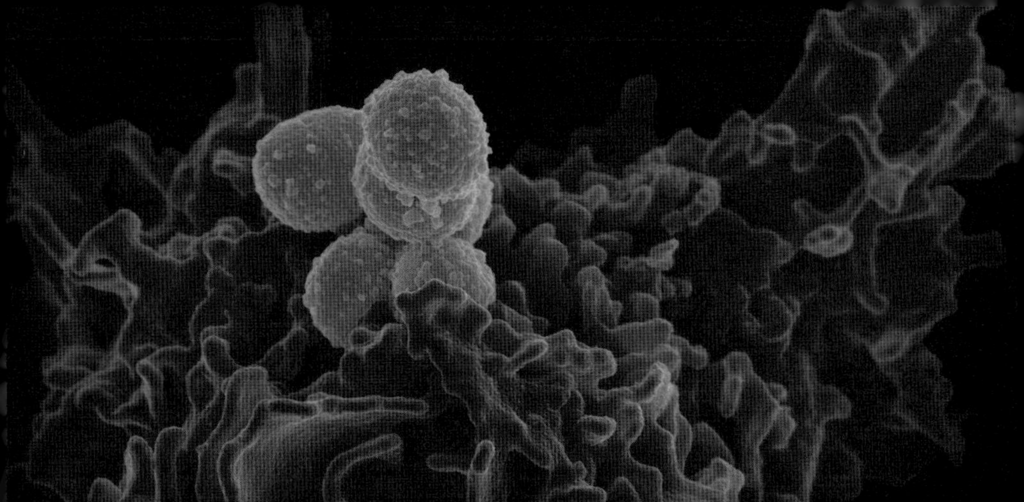

Mandell, Douglas e Bennett

Manual de Doenças INFECCIOSAS

JOHN E. BENNETT, MD, MACP
Adjunct Professor of Medicine
Uniformed Services University of the Health Sciences
F. Edward Hebert School of Medicine
Bethesda, Maryland

RAPHAEL DOLIN, MD
Maxwell Finland Professor of Medicine (Microbiology and Molecular Genetics)
Harvard Medical School;
Attending Physician
Beth Israel Deaconess Medical Center;
Brigham and Women's Hospital
Boston, Massachusetts

MARTIN J. BLASER, MD
Muriel G. e George W. Singer Professor of Translational Medicine
Professor of Microbiology
Director, Human Microbiome Program
Departments of Medicine and Microbiology
New York University School of Medicine
Langone Medical Center
New York, New York

gen | GUANABARA KOOGAN
ELSEVIER

ISBN: 978-85-352-8603-8
ISBN versão eletrônica: 978-85-352-8607-6

This translation of Mandell, Douglas, And Bennett's Infectious Disease Essentials, by John E. Bennett, Raphael Dolin, Martin J. Blaser was undertaken by Elsevier Editora Ltda. and is published by arrangement with Elsevier Inc.

Esta tradução de Mandell, Douglas, And Bennett's Infectious Disease Essentials, de John E. Bennett, Raphael Dolin, Martin J. Blaser foi produzida por Elsevier Editora Ltda. e publicada em conjunto com Elsevier Inc.

ISBN: 978-0-323-43101-9

Capa
Bruno Gomes

Editoração Eletrônica
Thomson Digital

Elsevier Editora Ltda.
Conhecimento sem Fronteiras

Rua da Assembleia, n° 100 – 6° andar – Sala 601
20011-904 – Centro – Rio de Janeiro – RJ

Av. Doutor Chucri Zaidan, n° 296 – 23° andar
04583-110 – Brooklin Novo – São Paulo – SP

Serviço de Atendimento ao Cliente
0800 026 53 40
atendimento1@elsevier.com

Consulte nosso catálogo completo, os últimos lançamentos e os serviços exclusivos no site www.elsevier.com.br

NOTA

Esta tradução foi produzida por Elsevier Brasil Ltda. sob sua exclusiva responsabilidade. Médicos e pesquisadores devem sempre fundamentar-se em sua experiência e no próprio conhecimento para avaliar e empregar quaisquer informações, métodos, substâncias ou experimentos descritos nesta publicação. Devido ao rápido avanço nas ciências médicas, particularmente, os diagnósticos e a posologia de medicamentos precisam ser verificados de maneira independente. Para todos os efeitos legais, a Editora, os autores, os editores ou colaboradores relacionados a esta tradução não assumem responsabilidade por qualquer dano/ou prejuízo causado a pessoas ou propriedades envolvendo responsabilidade pelo produto, negligência ou outros, ou advindos de qualquer uso ou aplicação de quaisquer métodos, produtos, instruções ou ideia contidos no conteúdo aqui publicado.

CIP-BRASIL. CATALOGAÇÃO NA PUBLICAÇÃO
SINDICATO NACIONAL DOS EDITORES DE LIVROS, RJ

B417m

Bennett, John E.
Manual de doenças infecciosas / John E. Bennett, Raphael Dolin, Martin J. Blaser ; tradução Tatiana Ferreira Robaina. - 1. ed. - Rio de Janeiro : Elsevier, 2019.
: il.

Tradução de: Mandell, Douglas, and Bennett's infectious disease essentials
Inclui índice
ISBN 9788535286038

1. Doenças transmissíveis - Manuais, guias, etc. I. Dolin, Raphael. II. Blaser, Martin J. III. Robaina, Tatiana Ferreira. IV. Título.

19-58113 CDD: 616.9
CDU: 616-022.1

Meri Gleice Rodrigues de Souza - Bibliotecária CRB-7/6439

Revisão Científica e Tradução

REVISÃO CIENTÍFICA

Alexandre Naime Barbosa
Médico Infectologista - Botucatu/SP
Professor Doutor - UNESP/Faculdade de Medicina

Aline Abreu Bastos
Médica Infectologista graduada pelo Instituto de Infectologia Emílio Ribas, São Paulo/SP
Infectologista no Hospital Aliança, Serviço municipal de Assistência Especializada e Hospital Evangélico em Salvador/BA

Antonio Carlos Bandeira
Professor Associado de Medicina da Faculdade de Tecnologia e Ciências, Salvador/BA
Preceptor da Residência Médica em Infectologia, Hospital Couto Maia, Salvador/BA

Camila Rodrigues
Médica Infectologista do SEAP-HC-FMUSP, São Paulo, SP
Médica Infectologista do Centro Hospitalar Penitenciário, São Paulo, SP
Médica Subinvestigadora dos Projetos da Vacina da Dengue e Zika no Centro de Pesquisa Clínicas do HCFMUSP, São Paulo
Médica Infectologista do Instituto de Infectologia Emílio Ribas, São Paulo
Médica Referência em Genotipagem pelo Ministério da Saúde
Médica Referência para tratamento de Tuberculose Multidroga Resistente e Tratamento de Micobactéria Não Tuberculosa, pelo Ministério da Saúde
Membro do Comitê de Resistência de AIDS da Sociedade Brasileira de Infectologia

Carla Vorsatz
Especialista em Doenças Infecciosas e Parasitárias pela Universidade Federal FluminenseDiretora executiva da Milarepa MED Textos e Traduções

Carlos Alberto Morales Paris
Graduado em Medicina pela EPM-UNIFESP (Escola Paulista de Medicina - Universidade Federal de São Paulo)
Especialista em Clínica Médica e Medicina Farmacêutica pela EPM - UNIFESP

Carlos Brites
Médico Infectologista
Professor Titular de Infectologia da Faculdade de Medicina da UFBA
Doutor em Medicina e Saúde pela UFBA

Carlos Ernesto Ferreira Starling
Médico Especialista em Epidemiologia Hospitalar e Infectologia
Mestre em Medicina
Professor e Coordenador do Curso de Infectologia de Medicina da Faculdade de Saúde e Ecologia Humana de Vespasiano/MG
Coordenador da Comissão de Controle de Infecções Hospitalares dos Hospitais Vera Cruz, Lifecenter, Baleia e Maria Amélia Lins (FHEMIG) de Belo Horizonte/MG

Carlos Jaime de Araujo Filho
Médico Infectologista do Hospital São José de Doenças Infecciosas, da Secretaria de Saúde do Estado do Ceará/CE e Hospital Prontocardio

Carolina Lins Rodrigues.
Médica Infectologista – Belo Horizonte/MG

Caroline Vanderlei de Meneses Gaino
Formação em Medicina
Médica Infectologista

Danilo Amâncio Campos
Médico Infectologista do Hospital São José de Doenças Infecciosas, da Secretaria da Saúde do Estado do Ceará/CE
Título de Especialista em Clínica Médica pela Sociedade Brasileira de Clínica Médica

Érico Arruda
Professor da Universidade Estadual do Ceará (UECE)
Doutor em Ciências Médicas pela Universidade Federal do Ceará (UFC)
Médico Infectologista do Hospital São José de Doenças Infecciosas, da Secretaria da Saúde do Estado do Ceará/CE

Estevão Portela Nunes
Mestre e Doutor em Doenças Infecciosas e Parasitárias pela UFRJ Médico
Pesquisador do Instituto Nacional de Infectologia-FIOCRUZ

Eurico de Arruda Neto
Professor Associado de Virologia Médica da Faculdade de Medicina de Ribeirão Preto (USP)

Fabrício de Maicy Bezerra
Mestrado em Patologia pela Universidade Federal do Ceará (UFC)
Médico Infectologista do Hospital São José de Doenças Infecciosas, da Secretaria da Saúde do Estado do Ceará/CE
Professor no Curso de Medicina da Universidade Christus
Infectologista na Rede Municipal de Atenção à Saúde em Fortaleza/CE

Felipe Rodrigues Marques Ferreira
Médico Residente em Neurologia do Hospital Geral Roberto Santos

Giovanni L. Breda
Especialista em Medicina Interna e Infectologia
Mestre em Medicina Interna
Médico do Serviço de Infectologia e preceptor do Programa de Residência Médica em Infectologia do Complexo Hospital de Clínicas da UFPR
Professor do Curso de Medicina da Pontifícia Universidade Católica do Paraná

Guilherme Alves de Lima Henn
Médico Infectologista
Mestre em Saúde Pública com Concentração em Doenças Infecciosas e Parasitárias
Professor-assistente da Disciplina de Doenças Infecciosas e Parasitárias da Faculdade de Medicina da Universidade Federal do Ceará (UFC)
Médico-Assistente do Ambulatório de Leishmaniose Visceral do Hospital São José de Doenças Infecciosas, da Secretaria da Saúde do Estado do Ceará/CE

Helena Duani
Médica Infectologista Coordenadora da Residência Médica de Infectologia do HC-UFMG
Professora do Departamento de Clínica Médica da Faculdade de Medicina da UFMG

Jacielma de Oliveira Freire
Médica Infectologista
Presidente da Comissão de Controle de Infecção Hospitalar (CCIH) da Maternidade Climério de Oliveira - UFBA
Preceptora da Residência Médica em Infectologia do Hospital Geral Roberto Santos

Karen Morejón
Graduada em Medicina pela Universidade Federal de Pelotas/RS
Médica do Hospital das Clínicas da Faculdade de Medicina de Ribeirão Preto
Professora da Disciplina de Infectologia do Centro Universitário Barão de Mauá e médica responsável pelo Serviço de Infecção Hospitalar do Hospital da Unimed de Ribeirão Preto.

Karina Martins N. Nápoles Nakashima
Médica Assistente do Serviço de Infectologia do HUWC (Hospital Universitário Walter Cantídio/CE) e HGEF (Hospital Geral do Exército de Fortaleza) Especialista em Infectologia pela Sociedade Brasileira de Infectologia Pós-graduada em Vigilância e Controle de Infecção Hospitalar pela UFMG e em Dermatologia pelo ISMD/MG

Karla Regina Oliveira de Moura Ronchini
Farmacêutica-bioquímica pela UFF
Médica pela FTESM, Especialista em Doenças Infecciosas e Parasitárias pela UFRJ
Mestre em Doenças Infecciosas e Parasitárias pela UFRJ
Doutora em Imunologia pela USP
Professora Adjunta e Coordenadora da Disciplina de Doenças Infecciosas e Parasitárias da Faculdade de Medicina (UFF)
Presidente da Comissão de Controle de Infecção Hospitalar do Hospital Universitário Gaffrée e Guinle (UNIRIO)

Lara Gurgel Fernandes Távora
Doutora em Doenças Infecciosas e Parasitárias pela Universidade de São Paulo (USP)
Professora-adjunta do Curso de Medicina da Universidade de Fortaleza/CE
Médica Assistente do Hospital São José de Doenças Infecciosas

Marcelo Otsuka
Pediatra e Infectologista Pediátrico, Mestrado pela Santa Casa de São Paulo
Chefe do Serviço de Infectologia Pediátrica e Diretor Técnico do Hospital Infantil Darcy Vargas
Vice-presidente do Comitê de Infectologia da SPSP
Presidente do Comitê deInfectologia Pediátrica da SBI

Mariana Mota Moura Fé
Médica Infectologista do Hospital São José de Doenças Infecciosas
Mestre em Microbiologia Médica pela Universidade Federal do Ceará
Mariana Pitombeira Libório
Médica Infectologista
Mestre em Saúde Pública
Professora-assistente do Curso de Medicina da Universidade de Fortaleza – UNIFOR

Marina Fernandes Palmerston Harada
Médica infectologista formada pelo Hospital das Clinicas da UFMG

Marise Oliveira Fonseca
Médica Infectologista
Professora associada e Coordenadora da disciplina de Doenças infecciosas e Parasitárias da FM - UFMG
Chefe do Serviço de Doenças Infecciosas e Parasitárias do Hospital das Clínicas pela FM - UFMG

Marise Reis de Freitas
Medica Infectologista
Doutora em Medicina pela UNIFESP
Professora-adjunto do Departamento de Infectologia - UFRN

Marta de Oliveira Ramalho
Mestre em Doenças Infecciosas e Parasitárias pela UNIFESP
Médica Assistente do Instituto de Infectologia Emílio Ribas

Mateus Westin Rodrigues
Médico Infectologista do Hospital Das Clínicas da UFMG
Doutor em Medicina Tropical e Infectologia

Mônica Cardoso Façanha
Médica
Mestre em Doenças Infecciosas e Parasitárias pela UFRJ
Doutora em Farmacologia pela UFC.
Professora de Doenças Infecciosas da Faculdade de Medicina - UFC

Mônica Jacques de Moraes
Graduada pela Faculdade de Ciências Médicas da Universidade Estadual de Campinas (UNICAMP)
Médica Infectologista pela Faculdade de Medicina da Universidade de São Paulo (USP)
Doutorado em Microbiologia Médica pela Faculdade de Medicina da Universidade de Heidelberg, Alemanha
Médica e Pesquisadora da Faculdade de Ciências Médicas da Universidade Estadual de Campinas (UNICAMP).

Nanci Silva
Médica Infectologista (HSPE -SP)
Doutora em Medicina Interna pela UFBA
Professora Adjunta da Escola Baiana de Medicina e Saúde Pública – Salvador/BA

Nêmora Tregnago Barcellos
Médica Internista
Doutora em Medicina pela Universidade Federal do Rio Grande do Sul (UFRGS)
Professora do Programa de Pós-Graduação em Saúde Coletiva da Universidade do Vale do Rio dos Sinos - Unisinos

Priscila Rosalba Domingos de Oliveira
Mestre e Doutora em Ciências pela Faculdade de Medicina da Universidade de São Paulo
Médica Assistente do Serviço de Infecção do Instituto de Ortopedia e Traumatologia do Hospital das Clínicas da Faculdade de Medicina da Universidade de São Paulo e do Serviço de Controle de Infecção Hospitalar do Hospital da Associação de Assistência à Criança Deficiente (AACD).

Priscila Valéria do Carmo Carvalho Reis
Médica Infectologista pelo Hospital das Clínicas da Faculdade de Medicina da UFMG
Mestranda no Programa de Medicina Tropical e Infectologia da Faculdade de Medicina da Universidade Federal de Minas Gerais na UFMG

Renata Amaral de Moraes
Médica Infectologista pelo Hospital São José de Doenças Infecciosas
Mestre em Farmacologia pela Universidade Federal do Ceará
Coordenadora do Serviço de Controle de Infecção Hospitalar do Hospital de Messejana Dr. Carlos Alberto Studart Gomes

Renato Grinbaum
Doutor em Clínica Médica pela Universidade Federal de São Paulo
Professor da Universidade Cidade de São Paulo

Rodrigo Juliano Molina
Professor Adjunto do Departamento de Clínica Médica da Universidade Federal do Triângulo Mineiro Coordenador do Serviço de Infectologia do Hospital da Clínicas da Universidade Federal do Triângulo Mineiro Mestre e Doutorando em Medicina Tropical e Infectologia pela Universidade Federal do Triângulo Mineiro

Rodrigo Nogueira Angerami
Médico infectologista da Seção de Epidemiologia Hospitalar do Hospital de Clínicas da Universidade Estadual de Campinas
Professor do Programa de Pós-Graduação em Saúde Coletiva da Faculdade de Ciências Médicas da Universidade Estadual de Campinas
Moderador do ProMED-PORT - Program for Monitoring Emerging Diseases, International Society for Infectious Diseases

Rodrigo Juliano Molina
Professor Adjunto do Departamento de Clínica Médica da Universidade Federal do Triângulo Mineiro Coordenador do Serviço de Infectologia do Hospital da Clínicas da Universidade Federal do Triângulo Mineiro Mestre e Doutorando em Medicina Tropical e Infectologia pela Universidade Federal do Triângulo Mineiro

Ronaldo Campos Hallal
Médico Infectologista da Santa Casa de Porto Alegre e Universidade Federal Ciências da Saúde de Porto Alegre

Sheila Rodrigues Souza
Médica Infectologista

Silvana de Barros Ricardo
Médica Infectologista
Mestre em Microbiologia pela UFMG
MBA em Gestão pela Fundação Dom Cabral, MG
Coordenadora da Clinica de Infectologia e do Serviço de Epidemiologia e Controle de Infecção Hospitalar da Rede Mater Dei, Belo Horizonte

Tânia Chaves
Médica Infectologista Pesquisadora em Saúde Pública do Instituto Evandro Chagas/SVS/MS
Responsável pelo Ambulatório dos Viajantes/IEC/SVS/MS
Docente e Membro do Colegiado do PPG em Epidemiologia e Vigilância em Saúde/Núcleo de Ensino e Pesquisa/IEC/SVS/MS
Membro do PIBIC/IEC/SVS/MS
Docente da FAMED/UFPA - Disciplina de Doenças Infecciosas e Parasitárias Docente em Medicina do Centro de Estudos Superiores do Pará (CESUPA)
Membro e Coordenadora dos Comitês de Medicina de Viagem e Medicina Tropical da SBI
Vice-Presidente da Sociedad Latino- Americana del Viajero (SLAMVI)
Membro do Comitê de Vacinação do Viajante, da Sociedade Brasileira de Imunizações

Thaís Lôbo Herzer
Mestrado em Saúde Pública pela Universidade Federal do Ceará
Residência em Infectologia pelo Hospital São José de Doenças Infecciosas
Médica Infectologista do Serviço de Controle de Infecção Hospitalar do Hospital Geral Dr. Waldemar Alcântara e Hospital Distrital Gonzaga Mota Messejana

Thiago Santos Nascimento
Graduação em Medicina pela Universidade Federal do Vale do São Francisco (UNIVASF)
Médico Neurologista pelo Hospital Geral Roberto Santos (BA)

Tiago Farias Castelo Branco Eulálio
Médico Infectologista e Emergencista no Hospital São José de Doenças Infecciosas, em Fortaleza.

Ulyana Belém de Oliveira
Médica Infectologista do Hospital São José de Doenças Infecciosas SESA – CE
Médica da Comissão de Controle de Infecção Hospitalar do Hospital de Trauma
Instituto Doutor José Frota

Unai Tuipinambás
Professor Associado da Faculdade de Medicina da UFMG

Zarifa Khoury
Médica infectologista
Mestre e Doutora pela Universidade Federal de São Paulo
Programa Municipal de DST/AIDS de São Paulo
Secretaria Municipal da Saúde Setor de Assistência

TRADUÇÃO

Foco Traduções

Colaboradores

Fredrick M. Abrahamian, DO
Professor of Medicine, David Geffen School of Medicine at UCLA, Los Angeles, California
Director of Education, Department of Emergency Medicine, Olive View – UCLA Medical Center, Sylmar, California
Mordedura

Ban Mishu Allos, MD
Associate Professor, Departments of Medicine and Preventive Medicine, Division of Infectious Diseases, Vanderbilt University School of Medicine, Nashville, Tennessee
Campylobacter jejuni e Espécies Relacionadas

Michael A. Apicella, MD
Professor and Head, Department of Microbiology, University of Iowa Carver College of Medicine, Iowa City, Iowa
Neisseria meningitidis; *Neisseria gonorrhoeae* (Gonorreia)

Kevin L. Ard, MD, MPH
Instructor in Medicine, Harvard Medical School; Associate Physician, Department of Medicine, Brigham and Women's Hospital, Boston, Massachusetts
Manifestações Pulmonares da Infecção pelo Vírus da Imunodeficiência Humana

Cesar A. Arias, MD, MSc, PhD
Associate Professor of Medicine, Department of Internal Medicine, Division of Infectious Diseases and Department of Microbiology and Molecular Genetics, University of Texas Medical School at Houston, Houston, Texas
Director, Molecular Genetics and Antimicrobial Resistance Unit, Universidad El Bosque, Bogota, Colombia
Espécies de *Enterococcus*, *Streptococcus* grupo *gallolyticus* e Espécies *Leuconostoc*

Michael H. Augenbraun, MD
Professor of Medicine, Chief, Division of Infectious Diseases, Department of Medicine, SUNY Downstate Medical Center, Brooklyn, New York
Lesões de Pele Genital e da Membrana Mucosa; Uretrite; Vulvovaginite e Cervicite

Francisco Averhoff, MD, MPH
Division of Viral Hepatitis, National Center for HIV/AIDS, Viral Hepatitis, STD, and TB Prevention, Centers for Disease Control and Prevention, Atlanta, Georgia
Vírus da Hepatite A

Dimitri T. Azar, MD, MBA
Dean and B.A. Field Chair of Ophthalmologic Research, Distinguished Professor of Ophthalmology, Pharmacology, and Bioengineering, College of Medicine, University of Illinois at Chicago, Chicago, Illinois
Conjuntivite Microbiana; Ceratite Microbiana

Larry M. Baddour, MD
Professor of Medicine, Mayo Clinic College of Medicine; Consultant, Infectious Diseases, Mayo Clinic, Rochester, Minnesota
Endocardite da Prótese Valvar

Carol J. Baker, MD
Professor of Pediatrics, Molecular Virology, and Microbiology, Department of Pediatrics, Infectious Diseases Section, Baylor College of Medicine; Attending Physician, Texas Children's Hospital, Houston, Texas
Streptococcus agalactiae (*Streptococcus* do Grupo B)

Ronald C. Ballard, MSB, PhD
Associate Director for Laboratory Science, Center for Global Health, Centers for Disease Control and Prevention, Atlanta, Georgia
Klebsiella granulomatis (Donovanose, Granuloma Inguinal)

Scott D. Barnes, MD
Chief, Warfighter Refractive Eye Surgery Clinic, Womack Army Medical Center, Fort Bragg, North Carolina
Conjuntivite Microbiana; Ceratite Microbiana

Dan H. Barouch, MD, PhD
Professor of Medicine, Harvard Medical School; Director, Center for Virology and Vaccine Research, Staff Physician, Beth Israel Deaconess Medical Center
Associate Physician, Brigham and Women's Hospital, Boston, Massachusetts
Adenovírus

Alan D. Barrett, PhD
Director, Sealy Center for Vaccine Development, Professor, Departments of Pathology and Microbiology & Immunology, University of Texas Medical Branch, Galveston, Texas
Flavivírus (Dengue, Febre Amarela, Encefalite Japonesa, Encefalite do Nilo Ocidental, Encefalite de St. Louis, Encefalite por Carrapato, Doença da Floresta de Kyasanur, Febre Hemorrágica de Alkhurma, Zika)

Miriam Baron Barshak, MD
Assistant Professor of Medicine, Harvard Medical School; Associate Physician, Department of Medicine, Massachusetts General Hospital, Boston, Massachusetts
Infecção Pancreática

Sridhar V. Basavaraju, MD
Centers for Disease Control and Prevention, Atlanta, Georgia
Infecções Transmitidas por Transfusão e Transplante

Byron E. Batteiger, MD
Professor of Medicine, Microbiology, and Immunology, Division of Infectious Diseases, Indiana University School of Medicine, Indianapolis, Indiana
Chlamydia trachomatis (Tracoma, Infecções Genitais, Infecções Perinatais e Linfogranuloma Venéreo)

Stephen G. Baum, MD
Professor of Medicine, Microbiology, and Immunology, Albert Einstein College of Medicine, Bronx, New York
Vírus da Caxumba

Arnold S. Bayer, MD
Professor of Medicine, Department of Internal Medicine, David Geffen School of Medicine at UCLA, Los Angeles, California; Associate Chief, Adult Infectious Diseases, Department of Internal Medicine, Harbor-UCLA Medical Center; Senior Investigator, St. John's Cardiovascular Research Center, Los Angeles Biomedical Research Institute, Torrance, California
Endocardite e Infecções Intravasculares

J. David Beckham, MD
Assistant Professor, Departments of Medicine, Neurology, and Microbiology, Division of Infectious Diseases, Director, Infectious Disease Fellowship Training Program, Medical Director, Occupational Health, University of Colorado Anschutz Medical Campus, Aurora, Colorado
Encefalite

Susan E. Beekmann, RN, MPH
University of Iowa Carver College of Medicine, Iowa City, Iowa
Infecções Causadas por Dispositivos Intravasculares Percutâneos

Beth P. Bell, MD, MPH
Director, National Center for Emerging and Zoonotic Infectious Diseases, Centers for Disease Control and Prevention, Atlanta, Georgia
Vírus da Hepatite A

John E. Bennett, MD, MACP
Adjunct Professor of Medicine, Uniformed Services University of the Health Sciences, F. Edward Hebert School of Medicine, Bethesda, Maryland
Meningite Crônica

Dennis A. Bente, DVM, PhD
Assistant Professor, Department of Microbiology and Immunology, University of Texas Medical Branch, Galveston, Texas
Encefalite da California, Síndrome Pulmonar por Hantavírus e Febre Hemorrágica por Bunyavírus

Elie F. Berbari, MD
Professor of Medicine, Division of Infectious Diseases, Mayo Clinic, Rochester, Minnesota
Osteomielite

Adarsh Bhimraj, MD
Head, Section of Neurologic Infectious Diseases, Associate Program Director, Internal Medicine Residency Program, Cleveland Clinic, Cleveland, Ohio
Shunt do Líquido Cerebrospinal e Infecções de Drenos

Alan L. Bisno, MD
Professor Emeritus, Department of Medicine, University of Miami Miller School of Medicine; Staff Physician, Miami Veterans Affairs Medical Center, Miami, Florida
Sequelas Pós-Estreptocócicas não Supurativas: Febre Reumática e Glomerulonefrite

Brian G. Blackburn, MD
Clinical Associate Professor, Division of Infectious Diseases and Geographic Medicine, Stanford University School of Medicine; Attending Physician, Department of Internal Medicine, Division of Infectious Diseases and Geographic Medicine, Stanford Hospital and Clinics, Stanford, California
Amebas de Vida Livre

Lucas S. Blanton, MD
Assistant Professor, Department of Internal Medicine, Division of Infectious Diseases, University of Texas Medical Branch, Galveston, Texas
Rickettsia rickettsii e Outros Grupos de *Rickettsiae* Causadoras de Febres Maculosas (Febre Maculosa das Montanhas Rochosas e Outras Febres Maculosas); *Rickettsia prowazekii* (Tifo Epidêmico ou Transmitido por Pulgas); *Rickettsia typhi* (Tifo Murino)

Martin J. Blaser, MD
Muriel G. and George W. Singer Professor of Translational Medicine, Professor of Microbiology, Director, Human Microbiome Program, Departments of Medicine and Microbiology, New York University School of Medicine, Langone Medical Center, New York, New York
Campylobacter jejuni e Espécies Relacionadas; *Helicobacter pylori* e Outras Espécies de *Helicobacter* Gástricas Relacionadas

Thomas P. Bleck, MD
Professor of Neurological Sciences, Neurosurgery, Medicine, and Anesthesiology, Rush Medical College; Associate Chief Medical Officer (Critical Care), Associate Vice President, Director, Laboratory of Electroencephalography and Evoked Potentials, Rush University Medical Center, Chicago, Illinois
Raiva (Rabdovírus); Tétano (*Clostridium tetani*); Botulismo (*Clostridium botulinum*)

David A. Bobak, MD
Associate Professor of Medicine, Associate Chair for Clinical Affairs, Division of Infectious Diseases and HIV Medicine, Case Western Reserve University School of Medicine; Director, Traveler's Healthcare Center, Chair, Health System Medication Safety and Therapeutics Committee, Staff Physician, Transplant Infectious Diseases Clinic, University Hospitals Case Medical Center, Cleveland, Ohio
Náusea, Vômito e Diarreia Não Inflamatória

William Bonnez, MD
Professor of Medicine, Department of Medicine, Division of Infectious Diseases, University of Rochester School of Medicine and Dentistry, Rochester, New York
Papilomavírus

John C Boothroyd, MD
Professor of Microbiology and Immunology, Stanford University School of Medicine, Stanford, California
Toxoplasma gondii

Patrick J. Bosque, MD
Associate Professor, Department of Neurology, University of Colorado Denver School of Medicine; Neurologist, Department of Medicine, Denver Health Medical Center, Denver, Colorado
Príons e Doenças Priônicas do Sistema Nervoso Central (Doenças Neurodegenerativas Transmissíveis)

John Bower, MD
Associate Professor of Pediatrics, Northeast Ohio Medical University, Rootstown, Ohio
Crupe em Crianças (Laringotraqueobronquite Aguda); Bronquiolite

Robert W. Bradsher, Jr., MD
Ebert Professor of Medicine, Department of Medicine, Division of Infectious Diseases, University of Arkansas for Medical Sciences, Central Arkansas Veterans Healthcare System, Little Rock, Arkansas
Blastomicose

Kevin E. Brown, MD, MRCP
Consultant Medical Virologist, Virus Reference Department, Public Health England, Microbiology Services, London, United Kingdom
Parvovírus Humano, Incluindo Parvovírus B19V e Bocaparvovírus Humano

Patricia D. Brown, MD
Professor of Medicine, Department of Internal Medicine, Division of Infectious Diseases, Wayne State University School of Medicine; Corporate Vice President of Quality and Patient Safety, Detroit Medical Center, Detroit, Michigan
Infecções em Usuários de Drogas Injetáveis

Barbara A. Brown-Elliott, MS, MT(ASCP) SM
Research Assistant Professor, Microbiology, Supervisor, Mycobacteria/Nocardia Laboratory, University of Texas Health Science Center, Tyler, Texas
Infeções Causadas por Micobactérias não Tuberculosas e Outras Doenças Causadas pelo Complexo *Mycobacterium avium*

Roberta L. Bruhn, MS, PhD
Staff Scientist, Department of Epidemiology, Blood Systems Research Institute, San Francisco, California
Vírus Linfotrópico Humano T (HTLV)

Amy E. Bryant, PhD
Research Career Scientist, Infectious Diseases Section, Veterans Affairs Medical Center, Boise, Idaho
Streptococcus pyogenes

Eileen M. Burd, PhD
Associate Professor, Department of Pathology and Laboratory Medicine, Emory University School of Medicine; Director, Clinical Microbiology, Emory University Hospital, Atlanta, Georgia
Bacilos Gram-Variáveis e Gram-Negativos

Jane C. Burns, MD
Professor of Pediatrics, University of California San Diego School of Medicine, La Jolla, California
Doença de Kawasaki

Larry M. Bush, MD
Affiliated Associate Professor of Medicine, University of Miami Miller School of Medicine, JFK Medical Center, Palm Beach County, Florida Affiliated Professor of Medicine, Charles E. Schmidt School of Medicine, Florida Atlantic University, Boca Raton, Florida
Peritonite e Abscessos Intraperitoneais

Luz Elena Cano, PhD
Head of Medical and Experimental Mycology Group, Corporación para Investigaciones Biológicas; Titular Professor, Microbiology School, Universidad de Antioquia, Medellín, Colombia
Paracoccidioidomicose

Charles C.J. Carpenter, MD
Professor of Medicine, Warren Alpert Medical School of Brown University; Attending Physician, Division of Infectious Diseases, Miriam Hospital, Providence, Rhode Island
Outros Vibriões Patogênicos

Mary T. Caserta, MD
Professor of Pediatrics, University of Rochester School of Medicine and Dentistry, Rochester, New York
Faringite; Laringite Aguda

Elio Castagnola, MD
Infectious Diseases Unit, Istituto Giannina Gaslini, Genova, Italy
Profilaxia e Tratamento Empírico de Infecção em Pacientes com Câncer

Richard E. Chaisson, MD
Professor of Medicine, Epidemiology, and International Health, Johns Hopkins University School of Medicine, Baltimore, Maryland
Manifestações Clínicas Gerais da Infecção pelo Vírus de Imunodeficiência Humana (Incluindo Síndrome Retroviral Aguda e Doenças Bucais, Cutâneas, Renais, Oculares, Metabólicas e Cardíacas)

Sharon C-A. Chen, MBBS, PhD
Clinical Associate Professor, University of Sydney Faculty of Medicine, Sydney, New South Wales, Australia; Senior Staff Specialist, Centre for Infectious Diseases and Microbiology, Westmead Hospital, Westmead, New South Wales, Australia
Espécies de *Nocardia*

Anthony W. Chow, MD
Professor Emeritus, Department of Internal Medicine, Division of Infectious Diseases, University of British Columbia; Honorary Consultant, Department of Internal Medicine, Division of Infectious Diseases, Vancouver Hospital, Vancouver, British Columbia, Canada
Infecções da Cabeça, Pescoço, Boca

Jeffrey I. Cohen, MD
Chief, Laboratory of Infectious Diseases, National Institute of Allergy and Infectious Diseases, National Institutes of Health, Bethesda, Maryland
Introdução ao Herpesvírus Humano
Humano; Herpesvírus Tipos 6, 7 (Exantema Súbito); Herpesvírus B

Myron S. Cohen, MD
Yergin-Bates Eminent Professor of Medicine, Microbiology, and Epidemiology, Director, Institute of Global Health and Infectious Diseases, University of North Carolina at Chapel Hill, Chapel Hill, North Carolina
Paciente com Doença Aguda Febril e Exantemática (*Rash*)

Lawrence Corey, MD
Professor of Medicine and Laboratory Medicine, University of Washington School of Medicine; President and Director, Fred Hutchinson Cancer Research Center, Seattle, Washington
Herpes Vírus Simples

Timothy L. Cover, MD
Professor of Medicine, Professor of Pathology, Microbiology and Immunology, Vanderbilt University Medical Center; Veterans Affairs Tennessee Valley Healthcare System, Nashville, Tennessee
Helicobacter pylori e Outras Espécies de *Helicobacter* Gástricas

Kent B. Crossley, MD, MHA
Professor, Department of Medicine, University of Minnesota Medical School; Chief of Staff, Minneapolis Veterans Administration Healthcare System, Minneapolis, Minnesota
Infecções no Idoso

Clyde S. Crumpacker, II, MD
Professor of Medicine, Harvard Medical School; Attending Physician, Division of Infectious Diseases, Beth Israel Deaconess Medical Center, Boston, Massachusetts
Citomegalovírus (CMV)

Bart J. Currie, MBBS, DTM&H
Professor in Medicine, Department of Infectious Diseases, Royal Darwin Hospital; Global and Tropical Health Division, Menzies School of Health Research, Darwin, Australia
Burkholderia pseudomallei e *Burkholderia mallei*: Melioidose e Mormo

Erika D'Agata, MD, MPH
Associate Professor of Medicine, Brown University; Department of Medicine, Division of Infectious Diseases, Rhode Island Hospital, Providence, Rhode Island
Pseudomonas aeruginosa e Outras Espécies de *Pseudomonas*

Inger K. Damon, MD, PhD
Adjunct Clinical Faculty, Department of Medicine, Emory University School of Medicine; Director, Division of High-Consequence Pathogens and Pathology, Centers for Disease Control and Prevention, Atlanta, Georgia
Ortopoxvírus: *Vaccinia* (Vacina para Varíola), Varíola, Varíola do Macaco, e Varíola Bovina; Outros Poxvírus que Infectam Humanos: Parapoxvírus (Incluindo Vírus Orf), Molusco Contagioso e Yatapoxvírus

Rabih O. Darouiche, MD
VA Distinguished Service Professor, Departments of Medicine, Surgery, and Physical Medicine and Rehabilitation, Michael E. DeBakey VA Medical Center and Baylor College of Medicine, Houston, Texas
Infecções em Pacientes com Lesões da Medula Espinal

Roberta L. DeBiasi, MD
Acting Chief, Division of Pediatric Infectious Diseases, Children's National Medical Center; Professor of Pediatrics and Microbiology, Immunology and Tropical Medicine, George Washington University School of Medicine; Principal Investigator, Center for Clinical and Translational Science, Children's Research Institute, Washington, DC
Ortoreovírus e Orbivírus; Coltivírus e Seadornavírus

George S. Deepe, Jr., MD
Professor, Department of Internal Medicine, Division of Infectious Diseases, University of Cincinnati College of Medicine, Cincinnati, Ohio
Histoplasma capsulatum (Histoplasmose)

Andrew S. Delemos, MD
Transplant Hepatologist, Carolinas Healthcare System, Charlotte, North Carolina
Hepatite Viral

Gregory P. DeMuri, MD
Associate Professor, University of Wisconsin School of Medicine and Public Health; Attending Physician, American Family Children's Hospital, Madison, Wisconsin
Sinusite

Robin Dewar, PhD
Principal Scientist, Leidos Biomedical Research—Frederick, National Cancer Institute—Frederick, Frederick, Maryland
Diagnóstico da Infecção pelo Vírus da Imunodeficiência Humana

James H. Diaz, MD, MPHTM, DrPH
Professor of Public Health and Preventive Medicine, School of Public Health, Louisiana State University Health Sciences Center, New Orleans, Louisiana
Introdução a Doenças Ectoparasitárias; Piolho (Pediculose); Sarna; Míiase e Tungíase; Ácaros, Incluindo Ácaros Trombiculídeos; Carrapatos, Incluindo Paralisia de Carrapatos

Jules L. Dienstag, MD
Dean for Medical Education, Carl W. Walter Professor of Medicine, Harvard Medical School; Physician, Massachusetts General Hospital, Boston, Massachusetts
Hepatite Viral

Raphael Dolin, MD
Maxwell Finland Professor of Medicine (Microbiology and Molecular Genetics), Harvard Medical School; Attending Physician, Beth Israel Deaconess Medical Center; Brigham and Women's Hospital, Boston, Massachusetts
Paramixovírus Zoonóticas: Nipah, Hendra e Menangle; Norovírus e Sapovírus (Calicivírus); Astrovírus e Picobirnavírus

Michael S. Donnenberg, MD
Professor of Medicine, Microbiology, and Immunology, University of Maryland School of Medicine, Baltimore, Maryland
Enterobacteriáceas

Gerald R. Donowitz, MD
Professor of Medicine and Infectious Diseases/ International Health, Department of Medicine, University of Virginia, Charlottesville, Virginia
Pneumonia Aguda

Philip R. Dormitzer, MD, PhD
Head of U.S. Research, Global Head of Virology, Vice President, Novartis Vaccines, Cambridge, Massachusetts
Rotavírus

James M. Drake, MB BCh, MSc
Professor of Surgery, University of Toronto Faculty of Medicine; Neurosurgeon-in-Chief and Harold Hoffman Shopper's Drug Mart Chair in Pediatric Neurosurgery, Division of Neurosurgery, Hospital for Sick Children, Toronto, Ontario, Canada
Shunt do Líquido Cerebroespinal e Infecções do Dreno

J. Stephen Dumler, MD
Professor, Departments of Pathology and Microbiology and Immunology, University of Maryland School of Medicine, Baltimore, Maryland
Rickettsia typhi (Tifo Murino)

Herbert L. DuPont, MD
Professor and Director, Center for Infectious Diseases, University of Texas School of Public Health; Chief, Internal Medicine Service, Baylor St. Luke's Medical Center; Professor and Vice Chairman, Department of Medicine, Baylor College of Medicine, Houston, Texas
Disenteria Bacilar: *Shigella, Escherichia coli* Enteroinvasiva

David T. Durack, MB, DPhil
Consulting Professor of Medicine, Duke University School of Medicine, Durham, North Carolina
Profilaxia da Endocardite Infecciosa

Marlene L. Durand, MD
Associate Professor of Medicine, Harvard Medical School; Physician, Infectious Disease Unit, Massachusetts General Hospital; Director, Infectious Disease Service, Massachusetts Eye and Ear Infirmary, Boston, Massachusetts
Endoftalmite; Causas Infecciosas da Uveíte; Infecções Perioculares

Paul H. Edelstein, MD
Professor of Pathology and Laboratory Medicine, University of Pennsylvania Perelman School of Medicine; Director of Clinical Microbiology, Pathology and Laboratory Medicine, Hospital of the University of Pennsylvania, Philadelphia, Pennsylvania
Doença dos Legionários e Febre de Pontiac

Morven S. Edwards, MD
Professor of Pediatrics, Baylor College of Medicine; Attending Physician, Department of Pediatrics, Infectious Diseases Section, Texas Children's Hospital, Houston, Texas
Streptococcus agalactiae (*Streptococcus* do Grupo B)

Richard T. Ellison, III, MD
Professor, Departments of Medicine and Microbiology & Physiological Systems, Division of Infectious Diseases, University of Massachusetts Medical School, Worcester, Massachusetts
Pneumonia Aguda

Timothy P. Endy, MD, MPH
Professor of Medicine, Division Chief of Infectious Diseases, Upstate Medical University, State University of New York, Syracuse, New York
Flavivírus (Dengue, Febre Amarela, Encefalite Japonesa, Encefalite do Oeste do Nilo, Encefalite de St. Louis, Encefalite Transmitida por Carrapato, Doença da Floresta de Kyasanur, febre Hemorrágica de Alkhurma, Zika)

N. Cary Engleberg, MD
Professor, Departments of Infectious Diseases and Microbiology and Immunology, University of Michigan Medical School, Ann Arbor, Michigan
Síndrome da Fadiga Crônica

Hakan Erdem, MD
Department of Infectious Diseases and Clinical Microbiology, Haydarpasa Training Hospital, Istanbul, Turkey
Brucelose (Espécies de *Brucella*)

Joel D. Ernst, MD
Professor, Departments of Medicine, Pathology, and Microbiology, New York University School of Medicine, New York, New York
Mycobacterium leprae (Hanseníase)

Rick M. Fairhurst, MD, PhD
Chief, Malaria Pathogenesis and Human Immunity Unit, Laboratory of Malaria and Vector Research, National Institute of Allergy and Infectious Diseases, Rockville, Maryland
Malária (Espécies de *Plasmodium*)

Jessica K. Fairley, MD
Assistant Professor of Medicine, Emory University School of Medicine, The Emory Clinic, Atlanta, Georgia
Tênia (Cestodas)

Ann R. Falsey, MD
Professor of Medicine, Infectious Diseases Unit, University of Rochester School of Medicine, Rochester, New York
Metapneumovírus Humano

Thomas Fekete, MD
Professor of Medicine and Chief, Section of Infectious Diseases, Temple University School of Medicine, Philadelphia, Pennsylvania
Espécies *Bacillus* e Gêneros Relacionados Diferentes de *Bacillus anthracis*

Paul D. Fey, PhD
Professor, Department of Pathology and Microbiology, University of Nebraska Medical Center, Omaha, Nebraska
Staphylococcus epidermidis e Outros Staphylococcus Coagulase-Negativos

Steven M. Fine, MD, PhD
Associate Professor of Medicine, Division of Infectious Diseases, University of Rochester Medical Center, Rochester, New York
Vírus da Estomatite Vesicular e Vesiculovírus Relacionados

Daniel W. Fitzgerald, MD
Associate Professor of Medicine, Microbiology, and Immunology, Weill Cornell Medical College, New York, New York
Mycobacterium tuberculosis

Anthony R. Flores, MD, MPH, PhD
Assistant Professor, Department of Pediatrics, Section of Infectious Diseases, Baylor College of Medicine, Houston, Texas
Faringite

Derek Forster, MD
Section on Infectious Diseases, Wake Forest School of Medicine, Winston-Salem, North Carolina
Artrites Infecciosas das Articulações Nativas

Vance G. Fowler, Jr., MD, MHS
Professor of Medicine, Division of Infectious Diseases, Duke University School of Medicine, Durham, North Carolina
Endocardite e Infecções Intravasculares

David O. Freedman, MD
Professor of Medicine and Epidemiology, Gorgas Center for Geographic Medicine, Division of Infectious Diseases, University of Alabama at Birmingham School of Medicine; Director, University of Alabama at Birmingham Travelers Health Clinic, University of Alabama at Birmingham Health System, Birmingham, Alabama
Proteção dos Viajantes; Infecções no Retorno dos Viajantes

Arthur M. Friedlander, MD
Adjunct Professor of Medicine, School of Medicine, Uniformed Services University of the Health Sciences, Bethesda, Maryland; Senior Scientist, U.S. Army Medical Research Institute of Infectious Diseases, Frederick, Maryland
Bacillus anthracis (Antrax)

John N. Galgiani, MD
Professor of Internal Medicine, Director, Valley Fever Center for Excellence, University of Arizona College of Medicine; Chief Medical Officer, Valley Fever Solutions, Tucson, Arizona
Coccidioidomicose (Espécies *Coccidioides*)

Robert C. Gallo, MD
Director, Institute of Human Virology, Professor, Department of Medicine, University of Maryland School of Medicine, Baltimore, Maryland
Vírus da Imunodeficiência Humana

Tejal N. Gandhi, MD
Clinical Assistant Professor of Medicine, Department of Internal Medicine, Division of Infectious Diseases, University of Michigan, Ann Arbor, Michigan
Bartonella, Incluindo Doença da Arranhadura do Gato

Wendy S. Garrett, MD, PhD
Assistant Professor, Immunology & Infectious Diseases and Genetic & Complex Diseases, Department of Medicine, Harvard School of Public Health; Department of Medical Oncology, Dana-Farber Cancer Institute, Boston, Massachusetts
Gangrena Gasosa e Doenças Associadas a Outros *Clostridium*; *Bacteroides*, *Prevotella*, *Porphyromonas* e espécies de *Fusobacterium* (e Outros Bacilos Anaeróbicos Gram-Negativos Clinicamente Importantes)

Charlotte A. Gaydos, DrPH, MPH, MS
Professor of Medicine, Division of Infectious Diseases, Johns Hopkins University School of Medicine; Emergency Medicine Department and Epidemiology, Population, Family and Reproductive Health, Bloomberg Johns Hopkins School of Public Health; Director, International Sexually Transmitted Diseases Research Laboratory, Baltimore, Maryland
Chlamydia pneumoniae

Thomas W. Geisbert, PhD
Professor, Department of Microbiology and Immunology, University of Texas Medical Branch, Galveston, Texas
Febre de Marburg e Hemorrágica por Ebola (Filovírus)

Jeffrey A. Gelfand, MD
Clinical Professor of Medicine, Harvard Medical School; Attending Physician, Infectious Diseases Division, Massachusetts General Hospital, Boston, Massachusetts
Espécies de *Babesia*

Dale N. Gerding, MD
Professor of Medicine, Loyola University Chicago Stritch School of Medicine, Maywood, Illinois; Research Physician, Department of Medicine, Edward Hines, Jr., Veterans Affairs Hospital, Hines, Illinois
Infecção por *Clostridium difficile*

Anne A. Gershon, MD
Professor of Pediatrics, Columbia University College of Physicians and Surgeons, New York, New York
Vírus da Rubéola (Sarampo Alemão); Vírus do Sarampo

Janet R. Gilsdorf, MD
Robert P. Kelch Research Professor of Pediatrics and Communicable Diseases, University of Michigan Medical School and C.S. Mott Children's Hospital, Ann Arbor, Michigan
Infecções em Pacientes Asplêncos

Ellie J.C. Goldstein, MD
Clinical Professor of Medicine, David Geffen School of Medicine at University of California, Los Angeles, California; Director, R.M. Alden Research Laboratory, Santa Monica, California
Mordeduras

Fred M. Gordin, MD
Professor of Medicine, George Washington University School of Medicine; Chief, Infectious Diseases, Veterans Affairs Medical Center, Washington, DC
Complexo *Mycobacterium avium*

Paul S. Graman, MD
Professor of Medicine, University of Rochester School of Medicine and Dentistry; Attending Physician and Clinical Director, Infectious Diseases Division, Strong Memorial Hospital, Rochester, New York
Esofagite

Patricia M. Griffin, MD
Chief, Enteric Diseases Epidemiology Branch, Division of Foodborne, Waterborne, and Environmental Diseases, National Center for Emerging and Zoonotic Infectious Diseases, Centers for Disease Control and Prevention, Atlanta, Georgia
Doenças Transmitidas por Alimentos

Richard L. Guerrant, MD
Professor of Medicine, Infectious Diseases, and International Health, University of Virginia School of Medicine, Charlottesville, Virginia
Náusea, Vômito e Diarreia Não Inflamatória; Enteritides Inflamatórias Bacterianas

H. Cem Gul, MD
Department of Infectious Diseases and Microbiology, Gulhane Military Medical Academy, Ankara, Turkey
Brucelose (Espécies Brucella)

David A. Haake, MD
Professor, Departments of Medicine, Urology, and Microbiology, Immunology, & Molecular Genetics, The David Geffen School of Medicine at UCLA; Staff Physician, Department of Medicine, Division of Infectious Diseases, The Veterans Affairs Greater Los Angeles Healthcare System, Los Angeles, California
Leptospirose (Espécies *Leptospira*)

David W. Haas, MD
Professor of Medicine, Pharmacology, Pathology, Microbiology, and Immunology, Vanderbilt University School of Medicine, Nashville, Tennessee
Mycobacterium tuberculosis

Charles Haines, MD, PhD
Division of Infectious Diseases, Johns Hopkins University School of Medicine, Baltimore, Maryland
Manifestações Gastrintestinais, Hepatobiliares e Pancreáticas da Infecção do Vírus da Imunodeficiência Humana

Caroline Breese Hall, MD†
Professor of Pediatrics and Medicine, University of Rochester School of Medicine and Dentistry, Rochester, New York
Vírus Sincicial Respiratório (RSV)

Joelle Hallak, BS, MS
Research Assistant, Department of Ophthalmology and Visual Science, University of Illinois at Chicago, Chicago, Illinois
Ceratite Microbiana

Scott A. Halperin, MD
Professor, Departments of Pediatrics and Microbiology & Immunology, Director, Canadian Center for Vaccinology, Dalhousie University; Head, Pediatric Infectious Diseases, IWK Health Centre, Halifax, Nova Scotia, Canada
Bordetella pertussis

Margaret R. Hammerschlag, MD
Professor of Pediatrics and Medicine, State University of New York Downstate College of Medicine; Director, Division of Pediatric Infectious Diseases, State University of New York Downstate Medical Center, Brooklyn, New York
Chlamydia pneumoniae

Rashidul Haque, MD
Scientist and Head of Parasitology Laboratory, Laboratory Sciences Division, International Centre for Diarrhoeal Disease Research, Bangladesh, Dhaka, Bangladesh
Espécies *Entamoeba*, Incluindo Colite Amebiana e Abscesso Hepático

Jason B. Harris, MD, MPH
Assistant Professor of Pediatrics, Harvard Medical School; Division of Infectious Diseases, MassGeneral Hospital for Children, Boston, Massachusetts
Febre Entérica e Outras Causas de Febre e Sintomas Abdominais

Claudia Hawkins, MD, MPH
Assistant Professor, Department of Medicine, Division of Infectious Diseases, Northwestern University Feinberg School of Medicine, Chicago, Illinois
Vírus da Hepatite B e Vírus da Hepatite Delta

Roderick J. Hay, DM
Professor of Cutaneous Infection, Department of Dermatology (KCH Campus), Kings College London, London, United Kingdom
Dermatofitose (Tinha) e Outras Micoses Superficiais

David K. Henderson, MD
Deputy Director for Clinical Care, Clinical Center, National Institutes of Health, Bethesda, Maryland
Infecções Causadas por Dispositivos Intravasculares Percutâneos; Vírus da Imunodeficiência Humana em Ambientes de Saúde; Infecções por Herpesvírus Nosocomial

David R. Hill, MD, DTM&H
Professor, Department of Medical Sciences, Director, Global Public Health, Frank H. Netter MD School of Medicine, Quinnipiac University, Hamden, Connecticut
Giardia lamblia

Martin S. Hirsch, MD
Professor of Medicine, Harvard Medical School; Professor of Infectious Diseases and Immunology, Harvard School of Public Health; Senior Physician, Infectious Diseases Service, Massachusetts General Hospital, Boston, Massachusetts
Terapia Antirretroviral para Infecção do Vírus da Imunodeficiência Humana

Aimee Hodowanec, MD
Assistant Professor, Department of Medicine, Division of Infectious Diseases, Rush University Medical Center, Chicago, Illinois
Tétano (*Clostridium tetani*); Botulismo (*Clostridium botulinum*)

Robert S. Holzman, MD
Professor Emeritus of Medicine, Department of Medicine, Division of Infectious Diseases and Immunology, New York University School of Medicine, New York, New York
Mycoplasma pneumoniae e Pneumonia Atípica

Edward W. Hook, III, MD
Professor and Director, Division of Infectious Diseases, University of Alabama at Birmingham, Birmingham, Alabama
Treponematoses Endêmicas

Thomas M. Hooton, MD
Professor of Clinical Medicine, Department of Medicine, Clinical Director, Division of Infectious Diseases, University of Miami Miller School of Medicine; Chief of Medicine, Miami Veterans Affairs Healthcare System, Miami, Florida
Infecções do Trato Urinário Nosocomiais

Harold W. Horowitz, MD
Professor of Medicine, Infectious Diseases and Immunology, Department of Medicine, New York University School of Medicine; Chief of Service Infectious Diseases, Bellevue Hospital Center, New York, New York
Exacerbações Agudas da Doença Pulmonar Obstrutiva Crônica

C. Robert Horsburgh, Jr., MD, MUS
Professor of Epidemiology, Biostatistics, and Medicine, Boston University Schools of Public Health and Medicine, Boston, Massachusetts
Complexo *Mycobacterium avium*

James M. Horton, MD
Chief, Division of Infectious Diseases, Department of Internal Medicine, Carolinas Medical Center, Charlotte, North Carolina
Febre Recorrente Causada por Espécies *Borrelia*

Duane R. Hospenthal, MD, PhD
Adjunct Professor of Medicine, Department of Medicine, Infectious Disease Division, University of Texas Health Science Center at San Antonio, San Antonio, Texas
Agentes de Cromoblastomicose; Agentes de Micetoma; Fungos Incomuns e Espécies Relacionadas

Nicole M. Iovine, MD, PhD
Assistant Professor of Medicine, Director, Antimicrobial Stewardship Program, Department of Medicine, Division of Infectious Diseases and Global Medicine, University of Florida School of Medicine, Gainesville, Florida
Campylobacter jejuni e Espécies Relacionadas

Jonathan R. Iredell, MBBS, PhD
Associate Professor, University of Sydney Faculty of Medicine, Sydney, New South Wales, Australia
Director, Department of Infectious Diseases, Centre for Infectious Diseases and Microbiology, Westmead Hospital, Westmead, New South, Wales, Australia
Espécies *Nocardia*

Michael G. Ison, MD, MS
Associate Professor, Divisions of Infectious Diseases and Organ Transplantation, Northwestern University Feinberg School of Medicine, Chicago, Illinois
Vírus Parainfluenza

J. Michael Janda, PhD, D(ABMM)
Laboratory Director, Public Health Laboratory, Department of Public Health, County of Los Angeles, Downey, California
Capnocytophaga

Edward N. Janoff, MD
Professor of Medicine, Microbiology, and Immunology, Departments of Medicine and Infectious Diseases, University of Colorado Denver, Aurora, Colorado
Director, Mucosal and Vaccine Research Center, Denver Veterans Affairs Medical Center, Denver, Colorado
Streptococcus pneumoniae

Eric C. Johannsen, MD
Assistant Professor of Medicine, University of Wisconsin School of Medicine and Public Health; Physician, Division of Infectious Diseases, University of Wisconsin Hospitals and Clinics, Madison, Wisconsin
Vírus Epstein-Barr (Mononucleose Infecciosa, Doenças Malignas Associadas ao Vírus Epstein-Barr e Outras Doenças)

Donald Kaye, MD
Professor of Medicine, Drexel University College of Medicine, Philadelphia, Pennsylvania
Infecções do Trato Urinário

Kenneth M. Kaye, MD
Associate Professor, Department of Medicine, Harvard Medical School; Attending Physician, Division of Infectious Diseases, Brigham and Women's Hospital, Boston, Massachusetts
Vírus Epstein-Barr (Mononucleose Infecciosa, Doenças Malignas Associadas ao Vírus Epstein-Barr e Outras Doenças); Herpesvírus Associado ao Sarcoma de Kaposi (Herpesvírus Humano 8)

James W. Kazura, MD
Professor of International Health, Center for Global Health and Diseases, Case Western Reserve University School of Medicine, Cleveland, Ohio
Nematodas Teciduais (Triquinelose, Dracunculíase, Filaríase, Loiase e Oncocercíase)

Jay S. Keystone, MD, MSc (CTM)
Professor of Medicine, University of Toronto; Senior Staff Physician, Tropical Disease Unit, Toronto General Hospital, Toronto, Canada
Cyclospora cayetanensis, Cystoisospora (Isospora) belli, Espécies *Sarcocystis, Balantidium coli* e Espécies *Blastocystis*

Yury Khudyakov, PhD
Division of Viral Hepatitis, National Center for HIV/AIDS, Viral Hepatitis, STD, and TB Prevention, Centers for Disease Control and Prevention, Atlanta, Georgia
Vírus da Hepatite A

Rose Kim, MD
Associate Professor of Medicine, Division of Infectious Diseases, Cooper Medical School of Rowan University, Cooper University Hospital, Camden, New Jersey
Outras Bactérias Corineformes e Rodococos

Charles H. King, MD
Professor of International Health, Center for Global Health and Diseases, Case Western Reserve University, Cleveland, Ohio
Tênias (Cestodas)

Louis V. Kirchhoff, MD, MPH
Professor of Internal Medicine, University of Iowa; Staff Physician, Medical Service, Department of Veterans Affairs Medical Center, Iowa City, Iowa
Professor of Medicine, State University of New York Upstate Medical University, Syracuse, New York
Espécies Tripanosomas (Tripanossomíase Americana, Doença de Chagas): Biologia dos Tripanossomas; Agentes da Tripanossomíase Africana (Doença do Sono)

Jerome O. Klein, MD
Professor, Department of Pediatrics, Boston University School of Medicine; Former Director, Division of Pediatric Infectious Diseases, Boston Medical Center, Boston, Massachusetts
Otite Externa, Otite Média e Mastoidite

Michael Klompas, MD, MPH
Associate Professor of Population Medicine, Harvard Medical School and Harvard Pilgrim Health Care Institute; Associate Hospital Epidemiologist, Brigham and Women's Hospital, Boston, Massachusetts
Pneumonia Nosocomial

Bettina M. Knoll, MD, PhD
Assistant Professor of Medicine, Warren Alpert Medical School of Brown University; Physician, Miriam Hospital and Rhode Island Hospital, Providence, Rhode Island
Endocardite da Valva Protética

Kirk U. Knowlton, MD
Professor of Medicine, Chief of Cardiology, University of California San Diego School of Medicine, La Jolla, California
Miocardite e Pericardite

Jane E. Koehler, MA, MD
Professor of Medicine, Division of Infectious Diseases, University of California San Francisco, San Francisco, California
Bartonella, Incluindo Doença da Arranhadura do Gato

Stephan A. Kohlhoff, MD
Assistant Professor of Pediatrics and Medicine, State University of New York Downstate College of Medicine; Co-Director, Division of Pediatric Infectious Diseases, State University of New York Downstate Medical Center, Brooklyn, New York
Chlamydia pneumoniae

Dimitrios P. Kontoyiannis, MD
Frances King Black Endowed Professor, Department of Infectious Diseases, Deputy Head, Division of Internal Medicine, University of Texas MD Anderson Cancer Center, Houston, Texas
Agentes de Mucormicose e Entomoftoramicose

Igor J. Koralnik, MD
Professor of Neurology, Harvard Medical School Chief, Division of Neuro-Virology, Director, HIV/ Neurology Center, Beth Israel Deaconess Medical Center, Boston, Massachusetts
JC, BK e Outros Poliomavírus: Leucoencefalopatia Multifocal Progressiva (PML)

Anita A. Koshy, MD
Assistant Professor, Departments of Neurology and Immunobiology, University of Arizona, Tucson, Arizona
Amebas de Vida Livre

Joseph A. Kovacs, MD
Senior Investigator, Head, AIDS Section, Critical Care Medicine Department, National Institute of Health Clinical Center, Bethesda, Maryland
Toxoplasma gondii

Phyllis Kozarsky, MD
Professor of Medicine, Division of Infectious Diseases, Emory University School of Medicine; Medical Director, TravelWell, Emory University Hospital, Atlanta, Georgia
Cyclospora cayetanensis, Cystoisospora (Isospora) *belli*, Espécies *Sarcocystis, Balantidium coli* e Espécies *Blastocystis*

John Krieger, MD
Professor, Department of Urology, University of Washington; Chief, Urology Section, Veterans Affairs Puget Sound Health Care System, Seattle, Washington
Prostatite, Epididimite e Orquite

Matthew J. Kuehnert, MD
Director, Office of Blood, Organ, and Other Tissue Safety, Division of Healthcare Quality Promotion, Centers for Disease Control and Prevention, Atlanta, Georgia
Infecções Transmitidas por Transfusão e Transplante

Nalin M. Kumar, DPhil
Professor, Department of Ophthalmology and Visual Sciences, College of Medicine, University of Illinois at Chicago, Chicago, Illinois
Conjuntivite Microbiana

Paul N. Levett, PhD, DSc
Assistant Clinical Director, Saskatchewan Disease Control Laboratory, Regina, Saskatchewan, Canada
Espécies de *Leptospira* (Leptospirose)

Donald P. Levine, MD
Professor of Medicine, Associate Vice Chair for Continuing Medical Education and Community Affairs, Department of Medicine, Wayne State University, Detroit, Michigan
Infecções em Usuários de Drogas Injetáveis

Matthew E. Levison, MD
Professor of Public Health, Drexel University chool of Public Health; Adjunct Professor of Medicine, Drexel University College of Medicine, Philadelphia, Pennsylvania
Peritonite e Abscessos Intraperitoneais

Russell E. Lewis, PharmD
Associate Professor, Department of Medical Sciences and Surgery, University of Bologna Infectious Diseases Unit, S. Orsola Malpighi Hospital, Bologna, Italy
Agentes de Mucormicose e Entomoftoramicose

Aldo A.M. Lima, MD, PhD
Professor, Institute of Biomedicine, Federal University of Ceara, Fortaleza, Ceará, Brazil
Enteritides Inflamatórias Bacterianas

Ajit P. Limaye, MD
Professor, Division of Allergy and Infectious Diseases, University of Washington School of Medicine, Seattle, Washington
Infecções em Receptores de Órgãos Sólidos

W. Ian Lipkin, MD
Director, Center for Infection and Immunity, Mailman School of Public Health, Columbia University, New York, New York
Zoonoses

Nathan Litman, MD
Professor of Pediatrics, Albert Einstein College of Medicine; Vice Chair, Clinical Affairs, Department of Pediatrics, Chief, Division of Pediatric Infectious Diseases, Children's Hospital at Montefiore, Bronx, New York
Vírus da Caxumba

Bennett Lorber, MD, DSc (Hon)
Thomas M. Durant Professor of Medicine, Professor of Microbiology and Immunology, Temple University School of Medicine, Philadelphia, Pennsylvania
Abscesso Pulmonar Bacteriano; *Listeria monocytogenes*

Rob Roy MacGregor, MD
Professor, Department of Medicine, Division of Infectious Diseases, University of Pennsylvania School of Medicine, Philadelphia, Pennsylvania
Corynebacterium diphtheriae (Difteria)

Philip A. Mackowiak, MD, MBA
Professor and Vice Chairman, Department of Medicine, University of Maryland School of Medicine; Chief, Medical Care Clinical Center, Veterans Affairs Maryland Health Care System, Baltimore, Maryland
Febre de Origem Indeterminada

Lawrence C. Madoff, MD
Professor of Medicine, University of Massachusetts Medical School; Director, Division of Epidemiology and Immunization, Massachusetts Department of Public Health; Division of Infectious Disease and Immunology, University of Massachusetts Memorial Medical Center, Worcester, Massachusetts
Infecções do Sistema Hepático e Biliar (Abscesso Hepático, Colangite, Colecistite); Abscesso Esplênico

Alan J. Magill, MD
Director, Malaria, Bill and Melinda Gates Foundation, Seattle, Washington
Espécies de Leishmania: Leishmaniose Visceral (Kala-Azar), Cutânea e Mucosa

James H. Maguire, MD, MPH
Professor of Medicine, Harvard Medical School; Senior Physician, Division of Infectious Disease, Brigham and Women's Hospital, Boston, Massachusetts
Nematodas Intestinais (Lombrigas); Trematodas (Esquistossomas e Parasita Hepáticos, Intestinais e Pulmonares)

Frank Maldarelli, MD, PhD
Head, Clinical Retrovirology Section, HIV Drug Resistance Program, National Cancer Institute—Frederick, National Institutes of Health, Frederick, Maryland
Diagnóstico da Infecção do Vírus da Imunodeficiência Humana

Lewis Markoff, MD
Chief, Laboratory of Vector-Borne Virus Diseases, Office of Vaccines, Center for Biologics Evaluation and Research, U.S. Food and Drug Administration, Bethesda, Maryland
Alphavírus

Jeanne M. Marrazzo, MD, MPH
Associate Professor of Medicine, Division of Allergy and Infectious Diseases, University of Washington School of Medicine, Seattle, Washington
Neisseria gonorrhoeae (Gonorreia)

Thomas J. Marrie, MD
Dean, Faculty of Medicine, Dalhousie University, Halifax, Nova Scotia, Canada
Coxiella burnetii (Febre Q)

Thomas Marth, MD
Professor of Internal Medicine, Chief, Division of Internal Medicine, Krankenhaus Maria Hilf, Daun, Germany
Doença de Whipple

David H. Martin, MD
Harry E. Dascomb, M.D., Professor of Medicine, Department of Internal Medicine, Professor of Microbiology, Immunology, and Parasitology, Louisiana State University Health Sciences Center, New Orleans, Louisiana
Micoplasmas Genitais: *Mycoplasma genitalium*, *Mycoplasma hominis* e Espécies de Ureaplasma

Gregory J. Martin, MD
Chief, Infectious Diseases—Tropical Medicine, Office of Medical Services, U.S. Department of State, Washington, DC
Associate Professor of Medicine and Preventive Medicine and Biometrics, Uniformed Services University of the Health Sciences, Bethesda, Maryland
Bacillus anthracis (Antrax)

Francisco M. Marty, MD
Associate Professor of Medicine, Department of Medicine, Harvard Medical School; Brigham and Women's Hospital, Boston, Massachusetts
Fibrose Cística

Henry Masur, MD
Chief, Critical Care Medicine Department, Clinical Center, National Institutes of Health, Bethesda, Maryland
Tratamento das Infecções Oportunistas Associadas à Infecção do Vírus da Imunodeficiência Humana

John T. McBride, MD
Professor of Pediatrics, Northeast Ohio Medical University, Rootstown, Ohio
Vice Chair, Department of Pediatrics, Akron Children's Hospital, Akron, Ohio
Crupe em Crianças (Laringotraqueobronquite Aguda); Bronquiolite

William M. McCormack, MD
Distinguished Teaching Professor of Medicine and of Obstetrics and Gynecology, Emeritus, Division of Infectious Diseases, Department of Medicine, SUNY Downstate Medical Center, Brooklyn, New York
Uretrite; Vulvovaginite e Cervicite

Catherine C. McGowan, MD
Associate Professor, Department of Medicine, Division of Infectious Diseases, Vanderbilt University School of Medicine, Nashville, Tennessee
Prostatite, Epididimite e Orquite

Kenneth McIntosh, MD
Professor of Pediatrics, Harvard Medical School; Senior Physician, Department of Medicine, Children's Hospital, Boston, Massachusetts
Coronavírus, Incluindo Síndrome Respiratória Aguda Grave (SARS) e Síndrome Respiratória do Oriente Médio (MERS)

Paul S. Mead, MD, MPH
Chief, Epidemiology and Surveillance Activity, Bacterial Disease Branch, National Center for Zoonotic, Vector-Borne, and Enteric Diseases, Centers for Disease Control and Prevention, Fort Collins, Colorado
Espécies de *Yersinia* (Incluindo Peste)

Malgorzata Mikulska, MD
Division of Infectious Diseases, IRCCS AOU San Martino-IST; Department of Health Sciences, University of Genova, Genova, Italy
Profilaxia e Tratamento Empírico da Infecção em Pacientes com Câncer

Robert F. Miller, MBBS
Reader in Clinical Infection, Honorary Professor, London School of Hygiene and Tropical Medicine; Honorary Consultant Physician, Camden Provider Services, Central and North West London NHS Foundation Trust, and at University College London Hospitals, University College London, London, United Kingdom
Espécies de *Pneumocystis*

Samuel I. Miller, MD
Professor of Medicine, Microbiology, Genome Sciences, and Immunology, Department of Immunology, University of Washington School of Medicine, Seattle, Washington
Espécies de *Salmonella*

David H. Mitchell, MBBS
Clinical Senior Lecturer, University of Sydney Faculty of Medicine, Sydney, New South Wales, Australia; Senior Staff Specialist, Centre for Infectious Diseases and Microbiology, Westmead Hospital, Westmead, New South Wales, Australia
Espécies de Nocardia

John F. Modlin, MD
Professor of Pediatrics and Medicine, Chair, Department of Pediatrics, Senior Advising Dean, Geisel School of Medicine at Dartmouth; Interim Director, Children's Hospital at Dartmouth, Lebanon, New Hampshire
Poliovírus; Coxsackievírus, Ecovírus e Enterovírus; Parecovírus Humano

Rajal K. Mody, MD, MPH
Lead, National Surveillance Team, Enteric Diseases Epidemiology Branch, Division of Foodborne, Waterborne, and Environmental Diseases, National Center for Emerging and Zoonotic Diseases, Centers for Disease Control and Prevention, Atlanta, Georgia
Doenças Transmitidas por Alimentos

José G. Montoya, MD
Professor of Medicine, Division of Infectious Diseases and Geographic Medicine, Stanford University School of Medicine, Stanford, California
Toxoplasma gondii

Philippe Moreillon, MD, PhD
Professor and Vice Rector for Research, Department of Fundamental Microbiology, University of Lausanne, Lausanne, Switzerland
Staphylococcus aureus (Incluindo Síndrome do Choque Tóxico Estafilocócico)

J. Glenn Morris, Jr., MD, MPH&TM
Director, Emerging Pathogens Institute, University of Florida; Professor of Medicine, Division of Infectious Diseases, University of Florida College of Medicine, Gainesville, Florida
Doença Humana Associada a Algas Nocivas

Robert S. Munford, MD
Senior Clinician, Laboratory of Clinical Infectious Diseases, National Institute of Allergy and Infectious Diseases, National Institutes of Health, Bethesda, Maryland
Sepse, Sepse Grave e Choque Séptico

Edward L. Murphy, MD, MPH
Professor, Departments of Laboratory Medicine and Epidemiology/Biostatistics, University of California School of Medicine; Senior Investigator, Blood Systems Research Institute, San Francisco, California
Vírus Linfotrópico Humano de Células T (HTLV)

Timothy F. Murphy, MD
SUNY Distinguished Professor, Clinical and Translational Research Center, University at Buffalo, State University of New York, Buffalo, New York
Moraxella catarrhalis, *Kingella* e Outros Cocos Gram-Negativos; Espécies de *Haemophilus*, incluindo *H. influenzae* e *H. ducreyi* (Cancroide)

Barbara E. Murray, MD
J. Ralph Meadows Professor and Director, Division of Infectious Diseases, Department of Internal Medicine and Department of Microbiology and Molecular Genetics, University of Texas Medical School at Houston, Houston, Texas
Espécies de *Enterococcus*, Grupo *Streptococcus gallolyticus* e Espécies Leuconostoc

Clinton K. Murray, MD
Chief, Infectious Disease, Brooke Army Medical Center, Fort Sam Houston, Houston, Texas
Professor of Medicine, Uniformed Services University of the Health Sciences, Bethesda, Maryland
Clinical Professor of Medicine and Infectious Diseases, University of Texas Health Sciences Center, San Antonio, Texas
Queimaduras

Daniel M. Musher, MD
Professor of Medicine and of Molecular Virology and Microbiology, Distinguished Service Professor, Baylor College of Medicine; Infectious Disease Section, Michael E. DeBakey Veterans Affairs Medical Center, Houston, Texas
Streptococcus pneumoniae

Anna Narezkina, MD
Fellow, Division of Cardiology, University of California San Diego School of Medicine, La Jolla, California
Miocardite e Pericardite

Theodore E. Nash, MD
Head, Gastrointestinal Parasites Section, Laboratory of Parasitic Diseases, National Institute of Allergy and Infectious Diseases, National Institutes of Health, Bethesda, Maryland
Giardia lamblia; Larva *Migrans* Visceral e Outras Infecções Helmínticas Incomuns

Jennifer L. Nayak, MD
Assistant Professor, Department of Pediatrics, University of Rochester School of Medicine and Dentistry, University of Rochester Medical Center, Rochester, New York
Epiglotite

Marguerite A. Neill, MD
Associate Professor of Medicine, Warren Alpert Medical School of Brown University, Providence, Rhode Island; Attending Physician, Division of Infectious Diseases, Memorial Hospital of Rhode Island, Pawtucket, Rhode Island
Outros Vibriões Patogênicos

Christopher A. Ohl, MD
Professor of Medicine, Section on Infectious Diseases, Wake Forest School of Medicine; Medical Director, Center for Antimicrobial Utilization, Stewardship, and Epidemiology, Wake Forest Baptist Medical Center, Winston-Salem, North Carolina
Artrite Infecciosa de Articulações Nativas

Pablo C. Okhuysen, MD
Professor, Department of Infectious Diseases, Infection Control and Employee Health, MD Anderson Cancer Center, Houston, Texas
Sporothrix schenckii

Andrew B. Onderdonk, PhD
Professor of Pathology, Harvard Medical School; Microbiology Laboratory, Brigham and Women's Hospital, Boston, Massachusetts
Gangrena Gasosa e Outras Doenças Associadas a *Clostridium; Bacteroides, Prevotella, Porphyromonas e Fusobacterium* (e Outros Bacilos Gram-Negativos Clinicamente Importantes)

Douglas R. Osmon, MD
Professor of Medicine, Division of Infectious Diseases, Mayo Clinic, Rochester, Minnesota
Osteomielite

Michael N. Oxman, MD
Professor of Medicine and Pathology, University of California San Diego School of Medicine, La Jolla, California
Staff Physician, Infectious Diseases, Veterans Affairs San Diego Healthcare System, San Diego, California
Miocardite e Pericardite

Slobodan Paessler, DVM, PhD
Professor, Department of Pathology, Director, Preclinical Studies Core, Director, Animal Biosafety Level 3, Galveston National Laboratory, Institute for Human Infections and Immunity, University of Texas Medical Branch, Galveston, Texas
Coriomeningite Linfocítica, Febre de Lassa e Febres Hemorrágicas Sul-Americanas (Arenavírus)

Raj Palraj, MBBS
Instructor of Medicine, Mayo Clinic College of Medicine; Senior Associate Consultant, Infectious Diseases, Mayo Clinic, Rochester, Minnesota
Endocardite da Valva Protética

Peter G. Pappas, MD
Professor of Medicine, Division of Infectious Diseases, University of Alabama at Birmingham, Birmingham, Alabama
Pneumonia Crônica

Mark S. Pasternack, MD
Chief, Pediatric Infectious Disease Unit, Massachusetts General Hospital, Boston, Massachusetts
Celulite, Fasciite Necrosante e Infecções de Tecidos Subcutâneos; Miosite e Mionecrose

Thomas F. Patterson, MD
Professor, Department of Medicine, Division of Infectious Diseases, University of Texas Health Science Center and South Texas Veterans Health Care System, San Antonio, Texas
Espécies de *Aspergillus*

Deborah Pavan-Langston, MD
Professor, Department of Ophthalmology, Harvard Medical School; Attending Physician, Massachusetts Eye and Ear Infirmary, Boston, Massachusetts
Conjuntivite Microbiana; Ceratite Microbiana

David A. Pegues, MD
Professor of Medicine, Division of Infectious Diseases, Perelman School of Medicine at the University of Pennsylvania; Medical Director, Healthcare Epidemiology, Infection Prevention and Control; Antimicrobial Management Program, Hospital of the University of Pennsylvania, Philadelphia, Pennsylvania
Espécies de *Salmonella*

Robert L. Penn, MD
Professor of Medicine, Infectious Diseases Section, Louisiana State University School of Medicine in Shreveport; Physician, Infectious Diseases Section, Overton Brooks Veterans Affairs Medical Center, Shreveport, Louisiana
Francisella tularensis (Tularemia)

John R. Perfect, MD
James B. Duke Professor of Medicine, Chief, Infectious Diseases, Department of Medicine, Duke University Medical Center, Durham, North Carolina
Criptococcose (*Cryptococcus neoformans* e *Cryptococcus gattii*)

Stanley Perlman, MD, PhD
Professor, Department of Microbiology and Pediatrics, University of Iowa Carver College of Medicine, Iowa City, Iowa
Coronavírus, Incluindo Síndrome Respiratória Aguda Grave (SARS) e Síndrome Respiratória do Oriente Médio (MERS)

Brett W. Petersen, MD, MPH
Medical Officer, Poxvirus and Rabies Branch, Division of High-Consequence Pathogens and Pathology, Centers for Disease Control and Prevention, Atlanta, Georgia
Ortopoxvírus: *Vaccinia* (Vacina contra Varíola), Varíola, Varíola do Macaco e Varíola Bovina; Outros Poxvírus que Infectam Humanos: Parapoxvírus (Incluindo Orf Vírus), Molusco Contagioso e Yatapoxvírus

Phillip K. Peterson, MD
Professor of Medicine, Director, International Medical Education and Research, University of Minnesota Medical School, Minneapolis, Minnesota
Infecções em Idosos

William A. Petri, Jr., MD, PhD
Wade Hampton Frost Professor of Epidemiology, University of Virginia; Chief, Division of Infectious Disease and International Health, University of Virginia Health System, Charlottesville, Virginia
Espécies de *Entamoeba*, Incluindo Colite Amebiana e Abscesso Hepático

Cathy A. Petti, MD
CEO, HealthSpring Global, Inc., Bradenton, Florida
Grupo *Streptococcus anginosus*

Michael Phillips, MD
Associate Professor (Clinical), Associate Director for Clinical Affairs, Division of Infectious Disease and Immunology, New York University School of Medicine; Hospital Epidemiologist and Director of Infection Prevention and Control, NYU Langone Medical Center, New York, New York
Espécies de Acinetobacter

Yok-Ai Que, MD, PhD
Instructor and Researcher, University of Lausanne School of Medicine; Attending Physician, Department of Critical Care Medicine, Centre Hospitalier Universitaire Vaudois Lausanne, Lausanne, Switzerland
Staphylococcus aureus (Incluindo Síndrome do Choque Tóxico Estafilocócico)

Justin D. Radolf, MD
Professor, Departments of Medicine, Pediatrics, Immunology, Genetics & Developmental Biology, and Molecular Biology and Biophysics, University of Connecticut Health Center, Farmington, Connecticut; Senior Scientific Advisor, Connecticut Children's Medical Center, Hartford, Connecticut
Sífilis (*Treponema pallidum*)

Didier Raoult, MD, PhD
Professor and President, Aix Marseille Université; Director, Clinical Microbiology Laboratory for the University Hospitals; Founder, WHO Collaborative Center; President, Universite de la Mediteranee in Marseille, Marseille, France
Rickettsia akari (Varíola Rickettsial); *Coxiella burnetii* (Febre Q); *Orientia tsutsugamushi* (Tifo Rural)

Stuart C. Ray, MD
Professor of Medicine, Department of Medicine, Division of Infectious Diseases, Johns Hopkins University School of Medicine, Baltimore, Maryland
Hepatite C

Annette C. Reboli, MD
Founding Vice Dean, Professor of Medicine, Division of Infectious Diseases, Cooper Medical School of Rowan University, Cooper University Hospital, Camden, New Jersey
Outras Bactérias Corineformes e Rodococos; *Erysipelothrix rhusiopathiae*

Marvin S. Reitz, Jr., PhD
Professor, Institute of Human Virology, University of Maryland School of Medicine, Baltimore, Maryland
Vírus da Imunodeficiência Humana

Cybèle A. Renault, MD, DTM&H
Clinical Assistant Professor, Department of Internal Medicine, Division of Infectious Diseases, Stanford University School of Medicine, Stanford, California
Attending Physician, Veterans Affairs Palo Alto Health Care, Palo Alto, California
Mycobacterium leprae (Hanseníase)

Angela Restrepo, MSc, PhD
Senior Researcher, Medical and Experimental Mycology Unit, Corporación para Investigaciones Biológicas, Medellín, Antioquia, Colombia
Paracoccidioidomicose

John H. Rex, MD
Adjunct Professor of Medicine, Department of Internal Medicine, Division of Infectious Diseases, Center for the Study of Emerging and Reemerging Pathogens, University of Texas Medical School, Houston, Texas; Head of Infection, Global Medicines Development, AstraZeneca Pharmaceuticals, Waltham, Massachusetts
Sporothrix schenckii

Elizabeth G. Rhee, MD
Director, Clinical Research, Department of Clinical Pharmacology, Merck Research Laboratories, Kenilworth, New Jersey
Adenovírus

José R. Romero, MD
Horace C. Cabe Professor of Infectious Diseases, Department of Pediatrics, University of Arkansas for Medical Sciences; Director, Pediatric Infectious Diseases Section, Department of Pediatrics, Arkansas Children's Hospital; Director, Clinical Trials Research, Arkansas Children's Hospital Research Institute, Little Rock, Arkansas
Poliovírus; Coxsackievírus, Ecovírus e Enterovírus; Parecovírus Humano

Alan L. Rothman, MD
Research Professor, Institute for Immunology and Informatics and Department of Cell and Molecular Biology, University of Rhode Island, Providence, Rhode Island
Flavivírus (Dengue, Febre Amarela, Encefalite Japonesa, Encefalite do Nilo Ocidental, Encefalite de St. Louis, Encefalite por Carrapato, Doença da Floresta de Kyasanur, Febre Hemorrágica de Alkhurma, Zika)

Craig R. Roy, PhD
Professor, Department of Microbial Pathogenesis, Yale University School of Medicine, New Haven, Connecticut
Doença dos Legioários e Febre de Pontiac

Mark E. Rupp, MD
Professor and Chief, Infectious Diseases, University of Nebraska Medical Center; Medical Director, Infection Control and Epidemiology, The Nebraska Medical Center, Omaha, Nebraska
Mediastinite; *Staphylococcus epidermidis* e Outros Estafilococos Coagulase-Negativos

Charles E. Rupprecht, VMD, PhD
Research Coordinator at Global Alliance for Rabies Control, Atlanta, Georgia
Professor, Ross University School of Veterinary Medicine, Basseterre St. Kitts, West Indies
Raiva (Rabdovírus)

Thomas A. Russo, MD, CM
Professor of Medicine and Microbiology, Division of Infectious Diseases, State University of New York at Buffalo School of Medicine and Biomedical Sciences; Staff Physician, Veterans Affairs Western New York Health Care System, Buffalo, New York
Agentes de Actinomicose

William A. Rutala, MS, PhD, MPH
Professor of Medicine, Director, Statewide Professor of Medicine, Director, Statewide, Program for Infection Control and Epidemiology, University of North Carolina at Chapel Hill School of Medicine; Director, Hospital Epidemiology, Occupational Health and Safety, University of North Carolina Health Care, Chapel Hill, North Carolina
Paciente Agudamente Doente com Febre, Exantema (Rash)

Edward T. Ryan, MD
Professor of Medicine, Harvard Medical School; Professor of Immunology and Infectious Diseases, Harvard School of Public Health; Director, Tropical Medicine, Massachusetts General Hospital, Boston, Massachusetts
Febre Entérica, Outras Causas de Febre, Sintomas Abdominais; Vibrio cholerae

Amar Safdar, MD, MBBS
Associate Professor of Medicine, Division of Infectious Diseases and Immunology, New York University School of Medicine; Director, Transplant Infectious Diseases, Department of Medicine, NYU Langone Medical Center, New York, New York
Stenotrophomonas maltophilia e *Burkholderia cepacia*

Juan C. Salazar, MD, MPH
Professor and Chairman, Department of Pediatrics, University of Connecticut School of Medicine, Farmington, Connecticut; Physician-in-Chief, Head of Division of Pediatric Infectious Diseases and Immunology, Connecticut Children's Medical Center, Hartford, Connecticut
Sífilis (*Treponema pallidum*)

Maria C. Savoia, MD
Dean for Medical Education, Professor of Medicine, University of California San Diego School of Medicine, La Jolla, California
Miocardite e Pericardite

Paul E. Sax, MD
Professor of Medicine, Harvard Medical School; Clinical Director, Division of Infectious Diseases and Human Immunodeficiency Virus Program, Brigham and Women's Hospital, Boston, Massachusetts
Manifestações Pulmonares da Infecção do Vírus da Imunodeficiência Humana

W. Michael Scheld, MD
Gerald L. Mandell–Bayer Professor of Infectious Diseases, Professor of Medicine, University of Virginia School of Medicine; Clinical Professor of Neurosurgery, Director, Pfizer Initiative in International Health, University of Virginia Health System, Charlottesville, Virginia
Endocardite e Infecções Intravasculares; Meningite Aguda

Joshua T. Schiffer, MD, MSc
Assistant Professor, Department of Medicine, University of Washington; Assistant Member, Vaccine and Infectious Diseases Division, Clinical Research Division, Fred Hutchinson Cancer Research Center, Seattle, Washington
Vírus Herpes Simples

David Schlossberg, MD
Professor, Department of Medicine, Temple University School of Medicine; Medical Director, Tuberculosis Control Program, Philadelphia Department of Public Health, Philadelphia, Pennsylvania
Psitacose (Por *Chlamydia psittaci*)

Thomas Schneider, MD, PhD
Professor of Infectious Diseases, Charité University Hospital, Benjamin Franklin Campus, Berlin, Germany
Doença de Whipple

Jane R. Schwebke, MD
Professor of Medicine, Medicine/Infectious Diseases, University of Alabama at Birmingham, Birmingham, Alabama
Trichomonas vaginalis

Leopoldo N. Segal, MD
Assistant Professor, Department of Medicine, New York University School of Medicine, New York, New York
Exacerbações Agudas da Doença Pulmonar Obstrutiva Crônica

Parham Sendi, MD
Consultant and Lecturer, Basel University Medical Clinic, Liestal, Switzerland; Department of Infectious Diseases, University Hospital and Institute for Infectious Diseases, University of Bern, Bern, Switzerland
Infecções Associadas a Implante Ortopédico

Kent A. Sepkowitz, MD
Deputy Physician-in-Chief, Quality and Safety, Memorial Sloan Kettering Cancer Center; Professor of Medicine, Weill Cornell Medical College, New York, New York
Hepatite Adquirida no Sistema de Saúde

Edward J. Septimus, MD
Clinical Professor, Department of Internal Medicine, Texas A&M Health Science Center, Houston, Texas
Medical Director, Infection Prevention and Epidemiology, Clinical Services Group, HCA, Inc., Nashville, Tennesse
Derrame Pleural e Empiema

Alexey Seregin, PhD
Research Scientist, Department of Pathology, University of Texas Medical Branch, Galveston, Texas
Coriomeningite linfocítica, Febre de Lassa e Febres Hemorrágicas da América do Sul (Arenavírus)

Stanford T. Shulman, MD
Virginia H. Rogers Professor of Pediatric Infectious Diseases, Northwestern University Feinberg School of Medicine; Chief, Division of Infectious Diseases, Department of Pediatrics, Ann & Robert H. Lurie Children's Hospital of Chicago, Chicago, Illinois
Sequelas Pós-Estreptocócicas Não Supurativas: Febre Reumática e Glomerulonefrite

George K. Siberry, MD, MPH
Medical Officer, Maternal and Pediatric Infectious Disease Branch, Eunice Kennedy Shriver National Institute of Child Health and Human Development, National Institutes of Health, Bethesda, Maryland
Infecção Pediátrica pelo Vírus da Imunodeficiência Humana

Omar K. Siddiqi, MD
Clinical Instructor, Department of Neurology, Beth Israel Deaconess Medical Center, Boston, Massachusetts; Honorary Lecturer, Department Medicine, University of Zambia School of Medicine, Lusaka, Zambia
Doenças Neurológicas Causadas pelo Vírus da Imunodeficiência Humana Tipo 1 e Infecções Oportunistas

Costi D. Sifri, MD
Associate Professor of Medicine, Division of Infectious Diseases and International Health, University of Virginia School of Medicine; Attending Physician, Department of Medicine, University of Virginia Health System, Charlottesville, Virginia
Infecções Hepáticas e do Sistema Biliar (Abscesso Hepático, Colangite, Colecistite)

Michael S. Simberkoff, MD
Professor of Medicine, Department of Medicine, Division of Infectious Diseases and Immunology, New York University School of Medicine, New York, New York
Mycoplasma pneumoniae e Pneumonia Atípica

Francesco R. Simonetti, MD
Guest Researcher, HIV Drug Resistance Program, National Cancer Institute—Frederick, National Institutes of Health, Frederick, Maryland
Diagnóstico da Infecção do Vírus da Imunodeficiência Humana

Kamaljit Singh, MD, D(ABMM)
Associate Professor, Departments of Medicine and Pathology, Rush University Medical Center, Chicago, Illinois
Raiva (Rabdovírus)

Nina Singh, MD
Professor of Medicine, Department of Medicine, Division of Infectious Diseases, University of Pittsburgh and VA Pittsburgh Healthcare System, Pittsburgh, Pennsylvania
Infecções de Receptores de Transplante de Órgãos Sólidos

Upinder Singh, MD
Associate Professor of Medicine, Departments of Infectious Diseases and Microbiology & Immunology, Stanford School of Medicine, Stanford, California
Amebas de Vida Livre

Scott W. Sinner, MD
Hyperbaric Medical Director, Mercy-Clermont Hospital, Batavia, Ohio
Streptococci Viridans, Estreptococos De Variantes Nutricionais, Estreptococos Grupos C e G e Outros Organismos Relacionados

Leonard N. Slater, MD
Professor of Infectious Diseases, Department of Internal Medicine, College of Medicine, University of Oklahoma, Oklahoma City, Oklahoma
Bartonella, Incluindo Doença da Arranhadura do Gato

A. George Smulian, MB BCh, MSc
Associate Professor, University of Cincinnati College of Medicine; Chief, Infectious Disease Section, Veterans Affairs Cincinnati Medical Center, Cincinnati, Ohio
Espécies de *Pneumocystis*

Jack D. Sobel, MD
Professor of Medicine, Division of Infectious Diseases, Wayne State University School of Medicine, Detroit, Michigan
Infecções do Trato Urinário

M. Rizwan Sohail, MD
Associate Professor of Medicine, Divisions of Infectious Diseases and Cardiovascular Diseases, Department of Medicine, Mayo Clinic College of Medicine, Rochester, Minnesota
Infecções de Dispositivos Cardiovasculares Não Valvares

David E. Soper, MD
Professor and Vice Chairman, Department of Obstetrics and Gynecology, Medical University of South Carolina, Charleston, South Carolina
Infecções da Pelve Feminina

Tania C. Sorrell, AM, MD, MBBS
Professor and Director, Marie Bashir Institute for Infectious Diseases and Biosecurity, University of Sydney, Sydney, New South Wales, Australia; Director, Centre for Infectious Diseases and Microbiology and Service Director, Infectious Diseases and Sexual Health, Westmead, New South Wales, Australia
Espécies de *Nocardia*

James M. Steckelberg, MD
Professor of Medicine, Consultant, Division of Infectious Diseases, Mayo Clinic, Rochester, Minnesota
Osteomielite

Allen C. Steere, MD
Professor of Medicine, Harvard Medical School, Harvard University; Director, Translational Research in Rheumatology, Massachusetts General Hospital, Boston, Massachusetts
Doença de Lyme (Borreliose de Lyme) Por *Borrelia burgdorferi*

James P. Steinberg, MD
Professor of Medicine, Division of Infectious Diseases, Emory University School of Medicine; Chief Medical Officer, Emory University Hospital Midtown, Atlanta, Georgia
Outros Bacilos Gram-Negativos e Gram-Variáveis

David S. Stephens, MD
Stephen W. Schwarzmann Distinguished Professor of Medicine, Chair, Department of Medicine, Emory University School of Medicine; Vice President for Research, Robert W. Woodruff Health Sciences Center, Emory University, Atlanta, Georgia
Neisseria meningitidis

Timothy R. Sterling, MD
Professor of Medicine, Division of Infectious Diseases, Vanderbilt University School of Medicine, Nashville, Tennessee
Manifestações Clínicas Gerais da Infecção do Vírus da Imunodeficiência Humana (Incluindo Síndrome Retroviral Aguda e Doenças Bucais, Cutâneas, Renais, Oculares, Metabólicas e Cardíacas); *Mycobacterium tuberculosis*

Dennis L. Stevens, MD, PhD
Associate Chief of Staff, Research and Development Service, Veterans Affairs Medical Center, Boise, Idaho; Professor of Medicine, Department of Medicine, University of Washington, Seattle, Washington
Streptococcus pyogenes

Charles W. Stratton, IV, MD
Associate Professor of Pathology and Medicine, Vanderbilt University School of Medicine; Director, Clinical Microbiology Laboratory, Vanderbilt University Medical Center, Nashville, Tennessee
Grupo *Streptococcus anginosus*

Anthony F. Suffredini, MD
Senior Investigator, Critical Care Medicine Department, Clinical Center, National Institutes of Health, Bethesda, Maryland
Sepse, Sepse Grave e Choque Séptico

Kathryn N. Suh, MD, MSc
Associate Professor of Medicine, University of Ottawa; Division of Infectious Diseases, The Ottawa Hospital, Ottawa, Canada
Cyclospora cayetanensis, Cystoisospora (Isospora) belli, Sarcocystis Species, Balantidium coli e *Espécies Blastocystis*

Mark S. Sulkowski, MD
Professor of Medicine, Medical Director, Viral Hepatitis Center Divisions of Infectious Diseases and Gastroenterology/Hepatology, Johns Hopkins University School of Medicine, Baltimore, Maryland
Manifestações Gastrintestinais, Hepatobiliares e Pancreáticas da Infecção pelo Vírus da Imunodeficiência Humana

Morton N. Swartz, MD†
Associate Firm Chief, Infectious Diseases Unit, Massachusetts General Hospital, Boston, Massachusetts
Celulite, Fasciíte Necrosante e Infecções do Tecido Subcutâneo; Miosite e Mionecrose

Thomas R. Talbot, MD, MPH
Associate Professor of Medicine and Health Policy, Vanderbilt University School of Medicine; Chief Hospital Epidemiologist, Vanderbilt University Medical Center, Nashville, Tennessee
Infecções do Sítio Cirúrgico e Profilaxia Antimicrobiana

C. Sabrina Tan, MD
Assistant Professor of Medicine, Harvard Medical School, Beth Israel Deaconess Medical Center, Boston, Massachusetts
JC, BK e Outros Poliomavírus: Leucoencefalopatia Multifocal Progressiva (PML)

Ming Tan, MD
Professor of Medicine, Microbiology and Molecular Genetics, University of California at Irvine School of Medicine, Irvine, California
Chlamydia trachomatis (Tracoma, Infecções Genitais, Infecções Perinatais e Linfogranuloma Venéreo)

Chloe Lynne Thio, MD
Associate Professor of Medicine, Department of Internal Medicine, Division of Infectious Diseases, Johns Hopkins University School of Medicine, Baltimore, Maryland
Vírus da Hepatite B e Vírus da Hepatite Delta

David L. Thomas, MD, MPH
Professor of Medicine, Director, Division of Infectious Diseases, Johns Hopkins University School of Medicine, Baltimore, Maryland
Hepatite C

Stephen J. Thomas, MD
Director, Viral Diseases Branch, Walter Reed Army Institute of Research, Silver Spring, Maryland
Flavivírus (Dengue, Febre Amarela, Encefalite Japonesa, Encefalite do Nilo Ocidental, Encefalite de St. Louis, Encefalite por Carrapatos, Doença da Floresta de Kyasanur, Febre Hemorrágica de Alkhurma, Zika)

Anna R. Thorner, MD
Assistant Clinical Professor of Medicine, Department of Medicine, Harvard Medical School; Associate Physician, Division of Infectious Disease, Brigham and Women's Hospital, Boston, Massachusetts
Paramixovírus Zoonóticos: Nipah, Hendra e Menangle

Angela María Tobón, MD
Director, Chronic Infectious Diseases Unit, Department of Internal Medicine, Corporación para Investigaciones Biológicas, Medellín, Colombia
Paracoccidioidomicose

Edmund C. Tramont, MD
Associate Director, Special Projects, Division of Clinical Research, National Institute of Allergy and Infectious Diseases, National Institutes of Health, Bethesda, Maryland
Sífilis (*Treponema pallidum*)

John J. Treanor, MD
Chief, Division of Infectious Diseases, Department of Medicine, University of Rochester Medical Center, Rochester, New York
Influenza (Incluindo Gripe Aviária e Gripe Suína); Norovírus e Sapovírus (Calicivírus); Astrovírus e Picobirnavírus

Athe M.N. Tsibris, MD, MS
Assistant Professor in Medicine, Division of Infectious Diseases, Harvard Medical School; Brigham and Women's Hospital, Boston, Massachusetts
Terapia Antirretroviral para Infecção do Vírus da Imunodeficiência Humana

Allan R. Tunkel, MD, PhD, MACP
Professor of Medicine, Associate Dean for Medical Education, Warren Alpert Medical School of Brown University, Providence, Rhode Island
Meningite Aguda; Abscesso Cerebral; Empiema Subdural, Abscesso Epidural e Tromboflebite Intracraniana Supurativa; Shunt do Líquido Cerebrospinal e Infecções do Dreno; *Streptococci viridans*, Estreptococos Nutricionalmente Variantes, Estreptococos dos Grupos C e G e Outros Micro-organismos Relacionados

Ronald B. Turner, MD
Professor of Pediatrics, University of Virginia School of Medicine, Charlottesville, Virginia
Resfriado Comum; Rinovírus

Kenneth L. Tyler, MD
Reuler-Lewin Family Professor of Neurology and Professor of Medicine and Microbiology, University of Colorado Denver School of Medicine, Aurora, Colorado
Chief, Neurology Service, Denver Veterans Affairs Medical Center, Denver, Colorado
Encefalite; Ortoreovírus e Orbivírus; Coltivírus e Seadornavírus; Príons e Doenças Priônicas do Sistema Nervoso Central (Doenças Neurodegenerativas Transmissíveis)

Ahmet Uluer, DO, MS
Assistant Professor of Pediatrics, Department of Medicine, Harvard Medical School; Boston Children's Hospital, Boston, Massachusetts
Fibrose Cística

Diederik van de Beek, MD, PhD
Professor, Department of Neurology, Center of Infection and Immunity Amsterdam (CINIMA), Academic Medical Center, University of Amsterdam, Amsterdam, The Netherlands
Meningite Aguda

Edouard G. Vannier, PharmD, PhD
Assistant Professor of Medicine, Division of Geographic Medicine and Infectious Diseases, Tufts Medical Center and Tufts University School of Medicine, Boston, Massachusetts
Espécies de *Babesia*

Trevor C. Van Schooneveld, MD
Assistant Professor of Infectious Diseases, Department of Internal Medicine, University of Nebraska Medical Center, Omaha, Nebraska
Mediastinite

Claudio Viscoli, MD
Division of Infectious Diseases, IRCCS AOU San Martino-IST; Department of Health Sciences, University of Genova, Genova, Italy
Profilaxia e Terapia Empírica da Infecção em Pacientes com Câncer

Ellen R. Wald, MD
Alfred Dorrance Daniels Professor on Diseases of Children, University of Wisconsin School of Medicine and Public Health; Pediatrician-in-Chief, American Family Children's Hospital, Madison, Wisconsin
Sinusite

Matthew K. Waldor, MD, PhD
Edward H. Kass Professor of Medicine, Harvard Medical School; Division of Infectious Diseases, Brigham and Women's Hospital, Boston, Massachusetts
Vibrio cholerae

David H. Walker, MD
Professor, Department of Pathology, University of Texas Medical Branch; Executive Director, Center for Biodefense and Emerging Infectious Diseases, Galveston, Texas
Rickettsia rickettsii e Outras Febres Maculosas causadas pelo Grupo Rickettsias (Febre Maculosa das Montanhas Rochosas e Outras Febres Maculosas); *Rickettsia prowazekii* (Tifo Epidêmico ou Tifo por Piolho); *Rickettsia typhi* (Tifo Murino); *Ehrlichia chaffeensis* (Erliquiose Monocitotrópica Humana), *Anaplasma phagocytophilum* (Anaplasmose Granulocitotrópica Humana) e Outras Anaplasmataceas

Richard J. Wallace, Jr., MD
Chairman, Department of Microbiology, University of Texas Health Northeast, Tyler, Texas
Infecções Causadas Por Micobactérias Não Tuberculosas Diferentes do Complexo *Mycobacterium avium*

Edward E. Walsh, MD
Professor of Medicine, Department of Infectious Diseases, University of Rochester School of Medicine and Dentistry, Rochester, New York
Bronquite Aguda; Vírus Sincicial Respiratório (RSV)

Stephen R. Walsh, MD
Assistant Professor of Medicine, Harvard Medical School; Beth Israel Deaconess Medical Center, Boston, Massachusetts
Vírus Hepatite E

Peter D. Walzer, MD, MSc
Emeritus Professor of Medicine, University of Cincinnati; Retired Associate Chief of Staff for Research, Cincinnati VA Medical Center, Cincinnati, Ohio
Espécies de *Pneumocystis*

Christine A. Wanke, MD
Professor, Department of Medicine, Associate Chair, Department of Public Health and Community Medicine, Tufts University School of Medicine, Boston, Massachusetts
Espru Tropical: Enteropatia

Cirle A. Warren, MD
Assistant Professor, Infectious Diseases and International Health, University of Virginia School of Medicine, Charlottesville, Virginia
Enteritides Inflamatórias Bacterianas

Ronald G. Washburn, MD
Associate Chief of Staff for Research and Development, Medical Research, Chief of Infectious Diseases, Medical Service, Shreveport Veterans Affairs Medical Center; Professor of Medicine, Infectious Diseases Section, Louisiana State University Health Sciences Center, Shreveport, Louisiana
Febre da Mordida de Rato: *Streptobacillus moniliformis* e *Spirillum minus*

Valerie Waters, MD, MSc
Associate Professor, Department of Pediatric Infectious Diseases, Hospital for Sick Children, Toronto, Ontario, Canada
Bordetella pertussis

David J. Weber, MD, MPH
Professor of Medicine, Pediatrics, and Epidemiology, University of North Carolina at Chapel Hill School of Medicine; Associate Chief of Staff and Medical Director, Hospital Epidemiology and Occupational Health, University of North Carolina Health Care, Chapel Hill, North Carolina
Paciente Agudamente Doente com Febre e Exantema

Michael D. Weiden, MD
Associate Professor, Departments of Medicine and Environmental Medicine, New York University School of Medicine, Langone Medical Center, New York, New York
Exacerbações Agudas da Doença Pulmonar Obstrutiva Crônica

Geoffrey A. Weinberg, MD
Professor of Pediatrics, Department of Pediatrics, University of Rochester School of Medicine and Dentistry; Director, Pediatric HIV Program, Golisano Children's Hospital, University of Rochester Medical Center, Rochester, New York
Epiglotite; Infecção pelo Vírus da Imunodeficiência Humana Pediátrica

Daniel J. Weisdorf, MD
Professor of Medicine, Division of Hematology, Oncology, and Transplantation, Director, Adult Blood and Marrow Transplant Program, University of Minnesota Medical School, Minneapolis, Minnesota
Infecções em Receptores de Transplantes de Células-Tronco Hematopoiéticas

Louis M. Weiss, MD, MPH
Professor, Departments of Pathology and Medicine, Albert Einstein College of Medicine, Bronx, New York
Microsporidiose

David F. Welch, PhD
Clinical Consultant, Medical Microbiology Consulting, LLC, Dallas, Texas
Bartonella, Incluindo Doença da Arranhadura do Gato

Thomas E. Wellems, MD, PhD
Chief, Laboratory of Malaria and Vector Research, Chief, Malaria Genetics Section, Laboratory of Malaria and Vector Research, National Institute of Allergy and Infectious Diseases, Rockville, Maryland
Malária (*Plasmodium* sp.)

A. Clinton White, Jr., MD
Paul R. Stalnaker Distinguished Professor, Director, Division of Infectious Diseases, Department of Internal Medicine, University of Texas Medical Branch, Galveston, Texas
Criptosporidiose (*Cryptosporidium* sp.)

Richard J. Whitley, MD
Distinguished Professor of Pediatrics, Loeb Eminent Scholar Chair in Pediatrics, Professor of Microbiology, Medicine, and Neurosurgery, Department of Pediatrics, University of Alabama at Birmingham, Birmingham, Alabama
Catapora (Varicela) e Herpes Zoster (Vírus Varicela-Zoster)

Walter R. Wilson, MD
Professor of Medicine and Assistant Professor of Microbiology, Mayo Clinic College of Medicine; Consultant, Infectious Diseases, Mayo Clinic, Rochester, Minnesota
Endocardite da Valva Protética

William F. Wright, DO, MPH
Assistant Professor of Medicine and Microbiology, Division of Infectious Diseases and Travel Medicine, Georgetown University School of Medicine, Washington, DC
Febre de Origem Indeterminada

Jo-Anne H. Young, MD
Professor of Medicine, Division of Infectious Disease and International Medicine, Medical Director of the Program in Adult Transplant Infectious Disease University of Minnesota, Minneapolis, Minnesota; Editor-in-Chief, Clinical Microbiology Reviews, American Society of Microbiology, Washington, DC
Infecções em Receptores de Transplantes de Células-Tronco Hematopoiéticas

Vincent B. Young, MD, PhD
Associate Professor, Department of Internal Medicine, Division of Infectious Diseases, Department of Microbiology and Immunology, University of Michigan Medical School, Ann Arbor, Michigan
Infecção por *Clostridium difficile*

Nadezhda Yun, MD
Assistant Professor, Department of Pathology, Assistant Director, Preclinical Studies Core, Galveston National Laboratory, University of Texas Medical Branch, Galveston, Texas
Lymphocytic
Coriomeningite Linfocítica, Febre de Lassa e Febres Hemorrágicas Sul-Americanas (Arenavírus)

Werner Zimmerli, MD
Professor, Basel University Medical Clinic, Liestal, Switzerland
Infecções Associadas à Implantes Ortopédicos

John J. Zurlo, MD
Professor of Medicine, Department of Medicine/Infectious Diseases, Penn State Hershey Medical Center, Hershey, Pennsylvania
Pasteurella sp.

Prefácio

Manual de Doenças Infecciosas consiste em curtos resumos de 241 dos 324 capítulos referentes à 8ª edição do *Mandell, Douglas, and Bennett's Principles and Practice of Infectious Diseases*. Eles aparecem no início de cada capítulo em um formato padrão. Os resumos são acompanhados de tabelas e figuras que ilustram o material contido na obra.

O campo das doenças infecciosas está passando por uma expansão extraordinária de conhecimento, com avanços significativos em diagnóstico, terapia e prevenção de doenças infecciosas, bem como reconhecimento de novos patógenos e doenças.

O manual busca fornecer informações sobre esses tópicos de maneira simples para facilitar o acesso a mais dados quando necessário. Em relação a isso, o livro está organizado da mesma maneira que o livro-texto. A informação é apresentada de acordo com as principais síndromes clínicas infecciosas e os patógenos individuais são abordados posteriormente de maneira mais detalhada. Alguns exemplos de assuntos em que ocorreram novos desdobramentos importantes são: Hepatite B e C, Ebola, *Influenza*, *Clostridium difficile*, *Staphylococcus aureus* resistente à meticilina (MRSA), Tuberculose, Vírus da Imunodeficiência Humana e Síndrome Respiratória do Oriente Médio (MERS).

Esperamos que este manual seja uma fonte de informação prática, útil e atual para os interessados em doenças infecciosas, e que sirva como material introdutório a uma obra mais aprofundada, detalhada e ampla, como *Mandell, Douglas, and Bennett's Principles and Practice of Infectious Diseases*.

John E. Bennett, MD, MACP
Raphael Dolin, MD
Martin J. Blaser, MD

Sumário

I PRINCIPAIS SÍNDROMES CLÍNICAS

PARTE I

Principais Síndromes Clínicas

A Febre

1 Febre de Origem Indeterminada

William F. Wright e Philip A. Mackowiak

DEFINIÇÃO

- Ocorrência de vários episódios de febre superior a 38,3 °C (101 °F) com duração superior a, pelo menos, 3 semanas, a despeito de 1 semana de avaliação hospitalar, ainda é reconhecida como a definição clássica de febre de origem indeterminada (FOI).
- O advento da melhoria das modalidades de testes de diagnóstico, juntamente com um número crescente de pacientes imunocomprometidos, levou a uma revisão das definições em que FOI foi classificada em quatro subclasses distintas: FOI clássica, FOI relacionada à assistência à saúde (ou nosocomial), FOI em imunodeficientes e FOI relacionada ao vírus da imunodeficiência humana (HIV).

ETIOLOGIA E EPIDEMIOLOGIA

- As infecções, neoplasias, doenças do tecido conjuntivo, causas variadas e febres sem diagnóstico definido permanecem as causas mais comuns de FOI clássica.
- A frequência com que infecções e neoplasias foram identificadas como as causas da FOI clássica diminuiu de modo constante, ao passo que a proporção de causas diversas e condições não diagnosticadas têm aumentado nos últimos anos.

DIAGNÓSTICO

- Um histórico médico completo, com verificação de febre e um exame físico detalhado são essenciais para nortear o raciocínio clínico e os testes de laboratório sequenciais.

TRATAMENTO

- O emprego de terapêuticas antimicrobianas empíricas continuam a ter um papel limitado no manejo de pacientes com FOI.
- Dada a prevalência relativamente elevada de infecções bacterianas graves em pacientes com neutropenia febril, tais pacientes devem receber terapia de largo espectro com cobertura antipseudomonas imediatamente após a coleta de amostras de culturas apropriadas.

PROGNÓSTICO

- Embora o prognóstico de FOI seja determinado por sua etiologia e doenças de base, a maioria dos pacientes com FOI prolongada não diagnosticada tem, geralmente, um desfecho clínico favorável.

2 O Paciente Gravemente Enfermo com Febre e Exantema

David J. Weber, Myron S. Cohen e William A. Rutala

DEFINIÇÃO

- As lesões cutâneas estão frequentemente presentes em pacientes agudamente acometidos por doenças infecciosas graves e podem fornecer informações importantes que auxiliam no diagnóstico precoce e no tratamento.

EPIDEMIOLOGIA

- Os pacientes que apresentam um quadro infeccioso agudo acompanhado de lesões de pele, (particularmente as exantemáticas) devem ser investigados quanto a histórico recente de: ingestão de fármacos, viagens, imunizações, contato com pessoas doentes com manifestações semelhantes, e exposições ocupacionais. Nesse contexto, devem ainda ser considerados os fatores de risco para infecções sexualmente transmissíveis (IST), incluindo a infecção pelo vírus da imunodeficiência humana (HIV); os fatores e condições de imunossupressão; alergias prévias a antimicrobianos; residência ou viagens a zonas rurais; e contato com insetos, animais selvagens, animais de estimação ou outros animais em geral.
- Os pacientes com exantema compatível com uma doença infecciosa transmissível (p. ex., infecção meningocócica) devem ser imediatamente colocados em isolamento com precauções por gotículas.
- Os médicos infectologistas, devem estar familiarizados e atentos à presença de lesões de pele que possam surgir em pacientes com suspeita de doença causada por arma biológica (p. ex., antraz, varíola, peste, febres hemorrágicas virais).

MICROBIOLOGIA

- As infecções bacterianas graves que progridem com manifestações cutâneas abrangem aquelas causadas por *Staphylococcus aureus* (síndrome do choque tóxico, síndrome da pele escaldada), *Streptococcus pyogenes* (síndrome do choque tóxico), *Salmonella enterica* sorotipo Typhi, *Neisseria meningitidis* e *Rickettsia rickettsii.*
- As infecções virais potencialmente graves que progridem com exantema são sarampo, rubéola, infecção pelo vírus Epstein-Barr, citomegalovírus, herpes-vírus humano 6 e febres hemorrágicas virais (p. ex., Ebola, Marburg, Lassa).
- As reações com risco de vida, como a síndrome de Stevens Johnson/necrose epidermólise tóxica e a reação medicamentosa com eosinofilia e sintomas sistêmicos (DRESS), podem resultar do uso de antimicrobianos.

DIAGNÓSTICO

- As principais características das lesões de pele que ajudam a estabelecer o diagnóstico adequado são (1) o tipo primário, (2) sua distribuição, (3) o padrão de evolução da erupção, e (4) o tempo decorrido entre seu aparecimento e o início da febre e outros sintomas sistêmicos.
- O aparecimento das manifestações cutâneas pode ser muito útil no diagnóstico de doenças infecciosas específicas. As erupções maculopapulares são geralmente vistas em doenças virais, reações a fármacos e doenças mediadas por complexos imunes. As lesões nodulares são sugestivas de infecção por micobactérias ou fungos. Eritema ou exantema difuso sugere escarlatina, síndrome do choque tóxico, doença de Kawasaki ou síndrome de Stevens-Johnson/necrólise epidérmica tóxica. As lesões bolhosas estão presentes em quadro de erisipela por estreptococos

como fasciíte necrotizante, ectima gangrenoso e infecções por *Vibrio*. A presença de petéquias pode ser observada na sepse por Gram-negativos, na infecção invasiva por *Neisseria meningitidis* e nas riquetsioses.
- A biópsia das lesões deve ser considerada em pacientes imunocomprometidos. Neste material, devem ser realizadas as pesquisas diretas (p. ex., coloração pelo Gram e coloração para fungos e micobactérias), culturas e estudo anatomopatológico.

TRATAMENTO

- O tratamento empírico, em geral, deve ser iniciado em pacientes com doença aguda e lesões de pele com base no diagnóstico clínico.
- A maioria dos pacientes necessitará de tratamento sistêmico.

PREVENÇÃO

- Crianças e adultos devem ter sua situação vacinal atualizada como medida de prevenção para as doenças imunopreveníveis que progridem com erupções cutâneas (p. ex., sarampo, rubéola, varicela).
- Doenças não infecciosas subjacentes que levam ao aparecimento de lesões de pele devem ser tratadas porque a pele lesada pode ser a porta de entrada para microrganismos e fator de risco para infecções secundárias.

B Infecções do Trato Respiratório Superior

3 O Resfriado Comum

Ronald B. Turner

DEFINIÇÃO

- O resfriado comum é uma doença do trato respiratório superior, que inclui coriza e obstrução nasal como sintomas proeminentes.

EPIDEMIOLOGIA

- O resfriado comum pode ocorrer cinco a sete vezes por ano em crianças e duas a três vezes por ano em adultos.
- As doenças ocorrem mais comumente entre o início do outono e o final da primavera em climas temperados.
- A transmissão de patógenos virais que causam o resfriado comum pode ocorrer por contato direto, em grandes ou pequenas partículas de aerossol.

MICROBIOLOGIA

- Os rinovírus são responsáveis pela maioria dos resfriados comuns.
- Coronavírus, vírus sincicial respiratório e metapneumovírus podem também estar associados à síndrome do resfriado comum.
- Outros vírus respiratórios podem causar sintomas de resfriado comum, mas são frequentemente associados a sintomas do trato respiratório inferior, além da doença respiratória superior.
- A coinfecção com mais de um patógeno é comum nessas doenças.

DIAGNÓSTICO

- O diagnóstico do resfriado comum é um diagnóstico clínico.
- O(s) patógeno(s) responsável(is) pode(m) ser determinado(s) por ensaio de reação em cadeia da polimerase, mas isso raramente é útil no tratamento do paciente.

TRATAMENTO

- Não há agentes antivirais específicos úteis para o tratamento do resfriado comum.
- O tratamento depende de terapêutica sintomática, sendo dirigido para os sintomas mais incômodos.

PREVENÇÃO

- Não existem intervenções comprovadas para a prevenção do resfriado comum.

4 Faringite

Anthony R. Flores e Mary T. Caserta

DEFINIÇÃO

- A faringite é definida como a tríade dor de garganta, febre e inflamação da faringe.
- Geralmente uma doença primária, a faringite pode estar associada a outras desordens sistêmicas.

EPIDEMIOLOGIA

- A faringite é uma das doenças mais comuns em adultos e crianças, com mais de 10 milhões de visitas ambulatoriais por ano.
- A maior incidência da doença é encontrada em crianças e jovens adultos, com 50% dos casos identificados na faixa etária de 5 a 24 anos.
- Em climas temperados, a maioria dos casos ocorre nos meses de inverno, correspondendo ao pico dos vírus respiratórios.

MICROBIOLOGIA

- Vírus são a causa mais comum das faringites, e o adenovírus é o mais comumente identificado (Tabela 4-1).
- Os estreptococos do grupo A (GAS) são a causa bacteriana para a qual existe uma ampla evidência de tratamento com antibióticos no intuito de evitar sequelas pós-infecciosas.
- O *Fusobacterium necrophorum* foi recentemente reconhecido como uma causa de faringite com potencial para graves complicações (p. ex., síndrome de Lemierre), especialmente em jovens adultos.

DIAGNÓSTICO

- A identificação de causas tratáveis (p. ex, GAS) é essencial para prevenir complicações.
- Os sinais e sintomas de faringite causada por GAS incluem o aparecimento de dor de garganta aguda com exsudatos tonsilares ou faríngeos, linfadenopatia cervical anterior dolorosa e febre (Tabela 4-2).
- Os sinais e sintomas compatíveis com etiologias virais incluem conjuntivite, coriza, úlceras orais, tosse e diarreia.
- Os testes para a confirmação de faringite causada por GAS não necessitam ser realizados em pacientes com sinais e sintomas indicativos de etiologia viral (Tabela 4-3).
- Os testes rápidos de detecção de antígenos (RADTs) são suficientes para o diagnóstico de infecções causadas por GAS em adultos, mas resultados negativos devem ser confirmados por cultura de garganta em crianças.
- Técnicas específicas devem ser empregadas na identificação de outras causas, quando apropriado.

TABELA 4-1 Causas Microbianas de Faringite Aguda

PATÓGENO	DOENÇAS ASSOCIADAS
Bactérias	
Estreptococos, grupo A	Faringite, amigdalite, escarlatina
Estreptococos, grupo C e G	Faringite, amigdalite
Anaeróbios diversos	Angina de Vincent
Fusobacterium necrophorum	Faringite, amigdalite, síndrome de Lemierre
Neisseria gonorrhoeae	Faringite, amigdalite
Corynebacterium diphtheria	Difteria
Arcanobacterium haemolyticum	Faringite, erupção cutânea escarlatiniforme
Yersinia pestis	Peste
Francisella tularensis	Tularemia orofaríngea
Treponema pallidum	Sífilis secundária
Vírus	
Rinovírus	Resfriado comum
Coronavírus	Resfriado comum
Adenovírus	Febre faringoconjuntival
Herpes simplex do tipo 1 e 2	Faringite, gengivoestomatite
Parainfluenza	Resfriado, crupe
Enterovírus	Herpangina, doença mão-pé-boca
Vírus Epstein-Barr	Mononucleose infecciosa
Citomegalovírus	Mononucleose CMV
Vírus da imunodeficiência humana	Infecção primária por HIV
Influenza A e B	Influenza
Vírus sincicial respiratório	Resfriado, bronquiolite, pneumonia
Metapneumovírus humano	Resfriado, bronquiolite, pneumonia
Micoplasmas	
Mycoplasma pneumoniae	Resfriado, bronquiolite, faringite
Clamídias	
Chlamydia psittaci	Doença respiratória aguda, pneumonia
Chlamydia pneumoniae	Pneumonia, faringite

CMV, citomegalovírus; HIV, vírus da imunodeficiência humana.
Modificado, com permissão, de Alcaide ML, Bisno AL. Pharyngitis and epiglottitis. Infect Dis Clin North Am. 2007;21:449-469, vii.

TRATAMENTO

- O tratamento de faringite é focado na prevenção de sequelas pós-infecciosas (p. ex., febre reumática aguda) causadas por infecções por GAS.
- A penicilina e seus derivados continuam sendo o tratamento primário para faringites causadas por GAS (Tabela 4-4).
- O tratamento antimicrobiano não deve ser empregado na prevenção de faringite causada por GAS, exceto em circunstâncias especiais.
- Devido à potencial gravidade das complicações da faringite causada por *F. necrophorum*, sinais de bacteremia ou inchaço do pescoço justificam a expansão do tratamento antibiótico e uma avaliação mais aprofundada.

TABELA 4-2 Evidências Clínicas e Epidemiológicas Associadas à Faringite Causada por Estreptococos do Grupo A

Sugestivo de Estreptococos do Grupo A

Início súbito
Dor de garganta
Febre
Dor de cabeça
Náusea, vômito e dor abdominal
Inflamação da faringe e das amígdalas
Exsudatos discretos irregulares
Linfonodos cervicais anteriores aumentados e dolorosos
Pacientes entre 5-15 anos
Ocorrência durante o inverno ou no início da primavera
Histórico de exposição

Sugestivo de Etiologia Viral

Conjuntivite
Coriza
Tosse
Diarreia
Lesões ulcerativas discretas

Sugestivo de Complicações da Faringite

Disfagia
Estridor
Baba
Disfonia
Inchaço proeminente do pescoço
Dificuldade respiratória
Pseudomembrana faríngea
Instabilidade hemodinâmica
Comportamento de risco para o HIV
Viagem para ou contato com indivíduos de regiões endêmicas de difteria
Falta de imunização contra difteria

HIV, vírus da imunodeficiência humana.
Modificado, com permissão, de Shulman ST, Bisno AL, Clegg HW, et al. Clinical practice guideline for the diagnosis and management of group A streptococcal pharyngitis: 2012 update by the Infectious Diseases Society of America. Clin Infect Dis. 2012;55:e86-e102; e Kociolek LK, Shulman ST. In the clinic. Pharyngitis. Ann Intern Med. 2012;157:ITC3-1-ITC3-16.

TABELA 4-3 Pontuação Centor Modificada e Abordagem de Cultura e Manejo para a Faringite

CRITÉRIOS	PONTOS	
Temperatura > 38 °C	1	
Ausência de tosse	1	
Linfonodos cervicais anteriores aumentados e dolorosos	1	
Inchaço ou exsudato tonsilar	1	
Idade		
3-14 anos	1	
15-44 anos	0	
Acima de 45 anos	−1	
PONTUAÇÃO	**RISCO DE INFECÇÃO ESTREPTOCÓCICA**	**MANEJO SUGERIDO**
≤0	1%-2,5%	Não são necessários mais testes e antibióticos
1	5%-10%	
2	11%-17%	É necessária a realização de cultura e antibióticos devem ser usados apenas em caso de resultado positivo
3	28%-35%	
≥4	51%-53%	Tratamento empírico com antibióticos e/ou cultura

Obtido, com permissão, de McIsaac WJ, Kellner JD, Aufricht P, et al. Empirical validation of guidelines for the management of pharyngitis in children and adults. JAMA. 2004;291:1587-1595.

TABELA 4-4 Tratamento Antimicrobiano para Faringite Causada por Estreptococos do Grupo A

MEDICAMENTO	DOSE	DURAÇÃO
Regimes Orais		
Penicilina V	Crianças: 250 mg 2 × /d ou 3 × /d Adolescentes e adultos: 250 mg 3 ×/d ou 4 ×/d ou 500 mg 2 ×/d	10 dias
Amoxicilina	50 mg/kg uma vez ao dia (máximo de 1.000 mg) Alternativa: 25 mg/kg 2 × /d (máximo de 500 mg)	10 dias
Pacientes Alérgicos à Penicilina		
Eritromicina	Varia de acordo com a formulação	10 dias
Cefalosporinas de primeira geração	Varia de acordo com o agente	10 dias
Regimes Intramusculares		
Penicilina G benzatina	600.000 unidades para pacientes <27 kg	1 dose
	1,2 milhão de unidades para pacientes ≥27 kg	1 dose
Misturas de penicilina G procaína e benzatina	Varia de acordo com a formulação	1 dose

Modificado, com permissão, de Alcaide ML, Bisno AL. Pharyngitis and epiglottitis. Infect Dis Clin North Am. 2007;21:449-469, vii.

5 Laringite aguda

Mary T. Caserta

DEFINIÇÃO

- Laringite aguda é uma síndrome clínica caracterizada por voz rouca com diminuição na fonação e na projeção da voz, que usualmente ocorre após uma infecção do trato respiratório inferior com tosse.

EPIDEMIOLOGIA

- Aproximadamente 1% das queixas médicas referem-se a disfonia, sendo 42% desses casos classificados como laringite aguda.
- Dois por cento dos indivíduos com sintomas respiratórios agudos são diagnosticados com laringite aguda.
- A laringite aguda é diagnosticada com mais frequência em mulheres (idade média de 36 anos) do que em homens (idade média de 41 anos).
- A maioria dos casos é diagnosticada nos meses mais frios do ano.

MICROBIOLOGIA

- Em geral, há uma infecção viral do trato respiratório superior associada (Tabela 5-1).
- Infecções bacterianas do trato respiratório superior também foram implicadas.
- Causas incomuns incluem tuberculose, blastomicose, histoplasmose, coccidioidomicose, criptococose e infecções da laringe por herpesvírus.

DIAGNÓSTICO

- O diagnóstico clínico é baseado em um histórico apropriado e em mudanças na voz.
- A visualização da laringe revela edema e ingurgitamento vascular das membranas mucosas com pregas vocais eritematosas e hiperemiadas.

TRATAMENTO

- O tratamento é baseado na causa subjacente do processo patológico laríngeo.
- Na maioria dos casos, uma terapia sintomática com descanso da voz, analgésicos e umidificação são suficientes.

TABELA 5-1 Frequência de laringite associada a patógenos respiratórios comuns

PATÓGENO	FREQUÊNCIA (%)
Rinovírus	25-29
Influenza	28-35
Parainfluenza	8,5
Adenovírus	22-35
Coronavírus	25
Mycoplasma pneumoniae	3-37
Chlamydia pneumoniae	30
Estreptococos β-hemolíticos do grupo A	2,3-19
Metapneumovírus humano	3-91

6 Crupe em Crianças (Laringotraqueobronquite Aguda)

John Bower e John T. McBride

DEFINIÇÃO

- O crupe é uma infecção viral aguda das vias aéreas superiores que se apresenta como estridor e tosse estridente.
- A maioria das crianças desenvolve crupe apenas uma vez, mas algumas crianças desenvolvem episódios recorrentes chamados de crupe espasmódico.

EPIDEMIOLOGIA

- O crupe pode ser esporádico, mas geralmente ocorre em epidemias no outono, que recentemente, em climas temperados, têm sido piores em anos ímpares.

ETIOLOGIA E MICROBIOLOGIA

- A infecção pelo vírus da parainfluenza tipo 1 é a causa mais comum de crupe viral.
- Os outros vírus da parainfluenza, vírus sincicial respiratório (RSV), adenovírus e sarampo são alguns dos outros agentes associados ao crupe viral.
- As infecções bacterianas das vias respiratórias, incluindo a epiglotite (*Haemophilus influenzae* tipo b) e a traqueíte (*Staphylococcus aureus, Streptococcus*), representam emergências médicas e devem ser rapidamente discriminadas do crupe viral.
- A difteria deve ser considerada em países em desenvolvimento e em populações não imunizadas.

DIAGNÓSTICO

- O diagnóstico é clínico, embora radiografias das vias respiratórias superiores possam ser úteis.
- Crianças com epiglotite e traqueíte bacteriana apresentam-se bastante toxemiadas, têm dificuldade em engolir, mas, normalmente, não apresentam tosse estridente e estridor.
- O crupe recorrente (espasmódico) pode ser mais comum em crianças com atopia ou refluxo gastresofágico.

TRATAMENTO

- Terapias caseiras incluindo umidificação do ambiente e ar frio não têm sido comprovadamente eficazes.
- Uma dose única de um corticosteroide sistêmico diminui a gravidade e duração do crupe.

7 Otite Externa, Otite Média e Mastoidite

Jerome O. Klein

DEFINIÇÃO

Otite Externa

- Otite externa é a infecção e a inflamação do canal auditivo externo.

Otite Média

- Otite média aguda (OMA) é uma doença aguda marcada pela presença de secreção na orelha média e pela inflamação da mucosa que reveste a orelha média. A secreção pode persistir na orelha média por semanas a meses após o tratamento adequado da otite média aguda, sendo denominada otite média com efusão.

Mastoidite

- Mastoidite é a infecção e a inflamação das células mastóideas aeradas e geralmente resulta de episódios de otite média aguda grave.

EPIDEMIOLOGIA

Otite Externa

- Otite externa difusa aguda ou ouvido de nadador ocorre nos climas quentes e úmidos.
- Otite externa invasiva ou maligna acomete pacientes diabéticos, imunodeprimidos e debilitados.
- Crianças são propensas a inserir objetos estranhos no canal auditivo externo, que podem causar maceração e infecção do epitélio de revestimento do conduto externo.

Otite Média

- Otite média ocorre em todas as idades, mas a faixa etária de maior incidência ocorre em crianças nos três primeiros anos de vida.
- Crianças em situação de risco de otite média grave e recorrente são com mais frequência do sexo masculino, têm predisposição genética para infecções da orelha e podem frequentar grandes grupos em creches com alta exposição a vírus respiratórios e bactérias patogênicas.

Mastoidite

- Epidemiologia da mastoidite ocorre em paralelo à da otite média.

MICROBIOLOGIA

Otite Externa

- A microbiota do canal auditivo externo responsável pela otite externa é semelhante à da pele em outras partes do corpo, contendo diferentes espécies de estafilococos e bactérias anaeróbias.
- A *Pseudomonas aeruginosa* é uma causa frequente do ouvido de nadador e da otite externa maligna.

Otite Média

- *Streptococcus pneumoniae* e *Haemophilus influenzae* cujo tipo não pode ser determinado são as bactérias patogênicas mais comuns em todas as faixas etárias.
- *Moraxella catarrhalis*, *Streptococcus* do grupo A e *Staphylococcus aureus* são as causas menos frequentes de otite média aguda.
- Vírus respiratórios são causas frequentes de otite média aguda, isoladamente ou associados a bactérias patogênicas.

Mastoidite

- A microbiologia da mastoidite é semelhante à da otite média aguda.
- Os pacientes com perfuração persistente da membrana timpânica podem ter invasão da mastoide pelos organismos existentes no canal auditivo externo, como *S. aureus* e *P. aeruginosa*.

DIAGNÓSTICO

Otite Externa

- A otite externa aguda localizada pode ocorrer como pústula ou furúnculo visível no canal auditivo.
- O ouvido de nadador é identificado por edema e eritema da parede do canal.
- A otite externa maligna está associada a dor de forte intensidade com sensibilidade na região ao redor do pavilhão auricular e da mastoide; pode haver pus no canal.

Otite Média

- A OMA é uma doença aguda com secreção na orelha média e edema ou diminuição da mobilidade e inflamação da membrana timpânica.

Mastoidite

- Os sinais de mastoidite são edema, eritema e sensibilidade na região do osso mastoide.
- O pavilhão auricular é deslocado para baixo e para fora e pode haver secreção purulenta por perfuração da membrana timpânica.

TRATAMENTO

Otite Externa

- O ouvido de nadador pode ser controlado com a higienização cuidadosa e irrigação do canal auditivo externo.
- Solução com antibióticos, como fluoroquinolonas em gotas otológicas, é eficaz nas infecções localizadas.
- Na otite externa invasiva é necessário fazer tratamento antimicrobiano sistêmico com atividade contra *P. aeruginosa*.

Otite Média

- Altas doses de amoxicilina é o esquema de escolha para os pacientes com OMA.
- Se a amoxicilina falhar, a indicação é de amoxicilina-clavulanato ou ceftriaxona parenteral.
- Algumas crianças com OMA melhoram sem a utilização de antimicrobianos.
- A colocação de tubos de timpanostomia pode ser necessária para as crianças com episódios graves e recorrentes de OMA.

Mastoidite

- O tratamento antimicrobiano é semelhante ao da OMA.
- Pode ser necessário fazer incisão e drenagem quando há formação de abscessos nas células mastóideas aeradas.

PREVENÇÃO

Otite Externa

- Os pacientes devem ser dissuadidos de colocar objetos estranhos, inclusive cotonetes, no canal auditivo externo.

Otite Média

- A quimioprofilaxia pode ser útil para a prevenção dos episódios de OMA nas crianças com doença grave e recorrente.
- Vacinas pneumocócicas conjugadas foram eficazes na redução dos episódios de OMA decorrente de sorotipos vacinais.
- Vacinas de vírus da gripe diminuem a incidência de OMA durante a temporada de doenças respiratórias no inverno.

Mastoidite

- Prevenção semelhante à da OMA.

8 Sinusite

Gregory P. DeMuri e Ellen R. Wald

DEFINIÇÃO

- Sinusite é definida como uma inflamação dos seios paranasais.

EPIDEMIOLOGIA

- Estima-se que a infecção bacteriana dos seios ocorre em 0,5% a 2% dos casos de infecções virais das vias respiratórias superiores (IVAS) em adultos e de 6% a 13% em crianças.

MICROBIOLOGIA

- Estudos clássicos da bacteriologia da sinusite obtiveram amostras de secreções através da punção do seio maxilar para reduzir o risco de contaminação nasal.
- *Streptococcus pneumoniae* é o organismo mais frequentemente isolado, seguido por *Haemophilus influenzae* não tipável e *Moraxella catarrhalis*.
- *Staphylococcus aureus* não é um agente provável da sinusite aguda, porém desempenha um papel importante nas complicações da sinusite.
- A frequência de isolamento de *S. pneumoniae* está diminuindo recentemente com o aumento de *H. influenzae*, produtor de β-lactamase.

DIAGNÓSTICO

- Estudos de imagem não são indicados para o diagnóstico de rotina de sinusite aguda, mas podem ser úteis quando houver suspeita de complicações.
- As três apresentações clínicas seguintes identificarão pacientes com sinusite bacteriana aguda:
  - Início com sintomas ou sinais *persistentes*, com duração de, pelo menos, 10 dias, sem evidências de melhora clínica.
  - Início com sintomas ou sinais intensos de febre alta (≥ 39 °C) e secreção nasal purulenta com duração de 3 a 4 dias consecutivos.
  - Início com piora dos sintomas ou sinais caracterizados por novo episódio de febre, dor de cabeça ou aumento de secreção nasal após uma IVAS viral típica com 5 a 6 dias de duração e melhora inicial.

TRATAMENTO

- Para a maioria dos adultos e crianças, amoxicilina com ou sem clavulanato continua a ser um excelente agente de primeira linha para o tratamento da sinusite.
- Agentes de segunda linha incluem fluoroquinolonas, cefdinir, cefuroxima ou a combinação de cefixima com clindamicina ou linezolida.
- A duração do tratamento deve ser de 7 dias após o paciente não apresentar mais sinais e sintomas.
- Tratamentos adjuvantes, como anti-histamínicos, descongestionantes, esteroides nasais e lavagens nasais proporcionam melhoria mínima na sinusite aguda.
- A drenagem cirúrgica é indicada para as complicações da sinusite bacteriana aguda.

9 Epiglotite

Jennifer L. Nayak e Geoffrey A. Weinberg

EPIDEMIOLOGIA E ETIOLOGIA

- *Epiglotite pediátrica:* uma infecção localizada e causada pelo agente invasor *Haemophilus influenzae* do tipo b, acometendo a área supraglótica incluindo a epiglote, podendo estar associada a bacteremia (60% a 98%); a vacinação conjugada de rotina eliminou em grande parte esta forma de epiglotite.
- *Epiglotite adulta:* muitas vezes envolve mais estruturas supraglóticas (pregas ariepiglóticas, valécula, base da língua) e não está associada a bacteremia (<15%); quando um agente patogênico bacteriano é identificado, é mais provável que seja *Streptococcus pneumoniae, Streptococcus pyogenes* ou *Neisseria meningitidis.*
- Antes de imunização de rotina em bebês com vacinas conjugadas de *H. influenzae* do tipo b, 65% a 75% de todos os pacientes com epiglotite eram crianças de 1 a 4 anos; atualmente, 90% a 95% são adultos.
- A incidência de epiglotite adulta nos Estados Unidos e na Europa é de aproximadamente 2/100.000 habitantes.

MANIFESTAÇÃO CLÍNICA

- *Epiglotite pediátrica:* uma doença febril aguda de criança com pouca idade com uma aparência tóxica, disfagia ou dor de garganta, voz abafada ou rouca, estridor, babando, e muitas vezes uma postura de "posição tripé" aparentando apreensão, sentada muito quieta, preferindo inclinar-se para a frente com hiperextensão do pescoço e protrusão do queixo. A tosse é distintamente incomum.
- *Epiglotite adulta:* de 80% a 95% têm odinofagia e dor de garganta; apenas 20% a 40% têm febre, salivação ou estridor.

DIAGNÓSTICO

- O manejo das vias respiratórias deve ser prontamente realizado assim que o diagnóstico for considerado. Testes laboratoriais e radiológicos em uma criança com suspeita de epiglotite devem ser realizados apenas em um ambiente seguro (ou seja, na sala de operações, no departamento de emergência ou em unidade de terapia intensiva com um indivíduo treinado em intubação de via respiratória pediátrica) por causa da propensão a desenvolver obstrução aguda das vias respiratórias (embora a obstrução de vias respiratórias seja muito menos comum em adultos).
- A leucocitose periférica é comum, mas não universal. Radiografias laterais do pescoço e anteroposterior mostram alargamento da epiglote (o "sinal de polegar", ao contrário do "estreitamento em ponta de lápis" das vias respiratórias em crupe viral).
- A laringoscopia direta ou indireta e a endoscopia de fibra óptica de nasofaringe são os testes diagnósticos definitivos.

DIAGNÓSTICO DIFERENCIAL

- Estridor com toxicidade e salivação mas falta de tosse favorece a epiglotite; estridor, tosse forte e falta de salivação favorecem crupe viral (laringotraqueobronquite). Outras condições que imitam epiglotite infecciosa incluem traqueíte bacteriana, epiglotite térmica (queimadura escaldante de fumo ou bebidas quentes), possivelmente angioedema, abscesso retrofaríngeo ou peritonsilar, uvulite e difteria.

TRATAMENTO

- *Epiglotite pediátrica:* idealmente, o diagnóstico é confirmado pela visualização no momento em que as viasrespiratórias são asseguradas pela intubação, quando culturas de sangue e laringe, e hemograma completo são obtidos. Traqueostomia ou cricotireoidectomia de emergência raramente são necessárias.
- *Epiglotite adulta:* Em contraste com as crianças, os adultos com epiglotite geralmente toleram a visualização direta da epiglote para o diagnóstico. Internação em unidade de terapia intensiva durante a fase aguda da doença é sugerida; no entanto, na maioria dos adultos (75% a 80%) a infecção é manejada com sucesso sem a intubação endotraqueal ou traqueostomia.
- O tratamento empírico para epiglotite inclui cefotaxima intravenosa, ceftriaxona ou ampicilina-sulbactam para tratar estreptococos, pneumococos, *H. influenzae* e meningococo. Em áreas com elevada proporção de pneumococos resistentes a medicamentos, o tratamento empírico deveria ser ampliado.
- O tratamento dirigido contra *Staphylococcus aureus* deve ser considerado se traqueíte bacteriana não puder ser excluída.

PREVENÇÃO

- Quimioprofilaxia para contatos domiciliares de crianças com epiglotite por *H. influenzae* tipo b deve ser dada para aquelas famílias que contêm crianças subimunizadas ou não imunizadas, com idade inferior a 4 anos ou crianças imunocomprometidas.
- Contatos de adultos com epiglotite não requerem nenhuma profilaxia, exceto no caso raro de comprovada infecção por *H. influenzae* tipo b ou infecção meningocócica.

10 Infecções de Cavidade Oral, Pescoço e Cabeça

Anthony W. Chow

DEFINIÇÃO

- As infecções de cavidade oral, pescoço e cabeça são diferentes em etiologia e aspecto clínico.
- Apesar de incomuns na era pós-antibióticos, as infecções de planos profundos faciais e complicações vasculares são potencialmente fatais. Elas incluem a síndrome de Lemierre e a angina de Ludwig.
- A compreensão clara de suas inter-relações, trajetos anatômicos de propagação e características clínicas mais marcantes é fundamental para o diagnóstico e o tratamento.

EPIDEMIOLOGIA

- As infecções da cavidade oral normalmente têm origem odontogênica e incluem cárie dentária, doença periodontal e infecções profundas dos espaços faciais.
- Infecções não odontogênicas da cavidade oral incluem infecções da mucosa oral e das glândulas salivares principais.
- Infecções diversas de cabeça e pescoço normalmente resultam de mordidas humanas ou animais, irradiação ou procedimentos cirúrgicos, mas também podem ser causadas por adenite supurativa, cistos embriológicos infectados e tireoidite supurativa.

MICROBIOLOGIA

- A microbiota associada a infecções odontogênicas geralmente reflete a microbiota nativa bucal e é tipicamente polimicrobiana, envolvendo anaeróbios estritos e bactérias facultativas.
- A cárie dentária origina-se de bactérias "cariogênicas" residentes dentro da placa supragengival, ao passo que a doença periodontal surge de bactérias "periodontopatogênicas" residentes do interior da placa subgengival.
- Diferenças importantes nessas composições bacterianas complexas apoiam o conceito da hipótese de placa "específica" de cárie dentária e doença periodontal.

DIAGNÓSTICO

- A investigação microbiológica requer a coleta da amostra adequada, com o cuidado de minimizar a contaminação pela microbiota comensal residente.
- É bom fazer a punção aspirativa de pus loculado por uma abordagem extraoral, e as amostras devem ser imediatamente transportadas para o laboratório em condições anaeróbias.
- As amostras de biópsia de tecido devem passar por exames de rotina para busca de evidências histopatológicas de inflamações e infecções agudas ou crônicas.
- Imunofluorescência e ferramentas de diagnóstico moleculares rápidas, tais como sondas de DNA ou reação em cadeia de polimerase são valiosas para a detecção de agentes patogênicos fastidiosos ou não cultiváveis.
- A tomografia computadorizada (TC) com contraste é a ferramenta mais eficaz para localizar e avaliar a extensão das infecções do espaço profundo de cavidade oral, cabeça e pescoço.

- A ressonância magnética (IRM), com ou sem a angiografia, é mais sensível que a TC para avaliação de tecidos moles e envolvimento ósseo, bem como de complicações vasculares.
- Cintilografias ósseas com tecnécio em combinação com leucócitos marcados com gálio ou índio podem ser úteis ao diagnóstico de osteomielite aguda ou crônica.

TRATAMENTO

- A drenagem cirúrgica de infecção loculada e a remoção de tecidos necróticos são fundamentais ao tratamento de infecções dos espaços fasciais profundos de cavidade oral, cabeça e pescoço.
- A terapia antimicrobiana é importante para conter a disseminação local da infecção e a prevenção da disseminação hematogênica.
- A seleção dos regimes antimicrobianos é empírica, dependendo da fonte primária (p. ex., odontogênica ou orofaríngea *versus* rinogênica ou otogênica), dos micro-organismos causadores antecipados e da imunidade do hospedeiro (Tabelas 10-1 e 10-2).

PREVENÇÃO

- Higiene oral e tratamento odontológico para prevenção de cáries e doença periodontal avançada.
- Aconselhamento dietético e uso de fluoretos tópicos e enxaguantes bucais com clorexidina para pacientes com alto risco de cárie dentária.
- Modificação comportamental de fatores de risco como o tabagismo.

TABELA 10-1 Regimes Antimicrobianos para Várias Infecções Orofaciais Odontogênicas e Não odontogênicas

ENTIDADE CLÍNICA	ORGANISMOS CAUSADORES HABITUAIS	REGIMES ANTIMICROBIANOS
Odontogênica		
Prevenção de placa dentária supragengival e cáries	*Streptococcus mutans*, outros estreptococos, *Actinomyces* spp.	Pasta de dentes ou lavagens orais contendo fluoretos (p. ex., fluoreto de sódio a 1,1% ou fluoreto estanoso a 0,4%) duas ou três vezes ao dia, *com ou sem* Vernizes contendo fluoretos (p. ex., fluoreto de sódio a 5%) aplicados três ou quatro vezes ao ano, *com ou sem* Enxaguatórios bucais com clorexidina a 0,12%
Gengivite simples aguda	Estreptococos, *Actinomyces* spp., Espiroquetas orais	Penicilina G, 2-4 MU IV a cada 6h (ou penicilina V, 500 mg a cada 8h) *mais* metronidazol, 500 mg VO ou IV a cada 8h *ou* Ampicilina-sulbactama, 1,5-3 g IV a cada 6-8h *ou* Amoxicilina-clavulanato, 500 mg VO a cada 8h *ou* Clindamicina, 450 mg VO a cada 6-8h ou 600 mg IV a cada 6-8h
Gengivite ulcerativa necrosante aguda (ANUG), ou angina de Vincent	*Prevotella intermedia*, *Fusobacterium* spp., *Tannerella forsythensis*, *Treponema denticola*, outros espiroquetas orais	Metronidazol, 500 mg VO ou IV a cada 8h *ou* Amoxicilina-clavulanato, 500 mg VO a cada 8h ou Ampicilina-sulbactama, 1,5-3 g IV a cada 6h *ou* Clindamicina, 450 mg VO a cada 6h ou 600 mg IV a cada 6-8h

TABELA 10-1 Regimes Antimicrobianos para Várias Infecções Orofaciais Odontogênicas e Não odontogênicas *(Cont.)*

ENTIDADE CLÍNICA	ORGANISMOS CAUSADORES HABITUAIS	REGIMES ANTIMICROBIANOS
Periodontite "agressiva", ou "juvenil localizada" de início precoce	*Aggregatibacter actinomycetemcomitans*, *Porphyromonas gingivalis*, *Treponema denticola*, *Prevotella intermedia*	Doxiciclina, 200 mg VO ou IV a cada 12h (somente em pacientes ≥ 8 anos) *ou* Metronidazol, 500 mg VO ou IV a cada 8h
Periodontite do adulto ou "estabelecida"	*Treponema denticola*, outros espiroquetas orais pigmentados de preto *Bacteroides* spp. (*Porphyromonas gingivalis* e *Prevotella melaninogenica*), *Tannerella forsythensis*	A aplicação tópica de microesferas de minociclina (Arestin) *ou* Aplicação tópica de doxiciclina hiclato periodontal líquido de liberação prolongada (Atridox)
Não odontogênica		
Estomatite gangrenosa (noma)	*Fusobacterium nucleatum*, *Borrelia vincentii*, *Prevotella melaninogenica*, outros anaeróbios orais	Penicilina G, 2-4 MU IV a cada 4-6h *mais* metronidazol, 500 mg VO ou IV a cada 8h *ou* Ampicilina-sulbactama, 1,5-3 g IV a cada 6-8h *ou* Amoxicilina-clavulanato, 500 mg VO a cada 8h *ou* Clindamicina, 450 mg VO a cada 6-8h ou 600 mg IV a cada 6-8h
Mucosite oral em pacientes imunocomprometidos	Viridans e outros estreptococos, *Bacteroides* spp., *Peptostreptococcus* spp., e outros anaeróbios orais, bacilos Gram-negativos facultativos	Enxaguatórios bucais a cada 8 h de clorexidina tópica (0,1%) *mais um dos seguintes*: Cefotaxima, 2 g IV a cada 6h *ou* Ticarcilina-clavulanato, 3,1 g IV a cada 4h *ou* Piperacilina-tazobactama, 3,375 g IV a cada 6h *ou* Imipenem-cilastatina, 500 mg IV a cada 6h *ou* Meropenema, 1 g IV a cada 8h
Sialadenite e parotidite supurativa	*Staphylococcus aureus*, *Streptococcus viridans* * e outros estreptococos, *Bacteroides* spp., *Peptostreptococcus* spp., e outros anaeróbios orais	Nafcilina, 2 g IV a cada 4h, ou vancomicina, 1 g IV a cada 12h *mais* metronidazol, 0,5 g IV a cada 6h *ou* Clindamicina, 600 mg IV a cada 6h

IV, via intravenosa; MU, milhão de unidades.

*Para as infecções por *Staphylococcus aureus* com suspeita *S. aureus* resistente a meticilina (MRSA), substituir nafcilina por vancomicina, 1 g IV a cada 12h; em hospedeiros imunocomprometidos, pode-se adicionar cefotaxima, ceftriaxona ou imipenem, como descrito na tabela.

TABELA 10-2 Regimes Antimicrobianos Empíricos Iniciais para Infecções Supurativas de Cabeça e Pescoço

INFECÇÃO	ORGANISMOS CAUSADORES HABITUAIS	REGIMES ANTIBIÓTICOS, HOSPEDEIRO NORMAL*
Infecções odontogênicas orofaciais supurativas, incluindo angina de Ludwig	*Streptococcus viridans* e outros estreptococos, *Peptostreptococcus* spp., *Bacteroides* spp., e outros anaeróbios orais	Penicilina G, 2-4 MU IV a cada 4-6h *mais* metronidazol, 0,5 g IV a cada 6h *ou* Ampicilina-sulbactama, 2 g IV a cada 4h *ou* Clindamicina, 600 mg IV a cada 6h *ou* Cefoxitina, 1-2 g IV a cada 6h
Infecções do espaço faríngeo lateral ou retrofaríngeo		
Odontogênicas	*S. viridans* e outros estreptococos, *Staphylococcus* spp., *Peptostreptococcus* spp., *Bacteroides* spp., e outros anaeróbios orais	Penicilina G, 2-4 MU a cada 4-6h IV *mais* metronidazol 0,5 g IV a cada 6h *ou* Ampicilina-sulbactama 2 g IV a cada 4h *ou* Clindamicina 600 mg IV a cada 6h
Rinogênicas	*Streptococcus pneumoniae*, *Haemophilus influenzae*, viridans e outros estreptococos, *Bacteroides* spp., *Peptostreptococcus* spp., e outros anaeróbios orais	Um dos seguintes: (1) Penicilina G, 2-4 MU IV a cada 4-6h, ou levofloxacino, 500 mg a cada 24h IV, ou ciprofloxacino, 750 mg IV a cada 12h *mais* Metronidazol, 0,5 g a cada 6h IV, ou clindamicina, 600 mg IV a cada 6h *ou* (2) Moxifloxacino, 400 mg IV a cada 24h
Otogênicas	Os mesmos de infecções de espaço rinogênicas	Os mesmos de infecções de espaço rinogênicas
Adenite cervical supurativa e cistos embriológicas infectados	*Streptococcus pyogenes*, *Peptostreptococcus* spp., *Fusobacterium* spp., anaeróbios orais	Um dos seguintes: (1) Penicilina G, 2-4 MU IV a cada 4h, *mais* metronidazol, 500 mg IV a cada 6h *ou* (2) Ampicilina-sulbactama, 2 g IV a cada 4h *ou* (3) Clindamicina, 600 mg IV a cada 6h *ou* (4) Cefoxitina, IV 1-2g a cada 6h
Tireoidite supurativa	*S. aureus*, *S. pyogenes*, *S. pneumoniae*, *Haemophilus influenzae*, *Streptococcus viridans* e outros estreptococos, anaeróbios orais	Nafcilina, 2 g IV a cada 4-6h, ou vancomicina, 1 g IV a cada 12h *mais* Metronidazol, 500 mg IV a cada 6h *ou* Clindamicina, 600 mg IV a cada 6h
Actinomicose cervicofacial	*Actinomyces israelii*, *Arachnia propionica*, *Actinobacillus actinomycetemcomitans*	Um dos seguintes: (1) Penicilina G, 2-4 MU IV a cada 4-6h *ou* (2) Doxiciclina, 200 mg VO ou IV a cada 12h *ou* (3) Clindamicina, 450 mg VO a cada 6h ou 600 mg IV a cada 6h

TABELA 10-2 Regimes Antimicrobianos Empíricos Iniciais para Infecções Supurativas de Cabeça e Pescoço *(Cont.)*

INFECÇÃO	ORGANISMOS CAUSADORES HABITUAIS	REGIMES ANTIBIÓTICOS, HOSPEDEIRO NORMAL*
Mordidas humanas ou animais	*S. pyogenes*, *S. aureus*, *Eikenella corrodens*, anaeróbios orais *Pasteurella multocida*	Um dos seguintes: (1) Ampicilina-sulbactama, 2 g IV a cada 4h *ou* (2) Amoxicilina-clavulanato, 500 mg VO a cada 8h *ou* (3) Moxifloxacino, 400 mg IV ou VO a cada 12h
Trauma maxilofacial, infecções de feridas pós-cirúrgicas	*S. aureus*, *S. pyogenes*, *Peptostreptococcus* spp., outros anaeróbios orais, *Pseudomonas aeruginosa*, *Enterobacteriaceae* spp.	Nafcilina, 2 g IV a cada 4h, ou vancomicina, 1 g IV a cada 12h *mais* um dos seguintes: (1) Ticarcilina-clavulanato, 3,1 g IV a cada 4h *ou* (2) Piperacilina-tazobactama, 3,375 g IV a cada 6h *ou* (3) Imipenem-cilastatina, 500 mg IV a cada 6h *ou* (4) Meropenema, 1 g IV a cada 8h *ou* (5) Moxifloxacino, 400 mg IV ou VO a cada 24h *ou* (6) Tigeciclina, 100 mg IV, seguida de 50 mg IV a cada 12h
Tromboflebite jugular supurativa (síndrome de Lemierre)	*Fusobacterium necrophorum*; o mesmo que para infecções de espaço odontogênicas	Os mesmos de infecções de espaço odontogênicas
Trombose do seio cavernoso supurativa	O mesmo que para infecções de espaço odontogênicos, rinogênica ou otogênico	Os mesmos de infecções de espaço odontogênicas, rinogênicas ou otogênicas
Osteomielite mandibular	Os mesmos de infecções de espaço odontogênicas	Clindamicina, 600 mg IV a cada 6h, *ou* Moxifloxacino, 400 mg VO ou IV a cada 24h
Extensão da osteomielite da infecção de espaço pré-vertebral	*Staphylococcus aureus,*[†] bacilos Gram-negativos facultativos	Nafcilina, 2 g IV a cada 4h ou vancomicina, 1 g IV a cada 12h, *mais* Tobramicina, 1,7 mg/kg IV a cada 8h, ou ciprofloxacino, 400 mg IV a cada 12h

IV, via intravenosa; MU, milhão de unidades.

*Para hospedeiros imunocomprometidos, considerar substituir penicilina G por um dos seguintes: cefotaxima, 2 g IV a cada 4h; ceftriaxona, 1 g IV a cada 12h; ou cefepima, 2 g IV a cada 12h.

Outros esquemas a considerar são ticarcilina-clavulanato, 3.1 g IV a cada 4h; piperacilina/tazobactama, 3.375 g IV a cada 6h; imipenem-cilastatina, 500 mg IV a cada 6h; meropenema, 1 g IV a cada 8h; moxifloxacino, 400 mg IV a cada 24h; ou tigeciclina, 100 mg IV, depois 50 mg IV a cada 12h.

[†]Para as infecções por *Staphylococcus aureus* com suspeita *S. aureus* resistente a meticilina (MRSA), substituir nafcilina por vancomicina, 1 g IV a cada 12h; em hospedeiros imunocomprometidos, pode-se adicionar cefotaxima ou ceftriaxona ou imipenem-cilastatina, como descrito na tabela.

C Infecções Pleuropulmonares e Brônquicas

11 Bronquite Aguda

Edward E. Walsh

DEFINIÇÃO

- A bronquite aguda é uma síndrome autolimitada caracterizada por tosse aguda com ou sem catarro, mas sem sinais de pneumonia.

EPIDEMIOLOGIA

- A bronquite aguda ocorre durante todo o ano e é causada por uma grande quantidade de patógenos respiratórios de acordo com a epidemiologia típica de cada patógeno.

MICROBIOLOGIA

- A bronquite aguda é causada principalmente por infecções virais. Os mais comuns são o rinovírus, o vírus da influenza, o vírus sincicial respiratório, o metapneumovírus, o coronavírus e o adenovírus. Menos de 10% dos casos são causados por *Mycoplasma pneumoniae*, *Chlamydia pneumoniae* e *Bordetella pertussis*.

DIAGNÓSTICO

- O diagnóstico é realizado, principalmente, pela apresentação clínica na ausência de sinais e sintomas de pneumonia.

TRATAMENTO

- O tratamento é sintomático porque os antibióticos são desnecessários na maioria dos casos.

PREVENÇÃO

- A prevenção é dirigida aos patógenos específicos, quando possível (p. ex., vacina contra gripe e coqueluche).

12 Exacerbações Agudas da Doença Pulmonar Obstrutiva Crônica

Leopoldo N. Segal, Michael D. Weiden e Harold W. Horowitz

DEFINIÇÃO

- Doença pulmonar crônica com limitação irreversível do fluxo de ar com volume expiratório forçado em 1 segundo (VEF_1) reduzido e baixa relação VEF_1/capacidade vital forçada (CVF).
- Exacerbação aguda indicada pela alteração crítica da linha de base de um paciente com aumento de dispneia, volume ou purulência de escarro; o número de alterações define clinicamente a gravidade.

EPIDEMIOLOGIA

- Espera-se que a prevalência atinja 10% da população total e 50% dos tabagistas; a quarta principal causa de morte em todo o mundo.
- Aumento do risco de exacerbação aguda no inverno.
- Fatores de risco: tabagismo, material particulado ambiental, predisposição genética.

PATOGENIA

- Inflamação progressiva intermitente das vias respiratórias; remodelação e perda de função pulmonar.
- Disfunção ciliar; excesso de produção de muco; fagocitose prejudicada levando à colonização bacteriana.

MICROBIOLOGIA

- As vias respiratórias de pacientes com doença estável estão frequentemente colonizadas por *Streptococcus pneumoniae*, *Haemophilus influenzae* e *Moraxella catarrhalis*; o vírus sincicial respiratório é o vírus colonizador mais frequente.
- Na doença estável, a microaspiração introduz anaeróbios orais (p. ex., *Prevotella* e *Veillonella* spp.) nas vias respiratórias inferiores.
- Durante a exacerbação, bactérias ou vírus (ou ambos) podem ser isolados, com mais bacilos Gram-negativos encontrados com a piora da função pulmonar. Não são frequentemente isoladas bactérias "atípicas". A aquisição de novo patógeno está associada à exacerbação.

DIAGNÓSTICO

- A exacerbação aguda é definida por aumento da purulência do escarro, do volume e da dispneia.

TRATAMENTO

- Tem aumentado o uso de broncodilatadores para exacerbações leves sem antibioticoterapia.
- Para as exacerbações moderadas a graves, são aconselhados corticosteroides orais ou administrados por via intravenosa e antibioticoterapia empírica precoce.

PREVENÇÃO

- Evitar a exposição à material particulado e abolir o tabagismo.
- Administrar vacinas contra gripe, pneumococos e coqueluche.
- Prescrever azitromicina profilática diária em pacientes com doença avançada, histórico de exacerbação e sem fatores de risco cardíaco.

13 Bronquiolite

John Bower e John T. McBride

DEFINIÇÃO

- Bronquiolite é a inflamação/obstrução das vias aéreas pequenas, causada, mais frequentemente, por infecção por vírus sincicial respiratório (VSR) nos primeiros anos de vida.

EPIDEMIOLOGIA

- Bronquiolite por VSR ocorre em epidemias de inverno em climas temperados e, esporadicamente, nos trópicos.
- Bronquiolite é uma das principais causas de hospitalização no primeiro ano de vida em países desenvolvidos.

MICROBIOLOGIA

- Muitos outros vírus respiratórios podem causar bronquiolite, incluindo metapneumovírus humano, influenza, parainfluenza, adenovírus, coronavírus e bocavírus.

DIAGNÓSTICO

- O diagnóstico clinicamente se baseia na presença de VSR na comunidade, episódio inicial de sibilância e evidências de infecção respiratória alta.
- Outras causas de sibilância na primeira infância devem ser excluídas, como doença cardíaca congênita com insuficiência, aspiração de corpo estranho, disfagia e asma.
- Apneia pode ocorrer no início do curso de bronquiolite viral, geralmente em crianças de idade pós-concepcional menor que 44 semanas.

TRATAMENTO

- O tratamento é de suporte e inclui hidratação, oxigênio e suporte respiratório, conforme necessário.
- Corticosteroides e broncodilatadores geralmente não são benéficos.
- Aerossóis de solução salina hipertônica administrados três vezes ao dia podem acelerar a recuperação, mas não têm sido amplamente adotados.
- Suporte respiratório com cânula nasal de alto fluxo pode prevenir ou retardar a intubação em pacientes com apneia ou insuficiência respiratória.

PREVENÇÃO

- É importante dar atenção especial à higienização das mãos para conter a propagação da infecção por VSR durante as epidemias.
- Profilaxia com anticorpos monoclonais pode prevenir ou mitigar a infecção em lactentes de alto risco.

14 Pneumonia Aguda

Richard T. Ellison, III e Gerald R. Donowitz

EPIDEMIOLOGIA E ETIOLOGIA

- Pneumonia é a causa mais comum de mortes associadas a infecções.
- Patógenos predominantes da pneumonia adquirida na comunidade (PAC) em adultos incluem *Streptococcus pneumoniae*, *Haemophilus influenzae*, *Mycoplasma pneumoniae* e *Chlamydia pneumoniae*.
- Espécies de *Legionella*, *Staphylococcus aureus* e bacilos Gram-negativos entéricos são causas menos frequentes que podem produzir doenças mais graves.
- Patógenos mais prevalentes em pacientes recentemente hospitalizados ou residentes de asilos incluem *S. aureus*, bacilos Gram-negativos aeróbicos, além de *Pseudomonas aeruginosa* e organismos aeróbios/anaeróbios mistos.

DIAGNÓSTICO

- As manifestações clínicas típicas são tosse – a condição essencial de pneumonia –, produção de secreção, dispneia, dor torácica, febre, fadiga, sudorese, cefaleia, náuseas, mialgia e, ocasionalmente, dor abdominal e diarreia.
- Coloração pelo Gram e cultura de amostras de secreção permanecem testes diagnósticos valiosos.
- Culturas de sangue devem ser obtidas de todos os pacientes imunocomprometidos, com pneumonia associada aos cuidados de saúde (PACS) ou adquirida em hospital (PAH) ou que estão hospitalizados com PAC grave.
- Radiografias de tórax devem ser obtidas de todos os pacientes com suspeita de pneumonia.
- Diversos biomarcadores, incluindo a procalcitonina e a proteína C-reativa, estão sob avaliação como testes discriminatórios para definir populações com uma maior probabilidade de infecção bacteriana que poderiam se beneficiar da terapia antibiótica, mas a utilidade clínica de tais ensaios não foi ainda estabelecida.

TRATAMENTO

- Um de três escores de gravidade (ISP, CURB-65 ou CRB-65) pode ser utilizado para avaliar a necessidade de hospitalização de pacientes imunocompetentes com PAC, e índices similares podem ser usados para definir a necessidade de internação em unidade de terapia intensiva.
- A terapia antibiótica para pneumonia deve ser iniciada assim que o diagnóstico for considerado provável.

- Macrolídeos avançados, fluoroquinolonas respiratórias e agentes β-lactâmicos são os principais antibióticos utilizados para o tratamento de PAC. A cobertura para *S. aureus* e anaeróbios mistos deve ser considerada em situações específicas (consulte a Tabela 14-1 para agentes e dosagens sugeridos).
- O tratamento com antibióticos para PACS deve incluir cobertura para *S. aureus* e bacilos Gram-negativos aeróbicos potencialmente resistentes a medicamentos e, na maioria dos cenários, inclui cobertura para *Pseudomonas aeruginosa* (consulte a Tabela 14-1 para agentes e dosagens sugeridos).
- A duração do tratamento intravenoso, da hospitalização do paciente e das terapias intravenosa total e antibiótica oral para PAC deverão ser definidos de acordo com a estabilidade clínica do paciente.

PREVENÇÃO

- Fornecer imunização adequada, com vacinas para gripe e pneumocócica.
- Incentivar a cessação do tabagismo.

TABELA 14-1 Guia para Escolha Empírica de Agente Antimicrobiano para Tratamento de Pacientes Adultos com Pneumonia Adquirida em Comunidade ou Pneumonia Adquirida em Tratamentos de Saúde

CARACTERÍSTICAS DO PACIENTE	OPÇÕES DE TRATAMENTO PREFERENCIAIS
Paciente de Ambulatório ***Previamente Saudável***	
Sem antibioticoterapia recente	Macrolídeo[a] ou doxiciclina (100 mg 2 vezes/dia)
Antibioticoterapia recente[b]	Uma fluoroquinolona respiratória[c] isolada, um macrolídeo avançado[d] mais um β-Lactâmico por via oral[e]
Comorbidades (DPOC, Diabetes, Insuficiência Renal ou Insuficiência Cardíaca Congestiva ou Malignidade)	
Sem antibioticoterapia recente	Um macrolídeo avançado mais um β-Lactâmico por via oral ou uma fluoroquinolona respiratória
Antibioticoterapia recente	Uma fluoroquinolona respiratória isolada ou um macrolídeo avançado mais um β-Lactâmico
Suspeita de aspiração com infecção	Amoxicilina-clavulanato ou clindamicina (600 mg IV 8/8h ou 300 mg VO 6/6h)
Influenza com superinfecção bacteriana	Vancomicina, linezolida ou outra cobertura para MRSA, incluindo MRSA adquirido em comunidade[f]
Paciente Internado ***Ala Médica***	
Sem antibioticoterapia recente	Uma fluoroquinolona respiratória isoladamente ou um macrolídeo avançado mais um β-Lactâmico intravenoso[g]
Antibioticoterapia recente	Um macrolídeo avançado mais um β-Lactâmico intravenoso ou uma fluoroquinolona respiratória isolada (regime selecionado dependerá da natureza da antibioticoterapia recente)
Unidade de Terapia Intensiva (UTI)	
Infecção por *Pseudomonas* não é uma preocupação	Um β-Lactâmico[g] mais um macrolídeo avançado ou uma fluoroquinolona respiratória
Infecção por *Pseudomonas* não é uma preocupação, mas paciente tem alergia a β-Lactâmicos	Uma fluoroquinolona respiratória, com ou sem clindamicina
Infecção por *Pseudomonas* é uma preocupação[h] (fibrose cística, defesas do hospedeiro deficientes)	Ou (1) β-Lactâmico antipseudomonal[i] mais ciprofloxacino (400 mg IV 8/8h ou 750 mg VO 12/12h), ou (2) um agente antipseudomonal mais um aminoglicosídio[j] mais uma fluoroquinolona respiratória ou um macrolídeo
Infecção por *Pseudomonas* é uma preocupação, mas paciente tem alergia a β-Lactâmicos	Aztreonam (2 g IV 8/8h) mais aminoglicosídio mais uma fluoroquinolona respiratória

TABELA 14-1 Guia para Escolha Empírica de Agente Antimicrobiano para Tratamento de Pacientes Adultos com Pneumonia Adquirida em Comunidade ou Pneumonia Adquirida em Tratamentos de Saúde *(Cont.)*

CARACTERÍSTICAS DO PACIENTE	OPÇÕES DE TRATAMENTO PREFERENCIAIS
Pneumonia Associada a Tratamentos de Saúde[k]	
—	Ou (1) um β-Lactâmico antipseudomonal mais ciprofloxacino ou levofloxacino ou (2) um agente antipseudomonal mais um aminoglicosídio mais uma fluoroquinolona respiratória ou um macrolídeo mais vancomicina ou linezolida (para cobertura a MRSA)

DPOC, doença pulmonar obstrutiva crônica; MRSA, *S. aureus* resistentes a meticilina.

Nota: Todas as dosagens são doses habituais para adultos e podem necessitar de ajuste em relação à função renal ou hepática, índice de massa corporal de um paciente ou interações medicamentosas.

[a]Azitromicina, claritromicina ou eritromicina.

[b]Isto é, foi dado ao paciente um curso de antibiótico(s) para o tratamento de qualquer infecção nos últimos 3 meses, excluindo o episódio em curso de infecção. Tal tratamento é um fator de risco para o *Streptococcus pneumoniae* resistente e, eventualmente, para a infecção com bacilos Gram-negativos. Dependendo da classe de antibióticos recentemente adminstrada, uma ou outra das opções sugeridas podem ser selecionadas. Uso recente de uma fluoroquinolona deve ditar a seleção de um regime não fluoroquinolonino e vice-versa.

[c]Moxifloxacino (400 mg uma vez ao dia), gemifloxacino (320 mg uma vez ao dia) ou levofloxacino (750 mg uma vez ao dia).

[d]Azitromicina (500 mg uma vez ao dia), claritromicina (250-500 mg duas vezes ao dia), eritromicina (250-500 mg quatro vezes ao dia).

[e]Amoxicilina em altas doses (1 g três vezes ao dia), amoxicilina-clavulanato em altas doses (2 g duas vezes ao dia), cefpodoxima (200 mg duas vezes ao dia) ou cefuroxima (500 mg duas vezes ao dia).

[f]Dosagem de vancomicina deve visar um nível mínimo de 15 a 20 μg/mL; linezolida (600 mg duas vezes ao dia).

[g]Cefotaxima (1-2 g IV cada 4-8 h), ceftriaxona (1 g IV diariamente), ampicilina (1-2 g IV cada 4-6h), ampicilina-sulbactam (1,5-3 g IV 6/6h) ou ertapenema (1 g IV diariamente).

[h]Fatores de risco para infecção por *Pseudomonas* incluem doença pulmonar grave estrutural (p. ex., bronquiectasia) e antibioticoterapia recente, exposições relacionadas a cuidados de saúde ou internação em hospital (especialmente em UTI). Para os pacientes em UTI com pneumonia adquirida em comunidade, a cobertura para espécies de *S. pneumoniae* e *Legionella* deve ser sempre considerada.

[i]Piperacilina (3 g IV 4/4h), imipenem-cilastatina meropenema (3,375 g IV 6/6h), imipenem-cilastatina (500-1.000 mg IV 6/6h), meropenem (1-2 g IV 8/8h), ceftazidima (2 g IV cada a cada 6 a 8 horas) ou cefepima (1-2 g IV 8/8h) são excelentes β-Lactâmicos e são adequados para a maioria das infecções por *S. pneumoniae* e *H. influenzae*. Eles devem ser preferidos quando há preocupação com agentes patogênicos relativamente incomuns de pneumonia adquirida na comunidade, tais como *P. aeruginosa*, *Klebsiella* e outras bactérias Gram-negativas.

[j]Os dados sugerem que os idosos que receberam aminoglicosídeos têm resultados piores. Aminoglicosídeos em doses tradicionais devem atingir níveis de pico de pelo menos 8 μg/mL no caso da gentamicina ou tobramicina e 25-35 μg/mL para a amicacina e níveis mínimos a 2 μg/mL no caso da gentamicina e tobramicina e menos do que 10 μg/mL para a amicacina. Uma dosagem única diária de gentamicina ou tobramicina é de 7 mg/kg por via IV com meta mínima < 1 μg/mL e 20 mg/kg IV para amicacina com meta mínima de <4 μg/mL.[77]

[k]Pneumonia desenvolve-se em pacientes que foram internados por dois ou mais dias no prazo de 90 dias de desenvolvimento de infecção; pacientes que frequentam as clínicas hospitalares ou de hemodiálise; pacientes que recebem terapia intravenosa de antibióticos, cuidados de feridas ou quimioterapia em casa no prazo de 30 dias de desenvolvimento de infecção; e residentes das instalações de cuidados prolongados ou asilos.

Modificado de Mandell LA, Wunderink RG, Anzueto A, et al. Infectious Diseases Society of America/American Thoracic Society consensus guidelines on the management of community-acquired pneumonia in adults. Clin Infect Dis. 2007;44(suppl 2):S27-S72; and American Thoracic Society, Infectious Diseases Society of America. Guidelines for the management of adults with hospital-acquired, ventilator-associated, and healthcare-associated pneumonia. Am J Respir Crit Care Med. 2005;171:388-416.

15 Derrame Pleural e Empiema

Edward J. Septimus

DIAGNÓSTICO

- O líquido no espaço pleural pode ser transudativo ou exsudativo (Tabela 15-1). Um derrame exsudativo com pus no espaço pleural é chamado de *empiema*. A tomografia computadorizada (TC) é melhor do que uma radiografia de tórax para distinguir líquido pleural de pneumonia e pode permitir a visualização do acúmulo fibrótico ou loculação dentro de um empiema.

TORACOCENTESE

- Para o líquido pleural suspeito de empiema, envie o líquido na seringa tampada para a mensuração do pH, inocule frascos de hemocultura aeróbica e anaeróbica diretamente no leito hospitalar, umedeça a seringa com heparina sem conservantes, porque a coagulação interfere na contagem de glóbulos brancos (CGB), citologia e coloração de Gram. Estudos laboratoriais: CGB, diferencial, proteína, glicose, desidrogenase láctica (DHL), coloração de Gram, cultura para bactéria, citologia, micobactéria e fungo. Envie o sangue para mensuração de DHL e proteína a fim de determinar a relação soro/líquido pleural.
- Estudos especiais no líquido pleural: teste imunocromatográfico para o antígeno de *Streptococcus pneumoniae*, reação em cadeia da polimerase (PCR) utilizando o DNA ribossomal 16S, coloração ácido-resistente modificada para *Nocardia*, PCR, ou teste de amplificação do ácido nucleico ou adenosina deaminase ou cultura de biópsia pleural para a *Mycobacterium tuberculosis.*
- Fonte do empiema e organismos mais comuns:
  - Pneumonia adquirida na comunidade: *S. pneumoniae, Staphylococcus aureus*
  - Empiema adquirido na comunidade: grupo *Streptococcus anginosus, Prevotella, Bacteroides*
  - Pós-trauma ou hemotórax pós-operatório: *Staphylococcus aureus*
  - Complicação do vírus influenza: S. *pneumoniae, S. aureus, Streptococcus pyogenes*
  - Ruptura esofágica: flora mista, bactérias anaeróbicas e *Candida*
  - Inoculação hematogênica de derrame seroso: bacilos Gram-negativos
  - Propagação através do diafragma: amebíase, aeróbica-anaeróbica mista

TRATAMENTO

- Antibióticos sistêmicos e drenagem adequada são necessários para o empiema. A escolha empírica de antibióticos para um empiema bacteriano espontâneo inclui ampicilina-sulbactam, piperacilina-tazobactam, imipenema, ertapenema, doripenema, meropenema ou uma combinação de cefalosporina de terceira ou quarta geração e clindamicina ou metronidazol. As indicações para drenagem incluem líquido turvo, pH $<$7,2, glicose $<$60 mg/dL, proteína $>$3 g/dL, DHL $>$1.000, ou relação de líquido pleural com o soro para proteína $>$0,5 ou DHL $>$0,6.
- Pleuroscopia é utilizada no começo do tratamento do empiema, particularmente em crianças e em adultos com empiema que não respondem à drenagem por tubo de cateter, guiada por ultrassom ou TC. O tratamento fibrinolítico ainda tem defensores, embora seja contraindicado se fístula broncopleural estiver presente.

TABELA 15-1 Características que Diferenciam o Derrame Pleural Exsudativo do Transudativo

CARACTERÍSTICA	TRANSUDATO	EXSUDATO
Aparência	Serosa	Turva
Contagem de leucócitos	<10.000/mm^3	>50.000/mm^3
pH	>7,2	<7,2
Proteína	<3,0 g/dL	>3,0 g/dL
Relação entre proteína do líquido pleural e soro	<0,5	>0,5
Desidrogenase láctica (LDH)	<200 UI/L	>200 UI/L
Relação entre LDH do líquido pleural e soro	<0,6	>0,6
Glicose	>60 mg/dL	<60 mg/dL

16 Abscesso Pulmonar Bacteriano

Bennett Lorber

DEFINIÇÃO

- Necrose localizada do tecido pulmonar causada por infecção microbiana. Uma ou mais cavidades.

EPIDEMIOLOGIA

- Abscesso pulmonar primário: dentes estragados, consciência alterada, aspiração. Secundário: Obstrução das vias aéreas ou imunossupressão.

MICROBIOLOGIA

- Polimicrobiana: Predominância de anaeróbios e estreptococos bucais. *Klebsiella* ou *Staphylococcus aureus* raramente.

DIAGNÓSTICO

- Radiografia ou tomografia computadorizada (TC): cavidades obstruídas com níveis de ar e fluido. Em metade dos casos, a secreção expelida é pútrida.

TRATAMENTO

- Combinação de β-lactâmico/β-lactamase ou clindamicina.

PREVENÇÃO

- Mantenha higiene oral. Eleve a cabeceira da cama dos pacientes que estão com consciência alterada.

17 Pneumonia Crônica

Peter G. Pappas

DEFINIÇÃO

- Tosse persistente ou progressiva, dispneia, geralmente com produção crônica de secreção, com ou sem febre, que dura semanas ou meses, em vez de dias.
- Sempre associada a radiografia anormal de tórax.
- Sintomas constitucionais, incluindo perda de peso e anorexia, são típicos.
- A definição não inclui nódulo pulmonar solitário assintomático.
- Pode ser infecciosa ou não infecciosa.

EPIDEMIOLOGIA

- Idade, raça/etnia e sexo são considerações importantes.
- Questões inerentes à saúde e comorbidades.
- Residência atual e passada, histórico de lazer, viagem, residência e profissão podem ser importantes.
- Internação recente ou histórico de prisão.
- Histórico de drogas e álcool.
- Exposição de prescrição de medicamento recente.

MICROBIOLOGIA

- Bacteriana: estreptococos anaeróbico, microaerofílicos e viridans; *Staphylococcus aureus*; bacilos selecionados Gram-negativos nosocomiais e adquiridos na comunidade; *Burkholderia pseudomallei.*
- Bactérias de ordem superior: *Mycobacterium tuberculosis*, *Mycobacterium kansasii* e outras micobactérias não tuberculosas; *Nocardia* spp.; *Rhodococcus equi*; *Actinomyces* spp.
- Fungos: *Histoplasma capsulatum*, *Blastomyces dermatitidis*, *Coccidioides immitis/posadasii*, *Paracoccidioides brasiliensis*, *Cryptococcus neoformans* e *Cryptococcus gattii*, *Aspergillus* spp., *Scedosporium* spp.
- Parasitas: *Dirofilaria*, *Echinococcus granulosus*, *Paragonimus westermani*, filariose.
- Causas não infecciosas: vasculite, neoplasia, indução por droga, sarcoidose, proteinose alveolar pulmonar e um hospedeiro de demais condições.

DIAGNÓSTICO

- Avaliação clínica rigorosa, incluindo histórico detalhado, é essencial.
- Conclusões clínicas são, em geral, não específicas; erupção cutânea, achados osteoarticulares e achados mucocutâneos podem fornecer indícios úteis.
- Imagens radiográficas, incluindo radiografia de tórax de rotina ou tomografia computadorizada de tórax, ou ambas, são fundamentais para diagnósticos.
- Estudos microbiológicos de rotina, incluindo exame da secreção através de coloração de Gram, hidróxido de potássio, ácido-álcool resistentes e preparações para óvulos e parasitas são importantes.
- Cultura para bacilos álcool-ácido-resistentes, fungos e bactérias de rotina, quando possível.
- Biopsia e cultura de espécimes não pulmonares (p. ex., biopsia de cérebro, osso ou pele) em opções clinicamente relevantes. Estudos sorológicos potencialmente importantes incluem o ensaio

de QuantiFERON-TB Gold para tuberculose; antígeno *Histoplasma*; antígeno criptocócico; e galactomanana no lavado broncoalveolar e soro.
- Lavado broncoalveolar para baciloscopia,baciloscopia modificada e coloração de Gram; preparação úmida ou calcoflúor; culturas para bactérias, micobactérias e fungos; ensaio de galactomananas; e citopatologia.

TRATAMENTO

- Terapia específica depende totalmente das etiologias mais prováveis, das quais existem muitas possibilidades, geralmente incluindo antimicrobianos.

PREVENÇÃO

- Nesta ampla categoria de doença, a prevenção geralmente implica o reconhecimento e a prevenção de circunstâncias que aumentarão a probabilidade de desenvolvimento de pneumonia crônica. Nas opções selecionadas, tais como pacientes de alto risco recebendo quimioterapia, antimicrobianos profiláticos podem ser garantidos.

18 Fibrose Cística

Ahmet Uluer e Francisco M. Marty

DEFINIÇÃO

- A fibrose cística (FC) é uma doença autossômica recessiva herdada geneticamente resultando em mutações no gene regulador da condutância transmembrana da fibrose cística (*cystic fibrosis transmembrane conductance regulator gene - CFTR*, localizado no braço longo do cromossomo 7) e, embora seja uma desordem multissistêmica, as manifestações respiratórias e gastrointestinais predominam.

EPIDEMIOLOGIA

- *Staphylococcus aureus* e *Pseudomonas aeruginosa* (PA) são os agentes patogênicos mais comuns associados à FC. A prevalência de outras infecções bacterianas varia entre os países e clínicas de FC.

MICROBIOLOGIA

- Infecção e inflamação crônica das vias aéreas, mais comumente associadas a PA, estão fortemente associadas a morbidade e mortalidade. Muitos outros agentes patogênicos, incluindo *S. aureus* resistente à meticilina, organismos do complexo *Burkholderia cepacia*, e *Stenotrophomonas maltophilia* também estão implicados na doença pulmonar crônica progressiva.

DIAGNÓSTICO

- A triagem de recém-nascidos já está disponível nos Estados Unidos e em outros países.
- Testes de cloro no suor e análise de mutação do gene *CFTR* são o pilar para diagnosticar FC, juntamente com tripsina imunorreativa associada à triagem de recém-nascidos.
- Exacerbações pulmonares agudas estão geralmente conectadas com a progressão da infecção (Tabela 18-1). Os vírus respiratórios podem desencadear exacerbações pulmonares.

TRATAMENTO

- A terapia de manutenção inclui mucolíticos, agentes hidratantes das vias aéreas, fisioterapia respiratória, anti-inflamatórios e uma combinação de antibióticos de via oral e inalatória (Tabela 18-2).
- Exacerbação pulmonar aguda pode ser tratada com antibióticos orais e nebulizados, conforme necessário, enquanto as exacerbações mais graves geralmente requerem antibióticos intravenosos, desobstrução das vias aéreas intensa com mucolíticos e agentes hidratantes das vias aéreas, e manejo nutricional agressivo durante o monitoramento de complicações (Tabela 18-2)
- A escolha de antibióticos é orientada por culturas respiratórias de pacientes atuais e anteriores. A gravidade da exacerbação vai determinar se serão utilizados antibióticos orais ou intravenosos.
- Pacientes com FC precisam de doses mais elevadas de muitos antibióticos hidrofílicos por causa do maior volume de distribuição e depuração associado à FC. Estes incluem aminoglicosídeos, penicilinas e cefalosporinas.
- Além do modulador de CFTR ivacaftor – U.S. Food and Drug Administration [FDA] aprovou para aqueles com pelo menos uma mutação de defeito gating (p. ex., G551D) – e R117H, Orkambi, uma combinação de ivacaftor e lumacaftor, também foi aprovado pelo FDA para terapia de pacientes homozigotos para mutação F508del.

TABELA 18-1 Resumo das Recomendações para Terapias Pulmonares Crônicas para Pacientes com Fibrose Cística, de 2013

TRATAMENTO	RECOMENDAÇÃO	CERTEZA DO BENEFÍCIO LÍQUIDO	ESTIMATIVA DO BENEFÍCIO LÍQUIDO	RECOMENDAÇÃO
Tobramicina inalada – doença moderada a grave*	Para os indivíduos com FC, com 6 anos ou mais, com doença pulmonar moderada a grave e *Pseudomonas aeruginosa* persistentemente presente na cultura das vias aéreas, a CF Foundation recomenda fortemente o uso crônico de tobramicina inalatória para melhorar a função pulmonar, melhorar a qualidade de vida e reduzir as exacerbações.	Alta	Substancial	A
Dornase alfa – doença moderada a grave*	Para os indivíduos com FC, com 6 anos ou mais, com doença pulmonar moderada a grave, a CF Foundation recomenda fortemente o uso crônico de dornase alfa para melhorar a função pulmonar, melhorar a qualidade de vida e reduzir as exacerbações.	Alta	Substancial	A
Ivacaftor[†]	Para os indivíduos com FC, com 6 anos ou mais, com pelo menos uma mutação de *CFTR* G551D, o Comitê de Diretrizes de Práticas Clínicas de Pneumologia recomenda fortemente o uso crônico de ivacaftor para melhorar a função pulmonar, melhorar a qualidade de vida e reduzir as exacerbações.	Alta	Substancial	A
Aztreonam inalatório – doença moderada a grave*	Para os indivíduos com FC, com 6 anos ou mais, com doença pulmonar moderada a grave e *P. aeruginosa* persistentemente presente em culturas das vias aéreas, a CF Foundation recomenda fortemente o uso crônico de aztreonam inalatório para melhorar a função pulmonar e qualidade de vida.	Alta	Substancial	A
Dornase alfa – doença leve*	Para os indivíduos com FC, com 6 anos ou mais, com doença pulmonar assintomática ou leve, a CF Foundation recomenda o uso crônico de dornase alfa para melhorar a função pulmonar e reduzir as exacerbações.	Alta	Moderada	B
Azitromicina com *P. aeruginosa*	Para os indivíduos com FC, com 6 anos ou mais, com *P. aeruginosa* persistentemente presente em culturas das vias aéreas, a CF Foundation recomenda o uso crônico de azitromicina para melhorar a função pulmonar e reduzir as exacerbações.	Alta	Moderada	B
Tobramicina inalatória – doença leve*	Para os indivíduos com FC, com 6 anos ou mais, com doença pulmonar leve e *P. aeruginosa* persistentemente presente em culturas das vias aéreas, a CF Foundation recomenda o uso crônico de tobramicina inalatória para reduzir as exacerbações.	Moderada	Moderada	B
Solução salina hipertônica inalatória	Para os indivíduos com FC, com 6 anos ou mais, a CF Foundation recomenda a utilização crônica de solução salina hipertônica inalatória para melhorar a função pulmonar, melhorar a qualidade de vida e reduzir as exacerbações.	Moderada	Moderada	B
Aztreonam inalatório -doença leve[†]	Para os indivíduos com FC, com 6 anos ou mais, com doença pulmonar leve e *P. aeruginosa* persistentemente presente em culturas das vias aéreas, a CF Foundation recomenda o uso crônico de aztreonam inalatório para melhorar a função pulmonar e a qualidade de vida.	Moderada	Moderada	B
Uso crônico de ibuprofeno (idade <18 anos)	Para os indivíduos com FC, entre 6 e 17 anos, com um $VEF_1 \geq 60\%$ previsto, a CF Foundation recomenda o uso crônico de ibuprofeno oral, em um pico de concentração plasmática de 50-100 μg/mL para retardar a perda da função pulmonar.	Moderada	Moderada	B

TABELA 18-1 Resumo das Recomendações para Terapias Pulmonares Crônicas para Pacientes com Fibrose Cística, de 2013 *(Cont.)*

TRATAMENTO	RECOMENDAÇÃO	CERTEZA DO BENEFÍCIO LÍQUIDO	ESTIMATIVA DO BENEFÍCIO LÍQUIDO	RECOMENDAÇÃO
Azitromicina sem *P. aeruginosa*	Para os indivíduos com FC, com 6 anos ou mais, sem *P. aeruginosa* persistentemente presente em culturas das vias aéreas, a CF Foundation recomenda que o uso crônico de azitromicina deve ser considerado para reduzir as exacerbações.	Moderada	Pequena	C
Corticosteroides inaláveis	Para os indivíduos com FC, com 6 anos ou mais, sem asma ou aspergilose broncopulmonar alérgica, a CF Foundation é contrária ao uso rotineiro de corticosteroides inaláveis para melhorar a função pulmonar e qualidade de vida e reduzir as exacerbações pulmonares.	Alta	Zero	D
Corticosteroides orais	Para os indivíduos com FC, com 6 anos ou mais, sem asma ou aspergilose broncopulmonar alérgica, a CF Foundation é contrária ao uso crônico de corticosteroides orais para melhorar a função pulmonar, a qualidade de vida ou reduzir as exacerbações.	Alta	Negativa	D
Outros antibióticos inaláveis	Para os indivíduos com FC, com 6 anos ou mais, com *P. aeruginosa* persistentemente presente em culturas das vias aéreas, a CF Foundation conclui que as evidências são insuficientes para se posicionar a favor ou contra o uso crônico de outros antibióticos inaláveis (ou seja, carbenicilina, ceftazidima, colistina, gentamicina) para melhorar a função pulmonar e a qualidade de vida ou reduzir as exacerbações.	Baixa	—	I
Antibióticos antipseudomonas orais	Para os indivíduos com FC, com 6 anos ou mais, com *P. aeruginosa* persistentemente presente na cultura das vias aéreas, a CF Foundation conclui que as evidências são insuficientes para se posicionar a favor ou contra o uso rotineiro de antibióticos antipseudomonas crônicos orais para melhorar a função pulmonar e a qualidade de vida ou reduzir as exacerbações.	Baixa	—	I
Modificadores de leucotrienos	Para os indivíduos com FC, com 6 anos ou mais, a CF Foundation conclui que as evidências são insuficientes para recomendar a favor ou contra o uso crônico rotineiro de modificadores de leucotrienos para melhorar a função pulmonar e a qualidade de vida ou reduzir as exacerbações.	Baixa	—	I
N-acetilcisteína inalatória ou oral, ou glutationa inalatória	Para os indivíduos com FC, com 6 anos ou mais, a CF Foundation conclui que as evidências são insuficientes para recomendar a favor ou contra o uso crônico de *N*-acetilcisteína inalatória ou oral ou glutationa inalatória para melhorar a função pulmonar e a qualidade de vida ou reduzir as exacerbações.	Baixa	—	I
Anticolinérgicos inaláveis	Para os indivíduos com FC, com 6 anos ou mais, a CF Foundation conclui que as evidências são insuficientes para se posicionar a favor ou contra o uso crônico de broncodilatadores anticolinérgicos inaláveis para melhorar a função pulmonar e a qualidade de vida ou reduzir as exacerbações.	Baixa	—	I
Uso crônico de ibuprofeno (idade ≥ 18 anos)	Para os indivíduos com FC, com 18 anos ou mais, a CF Foundation conclui que as evidências são insuficientes para recomendar a favor ou contra o uso crônico de ibuprofeno oral para retardar a perda da função pulmonar ou reduzir as exacerbações.	Baixa	—	I

(Continua)

TABELA 18-1 Resumo das Recomendações para Terapias Pulmonares Crônicas para Pacientes com Fibrose Cística, de 2013 *(Cont.)*

TRATAMENTO	RECOMENDAÇÃO	CERTEZA DO BENEFÍCIO LÍQUIDO	ESTIMATIVA DO BENEFÍCIO LÍQUIDO	RECOMENDAÇÃO
Agonistas do receptor β_2-adrenérgico inalatório crônico	Para os indivíduos com FC, com 6 anos ou mais, a CF Foundation conclui que as evidências são insuficientes para se posicionar a favor ou contra o uso crônico de agonistas do receptor β_2-adrenérgico inalatório para melhorar a função pulmonar e qualidade de vida ou reduzir as exacerbações.	Baixa	—	I
Antibióticos antiestafilocócicos orais, uso crônico	Para os indivíduos com FC, com 6 anos ou mais, com *Staphylococcus aureus* persistentemente presente em culturas das vias aéreas, a CF Foundation conclui que as evidências são insuficientes para se posicionar a favor ou contra o uso crônico de antibióticos antiestafilocócicos orais para melhorar a função pulmonar e a qualidade de vida ou reduzir as exacerbações.	Baixa	—	I

A, substancial; B, moderada; C, pequena; FC, fibrose cística; D, zero negativo; VEF_1, volume expiratório forçado em 1 segundo.

*A gravidade da doença pulmonar é definida pelo VEF_1% previsto como se segue: normal, > 90% do previsto; levemente defeituoso, 70-89% do previsto; moderadamente defeituoso, 50-69% do previsto; e gravemente defeituoso, <40% do previsto (1).

†O pessoal da CF Foundation não participou de nenhuma atividade relacionada com o ivacaftor.

De Mogayzel PJ, Naureckas ET, Robinson KA. Cystic fibrosis pulmonary guidelines. Am J Respir Crit Care Med. 2013;187:680-689.

TABELA 18-2 Exacerbações Pulmonares Agudas na Fibrose Cística*

Aumento do volume ou cor da secreção
Hemoptise nova ou aumentada
Aumento da tosse
Aumento da dispneia
Mal-estar
Fadiga ou letargia
Temperatura > 38 °C
Anorexia ou perda de peso
Dor ou sensibilidade dos seios
Mudança na descarga nasal
Alteração no exame físico do tórax
Diminuição do VEF_1 em 10% ou mais
Alterações radiográficas em apoio a uma infecção pulmonar

VEF1, volume expiratório forçado em 1 segundo.

*Geralmente definida como a presença de quatro dos itens acima.

De Cystic Fibrosis Foundation.Treatment of pulmonary exacerbations of cystic fibrosis. In: *Clinical Practice Guidelines for Cystic Fibrosis.* Bethesda, MD: Cystic Fibrosis Foundation; 1997.

PREVENÇÃO

- Cumpra rigorosamente com as medidas de controle de infecção para prevenir a transmissão de agentes patogênicos associados a FC entre pacientes com FC.
- A erradicação precoce irá prevenir a infecção crônica das vias aéreas com PA e outros agentes patogênicos associados à doença pulmonar crônica progressiva.

19 Infecções do Trato Urinário

Jack D. Sobel e Donald Kaye

CARACTERÍSTICAS PATOLÓGICAS

- Com pielonefrite aguda, há necrose supurativa ou formação de abscesso.
- Com pielonefrite crônica, há cicatrização irregular.
- Com necrose papilar, uma ou mais pirâmides podem descamar.

PATOGENIA

- A maioria das infecções do trato urinário (ITUs) é o resultado da infecção ascendente retrógrada consequente de inúmeros fatores comportamentais.
- Por causa dos mecanismos de defesa eficientes do hospedeiro, os patógenos bacterianos capazes de causar ITUs (uropatógenos) são selecionados em virtude de fatores de virulência geneticamente determinados.
- Os fatores de virulência facilitam a persistência do microrganismo no trato urinário.
- Os fatores de virulência são as adesinas, as cápsulas bacterianas, a aerobactina, os fatores necrosantes citotóxicos, as hemolisinas e os receptores de sideróforos.
- Em tratos urinários funcionais e estruturalmente comprometidos, há requisito reduzido para fatores de virulência a fim de produzir infecção.

DEFESAS DO HOSPEDEIRO

- Os mecanismos não imunes, especialmente a atividade antibacteriana da urina, a força de cisalhamento da micção e o fluxo de urina, são altamente eficazes em reduzir a frequência de ITU.
- A imunidade adaptativa, tanto o mecanismo mediado por anticorpo como o mediado por célula, tem um papel de proteção limitado.
- A imunidade inata baseada nas células uroepiteliais e a resposta aos micróbios aderentes refletem um reconhecimento complexo e uma resposta pró-inflamatória reativa que consistem em várias citocinas e células inflamatórias.
- A resposta da citocina protetora é geneticamente determinada e influencia o resultado do espectro de bacteriúria assintomática para a doença renal supurativa.
- A suscetibilidade genética à ITU ainda é minimamente reconhecida e entendida.

EPIDEMIOLOGIA E HISTÓRIA NATURAL

- *Escherichia coli* é o organismo infectante mais comum.
- *E. coli* resistente e outras bactérias resistentes são mais frequentes na infecção relacionada à assistência à saúde em comparação com a infecção comunitária.
- As bactérias resistentes são mais frequentes na ITU complicada.
- A bacteriúria assintomática é comum e de pouco consequência, exceto em alguns grupos.
- As ITUs ocorrem em 1% a 2% dos bebês, em cerca de 5% das meninas e em 0,5% ou menos de meninos.
- O dano renal está relacionado com o refluxo vesicoureteral, que ocorre em 30% a 50% das crianças com infecção em idade pré-escolar; a obstrução estrutural ou funcional também causa dano.
- As ITUs são muito mais comuns em mulheres do que em homens, e são mais frequentemente assintomáticas.
- Até 60% das mulheres têm ITUs sintomáticas durante o seu tempo de vida, e 10% das mulheres têm ITUs todos os anos.

- Dois a cinco por cento das mulheres têm ITUs recorrentes com uma predisposição genética.
- A ITU em homens é incomum, mas frequentemente associada a uma anormalidade estrutural ou funcional.
- A infecção renal raramente causa doença renal em estágio terminal sem outra doença subjacente.

DIAGNÓSTICO

- As tiras reagentes de urina para piúria e bacteriúria são testes de triagem úteis.
- Um teste negativo para piúria torna a ITU improvável.
- Testes negativos para bacteriúria são comuns em ITU por causa de baixos títulos de bactérias.
- São necessárias duas culturas de urina superiores ou iguais a 10^5 do mesmo uropatógeno/mL para o diagnóstico de bacteriúria assintomática.
- Uma cultura com 10^2/mL ou mais de um uropatógeno bacilar Gram-negativo é diagnóstica em ITU sintomática.
- Um terço das mulheres jovens com cistite tem menos de 10^5 bactérias/mL na urina.

MANEJO E TRATAMENTO (TABELA 19-1)

- Toda ITU sintomática é geralmente tratada para o alívio dos sintomas.
- A maioria das infecções assintomáticas não deve ser investigada nem tratada por causa da falta de benefício; as exceções são a gravidez e aquelas que serão submetidos a procedimentos urológicos traumáticos. As exceções controversas são algumas crianças e depois de transplante renal.
- As medidas de prevenção não antimicrobiana são direcionadas às reinfecções e para reduzir os fatores de risco. Eles incluem o impedimento dos géis espermicidas e a cateterização e investigação do uso de estrógenos, produtos de *cranberry* e probióticos.
- O tratamento para bebês com menos de 3 meses envolve um β-lactâmico e aminoglicosídeo por via intravenosa.
- O tratamento para bebês com mais de 3 meses se dá conforme mencionado anteriormente para aqueles seriamente doentes e β-lactâmico oral ou sulfametoxazol-trimetoprima para outros.
- O tratamento para a pielonefrite aguda e não complicada em mulheres não grávidas é a cultura de urina e, em seguida, fluoroquinolona.
- O tratamento para a cistite não complicada em mulheres consiste em um regime de curta duração com nitrofurantoína, sulfametoxazol-trimetoprima, fosfomicina, pivmecilinam ou fluoroquinolona.
- O tratamento para a ITU complicada é a cultura de urina e, em seguida, fluoroquinolona. A nitrofurantoína e a fosfomicina para cistite são opções.
- O tratamento das recidivas é um processo prolongado ou a supressão crônica. É possível a ITU complicada ou a prostatite.
- As reinfecções podem ser autotratadas em episódios ou prevenidas utilizando-se profilaxia de dose única para as relações sexuais ou profilaxia de longa duração.

GRAVIDEZ

- A bacteriúria assintomática na gravidez requer vigilância terapêutica e no pós-tratamento para reduzir o risco de pielonefrite materna, hipertensão e parto prematuro.
- As opções de tratamento da ITU são reduzidas dada a falta de possibilidade de uso de quinolonas, tetraciclinas e sulfonamidas (a termo) como opções de tratamento.

IMAGEM

- A qualidade cada vez melhor e a disponibilidade de ultrassonografia renal têm facilitado o diagnóstico de complicações renais e anormalidades urológicas subjacentes. A urografia excretora (pielografia intravenosa) desapareceu rapidamente, sendo substituída pela tomografia computadorizada e pelos exames de imagem por ressonância magnética.
- O uso de estudos de imagem em bebês e crianças na idade pré-escolar com ITUs febris permanece controverso, com confiança reduzida na cistouretrografia e a preferência pela mudança para uma abordagem "de cima para baixo" selecionando crianças que mais se beneficiariam da investigação.

TABELA 19-1 Recomendações para o Tratamento Inicial da Infecção do Trato Urinário em Adultos

PARÂMETRO	ORAL*	PARENTERAL (MUDE PARA ORAL QUANDO HOUVER RESPOSTA)
Pielonefrite sem Complicação		
BGN ou nenhuma coloração de Gram na urina disponível	CP 7 dias, LV 5 dias; se não puder utilizar FQ, TMP-SMZ 14 dias ± 1 dose CT ou AM	FQ 7 dias ou β-lactâmicos de espectro estendido (p. ex., CT), 14 dias ± AM
CGP em cadeias	Amoxicilina, 14 dias	Ampicilina, 14 dias
CGP em conjuntos	Linezolida ou TMP-SMZ, 14 dias	Vancomicina, 14 dias
Pielonefrite Complicada		
Mulheres não grávidas ou homens	Como para a pielonefrite sem complicação	FQ, 7 dias mais β-lactâmicos de espectro estendido inicialmente ± AM
Mulheres grávidas	β-lactâmicos de espectro estendido; TMP-SMZ† apenas se conhecido como sensível, ambos por 14 dias	β-lactâmicos de espectro estendido ± AM por 14 dias
Cistite sem Complicação		
Mulheres não grávidas	Nitrofurantoína, 5 dias, ou fosfomicina, 1 dose, ou TMP-SMZ, 3 dias, ou pivmecilinam, 3-7 dias; FQ em reserva, 3 dias	
Cistite Complicada		
Mulheres ou homens	FQ ou nitrofurantoína, 7 dias, ou fosfomicina, 1 dose	
Mulheres grávidas	Cefalexina, 3-5 dias, ou fosfomicina, 1 dose ou nitrofurantoína, 7 dias, ou TMP-SMZ†, 3 dias se sensível	

BGN, bacilos Gram-negativos; CGP, cocos Gram-positivos.
Medicamentos e Doses:
CP, ciprofloxacino por via oral 500 mg duas vezes/dia ou 1.000 mg uma vez/dia.
LV, levoflaxacino por via oral 750 mg uma vez/dia.
SMZ-TMP sulfametoxazol-trimetoprima por via oral 800/160 mg duas vezes/dia.
CT, ceftriaxona por via parenteral 1 g/dia.
FQ, fluoroquinolona por via parenteral — ciprofloxacina 500 mg duas vezes/dia ou levofloxacina 750 mg uma vez/dia.
FQ, fluoroquinolona por via oral — ciprofloxacino 500 mg duas vezes/dia ou 1.000 mg uma vez/dia ou levofloxacino 750 mg uma vez/dia.
AM, aminoglicosídeo por via parenteral (p. ex., gentamicina 5 mg/kg/dia).
Amoxicilina por via oral 875 mg duas vezes/dia.
Ampicilina por via parenteral 2 g a cada 4 horas.
Linezolida por via oral 600 mg duas vezes/dia.
Vancomicina por via parenteral 15 mg/kg duas vezes/dia.
Nitrofurantoína por via oral 100 mg duas vezes/dia.
Fosfomicina por via oral 3 g uma vez.
Pivmecilinam por via oral 400 mg duas vezes/dia.
Cefalexina por via oral 500 mg quatro vezes/dia.
*Preferido se o paciente é confiável, compatível, hemodinamicamente estável e capaz de administrar o tratamento oral.
†TMP-SMZ deve ser evitado no terceiro trimestre.

20 Sepse, Sepse Grave e Choque Séptico

Robert S. Munford e Anthony F. Suffredini

DEFINIÇÕES

- A sepse é a reação inflamatória sistêmica do corpo causada pela resposta a uma infecção por microrganismos.
- A sepse grave é a disfunção dos órgãos causada pela infecção; se houver hipotensão, pode ser tratada com reposição volêmica intravenosa.
- O choque séptico é a sepse associada à hipotensão que exige intervenção farmacológica.

EPIDEMIOLOGIA

- Geralmente, acomete pessoas muito jovens ou idosos.
- Os principais determinantes do desfecho são a idade e as comorbidades, especialmente as doenças imunossupressoras.

MICROBIOLOGIA

- Praticamente qualquer microrganismo pode causar sepse.
- Atualmente, a maioria dos casos ocorre em pessoas previamente doentes, sendo causada por germes oportunistas do microbioma do próprio paciente.

DIAGNÓSTICO

- Sinais habituais: taquicardia, taquipneia, leucocitose ou leucopenia, febre ou hipotermia.
- Sinais frequentes e sugestivos: trombocitopenia, hiperlactatemia, delírio, alcalose respiratória, hiperbilirrubinemia.

TRATAMENTO

- Rápida administração de antimicrobianos capazes de eliminar o agente etiológico (Tabela 20-1).
- Reposição volêmica intravenosa e suporte com vasopressores conforme necessidade.
- Controle da fonte: retirada do foco da infecção, geralmente por cirurgia ou remoção do cateter.
- Tratamento de suporte.

PREVENÇÃO

- Controle da infecção hospitalar.
- Imunização.

TABELA 20-1 Opções de Antibioticoterapia Empírica para os Pacientes com Sepse Grave ou Choque Séptico

	ORIGEM SUSPEITADA				
	PULMÃO	ABDOME	PELE/TECIDOS MOLES	TRATO URINÁRIO	ORIGEM INCERTA
Principais Patógenos Adquiridos na Comunidade	*Streptococcus pneumoniae* *Haemophilus influenzae* *Legionella* *Chlamydia pneumoniae*	*Escherichia coli* *Bacteroides fragilis*	*Streptococcus pyogenes* *Staphylococcus aureus* Polimicrobiana	*E. coli* *Klebsiella* spp. *Enterobacter* spp. *Proteus* spp. *Enterococci*	
Antibioticoterapia Empírica	Moxifloxacino *ou* levofloxacino *ou* azitromicina *com* cefotaxima *ou* ceftazidima *ou* cefepima *ou* piperacilina-tazobactam	Imipenema *ou* meropenema *ou* doripenema *ou* piperacilina-tazobactam ± aminoglicosídeo Se for de origem biliar: piperacilina-tazobactam, ampicilina-sulbactam *ou* ceftriaxona com metronidazol	Vancomicina *ou* daptomicina *com* imipenema *ou* meropenema *ou* piperacilina-tazobactam; ± clindamicina (ver texto)	Ciprofloxacino *ou* levofloxacino (se os cocos forem Gram-positivos, usar ampicilina *ou* vancomicina ± gentamicina)	Vancomicina *com* doripenema *ou* ertapenema *ou* imipenem-clastatina ou meropenema
Principais Microrganismos Comensais ou Nosocomiais	Bacilos aeróbios Gram-negativos	Bastonetes aeróbios Gram-negativos Anaeróbios *Candida* spp.	*Staphylococcus aureus* (? MRSA) Bastonetes aeróbios Gram-negativos	Bastonetes aeróbios Gram-negativos *Enterococci*	Considerar multirresistência se estiver em área de alta prevalência Considerar equinocandina em caso de neutropenia ou cateter intravascular de demora
Antibioticoterapia Empírica	Imipenem-cilastatina ou meropenema ou doripenema (em caso de *Acinetobacter baumanii* ou *Klebsiella* resistente aos carbapenêmicos em UTI, adicionar colistina)	Imipenem-cilastatina *ou* meropenma ± aminoglicosídeo (considerar equinocandina)	Vancomicina *ou* daptomicina *com* Imipenem-cilastatina *ou* meropenema *ou* cefepima ± clindamicina	Vancomicina *com* imipenem-cilastatina *ou* meropenema	Meropenema *com* vancomicina ± caspofungina

Doses para a administração intravenosa (função renal normal):
- *Imipenem-cilastatina: 0,5 a 1 g de 6/6 h a 8/8 h
- *Meropenema: 1 a 2 g de 8/8 h
- *Doripenema: 0,5 g de 8/8 h
- Piperacilina-tazobactam: 3,375 g de 4/4 h ou 4,5 g de 6/6 h
- Vancomicina: dose de ataque de 25 a 30 mg/kg; a seguir, 15 a 20 de 8/8 h a 12/12 h
- Cefepima: 1 a 2 g de 8/8 h
- Levofloxacino: 750 mg a cada 24 h
- Ciprofloxacino: 400 mg de 8/8 h a 12/12 h
- Moxifloxacino: 400 mg uma vez ao dia
- Ceftriaxona: 2 g a cada 24 h
- Caspofungina: 70 mg seguidos de 50 mg a cada 24 h
- Colistina: dose de ataque = 5 mg/kg de peso corporal. Para manter a dose, consultar University of California, Los Angeles Dosing Protocol: www.infectiousdiseases-ucla-affiliated.org/Intranet/FILES/ColistinDosing.pdf

UTI, unidade de tratamento intensivo; MRSA, *Staphylococcus aureus* resistente à meticilina.
Para MDRO, a resistência geralmente inclui os carbapenêmicos.
*Os carbapenêmicos são menos sensíveis às β-lactamases.

F Infecções Intra-abdominais

21 Peritonite e Abscessos Intraperitoneais

Matthew E. Levison e Larry M. Bush

DEFINIÇÃO

- A infecção na cavidade abdominal abrange um amplo espectro de entidades nosológicas e pode comprometer qualquer espaço ou órgão intra-abdominal.
- A peritonite é uma resposta inflamatória dentro da cavidade peritoneal resultante da contaminação por microrganismos, substâncias químicas ou ambos.
- A peritonite infecciosa é classificada como difusa ou localizada, primária (espontânea), secundária ou terciária, sendo ainda caracterizada como "não complicada" ou "complicada".
- Na peritonite primária, a origem não é intra-abdominal, enquanto na secundária, a origem da infecção é intra-abdominal.
- As infecções sem complicações estão contidas em um único órgão anatomicamente íntegro, enquanto as infecções complicadas se estendem além do órgão, com peritonite localizada ou generalizada, com passagem de microrganismos para o espaço peritoneal estéril.
- A peritonite é uma complicação comum que ocorre nos pacientes submetidos à diálise peritoneal ambulatorial contínua (DPAC).
- Os abscessos intraperitoneais são coleções focais de pus que complicam a peritonite primária ou secundária, com localizações geralmente relacionadas com o local da doença primária e a direção dependente do sentido da drenagem peritoneal.
- A maioria das infecções intra-abdominais (80%) é "adquirida na comunidade" e classificada de "leve a moderada" a "mais grave" de acordo com sistemas de pontuação fisiológicos (APACHE II, do inglês *Acute Physiology and Chronic Health Evaluation II*), comorbidades do paciente, estado imunitário subjacente e incapacidade de obter o controle adequado da fonte da infecção.
- As infecções intra-abdominais associadas às unidades de saúde são mais comumente complicações de cirurgias abdominais de emergência ou eletivas.

EPIDEMIOLOGIA

- A peritonite primária responde por aproximadamente 1% de todos os casos de peritonite.
- Os adultos normalmente têm cirrose e ascite e seu risco é maior se houver hemorragia gastrintestinal concomitante, episódio anterior de peritonite ou baixa concentração de proteínas no líquido ascítico.
- A peritonite secundária é a infecção intra-abdominal mais comum (80% a 90%), causada por contaminação microbiana ou química da cavidade peritoneal estéril por vários processos patológicos (Tabela 21-1).
- A peritonite terciária se refere a uma infecção persistente ou recorrente sem foco cirurgicamente tratável, podendo ser decorrente do comprometimento da resposta imunitária do hospedeiro e frequentemente está associada a microrganismos menos virulentos e potencialmente resistentes.
- A peritonite na diálise peritoneal ambulatorial contínua é a principal complicação deste procedimento, mais frequentemente causada pela contaminação por manipulação ou infecção relacionada com o cateter.
- Recorre entre 20% e 30% dos casos e é o principal motivo para passagem para a hemodiálise.
- Abscessos intraperitoneais são secundários, consequência do comprometimento dos órgãos, trauma penetrante ou procedimento cirúrgico.

TABELA 21-1 Causas de peritonite secundária

Esôfago distal	Síndrome de Boerhaave Malignidade Trauma Iatrogenia*
Estômago	Perfuração de úlcera péptica Malignidade Trauma Iatrogenia*
Duodeno	Perfuração de úlcera péptica Trauma Iatrogenia*
Trato biliar	Colecistite Perfuração da vesícula biliar ou do ducto comum por cálculos biliares Malignidade Trauma Iatrogenia*
Pâncreas	Pancreatite (p. ex., por álcool, medicamentos e/ou cálculos biliares) Trauma Iatrogenia*
Intestino delgado	Isquemia intestinal Hérnia encarcerada Doença de Crohn Malignidade Divertículo de Meckel Trauma
Intestino grosso e apêndice	Isquemia intestinal Diverticulite Malignidade Colite ulcerativa e doença de Crohn Apendicite Volvo Trauma (principalmente penetrante) Iatrogenia*
Útero, salpinge e ovários	Doença pélvica inflamatória (p. ex., salpingo-oforite, abscesso tubo-ovariano e/ou cisto ovariano) Trauma Malignidade Iatrogenia*

*Deiscência da anastomose cirúrgica ou lesão inadvertida durante algum procedimento (p. ex., endoscopia).

Modificado de Solomkin JS, Mazuski JE, Bradley JS, et al. Diagnosis and management of complicated intra-abdominal infection in adults and children: guidelines by the Surgical Infection Society and the Infectious Diseases Society of America. Clin Infect Dis. 2010;50:133-164.

MICROBIOLOGIA

- Peritonite primária é uma infecção monomicrobiana com mais de 60% dos episódios em pacientes cirróticos causada por bactérias entéricas Gram-negativas.
- Nas crianças, é mais frequente a disseminação hematogênica de *Streptococcus pneumoniae* e outras espécies de estreptococos.
- *Staphylococcus aureus* raramente é isolado na peritonite primária.
- As variantes da peritonite primária são as ascites com crescimento de um único tipo de organismo, mas menos de 250 leucócitos polimorfonucleares por milímetro cúbico (ascite bacteriana monomicrobiana não neutrocítica) ou mais de 250 leucócitos polimorfonucleares por milímetro cúbico com cultura negativa (ascite neutrofílica com cultura negativa).
- A peritonite secundária é tipicamente polimicrobiana (Tabela 21-2) e depende da microflora associada ao processo da doença primária, que pode estar alterada por antibioticoterapia prévia, outros medicamentos e fatores específicos do hospedeiro.
- Enterococos e *Candida* spp. muitas vezes podem ser isolados, e sua importância é controversa.

TABELA 21-2 Organismos causando infecções intra-abdominais complicadas

ORGANISMO	PACIENTES (%)
Bacilos Gram-Negativos Facultativos e Aeróbios	
Escherichia coli	71
Klebsiella spp.	14
Pseudomonas aeruginosa	14
Proteus mirabilis	5
Enterobacter spp.	5
Anaeróbios	
Bacteroides fragilis	35
Outros *Bacteroides* spp.	71
Clostridium spp.	29
Prevotella spp.	12
Peptostreptococcus spp.	17
Fusobacterium spp.	9
Eubacterium spp.	17
Cocos Gram-Positivos Aeróbios	
Streptococcus spp.	38
Enterococcus faecalis	12
Enterococcus faecium	3
Enterococcus spp.	8
Staphylococcus aureus	4

Modificado de Solomkin JS, Mazuski JE, Bradley JS, et al. Diagnosis and management of complicated intra-abdominal infection in adults and children: guidelines by the Surgical Infection Society and the Infectious Diseases Society of America. Clin Infec Dis. 2010;50:133-164.

- A peritonite na diálise peritoneal ambulatorial contínua é causada por organismos Gram-positivos (*S. epidermidis, S. aureus e Streptococcus spp.*) em 60% a 80% dos casos.
- Bactérias Gram-negativas (p. ex., *Enterobacteriaceae, Pseudomonas* spp. e *Acinetobacter* spp.) compõem 15% a 30% dos casos, muitas vezes derivadas do trato urinário, intestinal, da pele ou de água contaminada.
- Ocasionalmente há infecção por fungos e micobactérias.
- A peritonite polimicrobiana na diálise peritoneal ambulatorial contínua é presumida como sendo secundária a algum processo intestinal (p. ex., perfuração do intestino).
- Os abscessos intraperitoneais são principalmente polimicrobianos e contêm os mesmos microrganismos que causam a peritonite secundária.
- Esses patógenos são anaeróbios obrigatórios (p. ex., *Bacteroides fragilis*, cocos anaeróbios e *Clostridia*) junto com bacilos Gram-negativos facultativos (p. ex., *Escherichia coli, Proteus* e *Klebsiella* spp.).

DIAGNÓSTICO

- A peritonite primária é diagnosticada pela exclusão de uma fonte primária da infecção intra-abdominal.
- O exame do líquido é feito com contagem de leucócitos com diferencial, concentração de proteínas, coloração de Gram e cultura.
- A diferença entre o soro e a concentração de albumina sérica e no líquido ascítico é maior que 1,1 g/dL, o que está correlacionado com hipertensão portal.
- As dosagens de glicose, amilase e lactato desidrogenase no líquido ascítico podem ajudar a diferenciar a peritonite primária da secundária.
- Os pacientes com suspeita de peritonite secundária ou abscesso intraperitoneal de acordo com os achados clínicos ou o exame do líquido peritoneal precisam fazer avaliação radiológica por tomografia computadorizada e/ou ultrassonografia.

TABELA 21-3 Peritonite Primária: Indicações de Início do Tratamento

Temperatura acima de 37,8 °C (100 °F)
Dor e/ou sensibilidade à palpação abdominal
Alteração inexplicável do estado mental
Alterações laboratoriais sugestivas de infecção (p. ex., insuficiência renal, acidose ou leucocitose periférica)
Contagem de neutrófilos no líquido peritoneal ≥ 250 células/mm^3

TABELA 21-4 Medicamentos Recomendados para o Tratamento das Infecções Intra-Abdominais Complicadas

TIPO DE TRATAMENTO[A]	INFECÇÕES LEVES A MODERADAMENTE GRAVES[B]	INFECÇÕES TERCIÁRIAS MUITO GRAVES, COMUNITÁRIAS OU ASSOCIADAS À ASSISTÊNCIA EM SAÚDE[C]
Monoterapia		
Combinações de β-lactâmicos com inibidores da β-lactamase	Ticarcilina-ácido clavulânico[d]	Piperacilina-tazobactam[d]
Fluoroquinolonas[e]	Moxifloxacino[d]	Moxifloxacino[d]
Carbapenêmicos	Ertapenema	Imipenem-cilastatina[d] ou meropenema ou doripenema
Glicilciclinas	Tigeciclina[d]	Tigeciclina[d]
Tratamento de Combinação		
Com cefalosporinas	Cefazolina, cefuroxima, cefotaxima, ceftriaxona e metronidazol	Cefalosporina de terceira ou quarta gerações (ceftazidima ou cefepima) e metronidazol Ceftazidima-avibactam e metronidazol[g] Ceftolozana-tazobactam e metronidazol
Com fluoroquinolonas[e]	Ciprofloxacino ou levofloxacino, cada um em combinação com metronidazol[f]	Ciprofloxacino em combinação com metronidazol[h]
Com monobactâmicos		Aztreonam e vancomicina[d] ou clindamicina e metronidazol

[a] Esquemas antimicrobianos empíricos devem ser ajustados de acordo com os resultados da cultura e do teste de sensibilidade para assegurar a atividade contra os patógenos predominantes isolados na cultura.
[b] Principalmente nas infecções intra-abdominais adquiridas na comunidade.
[c] Nos casos associados à assistência em saúde e à peritonite terciária, assim como algumas infecções intra-abdominais graves adquiridas na comunidade. **No entanto, a tigeciclina NÃO deve ser utilizada como tratamento empírico de infecção terciária ou associada à assistência em saúde por não ter ação contra *Pseudomonas aeruginosa*.**
[d] A atividade *in vitro* pode ser menor comparada à dos outros antibióticos indicados.
[e] A *Escherichia coli* resistente a fluoroquinolona tornou-se comum em algumas comunidades, e as fluoroquinolonas não devem ser utilizadas a menos que os levantamentos hospitalares indiquem pelo menos 90% de sensibilidade das cepas de *E. coli* às fluoroquinolonas.
[f] O risco de mortalidade pode ser maior comparado aos dos outros antimicrobianos.
[g] Os índices de cura foram mais baixos dos que os obtidos com o meropeném em um estudo de fase III, com uma depuração de creatinina entre 30 e 50 mL/min ao início do estudo. No entanto, os pacientes tratados com ceftazidima-avibactam receberam uma dose diária 33% menor que a dose recomendada atualmente para os pacientes com este nível de depuração da creatinina.
[h] Como as cepas de *Bacteroides* são resistentes a essas fluoroquinolonas, o acréscimo do metronidazol se faz necessário.

- Quando há suspeita clínica, a peritonite da diálise peritoneal ambulatorial contínua é confirmada por resultado com mais de 100 leucócitos/mm^3 (predominantemente polimorfonucleares) na maioria do dialisado turvo, junto com o isolamento de algum micro-organismo (90% a 95% dos casos).

TRATAMENTO

- Na pendência dos exames confirmatórios, deve-se iniciar o tratamento empírico com antibióticos na suspeita de peritonite primária (Tabela 21-3) de acordo com os agentes etiológicos mais prováveis.
- Cinco dias com antibioticoterapia são suficientes na maioria dos casos, e o tratamento oral com antibióticos pode ser uma opção em alguns casos.
- O tratamento de peritonite secundária exige antibioticoterapia (Tabelas 21-4 e 21-5), associada a com suporte clínico apropriado, controle da origem e remoção de um órgão compro-

TABELA 21-5 Dose de Antibiótico para Peritonite durante a Diálise Peritoneal

MEDICAMENTO	INTERMITENTE (POR TROCA, UMA VEZ AO DIA)	CONTÍNUO (TODAS AS TROCAS)
Aminoglicosídeos		
Gentamicina	0,6 mg/kg	DA: 8 mg/L DM: 4 mg/L
Tobramicina	0,6 mg/kg	DA: 8 mg/L DM: 4 mg/L
Cefalosporinas		
Cefazolina	15 mg/kg	DA: 500 mg/L DM: 125 mg/L
Cefepima	1 g	DA: 500 mg/L DM: 125 mg/L
Ceftazidima	1 a 1,5 g	DA: 500 mg/L DM: 125 mg/L
Cefotaxima	1 g	DA: 500 mg/L DM: 125 mg/L
Penicilinas		
Ampicilina	ND	DM: 125 mg/L
Oxacilina	ND	DM: 125 mg/L
Penicilina G	ND	DA: 50.000 U DM: 25.000 U
Piperacilina	ND	DA: 500 mg/L DM: 250 mg/L
Quinolonas		
Ciprofloxacino	ND	DA: 50 mg/L DM: 25 mg/L
Outros		
Vancomicina	15 a 30 mg/kg a cada 5 a 7 dias	DA: 1.000 mg/L DM: 25 mg/L
Aztreonam	ND	DA: 1.000 mg/L DM: 250 mg/L
Sulfametoxazol-trimetoprima	ND	DA: 1.600/320 mg/L VO DM: 400/80 mg/L VO uma vez ao dia
Associações		
Ampicilina-sulbactam	2 g 12/12 horas	DA: 1.000 mg/L DM: 100 mg/L
Imipenem-cilastatina	1 g 12/12 horas	DA: 500 mg/L DM: 200 mg/L
Antifúngicos		
Anfotericina B	NA	1,5 mg/L
Fluconazol	ND	200 mg/L IP ou VO uma vez ao dia

IP, intraperitoneal; DA, dose de ataque; DM, dose de manutenção; NA, não aplicável; ND, sem dados disponíveis; VO, via oral.

Modificado de Piraino B, Bailie GR, Bernardini J, et al. Peritoneal dialysis-related infections recommendations: 2005 update. Perit Dial Int. 2005;25:107-131.

TABELA 21-6 Peritonite na Diálise Peritoneal Ambulatorial Contínua: Indicações de Remoção do Cateter

Infecção persistente no túnel ou local de saída da pele
Peritonite recidivante pelo mesmo micro-organismo – em quatro semanas
Peritonite refratária – falha em responder em cinco dias
Peritonite fúngica, micobacteriana ou por *Pseudomonas aeruginosa*
Abscesso intraperitoneal
Mau funcionamento do cateter

metido, tecido necrosado, pus, sangue, fezes e qualquer outro corpo estranho intraperitoneal presente.

- A peritonite em diálise peritoneal ambulatorial contínua é tratada com antibióticos intraperitoneais (Tabela 21-6) normalmente por 10 a 21 dias.
- A remoção do cateter na diálise peritoneal é necessária em 10% a 20% dos casos, particularmente nas infecções micobacteriana fúngicas e por micobactérias não tuberculosas (Tabela 21-6).
- Os abscessos intraperitoneais exigem drenagem (por cateter percutâneo ou cirúrgico), antibioticoterapia (Tabelas 21-4 e 21-5) e, possivelmente, controle da fonte.

PREVENÇÃO

- A profilaxia da peritonite primária é recomendada para os pacientes cirróticos com ascite e hemorragia gastrintestinal.
- A profilaxia prolongada com antibióticos (p. ex., norfloxacino ou sulfametoxazol-trimetoprima) é indicada para os pacientes com um ou mais episódios de peritonite primária, bem como para os pacientes cirróticos com concentrações de proteína no líquido ascítico abaixo de 1,5 g/dL.

22 Infecções do Sistema Hepático e Biliar (Abscesso Hepático, Colangite e Colecistite)

Costi D. Sifri e Lawrence C. Madoff

DEFINIÇÃO

- Abscesso hepático piogênico é o resultado final de uma série de processos patológicos que resultam em uma coleção bacteriana focal e purulenta no fígado.
- Abscesso hepático amebiano é uma complicação invasiva da amebíase intestinal, resultando em uma coleção focal de líquido não purulento no fígado.
- Colecistite: inflamação e/ou infecção bacteriana da vesícula biliar, muitas vezes resultante de obstrução por cálculos biliares. Colecistite acalculosa é um processo semelhante na ausência de cálculos biliares.
- Colangite é a inflamação e/ou infecção dos ductos biliares.

EPIDEMIOLOGIA

- Estima-se que 10 a 20 casos de abscessos hepáticos piogênicos ocorram a cada 100.000 internações, ou 11 casos por milhão de pessoas por ano.
- Abscessos hepáticos amebianos são mais raros, cerca de um caso por milhão de habitantes, porém são mais comuns nas regiões endêmicas. Acometem os homens cerca de 10 vezes mais frequentemente do que as mulheres.
- Dezenas de milhões de pessoas nos Estados Unidos têm cálculos biliares; 1% a 3% são complicados por colecistite aguda.
- São feitas cerca de 120.000 colecistectomias a cada ano nos Estados Unidos.
- Entre 2% e 15% dos casos não têm cálculos biliares, conhecidos como "colecistite acalculosa".
- Nas regiões endêmicas, parasitas como *Ascaris* e *Clonorchis* podem causar doença biliar.

MICROBIOLOGIA

- Abscessos hepáticos piogênicos podem ser monomicrobianos, especialmente quando causados por bacteremia, ou polimicrobianos contendo bacilos aeróbios gram-negativos e anaeróbios.
- *Klebsiella pneumoniae* (normalmente cepas K1 e K2) são atualmente uma importante causa do abscesso hepático piogênico, particularmente em partes da Ásia, mas cada vez mais em outros locais.
- Abscessos hepáticos amebianos são causados por cepas invasivas de *Entamoeba histolytica.*

DIAGNÓSTICO

- Os sinais e sintomas costumam ser inespecíficos, sendo necessário ter um alto índice de suspeita.
- Diagnóstico por imagem, especialmente por ultrassonografia, colecintilografia por radionuclídeos ou tomografia computadorizada, é essencial. No caso dos abscessos hepáticos piogênicos, a aspiração por agulha é diagnóstica e/ou terapêutica.

TRATAMENTO

- Alguns processos piogênicos exigem reconhecimento imediato e urgente de drenagem guiada por imagem ou cirurgia definitiva.
- Os antibióticos direcionados aos patógenos suspeitos desempenham um papel importante como complemento à cirurgia ou, em alguns casos, podem ser a única forma de tratamento (p. ex., pequenos abscessos hepáticos piogênicos, abscessos hepáticos amebianos).

23 Infecção Pancreática

Miriam Baron Barshak

DEFINIÇÃO

- Infecção do tecido pancreático.
- Desenvolve-se mais comumente como uma complicação de pancreatite aguda (PA) em tecido danificado por inflamação (Tabela 23-1).
- O abscesso pancreático é uma coleção circunscrita de pus geralmente dentro ou perto do pâncreas que surge como consequência de PA ou trauma pancreático.

EPIDEMIOLOGIA

- Cerca de 185.000 casos de PA por ano nos Estados Unidos, 20% dos quais podem ter necrose pancreática significativa.
- Até 70% dos pacientes com necrose pancreática podem desenvolver infecção pancreática.

MICROBIOLOGIA

- Mais comumente da flora bacteriana gastrointestinal (aeróbios e anaeróbios, Gram-positivos e Gram-negativos).
- O uso profilático de antibióticos pode selecionar espécies bacterianas mais resistentes e fungos patogênicos.

DIAGNÓSTICO

- Deve ser distinguida da necrose pancreática estéril, que pode ser associada a uma síndrome tipo sepse.
- A biópsia do tecido é necessária para identificar a infecção.

TRATAMENTO

- A terapia antimicrobiana é direcionada a organismos identificados em culturas do local infectado, em combinação com a drenagem e/ou remoção cirúrgica do material infectado (Tabela 23-2).
- Atraso na cirurgia para necrose pancreática infectada pode permitir um paciente mais estável com áreas mais bem demarcadas de tecido necrosado.
- Abordagens cirúrgicas mais recentes incluem desbridamento retroperitoneal videoassistido e necrosectomia endoscópica transgástrica.

PREVENÇÃO

- Evite a nutrição enteral prematura.
- Um consenso favorecendo o uso de antibióticos sistêmicos (preventivos) emergiu na década de 1990 e 2000, usando apenas carbapenêmicos ou quinolona mais metronidazol como terapia de primeira escolha.
- Estudos randomizados controlados mais recentes não demonstraram um benefício dessa prática, e algumas diretrizes não recomendam mais antibióticos preventivos para pacientes com PA.

TABELA 23-1 Definições Derivadas do Simpósio Internacional de Pancreatite Aguda, 1992

TERMOS	DEFINIÇÃO
Pancreatite aguda	Processo inflamatório agudo do pâncreas com envolvimento variável de outros tecidos regionais ou sistemas de órgãos remotos
Pancreatite aguda severa	Associação com falência orgânica ou complicação local, ou ambos, como necrose, abcesso, ou pseudocisto.
Coleção de fluido aguda	Ocorre precocemente no processo de evolução da PA, localizada no pâncreas ou próximo a ele, sempre sem uma parede de granulação ou tecido fibroso; a presença de bactérias é variável; ocorre em 30%-50% de PA grave; a maioria das coleções fluidas mais agudas regride, mas algumas progridem para pseudocisto ou abscesso
Necrose pancreática	Área(s) difusa ou focal do parênquima pancreático inviável, tipicamente associada à necrose gordurosa peripancreática, diagnosticada por tomografia computadorizada com realce por contraste intravenoso
Pseudocisto agudo	Coleção de suco pancreático circundada por uma parede de tecido fibroso ou de granulação que surge em consequência de PA, trauma pancreático ou pancreatite crônica; formação requer 4 ou mais semanas do início da PA
Abscesso pancreático	A coleção intra-abdominal circunscrita de pus geralmente dentro ou próxima ao pâncreas, contendo pouca ou nenhuma necrose pancreática, surge em consequência da PA ou traumatismo pancreático

PA, pancreatite aguda.

Nota: O uso de termos como flegmão, pseudocisto infectado, pancreatite hemorrágica e pancreatite aguda persistente é explicitamente não recomendado.

De Bradley EL. A clinically based classification system for acute pancreatitis. Arch Surg. 1993;128:586-590.

TABELA 23-2 Incidência de Infecção Pancreática e Taxa de Mortalidade em Ensaios Controlados com Antibióticos e Metanálises

AUTOR	ANTIBIÓTICO	Nº DE PACIENTES	TAXA DE INFECÇÃO PANCREÁTICA (%) CASO/CONTROLE	TAXA DE MORTALIDADE (%) CASO/CONTROLE	COMENTÁRIOS
Luiten *et al.*	DIS: colistina enteral, norfloxacino e anfotericina B, até a recuperação clínica mais cefotaxima IV até que as bactérias Gram-negativas sejam eliminadas da cavidade oral	102 PA grave	38/18*	35/22	Sem ocultação. Necrose não definida. Diferença de mortalidade estatisticamente significativa quando as diferenças de gravidade da doença entre os grupos são levadas em conta. Efeito predominante na infecção pancreática por Gram-negativos (8% no grupo DIS *versus* 33% no grupo de tratamento convencional). O tratamento com cefuroxima intravenosa, bem como DIS enteral, obscurece a interpretação do efeito de tratamentos enterais isoladamente.
Pederzoli *et al.*	Imipenem-cilastatina 500 mg IV, 8/8 h, 14 dias	74 pancreatite necrosante, principalmente de origem biliar	30/12*	12/7	Não controlado por placebo. Infecções não pancreáticas também caíram (15% *versus* 49%, *P* <0,01). Nenhuma mudança na taxa de falência múltipla de órgãos, necessidade de cirurgia ou sobrevida em comparação com nenhum tratamento antibiótico precoce.
Sainio *et al.*	Cefuroxima, 1,5 g IV 8/8 h, até a recuperação clínica e normalização dos níveis de PCR	60 pancreatite alcoólica aguda grave e necrose de pelo menos um terço do pâncreas por TC contrastada	40/30	23/3*	Não controlado por placebo. Redução das infecções totais, infecções por paciente, e operações também é estatisticamente significativa. Taxa de sepse comprovada por cultura não é estatisticamente significativa. Apenas as infecções do trato urinário foram reduzidas significativamente.
Delcenserie *et al.*	Ceftazidima, amicacina, metronidazol IV, 10 dias	23 PA grave induzida por álcool	58/0*	25/9	TC com duas ou mais coleções de fluidos, necrose não definida
Schwarz *et al.*	Ofloxacino e metronidazol IV, 10 dias	26 necrose pancreática confirmada por TC	53/61	15/0	Não controlado por placebo. PAAF realizada nos dias 1, 3, 5, 7 e 10 em todos os pacientes; antibióticos dados para os pacientes controle com evidência de infecção. Melhor evolução clínica no grupo de intervenção, mas nenhum efeito sobre o desenvolvimento de infecções pancreáticas.
Bassi *et al.*	Prefloxacino (400 mg 12/12 h) *versus* imipenem (500 mg 8/8 h), 14 dias	60 pancreatite necrosante grave	Pefloxacino: 33* Imipenem-cilastatina: 10*	Pefloxacino 24 Imipenem-cilastatina: 10	Sem ocultação. TC confirmou, pelo menos, 50% de necrose.

Continua

TABELA 23-2 Incidência de Infecção Pancreática e Taxa de Mortalidade em Ensaios Controlados com Antibióticos e Metanálises *(Cont.)*

AUTOR	ANTIBIÓTICO	N° DE PACIENTES	TAXA DE INFECÇÃO PANCREÁTICA (%) CASO/CONTROLE	TAXA DE MORTALIDADE (%) CASO/CONTROLE	COMENTÁRIOS
Isenmann *et al.*	Ciprofloxacino (400 mg 12/12 h) e metronidazol (500 mg 12/12 h) IV, ou placebo, 14 ou 21 dias	114 PA mais soro PCR > 150 mg/L e/ ou necrose em TC contrastada	12/9	5/7	Randomizado, duplo-cego, controlado por placebo; 28% do grupo CIP/MET e 46% do grupo placebo necessitaram de tratamento antibiótico aberto; a maior parte do grupo placebo mudou de medicação motivada por infecções extrapancreáticas; mortalidade geral e taxas de infecção pancreática baixas, número baixo de pacientes com necrose pancreática
Golub *et al.*	Metanálise de oito ensaios controlados, incluindo ensaios da década de 1970				Resultados: A administração precoce de antibióticos reduziu a mortalidade por PA, mas apenas para pacientes com pancreatite grave que receberam antibióticos de amplo espectro atingindo níveis terapêuticos no tecido pancreático
Sharma *et al.*	Metanálise incluindo apenas estudos randomizados controlados, não controlados, avaliando pacientes com pancreatite necrosante que não receberam antibióticos preventivos, ou receberam tratamento preventivo com antibióticos atingindo níveis terapêuticos no tecido pancreático necrótico	84 receberam profilaxia antibiótica; 76 não receberam; o total de 160 pacientes no conjunto de dados agrupados é inadequado para detectar uma redução de 50% na taxa de infecções			Resultados: Tendência não significativa em direção à queda de infecção local em pacientes que receberam administração precoce de imipenem-cilastatina, cefuroxima ou ofloxacino. Incidência de sepse e mortalidade geral significativamente menor (redução de risco absoluto, 21,1 e 12,3%, respectivamente, para uma redução de risco relativo de 72%) para o tratamento antibiótico. Com base nisso, os autores recomendam que "todos os pacientes com pancreatite aguda [...] recebam a profilaxia com antibiótico com eficácia comprovada em tecido pancreático necrosado".
Villatoro *et al.*	A Revisão Cochrane incluindo ensaios clínicos randomizados comparando antibióticos com placebo em PA com necrose comprovada por TC	294 (a partir de cinco estudos avaliáveis)			Resultados: Mortalidade significativamente menor com a terapia (6%) *versus* controles (15,3%). Não houve diferenças nas taxas de necrose pancreática infectada, tratamento operatório, infecção não pancreática e infecção fúngica. Análise de subgrupo do tratamento β-lactâmico: mortalidade significativamente menor (6,3% *versus* 16,7%) do que nos controles, sem diferenças significativas nas taxas de tratamento operatório ou infecções não pancreáticas. Não houve diferenças significativas com o tratamento com quinolonas mais imidazol. β-lactâmicos associados à diminuição significativa da mortalidade e necrose pancreática infectada.

Rokke *et al.*	Ensaio prospectivo, controlado e randomizado, imipenem-cilastatina (500 mg 8/8 h por 5-7 dias) *versus* nenhum antibiótico	73: 36 receberam imipenem-cilastatina; 37 não receberam antibióticos	43/14*	11/8	Estudo com número insuficiente de pacientes (acúmulo lento de pacientes). Não houve diferença na duração da internação, necessidade de cuidados intensivos, necessidade de intervenções agudas, necessidade de cirurgia ou nas taxas de mortalidade de 30 dias. Os autores concluíram que "o estudo, embora com número insuficiente de pacientes, respalda o uso de tratamento profilático precoce com imipenem, para reduzir a taxa de complicações sépticas em pacientes com pancreatite grave".
Dellinger *et al.*	Conjunto de estudos multicêntricos, prospectivos, duplo-cegos, randomizados e controlados com placebo em 32 centros na América do Norte e Europa	100 com pancreatite necrosante clinicamente grave confirmada: 50 receberam meropenema (1g IV 8/8 h); 50 receberam placebo dentro de 5 dias do início dos sintomas, por 7 a 21 dias	12/18	18/20	Não houve diferença estatisticamente significativa entre os grupos de tratamento para a infecção pancreática ou peripancreática, mortalidade ou necessidade de intervenção cirúrgica.
Jafri *et al.*	Metanálise avaliando o resultado clínico de pacientes com PA grave tratados com antibióticos profiláticos em comparação com o de pacientes não tratados com antibióticos	502 (a partir de oito estudos)			Resultados: Nenhum efeito dos antibióticos sobre a mortalidade, taxas de necrose infectada ou frequência de intervenção cirúrgica. Benefício aparente em relação às infecções não pancreáticas (RR, 0,60; IC 95%, 0,44-0,82), com uma redução de 40% de RR (IC 95%, 18%-56%); redução do risco absoluto de 15% (CI 95%, 6%-23%) e número com necessidade de tratamento de 7 (CI 95%, 4-17).
Villatoro *et al.*	Revisão Cochrane incluindo ensaios randomizados e controlados comparando antibióticos com placebo em PA com necrose comprovada pela TC	404 (dos sete estudos avaliáveis)			Resultados: Nenhum benefício dos antibióticos na prevenção da infecção de necrose pancreática ou mortalidade, exceto quando o imipenem foi considerado isoladamente; nesse caso, foi encontrada uma diminuição significativa na infecção pancreática (p = 0,02; RR, 0,34; IC 95%, 0,13-0,84), sem efeito sobre a mortalidade. "Nenhum dos estudos incluídos nesta revisão foram devidamente eficazes. São necessários estudos mais bem projetados se o uso de profilaxia antibiótica for recomendado".

PA, pancreatite aguda; IC, intervalo de confiança; CIP/MET, ciprofloxacino/metronidazol PCR, proteína C reativa; TC, tomografia computadorizada; PAAF, punção aspirativa por agulha fina; IV, por via intravenosa; RR, risco relativo; DIS, descontaminação intestinal seletiva.

*P <0,05.

Modificado de Toouli J, Brooke-Smith M, Bassi C, et al. Guidelines for the management of acute pancreatitis. J Gastroenterol Hepatol. 2002;17(suppl):S15-S39.

24 Abscesso Esplênico

Lawrence C. Madoff

DEFINIÇÃO

- Os abscessos compreendem uma ou mais coleções focais induzidas por bactérias, micobactérias ou fungos no baço.
- As condições predisponentes incluem imunossupressão, traumatismo, diabetes, hemoglobinopatias, síndrome de Felty, uso de drogas intravenosas e endocardite.

EPIDEMIOLOGIA

- Os abscessos esplênicos são incomuns, e há poucos relatos na literatura médica.
- Os abscessos esplênicos estão presentes em 0,2 a 0,7% em séries de autópsia.
- Os abscessos esplênicos são frequentes na endocardite bacteriana, encontrados em até um terço dos casos em autópsia.
- Há uma distribuição etária bimodal, com picos na terceira e na sexta décadas de vida.

MICROBIOLOGIA

- Estreptococos, estafilococos, salmonelas e *Escherichia coli* são agentes causais importantes, com aumento da identificação de fungos e micobactérias.
- Em áreas geográficas específicas da Ásia, a *Klebsiella pneumoniae* e a *Burkholderia pseudomallei* são agentes causais importantes.
- Os anaeróbios são raros.

ACHADOS CLÍNICOS E DIAGNÓSTICOS

- Presença de febre, dor abdominal no quadrante superior esquerdo, com escassez de sintomas e achados específicos.
- Ultrassonografia, tomografia computorizada e ressonância magnética são utilizadas para o diagnóstico.

TRATAMENTO

- A esplenectomia tem sido o tratamento padrão, juntamente com o tratamento antibiótico da infecção subjacente em outros sítios.
- Recentemente, há preferência pela utilização de drenagem percutânea e tratamento com antibióticos ou, em alguns casos, tratamento com antibióticos por si só, numa tentativa de reduzir a morbidade e preservar o baço.

25 Apendicite

Costi D. Sifri e Lawrence C. Madoff

DEFINIÇÃO

- Apendicite é a inflamação aguda do apêndice vermiforme que está frequentemente relacionada com obstrução e pode ser complicada por infecção polimicrobiana.
- As complicações são perfuração, peritonite e abscessos intra-abdominais.

EPIDEMIOLOGIA

- A apendicite aguda é uma doença relativamente comum, frequentemente apresentando-se na adolescência e no início da idade adulta.
- O risco de apendicite ao longo da vida é de 8,6% para os homens e 6,7% para as mulheres.
- Mais de 300 mil apendicectomias são realizadas anualmente nos Estados Unidos.

MICROBIOLOGIA

- A inflamação é usualmente polimicrobiana, frequentemente contendo bacilos Gram-negativos aeróbios e anaeróbios.
- Uma grande variedade de microrganismos tem sido isolada de casos de apendicite aguda e abscessos relacionados.
- Infecções por *Yersinia* spp., parasitas, como a *Entamoeba histolytica*, e vírus podem simular apendicite (p. ex., a adenite mesentérica) ou causar obstrução, levando à apendicite aguda.

DIAGNÓSTICO

- O diagnóstico clínico é aprimorado com o uso de exames de imagens, especialmente a tomografia computadorizada e a ultrassonografia.
- O diagnóstico é mais difícil nas mulheres em idade fértil nas quais processos ginecológicos podem mimetizar a apendicite.

TRATAMENTO

- A remoção cirúrgica do apêndice, muitas vezes feita por laparoscopia, é curativa.
- Pode ser necessário o uso auxiliar de antibióticos de amplo espectro, como piperacilina-tazobactam, ceftriaxona e metronidazol.

26 Diverticulite e Tiflite

Costi D. Sifri e Lawrence C. Madoff

DEFINIÇÃO

- Diverticulite é a inflamação e infecção da parede do intestino que resulta em microperfurações de divertículos do cólon.
- Tiflite (enterocolite neutropênica) é caracterizada por dor abdominal e febre durante períodos de neutropenia resultante de inflamação e degeneração da mucosa, e invasão microbiana.

EPIDEMIOLOGIA

- A diverticulite ocorre em 10% a 25% de todos os indivíduos com diverticulose, cuja prevalência é de 30% a 40% na sociedade ocidental.
- Anualmente, a diverticulite causa 150 mil internações hospitalares e 24 mil cirurgias eletivas nos Estados Unidos.
- A incidência de tiflite é desconhecida, mas tem sido estimada em 5% dos adultos com câncer e neutropênicos hospitalizados.
- A bacteremia ou a fungemia ocorrem em 14% a 44% dos pacientes com tiflite.

MICROBIOLOGIA

- Diverticulite aguda é uma infecção polimicrobiana causada por bactérias anaeróbias e facultativas endógenas, entre elas *Bacteroides* spp., *Peptostreptococcus* spp., *Enterobacteriaceae*, estreptococos *viridans* e enterococos.
- *Pseudomonas aeruginosa*, *Enterobacteriaceae*, *Bacteroides fragilis*, estreptococos *viridans*, enterococos e *Candida* spp. são causas comuns de infecções da corrente sanguínea em pacientes com tiflite.

DIAGNÓSTICO

- As imagens radiográficas (tomografia computadorizada e ultrassonografia) são essenciais para a confirmação da suspeita de diverticulite e tiflite.
- Mais da metade dos pacientes com suspeita clínica de diverticulite são diagnosticados com uma outra condição alternativa após o diagnóstico por imagem.
- Os achados radiográficos de diverticulite incluem acúmulo de gordura pericólica, divertículos, espessamento da parede do intestino, e flegmão ou formação de abscesso.
- A tiflite pode ser definida como o espessamento da parede do intestino superior a 4 mm, normalmente do ceco, com neutropenia, febre e dor abdominal.

TRATAMENTO

- Em alguns pacientes ambulatoriais, a diverticulite aguda não complicada pode ser tratada com segurança com um curso curto de antibióticos orais.
- No entanto, a necessidade do emprego de antibióticos para o tratamento da diverticulite sem complicações é controverso.
- Diverticulite complicada ou pacientes com comorbidades ou outros preditores de mau prognóstico são passíveis de hospitalização.
- Uma drenagem percutânea de grandes abscessos (> 5 cm de diâmetro) pode agilizar o tratamento em pacientes com doença aguda.

- O manejo da tiflite inclui repouso intestinal, fluidos intravenosos, suporte nutricional e antibióticos parenterais de amplo espectro com cobertura para flora entérica anaeróbia e facultativa, *Pseudomonas aeruginosa* e, talvez, leveduras.
- A cirurgia pode ser necessária para os pacientes com diverticulite ou tiflite com perfuração intraperitoneal, sepse não controlada, sangramento gastrointestinal persistente, obstrução ou que não respondam ao tratamento clínico.

PREVENÇÃO

- Dieta rica em fibras e atividade física podem estar associadas à redução da doença diverticular sintomática.

G Infecções Cardiovasculares

27 Endocardite e Infecções Intravasculares

Vance G. Fowley Jr., W. Michael Scheld e Arnold S. Bayer

DEFINIÇÃO

- A endocardite infecciosa é a infecção do endocárdio.

EPIDEMIOLOGIA

- Está tradicionalmente associada à lesão das válvulas cardíacas por cardiopatia reumática.
- Na atualidade, a assistência médica e o uso de drogas injetáveis são os principais fatores de risco.

MICROBIOLOGIA

- O *Staphylococcus aureus* é hoje a principal causa de endocardite infecciosa em grande parte do mundo industrializado.
- Historicamente, os estreptococos do grupo *viridans* eram a causa mais comum de endocardite.
- *Bartonella* spp. são a causa mais comum de endocardite infecciosa com cultura negativa nos Estados Unidos. Outras causas comuns de endocardite infecciosa com cultura negativa estão resumidas na Tabela 27-1.

DIAGNÓSTICO

- Os resultados das culturas de sangue continuam a ser a pedra angular do diagnóstico de endocardite.
- A avaliação clínica isolada não é suficiente para excluir a possibilidade de endocardite.
- A ecocardiografia, particularmente o ecocardiograma transesofágico, melhorou muito a capacidade de identificação da endocardite.
- Os algoritmos de diagnóstico, como os critérios de Duke modificados, ajudam a comprovar a endocardite.

TRATAMENTO

- A cirurgia cardíaca é necessária em até metade dos pacientes com endocardite, e melhora os desfechos dos pacientes.
- A cirurgia cardíaca é especialmente importante para os pacientes com endocardite e insuficiência cardíaca, abscesso paravalvar, eventos embólicos recorrentes ou na vigência de sepse, ou que estão infectados por patógenos muito resistentes ou fungos.
- Embora o momento propício da cirurgia cardíaca, particularmente após eventos embólicos comprometendo o sistema nervoso central, ainda seja controverso, novas evidências respaldam a vantagem da cirurgia de troca valvar na endocardite logo no início do quadro.
- A antibioticoterapia é feita por cursos prolongados de antibióticos. O tratamento é muito específico em termos patógenos, e está resumido na Tabela 27-2. As diretrizes para o tratamento da endocardite infecciosa foram publicadas em 2005 e estão atualmente sendo atualizadas.
- O acréscimo da gentamicina adjuvante em baixas doses, de curta duração, à antibioticoterapia convencional da endocardite infecciosa de válvula nativa por *S. aureus* demonstrou conferir alto risco de nefrotoxicidade, sem apresentar melhora significativa dos resultados clínicos, não sendo, assim, incentivada.
- Vários estudos observacionais corroboram a utilização de doses elevadas de ceftriaxona, junto com a ampicilina, para o tratamento da endocardite enterocócica sensível à ampicilina, resistente aos aminoglicosídeos ou para os pacientes com doença renal subjacente.

TABELA 27-1 Causas de Endocardite com Cultura Negativa

ORGANISMO	EPIDEMIOLOGIA E EXPOSIÇÃO	ABORDAGEM DIAGNÓSTICA
Aspergillus e outros fungos não *Candida*	Prótese valvar	Técnica de lise-centrifugação; também cultura e exame histopatológico de qualquer êmbolo
Bartonella spp.	*B. henselae*: exposição a gatos ou pulgas de gato *B. quintana*: infestação por piolhos; falta de moradia, abuso de bebidas alcoólicas	Causa mais comum de endocardite infecciosa com cultura negativa nos Estados Unidos; sorologias (poderão ter reação cruzada com *Chlamydia* spp.); PCR da válvula ou de êmbolos é o melhor exame; a técnica de lise-centrifugação pode ser útil
Brucella spp.	Ingestão de leite ou laticínios não pasteurizados; contato com gado	As hemoculturas em última análise tornam-se positivas em 80% dos casos, com tempo de incubação prolongado de quatro a seis semanas; a técnica de lise-centrifugação poderá acelerar o crescimento; existem sorologias disponíveis
Chlamydia psittaci	Exposição a pássaros	Sorologias disponíveis, mas apresentam reação cruzada com *Bartonella*; coloração direta de anticorpos monoclonais em amostras de tecido podem ser úteis; PCR está atualmente disponível
Coxiella burnetii (Febre Q)	Distribuição global; exposição ao leite não pasteurizado ou nas regiões agrícolas	Sorologias (altos títulos de anticorpos tanto de antígeno de fase 1 quanto de fase 2); também PCR de sangue ou tecido da válvula
HACEK spp.	Doença periodontal ou história de tratamento odontológico	Embora tradicionalmente causa de endocardite infecciosa de cultura negativa, as espécies denominadas HACEK são, atualmente, isoladas de rotina no monitoramento contínuo dos sistemas de hemocultura na maioria dos meios líquidos sem tempo de incubação prolongado
Legionella spp.	Sistemas de distribuição de água contaminados; próteses valvares	Sorologias disponível; subculturas periódicas em meio de extrato de levedura tamponada em carvão vegetal; técnica de lise-centrifugação; PCR disponível
Estreptococos nutricionalmente variantes	Curso lento e indolente	Meios de cultura com complementos ou crescimento como colônias satélites ao redor do halo do *Staphylococcus aureus*; os testes de sensibilidade aos antimicrobianos muitas vezes requerem processamento em laboratório de microbiologia especializado
Tropheryma whipplei (doença de Whipple)	Sinais e sintomas típicos são diarreia, perda de peso, artralgia, dor abdominal, linfadenopatia, comprometimento do sistema nervoso central; pode haver endocardite infecciosa sem sintomas sistêmicos	Exame histológico de válvulas com coloração ácido periódico-Schiff; podem ser feitas culturas de válvulas com linhas celulares de fibroblastos; PCR no material da vegetação

HACEK, *Haemophilus* spp., *Aggregatibacter* spp., *Cardiobacterium hominis*, *Eikenella corrodens* e *Kingella* spp.; PCR, reação em cadeia da polimerase.

PREVENÇÃO

- A prevenção da endocardite é feita pela redução das infecções da corrente sanguínea, especialmente no contexto dos tratamentos de saúde.
- O papel da profilaxia com antibióticos para a prevenção de endocardite é controverso. Foram publicadas orientações pela *American Heart Association*.

TABELA 27-2 Resumo das Opções de Tratamento da Endocardite

	ORGANISMO/ESQUEMA[A]	COMENTÁRIOS
Staphylococcus aureus		
Válvula nativa		
Sensível à meticilina	Nafcilina ou oxacilina, 2 g IV de 4/4 h × 4 a 6 semanas *Opcional*: gentamicina 1 mg/kg IV de 8/8 h × 3 a 5 dias[b]	Utilização de gentamicina na endocardite infecciosa de válvula nativa por *S. aureus* está associada a nefrotoxicidade importante sem benefícios clínicos claros e, portanto, não é incentivada
	Cefazolina, 2 g IV de 8/8 h × 4 a 6 h *Opcional*: gentamicina 1 mg/kg IV de 8/8 h × 3 a 5 dias[b]	Aceitável no quadro de alergia à penicilina exceto na hipersensibilidade imediata. Veja as precauções anteriormente sobre o uso de gentamicina.
Resistente à meticilina	Vancomicina, 15 a 20 mg/kg IV de 8/8 h ou de 12/12 h × 6 semanas[b]	Também aceitável em caso de hipersensibilidade imediata ou anafilaxia à penicilina; é recomendada a meta de 15 a 20 μg/mL para os níveis mínimos da vancomicina
Prótese Valvar		
Sensível à meticilina	Nafcilina ou oxacilina, 2 g IV de 4/4 h × ≥ 6 semanas *mais* gentamicina 1 mg/kg IV de 8/8 h × 2 semanas *mais* rifampicina 300 mg VO ou IV de 8/8 h × ≥ 6 semanas	
Resistente à meticilina	Vancomicina, 15 a 20 mg/kg IV de 8/8 h ou de 12/12 h × ≥ 6 semanas *mais* gentamicina 1 mg/kg IV de 8/8 h × 2 semanas *mais* rifampicina, 300 mg VO ou IV de 8/8 h × ≥ 6 semanas	A meta recomendada para o nível mínimo de vancomicina é de 15 a 20 μg/mL
Uso de Drogas Injetáveis		
Sensível à meticilina	Nafcilina ou oxacilina, 2 g IV de 4/4 h × 2 semanas *mais* gentamicina 1 mg/kg IV de 8/8 h × 2 semanas	Esquema de duas semanas indicado apenas para os usuários de drogas injetáveis com infecção limitada à válvula tricúspide, sem insuficiência renal e sem infecção extrapulmonar. Duas semanas de monoterapia com penicilina antiestafilocócica também tem sido utilizada com sucesso para estes pacientes.
Resistente à meticilina	Vancomicina, 15 a 20 mg/kg IV de 8/8 h ou de 12/12 h × 4 semanas	O uso de gentamicina nestes quadros não é recomendado. A meta de nível mínimo de vancomicina recomendada é de 15 a 20 μg/mL.
	Daptomicina, 6 mg/kg IV uma vez ao dia × 4 a 6 semanas	A daptomicina é aprovada pela *US Food and Drug Administration* norte-americana para o tratamento de endocardite infecciosa direita por *S. aureus*; para adultos, alguns especialistas recomendam 8 a 10 mg/kg IV
Estafilococos coagulase-negativo		
Válvula nativa		
Sensível à meticilina	Nafcilina ou oxacilina, 2 g IV de 4/4 h × 4 a 6 semanas *Opcional*: gentamicina 1 mg/kg IV de 8/8 h × 3 a 5 dias	
Resistente à meticilina	Vancomicina, 15 a 20 mg/kg IV de 8/8 h ou de 12/12 h × 6 semanas	Igualmente aceitável nos casos de hipersensibilidade imediata ou anafilaxia à penicilina. A meta do nível mínimo recomendado de vancomicina é de 15 a 20 μg/mL.
Prótese Valvar		
Sensível à meticilina	Nafcilina ou oxacilina, 2 g IV de 4/4 h × ≥ 6 semanas *mais* gentamicina 1 mg/kg IV de 8/8 h × 2 semanas *mais* rifampicina 300 mg VO ou IV de 8/8 h × ≥ 6 semanas	

TABELA 27-2 Resumo das Opções de Tratamento da Endocardite *(Cont.)*

	ORGANISMO/ESQUEMA[A]	COMENTÁRIOS
Resistente à meticilina	Vancomicina, 15 a 20 mg/kg IV de 8/8 h ou de 12/12 h × ≥ 6 semanas *mais* gentamicina 1 mg/kg IV de 8/8 h × 2 semanas *mais* rifampicina, 300 mg VO ou IV de 8/8 h × ≥ 6 semanas	A meta de nível mínimo de vancomicina recomendada é de 15 a 20 μg/mL
Estreptococos *viridans* (CIM ≤ 0,1 μg/mL) e *Streptococcus bovis* (*S. gallolyticus*) sensíveis a penicilina		
	Penicilina, 2 a 3 milhões de unidades IV de 4/4 h × 4 semanas *ou* ampicilina 2 g IV de 4/4 h × 4 semanas	Também eficaz para outros estreptococos não *viridans*, sensíveis à penicilina (p. ex., estreptococos do grupo A)
	Ceftriaxona, 2 g IV uma vez ao dia × 4 semanas	Em caso de alergia à penicilina; os pacientes com endocardite infecciosa sem complicações causada por estreptocócicos não *viridans* são candidatos ao tratamento ambulatorial
	Penicilina, 2 a 3 milhões de unidades IV de 4/4 h × 2 semanas *mais* gentamicina, 1 mg/kg IV de 8/8 h × 2 semanas	Apenas na endocardite infecciosa de válvula nativa sem complicações; não é aceitável com estreptococos nutricionalmente variantes
Cepas nutricionalmente variantes	Penicilina, 2 a 4 milhões de unidades IV de 4/4 h × 4 semanas *mais* gentamicina, 1 mg/kg IV de 8/8 h × 2 semanas	Na endocardite infecciosa de prótese valvar, administrar 6 semanas de penicilina. Os estreptococos variantes nutricionalmente muitas vezes são tolerantes à penicilina.
	Vancomicina, 15 a 20 mg/kg IV de 8/8 h ou de 12/12 h × 4 semanas	Em caso de alergia à penicilina
Estreptococos *viridans* relativamente resistentes à penicilina (CIM 0,12 a < 0,5 μg/mL)		
	Penicilina, 4 milhões de unidades IV de 4/4 h × 4 semanas *mais* gentamicina 1 mg/kg IV de 8/8 h × 2 semanas	
	Vancomicina, 15 a 20 mg/kg IV de 8/8 h ou de 12/12 h x 4 semanas	Na alergia à penicilina ou para evitar a gentamicina
Enterococos[c] e estreptococos do grupo *viridans* resistentes à penicilina (CIM da penicilina > 0,5 μg/mL)		
Enterococos sensíveis à penicilina e sensíveis aos aminoglicosídeos	Penicilina[d], 3 a 5 g IV de 4/4 h × 4 a 6 semanas *mais* gentamicina, 1 mg/kg IV de 8/8 h × 4 a 6 semanas *ou* Ampicilina 2 g IV de 4/4 h *mais* gentamicina 1 mg/kg de 8/8 h IV × 4 a 6 semanas	Aumentar a duração dos dois antimicrobianos para 6 semanas em caso de infecção de prótese valvar ou de endocardite infecciosa enterocócica com sintomas há mais de três meses. Para os pacientes mais velhos e pacientes com doença renal subjacente, pode-se considerar a redução da duração da gentamicina para duas semanas.
Enterococos resistentes à penicilina, sensíveis à vancomicina e aos aminoglicosídeos	Vancomicina, 15 a 20 mg/kg IV de 8/8 h ou de 12/12 h × 6 semanas *mais* gentamicina 1 mg/kg de 8/8 h × 6 semanas[e]	Também para os pacientes com alergia à penicilina. Este esquema está associado a aumento do risco de nefrotoxicidade. A dessensibilização da penicilina deve ser considerada como alternativa a este esquema, quando possível.
Enterococos sensíveis à penicilina e resistentes aos aminoglicosídeos	Ampicilina, 2 g IV de 4/4 h *mais* ceftriaxona 2 g IV de 12/12 h	Útil para os pacientes com doença renal subjacente importante
Enterococos resistentes a penicilina e vancomicina	Não há tratamento convencional; daptomicina, linezolida e quinupristina-dalfopristina têm sido usadas	Consultar um infectologista
Cepas HACEK		
	Ceftriaxona, 2 g IV uma vez ao dia × 4 semanas	Aumentar a duração para seis semanas nas infecções de próteses valvares

Continua

TABELA 27-2 Resumo das Opções de Tratamento da Endocardite *(Cont.)*

	ORGANISMO/ESQUEMA[a]	COMENTÁRIOS
	Ampicilina-sulbactam, 3 g IV de 6/6 h × 4 semanas (se as cepas forem produtoras de β-lactamase)	Aumentar a duração até seis semanas para infecções envolvendo próteses valvares
Bacilos Gram-negativos[f] não HACEK		
Enterobacteriaceae	Penicilina de espectro estendido (p. ex., piperacilina-tazobactam) ou cefalosporina *mais* aminoglicosídeos para as cepas sensíveis	Tratar por um período mínimo de seis a oito semanas. Algumas espécies apresentam indução de resistência às cefalosporinas de terceira geração. A cirurgia valvar costuma ser necessária para os pacientes com endocardite infecciosa esquerda por bacilos gram-negativos, especialmente nos casos de endocardite infecciosa de prótese valvar. É recomendado o parecer de um infectologista.
Pseudomonas aeruginosa	Penicilina antipseudomonas (p. ex., piperacilina) *mais* altas doses de tobramicina 8 mg/kg/dia IV ou IM uma vez ao dia; *ou* Alta dose de ceftazidima, cefepima ou imipenem-celastatina	As metas das concentrações máxima e mínima da tobramicina são de 15 a 20 μg/mL e ≤ 2 μg/mL, respectivamente. Tratar durante um período mínimo de seis a oito semanas. A realização precoce da cirurgia valvar costuma ser necessária na endocardite infecciosa esquerda por *Pseudomonas*; recomenda-se solicitar o parecer de um infectologista.
Fungos[f]		
	O uso de um antifúngico parenteral (geralmente um produto contendo anfotericina B) costuma ser recomendado como tratamento inicial	A endocardite fúngica costuma ser indicação de cirurgia de substituição valvar. A terapia supressora durante toda a vida com antifúngicos orais é muitas vezes necessária. Recomenda-se solicitar o parecer de um infectologista.

HACEK, *Haemophilus* spp., *Aggregatibacter* spp., *Cardiobacterium hominis*, *Eikenella corrodens* e *Kingella* spp.; PCR, reação em cadeia da polimerase.

[a] A posologia presume uma função renal normal. Nos pacientes com insuficiência renal, os ajustes devem ser feitos para todos os antibióticos, exceto a nafcilina, a rifampicina e a ceftriaxona. A dose da gentamicina deve ser ajustada de modo a atingir uma concentração sérica máxima de cerca de 3 μg/mL, 30 minutos após a administração e um nível mínimo de gentamicina < 1 μg/mL.

[b] Primariamente relevante para a endocardite infecciosa esquerda.

[c] Os enterococos devem passar pelos testes de sensibilidade antimicrobiana. Estas recomendações são para os enterococos sensíveis a penicilina, gentamicina e vancomicina, exceto quando indicado.

[d] A ampicilina na dose de 12 g/dia pode ser utilizada em vez da penicilina.

[e] A necessidade de acrescentar um aminoglicosídeo não foi demonstrada para os estreptococos resistentes à penicilina.

[f] Os dados são limitados.

Modificado de Baddour LM, Wilson WR, Bayer AS, et al. Infective endocarditis: diagnosis, antimicrobial therapy, and management of complications. Circulação. 2005; 111: E394-E433.

28 Endocardite de Valva Protética

Raj Palraj, Bettina M. Knoll, Larry M. Baddour e Walter R. Wilson

DEFINIÇÃO

- Endocardite de valva protética (EVP) é uma infecção potencialmente fatal que envolve uma prótese valvar ou um anel de anuloplastia.

EPIDEMIOLOGIA

- Endocardite de valva protética é uma complicação rara, mas bem reconhecida de reparo ou substituição da valva.
- EVP associada à assistência à saúde está aumentando em incidência.
- *Staphylococcus aureus* é a causa mais comum de EVP.

MICROBIOLOGIA

- Início precoce (início de manifestações clínicas no período de um ano após a cirurgia valvar) de EVP é normalmente causado por microrganismos adquiridos no período perioperatório, como *S. aureus* e estafilococos coagulase-negativa (ECN). Os patógenos Gram-negativos nosocomiais, muitos dos quais são multirresistentes, e fungos raramente causam EVP de início precoce.
- EVP de início tardio é normalmente causada por organismos representativos de "microbiota normal" e inclui enterococos e estreptococos do grupo viridans.
- *S. aureus* e ECN também são patógenos comuns de EVP de início tardio devido, em parte, a um aumento na frequência da exposição associada à assistência a saúde no período tardio.

DIAGNÓSTICO

- Os critérios modificados de Duke têm sido utilizados para definir os casos suspeitos de EVP.
- Hemoculturas são fundamentais tanto para documentar o diagnóstico de EVP como para direcionar a seleção do tratamento antimicrobiano.
- Ecocardiografia transesofágica (ETE) é a modalidade de imagem preferida para estabelecer o diagnóstico e identificar as complicações como disfunção valvar grave e extensão perivalvar da infecção, que pode necessitar de intervenção cirúrgica.

TRATAMENTO

- O tratamento parenteral antimicrobiano direcionado contra um patógeno específico por um mínimo de seis semanas, é recomendado (Tabela 28-1).
- O ETE pode precisar ser repetido durante o tratamento antimicrobiano para identificar as complicações que indicariam a intervenção cirúrgica.
- A intervenção cirúrgica precoce deve ser considerada em EVP complicada com extensão perivalvar, grave insuficiência cardíaca, grave disfunção/deiscência de valva, embolia múltipla, infecção sem resposta a terapia e EVP devido aos organismos ou fungos resistentes a vários medicamentos (Tabela 28-2).

PREVENÇÃO

- Profilaxia com antibióticos perioperatória, medidas de controle rigorosas de infecção, boa técnica cirúrgica e limitação no uso de cateteres venosos centrais são importantes para prevenir a EVP de início precoce.

TABELA 28-1 Tratamento para Endocardite de Prótese Valvar Causada por Estafilococos, Sugerido pela American Heart Association

ESQUEMA	DOSE E VIA	DURAÇÃO
Estafilococos Sensíveis à Meticilina		
Nafcilina ou oxacilina* *mais*	2 g IV a cada 4 horas	≥ 6 semanas
Rifampicina† *mais*	300 mg VO ou IV a cada 8 horas	≥ 6 semanas
Gentamicina‡	3 mg/kg IV/IM a cada 24 horas em 2 ou 3 doses igualmente divididas	2 semanas
Estafilococos Resistentes à Meticilina		
Vancomicina§ *mais*	15 mg/kg IV a cada 12 horas	≥ 6 semanas
Rifampicina† *mais*	300 mg VO ou IV a cada 8 horas	≥ 6 semanas
Gentamicina‡	3 mg/kg por IV/IM em 2 ou 3 doses igualmente divididas	2 semanas

As doses recomendadas são para pacientes com função renal normal.

*Penicilina G, 24 milhões U/24 horas IV, pode ser utilizada em lugar da nafcilina ou oxacilina se a cepa for sensível à penicilina (MIC ≤ 0,1 μg/mL) e não produtora de β-lactamase. A cefazolina 2 g IV a cada 8 horas pode substituir a oxacilina. A cefazolina pode ser utilizada em reação alérgica tipo não imediata para penicilina. Considere o teste de hipersensibilidade cutânea para pacientes com histórico de alergia do tipo imediata para penicilina. A vancomicina é recomendada apenas para pacientes que não toleram penicilinas e cefalosporinas.

†É recomendado iniciar o tratamento com rifampicina somente depois que os resultados de sensibilidade são conhecidos e idealmente após 2 dias de tratamento em combinação eficaz, em uma tentativa de reduzir o risco de surgimento de resistência à rifampicina.

‡Gentamicina deve ser administrada em momento próximo à vancomicina, nafcilina ou oxacilina para maximizar o sinergismo. A função renal e as concentrações séricas de gentamicina devem ser rigorosamente monitoradas. O objetivo do nível é < 1 μg/mL e nível de pico (1 hora após a dose) é 3-4 μg/mL.

§Dose de vancomicina deve ser ajustada para um nível de 10-15 μg/mL.

De Baddour LM, Wilson WR, Bayer AS, et al. Infective endocarditis: diagnosis, antimicrobial therapy, and management of complications: a statement for healthcare professionals from the Committee on Rheumatic Fever, Endocarditis, and Kawasaki Disease, Council on Cardiovascular Disease in the Young, and the Councils on Clinical Cardiology, Stroke, and Cardiovascular Surgery and Anesthesia, American Heart Association: endorsed by the Infectious Diseases Society of America. Circulation. 2005;111:e394-e434.

TABELA 28-2 Indicações para Consideração de Intervenção Cirúrgica

Grave insuficiência cardíaca; insuficiência cardíaca leve a moderada que não responde ao tratamento clínico
Deiscência e obstrução valvar ou perfuração do folheto
Extensão perivalvar de infecção que leva a abscesso do miocárdio, fístula ou *shunt*
Distúrbio de condução novo e grave sugestivo de extensão perivalvar
Embolia sistêmica múltipla (> 1), apesar do tratamento antimicrobiano adequado
Infecção não controlada–febre persistente e hemoculturas positivas por > 5 dias
Fungos, *Pseudomonas* spp. ou outros organismos resistentes a vários medicamentos

- Manutenção da boa higiene oral é importante para prevenir a EVP adquirida na comunidade de início tardio.
- Embora não tenha sido publicado um estudo controlado por placebo e randomizado para definir a eficácia e segurança da profilaxia com antibióticos, esta é recomendada para qualquer procedimento dentário que envolva manipulação da região periapical ou gengiva dos dentes ou perfuração da mucosa oral, assim como para procedimentos no trato respiratório, pele infectada, estruturas da pele e/ou tecido musculoesquelético.

29 Infecções do Dispositivo Cardiovascular Não Valvular

M. Rizwan Sohail, Walter R. Wilson e Larry M. Baddour

INFECÇÕES DO DISPOSITIVO CARDIOVASCULAR ELETRÔNICO IMPLANTÁVEL (DCEI)

- A taxa de infecção do DCEI está subindo desproporcionalmente em relação à taxa de implantação.
- A maioria das infecções na bolsa do DCEI de início precoce (em 6 meses da implantação) é causada por contaminação do dispositivo no momento da implantação, ao passo que a inoculação hematogênica é uma fonte frequente de infecções de eletrodo do DCEI com início tardio (após 6 meses da implantação).
- A inoculação hematogênica de eletrodos do DCEI é rara com bacteriemia Gram-negativa a partir de uma fonte distante.
- Hemoculturas devem ser obtidas em todos os pacientes na apresentação inicial. Se as hemoculturas forem positivas, então um ecocardiograma transesofágico deve ser realizado para excluir endocardite.
- A remoção completa do sistema DCEI é necessária para a erradicação da infecção.
- Um dispositivo de substituição pode ser implantado uma vez que as hemoculturas sejam negativas por 72 horas, e talvez antes, em casos em que as hemoculturas de admissão são negativas. Um atraso de 2 semanas é recomendado para pacientes com endocardite valvular.
- Todos os pacientes devem receber antibióticos perioperatórios como uma prevenção primária da infecção do DCEI.

INFECÇÕES DO DISPOSITIVO DE ASSISTÊNCIA VENTRICULAR ESQUERDA (DAVE)

- Além de ser uma ponte para o transplante, os DAVEs são cada vez mais utilizados como tratamento destinado a pacientes com insuficiência cardíaca em fase terminal que não são candidatos para transplante.
- Bombas de fluxo contínuo possuem menor risco de infecção em comparação com dispositivos com bombas de fluxo pulsátil.
- Infecções no local da saída da linha de transmissão são o tipo mais comum de infecções específicas do DAVE, seguidas por bacteriemia e endocardite relacionadas com o DAVE.
- *Staphyilococcus aureus* e estafilococos coagulase-negativos são responsáveis pela maioria das infecções específicas do DAVE.
- A maioria das infecções do DAVE é tratada com o dispositivo infectado deixado no local, pois a remoção do dispositivo não é uma opção na maior parte dos casos.
- Antibióticos supressores são continuados ao longo de toda a vida ou até que o DAVE infectado seja removido e o transplante cardíaco seja realizado.
- A imobilização da linha de transmissão no local de saída da pele para prevenir o trauma cutâneo repetido reduz o risco de infecções locais.

INFECÇÕES DOS ENXERTOS VASCULARES PROTÉTICOS (PVGIS)

- Espécies de estafilococos são os patógenos predominantes em PVGIs.
- Inoculação microbiana em um enxerto no momento da implantação ou no período pós-operatório imediato necessita de operação em infecções do enxerto.
- A tomografia computadorizada (TC) é a melhor ferramenta na avaliação diagnóstica de infecção do enxerto. Os achados na TC de acúmulo de líquido do perienxerto, acúmulo de gordura ou

bolhas de gás, falta de plano adiposo entre o enxerto e o intestino, e aneurismas anastomóticos são todos sugestivos de infecções do enxerto.

- O tratamento cirúrgico de um enxerto infectado inclui excisão completa do material de enxerto infectado, desbridamento de todos os tecidos desvitalizados e infectados, e a revascularização dos tecidos distais.
- Se a excisão completa de um enxerto infectado não for possível, devem-se prescrever aos pacientes antibióticos supressores orais ao longo da vida após um curso inicial de 4 semanas de tratamento antimicrobiano parenteral.

30 Profilaxia da Endocardite Infecciosa

David T. Durack

DEFINIÇÃO DA QUESTÃO

A endocardite infecciosa (IE, do inglês, *infective endocarditis*) continua a causar altas taxas de morbidade e mortalidade; portanto, a prevenção da IE é uma prioridade.

EPIDEMIOLOGIA

- A incidência da IE está aumentando em países em desenvolvimento.
- Alguns dos fatores que contribuem para isso incluem envelhecimento da população, aumento constante do número de procedimentos médicos, implantes e próteses, e aumento da frequência de infecções associadas aos cuidados de saúde, especialmente infecções da corrente sanguínea relacionadas a cateter.

MICROBIOLOGIA

- *Staphylococcus* ultrapassou *Streptococcus viridans* como patógeno predominante.
- Cepas de *Staphylococcus* coagulase-negativo sensíveis e resistentes à meticilina contribuem para o aumento de casos de IE estafilocócica.
- O aumento na resistência aos β-lactâmicos, aminoglicosídeos e vancomicina entre *Staphylococcus*, *Streptococcus* e *Enterococcus* apresenta um novo desafio à prevenção e ao tratamento da IE.

PREVENÇÃO DA ENDOCARDITE INFECCIOSA

- Muitos procedimentos odontológicos, médicos e diagnósticos causam bacteriemias e, ocasionalmente, resultam em IE.
- Antibióticos podem prevenir a IE de acordo com experimentos *in vivo* em animais.
- Por mais de 50 anos, a administração de antibióticos antes da realização de procedimentos conhecidos por causar bacteriemias foi recomendada para prevenir IE, mas não há evidências substanciais de que essa prática é eficaz ou custo-efetiva em humanos. Esses antibióticos ainda podem causar efeitos colaterais indesejados, incluindo alterações profundas e persistentes do microbioma.
- Por isso, as diretrizes mais recentes restringem o uso de antibióticos na profilaxia para IE, limitando-o aos pacientes do mais alto risco de resultados adversos de IE: pacientes com válvulas cardíacas protéticas; com cardiopatia congênita (CHD, do inglês, *congenital heart disease*) cianótica; com CHD corrigida com material protético implantado, pelos 6 primeiros meses apenas; pacientes com histórico de episódio(s) de IE; com valvulopatia após transplante de coração (Tabela 30-1).
- Para esse pequeno grupo de pacientes de alto risco, o regime-padrão é uma dose única de 2 g de amoxicilina via oral administrada 30 a 60 minutos antes de procedimentos odontológicos. Regimes alternativos são recomendados para pacientes alérgicos à penicilina e àqueles que não possam utilizar o medicamento por via oral, e dosagens são ajustadas para crianças (Tabela 30-2).
- Não há evidência de que essa grande mudança nas diretrizes de prevenção tenha resultado no aumento do número de casos de IE.
- É recomendada a vigilância contínua das tendências epidemiológicas e resistência microbiana, aliada à educação de pacientes em risco de IE e dos profissionais de saúde envolvidos.
- A prevenção e o tratamento imediato de infecções associadas aos cuidados de saúde são importantes para reduzir a incidência de bacteriemias que possam causar IE.
- Dada a possibilidade de falhas das medidas preventivas, o diagnóstico precoce e o tratamento imediato da IE são importantes para reduzir a morbidade e a mortalidade.

TABELA 30-1 Problemas Cardíacos Preexistentes Associados ao Alto Risco de Efeitos Adversos da Endocardite Infecciosa

- Válvula(s) cardíaca(s) protética(s) ou material protético inserido para correção da válvula cardíaca
- Caso de endocardite infecciosa prévia
- Cardiopatia congênita (CHD)
  - CHD cianótica não corrigida, incluindo *shunts* e condutos paliativos
  - CHD completamente corrigida com material ou dispositivo protético, seja colocado por cirurgia ou intervenção de cateter, durante os primeiros 6 meses após o procedimento
  - CHD corrigida com defeitos residuais no local ou adjacente ao local de instalação da prótese ou dispositivo protético (que inibe endotelização)
- Receptores de transplantes cardíacos que desenvolveram valvulopatia cardíaca

Modificada de Wilson W, Taubert KA, Gewitz M, et al. Prevention of infective endocarditis: guidelines from the American Heart Association: a guideline from the American Heart Association Rheumatic Fever, Endocarditis, and Kawasaki Disease Committee; Council on Cardiovascular Disease in the Young; and the Council on Clinical Cardiology; Council on Cardiovascular Surgery and Anesthesia; and the Quality of Care and Outcomes Research Interdisciplinary Working Group. Circulation. 2007;116:1736-1754.

TABELA 30-2 Regimes para Profilaxia Antibiótica da Endocardite Infecciosa Durante Procedimentos Odontológicos*

SITUAÇÃO CLÍNICA	ANTIBIÓTICOS	DOSAGEM PARA ADULTOS†	DOSAGEM PARA CRIANÇAS†‡
Regime oral padrão – para a maioria dos pacientes	Amoxicilina	2,0 g VO	50 mg/kg VO
Se for impossível ministrar o medicamento via oral	Ampicilina *ou* ceftriaxona	2,0 g IM ou IV 1,0 g IM ou IV	50 mg/kg IM ou IV 50 mg/kg IM ou IV
Se o paciente for alérgico a penicilina	Clindamicina *ou* azitromicina *ou* claritromicina	600 mg VO 500 mg VO 500 mg VO	15 mg/kg VO 15 mg/kg VO 15 mg/kg VO
Se o paciente for alérgico a penicilinas e não puder receber o medicamento via oral	Clindamicina	600 mg IM ou IV	20 mg/kg IM ou IV

IM, intramuscular; IV, intravenosa; VO, via oral.
*Apenas para pacientes com risco alto de efeitos adversos da endocardite infecciosa; consulte a Tabela 30-1.
†Dose única, de 30 a 60 minutos antes do procedimento.
‡Não exceder a dosagem para adultos.
Modificada de Wilson W, Taubert KA, Gewitz M, et al. Prevention of infective endocarditis: guidelines from the American Heart Association: a guideline from the American Heart Association Rheumatic Fever, Endocarditis, and Kawasaki Disease Committee; Council on Cardiovascular Disease in the Young; and the Council on Clinical Cardiology; Council on Cardiovascular Surgery and Anesthesia; and the Quality of Care and Outcomes Research Interdisciplinary Working Group. Circulation. 2007;116:1736-1754.

31 Miocardite e Pericardite

Kirk U. Knowlton, Anna Narezkina, Maria C. Savoia e Michael N. Oxman

MIOCARDITE

- Inflamação do miocárdio, que é clinicamente manifestada por dor torácica, arritmias ou insuficiência cardíaca congestiva (ICC).

Agentes Etiológicos

- Mais comumente associados a infecções virais, particularmente enterovírus, adenovírus, parvovírus B19, herpesvírus humano 6 e vírus da dengue (Tabela 31-1).
- Ocasionalmente causados por bactérias, como resultado da bacteriemia, extensão direta de um foco contíguo ou uma toxina bacteriana.
- Originados por *Trypanosoma cruzi*, a causa da doença de Chagas, que é prevalente nas Américas do Sul e Central.

Diagnóstico

- Na situação de suspeita clínica, elevações das enzimas cardíacas, alterações eletrocardiográficas (não específicas), ecocardiografia e ressonância magnética cardíaca são úteis.
- Evidência de infecção viral coincidente, por cultura ou sorologia, é circunstancial.
- Biópsia endomiocárdica pode fornecer um diagnóstico definitivo, mas os erros de amostragem limitam a sua utilidade.

Tratamento

- O cuidado de suporte e manejo da ICC são essenciais.
- O benefício do tratamento imunossupressor não é estabelecido.
- A eficácia do tratamento com imunoglobulina intravenosa também não é estabelecida.

PERICARDITE

- Inflamação do pericárdio é clinicamente manifestada por dor torácica, atrito de fricção pericárdica e derrame pericárdico. Estes podem estar presentes individualmente ou em combinação. O monitoramento para tamponamento cardíaco é importante.

Agentes Etiológicos

- Enterovírus são mais comuns, mas outros vírus podem ser responsáveis (Tabela 31-2).
- As bactérias raramente podem causar pericardite purulenta, em geral como uma complicação de pneumonia.
- *Mycobacterium tuberculosis* pode causar pericardite, normalmente como uma complicação da tuberculose pulmonar. Este é um problema grave na África em associação com a síndrome da imunodeficiência adquirida.

Diagnóstico

- Etiologia é muitas vezes indeterminada em casos individuais.
- Pericardiocentese pode fornecer um agente etiológico, mas é negativa na maioria dos pacientes.

TABELA 31-1 Causas Infecciosas de Miocardite
Vírus
Coxsackievírus B
Coxsackievírus A
Adenovírus
Ecovírus
Parvovírus B19
Enterovírus não pólio
Poliovírus
Vírus da raiva
Vírus da caxumba
Vírus da rubéola (sarampo)
Vírus influenza A e B
Rubéola
Vírus da dengue
Vírus chikungunya
Vírus da febre amarela
Vírus da febre hemorrágica argentina (vírus Junin)
Vírus da febre hemorrágica boliviana (vírus Machupo)
Vírus coriomeningite linfocítica
Vírus da febre de Lassa
Vírus da varicela-zóster
Citomegalovírus humano
Vírus Epstein-Barr
Herpesvírus humano 6
Vírus do herpes simples
Vírus da varíola
Vírus vaccínia
Vírus da hepatite B
Vírus da hepatite C
Vírus sincicial respiratório
Vírus da imunodeficiência humana
Bactérias e Riquétsias
Brucella
Campylobacter
Corynebacterium diphtheriae
Clostridium perfringens
Bactérias e Riquétsias *(Cont.)*
Francisella tularensis
Neisseria meningitidis
Salmonella
Shigella
Streptococcus pyogenes
Staphylococcus aureus
Listeria monocytogenes
Vibrio cholerae
Mycobacterium tuberculosis
Legionella pneumophila
Mycoplasma pneumoniae
Chlamydia psittaci
Chlamydia pneumoniae
Rickettsia rickettsii
Rickettsia prowazekii
Rickettsia (Orientia) tsutsugamushi
Coxiella burnetii
Ehrlichia
Borrelia burgdorferi
Tropheryma whippelii
Ureaplasma spp.
Fungos
Aspergillus
Candida spp.
Blastomyces
Coccidioides immitis
Cryptococcus neoformans
Histoplasma capsulatum
Parasitas
Trypanosoma cruzi
Trypanosoma gambiense
Trypanosoma rhodesiense
Trichinella spiralis
Toxoplasma gondii
Toxocara canis

- Evidência de infecção viral por detecção em amostras periféricas ou por sorologia fornece apenas evidência circunstancial da possível etiologia.
- Biópsia pericárdica percutânea ou pericardiotomia com biópsia e drenagem aumentam o rendimento do diagnóstico.

Tratamento

- Para suposta pericardite viral ou idiopática, o tratamento com analgésicos anti-inflamatórios não esteroides (AINEs), em conjunto com repouso no leito, é muitas vezes bem-sucedido em aliviar os sintomas. Os AINEs são geralmente continuados por 1 a 2 semanas, ou até que os sintomas desapareçam.
- Verificou-se que a colchicina administrada com AINEs melhora a taxa de recuperação e reduz a recorrência.
- Pericardite purulenta normalmente requer drenagem em conjunto com antibióticos apropriados.
- Pericardite tuberculosa requer o tratamento antituberculoso apropriado; administração concomitante de corticosteroides reduz o desenvolvimento da pericardite constritiva e a necessidade de pericardiocentese repetida.

TABELA 31-2 Causas Infecciosas de Pericardite

Vírus	Bactérias e Riquétsias *(Cont.)*
Coxsackievírus A	*Campylobacter*
Coxsackievírus B	*Brucella*
Ecovírus	*Listeria monocytogenes*
Adenovírus	*Nocardia*
Vírus da caxumba	*Actinomyces*
Vírus influenza A e B	Outras bactérias anaeróbias
Vírus da coriomeningite linfocítica	*Corynebacterium diphtheriae*
Vírus da febre de Lassa	*Mycobacterium tuberculosis*
Vírus da varicela-zóster	Micobactéria não tuberculosa
Citomegalovírus humano	*Legionella pneumophila*
Vírus Epstein-Barr	*Mycoplasma pneumoniae*
Vírus do herpes simples	*Coxiella burnetii*
Vírus da varíola (varíola)	*Chlamydia*
Vírus vaccínia	*Borrelia burgdorferi*
Vírus da hepatite B	**Fungos**
Vírus da imunodeficiência humana	*Aspergillus*
Bactérias e Riquétsias	*Candida* spp.
Streptococcus pneumoniae	*Blastomyces*
Outras espécies estreptocócicas	*Coccidioides immitis*
Staphylococcus aureus	*Cryptococcus neoformans*
Neisseria meningitidis	*Histoplasma capsulatum*
Neisseria gonorrhoeae	**Parasitas**
Haemophilus influenzae	*Entamoeba histolytica*
Salmonella	*Toxoplasma gondii*
Yersinia	*Toxocara canis*
Francisella tularensis	*Schistosoma*
Pseudomonas	

32 Mediastinite

Trevor C. Van Schooneveld e Mark E. Rupp

DEFINIÇÃO

- A mediastinite é uma infecção que envolve as estruturas do mediastino (Fig. 32-1).

EPIDEMIOLOGIA

- A mediastinite aguda geralmente ocorre por um destes três meios: perfuração do esôfago, extensão de uma infecção de cabeça e pescoço (mediastinite necrosante descendente), e pós-cirurgia cardíaca (Tabela 32-1).
- A mediastinite pós-cirurgia cardíaca ocorre em 1% a 2% dos casos de cirurgia cardíaca, e os fatores de risco importantes para a mediastinite incluem obesidade, diabetes, colonização de *Staphylococcus aureus*, uso de artéria torácica interna bilateral, necessidade de reexploração e recebimento de vários produtos derivados de sangue.
- A mediastinite crônica/fibrosante é geralmente decorrente de uma reação imunológica excessiva aos antígenos de histoplasma nos linfonodos do mediastino, o que resulta em fibrose e estreitamento das estruturas do mediastino.

MICROBIOLOGIA

- Flora bucal, incluindo estreptococos, bacilos Gram-negativos e anaeróbios predominam na mediastinite causada por perfuração do esôfago e infecções descendentes de cabeça e pescoço.
- A mediastinite pós-esternotomia é mais frequentemente causada por cocos Gram-positivos, especialmente estafilococos, enquanto bacilos Gram-negativos e *Candida* são menos comuns.

DIAGNÓSTICO

- A ruptura do esôfago geralmente se manifesta por dor torácica, falta de ar e odinofagia.
- Sinais de infecção inicial na cabeça e no pescoço (inchaço, dor, eritema) predominam na mediastinite necrosante descendente.
- Os achados da mediastinite pós-cirurgia cardíaca podem variar de sutis a sérios, mas geralmente se apresentam dentro de 2 semanas da cirurgia. Febre, drenagem da ferida, celulite e dor torácica geralmente estão presentes.
- Os achados laboratoriais, muitas vezes, incluem leucocitose e procalcitonina ascendente em pacientes de esternotomia pós-mediana.
- Manifestações da mediastinite fibrosante incluem tosse, dispneia, dor torácica e intolerância a exercício, mas dependem das estruturas ocluídas.
- A tomografia computadorizada é o diagnóstico por imagem de preferência para todas as apresentações de mediastinite.

TRATAMENTO

- Antimicrobianos de amplo espectro destinados a agentes patogênicos esperados são essenciais.
- A intervenção cirúrgica agressiva é essencial para todas as apresentações de mediastinite com desbridamento de quaisquer tecidos infectados ou necróticos.
- A perfuração precoce do esôfago pode ocasionalmente ser manejada com a colocação de stent, mas a maioria dos casos exige reparação cirúrgica urgente.
- A mediastinite pós-cirurgia cardíaca exige desbridamento esternal e do mediastino.

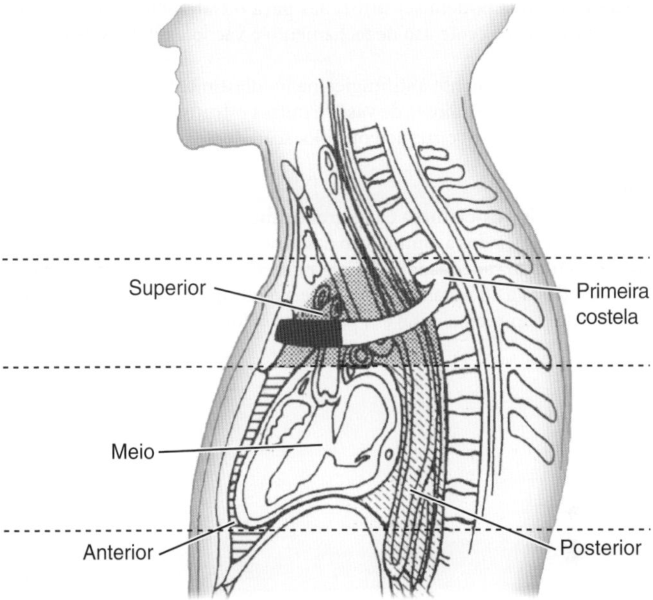

FIGURA 32-1 Limites anatômicos e divisões do mediastino.

TABELA 32-1 Causas de Mediastinite Aguda

Perfuração do Esôfago
Iatrogênica
Endoscopia digestiva alta, dilatação do esôfago, escleroterapia de varizes do esôfago, sonda nasogástrica, tubo de Sengstaken-Blakemore, entubação endotraqueal, cirurgia do esôfago incluindo ressecção endoscópica, cirurgia paraesofágica, ecocardiografia transesofágica, estabilização anterior dos corpos vertebrais cervicais, ablação por cateter da fibrilação atrial
Corpos Estranhos Engolidos
Ossos, moedas, lacres de latas, preservativos cheios de drogas, lâminas, canetas esferográficas, baterias em botão
Traumatismo
Penetrante – ferida de bala, ferida de faca Contuso – lesão ao volante, lesão por cinto de segurança, ressuscitação cardiopulmonar, lesões cervicais, barotraumatismo
Espontâneas ou Outras
Vômito, pressão cricoide (manobra de Sellick) durante a indução da anestesia, levantamento de peso, defecação, parto, carcinoma, ingestão de líquidos cáusticos ou corrosivos
Infecções de Cabeça e Pescoço
De origem odontológica, angina de Ludwig, faringite, amigdalite, parotidite, epiglotite, síndrome de Lemierre
Infecção Originária de Outro Local
Pneumonia; infecção do espaço pleural ou empiema; abscesso subfrênico; pancreatite; celulite ou infecção dos tecidos moles da parede torácica; osteomielite do esterno, clavícula, costelas ou vértebras; disseminação hematogênica de focos distantes Linfonodos – necrose e hemorragia (carbúnculo) ou necrose caseosa (tuberculose)
Cirurgia Cardiotorácica (Esternotomia Mediana)
Revascularização do miocárdio, troca valvar cardíaca, reparação de defeito congênito do coração, transplante de coração, transplante de coração e pulmão, dispositivos de assistência cardíaca, oxigenação por membrana extracorpórea (ECMO), outros tipos de cirurgia cardiotorácica

- Várias técnicas cirúrgicas podem ser utilizadas para o tratamento cirúrgico da mediastinite pós-esternotomia, com crescente uso de fechamento a vácuo e retalhos de tecidos moles para a reconstrução.
- O papel, se houver, do tratamento antifúngico na mediastinite fibrosante não é estabelecido.
- Na mediastinite fibrosante, estenoses de vasos e outras estruturas são muitas vezes tratadas com sucesso por *bypass* (derivação) cirúrgico ou colocação de *stent*.

PREVENÇÃO

- A prevenção na cirurgia pós-cardíaca é um grande foco de medidas de qualidade e diretrizes.
- Os principais fatores associados à diminuição das taxas de infecção pós-cirurgia cardíaca incluem a profilaxia antimicrobiana adequada (administração dentro de 1 hora antes da cirurgia e apenas durante o período de 24 a 48 horas e emprego de agente apropriado), controle da glicemia pós-operatória e uso de mupirocina nasal em pacientes colonizados com *S. aureus*.

33 Meningite Aguda

Allan R. Tunkel, Diederik van de Beek e W. Michael Scheld

DEFINIÇÃO

- Meningite, ou inflamação das meninges, é identificada pela alteração do número de leucócitos no liquor ou líquido cefalorraquidiano (LCR). A meningite aguda é clinicamente definida como uma síndrome caracterizada pelo início dos sinais e sintomas na meninge ao longo de horas ou até alguns dias.

EPIDEMIOLOGIA

- Estimativas do órgão norte-americano Centers for Disease Control and Prevention (CDC) indicam que 10 a 15 milhões de infecções enterovirais sintomáticas ocorrem anualmente nos Estados Unidos, dentre as quais 30 mil a 75 mil casos de meningite.
- Em um estudo de vigilância entre moradores de oito regiões de vigilância representando 17,4 milhões de pessoas de 1998 a 2007, foi avaliado o impacto da vacina conjugada pneumocócica heptavalente, com redução da incidência de meningite bacteriana causada pelos sorotipos da vacina de 0,61 caso/100 mil habitantes em 1998 a 1999 para 0,05 caso/100 mil habitantes de 2006 a 2007.
- Em pacientes com 16 anos ou mais, a frequência relativa do isolamento de patógenos da meninge de pacientes com meningite bacteriana adquirida na comunidade é um pouco diferente da dos bebês e das crianças, com a maioria dos casos causada por *Streptococcus pneumoniae, Neisseria meningitidis* e *Listeria monocytogenes.*

MICROBIOLOGIA

- Os enterovírus, atualmente a principal causa reconhecível de síndrome da meningite asséptica, respondem por 85% a 95% de todos os casos nos quais há identificação de algum patógeno.
- O DNA do vírus do herpes simples (VHS) foi detectado no liquor de casos publicados de meningite de Mollaret (agora denominada *meningite linfocítica benigna recorrente*), quase todos VHS-2.
- Foi observada uma grande redução da incidência de infecção invasiva (inclusive meningite bacteriana) causada por *Haemophilus influenzae* do tipo b nos Estados Unidos e na Europa Ocidental; essa diminuição da infecção é atribuída, em parte, ao uso generalizado de vacinas conjugadas contra *H. influenzae* do tipo b cujo uso de rotina foi aprovado para todas as crianças a partir dos 2 meses de idade.
- De 1998 a 2007, foram notificados um total de 2.262 casos de doença meningocócica para os pontos de vigilância do Active Bacterial Core norte-americano, com uma incidência anual de 0,53 caso/100 mil habitantes; a incidência diminuiu de 0,92 caso/100 mil habitantes em 1998 para 0,33 caso/100 mil habitantes em 2007 antes da introdução da vacina conjugada meningocócica tetravalente.
- Pacientes com meningite pneumocócica muitas vezes têm focos contíguos ou distantes de infecção pneumocócica, como pneumonia, otite média, mastoidite, sinusite e endocardite; os pacientes com algumas doenças concomitantes podem apresentar infecção grave (p. ex., esplenectomia ou asplenia, mieloma múltiplo, hipogamaglobulinemia, alcoolismo, desnutrição, doença hepática ou renal crônica, câncer e diabetes melito).
- Os surtos de infecção por *Listeria* foram associados ao consumo de salada de repolho contaminada, vegetais crus, leite e queijo, com casos esporádicos relacionados ao consumo de peru

contaminado, alfafa, melão, aipo picado, queijo de cabeça de porco (uma geleia de carne feita de pé e cabeça de porco) e carnes processadas, indicando o trato intestinal como a porta de entrada habitual.

- Os estreptococos do Grupo B são causa comum de meningite em recém-nascidos, com 52% de todos os casos nos Estados Unidos notificados durante o primeiro mês de vida.
- Os bacilos Gram-negativos aeróbios (p. ex., *Klebsiella* spp., *Escherichia coli*, *Serratia marcescens*, *Pseudomonas aeruginosa*, *Acinetobacter* spp., *Salmonella* spp.) se tornaram agentes etiológicos cada vez mais importantes nos pacientes com meningite bacteriana; estes microrganismos podem ser isolados do liquor dos pacientes após traumatismo craniano ou procedimentos neurocirúrgicos, e também podem ser encontrados em recém-nascidos, idosos, pacientes imunossuprimidos e pacientes com sepse por Gram-negativos.

DIAGNÓSTICO

- Os testes de amplificação de ácido nucleico, como o ensaio da reação em cadeia da polimerase (PCR, do inglês *Polymerase Chain Reaction*), são as alternativas mais promissoras à cultura viral para o diagnóstico da meningite enteroviral.
- A cultura do liquor é o padrão ouro do diagnóstico da meningite bacteriana, sendo positiva em 80% a 90% dos pacientes com doença adquirida na comunidade se o líquido cefalorraquidiano for obtido antes do início da antibioticoterapia.
- A PCR com sequência de base ampla para bactérias pode ser utilizada para detectar os microrganismos mais comuns da meningite bacteriana com apenas um teste, tendo sensibilidade adequada e excelente especificidade; esses exames podem ser feitos em duas horas na maioria dos países industrializados, mas são raros nos países com poucos recursos.
- No liquor, a acurácia diagnóstica do lactato é melhor do que a da contagem de leucócitos, glicose e proteína para a diferenciação entre a meningite bacteriana e a asséptica, com sensibilidade de 93% e 97% e especificidade de 96% e 94%, respectivamente.

TRATAMENTO

- A conduta inicial no caso de um paciente com suspeita de meningite bacteriana é a realização da punção lombar para determinar se o liquor é compatível com esse diagnóstico.
- Se a meningite for purulenta, a instituição da antibioticoterapia deve se basear nos resultados da coloração por Gram; no entanto, se nenhum agente etiológico puder ser identificado por este meio ou se a realização da punção lombar for atrasada, a instituição do tratamento antimicrobiano empírico deve ser baseada na idade do paciente e na existência de doenças subjacentes.
- Alguns pacientes com meningite bacteriana também devem ser tratados com dexametasona adjuvante. Em uma revisão *Cochrane Database Systematic* de 24 estudos contendo 4.041 participantes, o uso de dexametasona adjuvante não reduz a mortalidade global, mas houve tendência a menor mortalidade entre os adultos; os corticosteroides foram associados a menor incidência de perda da audição grave, qualquer tipo de perda da audição e sequelas neurológicas, embora estes benefícios tenham sido vistos apenas em estudos nos países de alta renda.
- A penicilina nunca pode ser recomendada como tratamento empírico para os pacientes com suspeita de meningite pneumocócica; como esquema empírico, é indicada a associação de vancomicina a uma cefalosporina de terceira geração (cefotaxima ou ceftriaxona).
- O tratamento empírico da meningite por Gram-negativos poderia começar com ceftazidima, cefepima ou meropenema. Se mais tarde for constatado que o microrganismo é resistente a essas cefalosporinas e aos carbapenêmicos, a colistina (normalmente formulada como colistimetato de sódio) ou a polimixina B devem substituir o meropenema e também podem precisar ser administradas por via intraventricular ou intratecal.

PREVENÇÃO

- A quimioprofilaxia também é necessária para contatos próximos dos pacientes com doença meningocócica invasiva; os CDC dos Estados Unidos atualmente recomendam a administração de rifampicina, ciprofloxacino ou ceftriaxona, todos com eficácia de 90% a 95% na erradicação do estado de portador nasofaríngeo, embora tenham sido notificados casos de *N. meningitidis* resistente ao ciprofloxacino em Dakota de Norte e Minnesota, levando os CDC a não recomendar o ciprofloxacino para a quimioprofilaxia meningocócica em alguns municípios desses estados.

- Vacinação para impedir a infecção com patógenos meníngeos específicos é uma medida muito útil para diminuir a incidência da meningite bacteriana.
- Para o *H. influenzae* do tipo b, a disponibilidade das vacinas conjugadas diminuiu em mais de 90% o número dos casos de meningite por este microrganismo.
- A primeira vacina meningocócica conjugada (vacina meningocócica de polissacarídeos conjugados com toxina diftérica contendo os sorogrupos A, C, W135 e polissacarídeos Y) teve seu uso aprovado nos Estados Unidos para a vacinação de rotina com uma dose para todas as pessoas entre 11 a 18 anos; nas diretrizes atualizadas, uma dose de reforço é agora recomendada aos 16 anos, e uma série vacinal primária com duas doses é administrada com dois meses de intervalo para as pessoas entre 2 e 54 anos com deficiência persistente de algum componente do complemento ou asplenia funcional ou anatômica, bem como para os adolescentes com infecção pelo vírus da imunodeficiência humana; outras pessoas em risco de doença meningocócica (p. ex., microbiologistas ou viajantes para algum país epidêmico ou altamente epidêmico) devem receber uma única dose.
- O Advisory Committee on Immunization Practices (comitê consultivo sobre práticas de imunização) recomenda, então, o uso da vacina conjugada pneumocócica 13-valente para evitar a doença pneumocócica nos bebês e crianças pequenas com menos de 6 anos; esta vacina tem atividade contra os sorotipos presentes na vacina heptavalente (4, 6B, 9V, 14, 18C, 19F e 23F) junto com seis outro sorotipos (1, 3, 5, 6A, 7F e 19A).

34 Meningite Crônica

John E. Bennett

DEFINIÇÃO

- A meningite crônica, definida aqui com, pelo menos, quatro semanas de sintomas com sinais de inflamação no liquor, deve ser diferenciada da meningite asséptica recorrente, da mielorradiculite crônica e da encefalite crônica.

ETIOLOGIA

- As principais causas são as infecções fúngicas, a tuberculose, a sífilis e o câncer (Tabela 34-1).

DIAGNÓSTICO

- As principais ferramentas diagnósticas são a ressonância magnética com gadolínio e os exames do líquido cefalorraquidiano (Tabela 34-2). A biópsia cirúrgica tem pouco rendimento.
- O teste de reação em cadeia da polimerase assumiu um papel de importância crescente, incluindo sua utilização para o diagnóstico de doença de Whipple, meningite enteroviral crônica, linfoma, toxoplasmose e tuberculose.

Tratamento

- O tratamento empírico por suspeita de meningite tuberculosa costuma ser feito dada a gravidade da doença, mas o acréscimo de prednisona pode causar deterioração nos casos de meningite fúngica insuspeita. A piora da infecção pode não ser detectada inicialmente porque os corticosteroides melhoraram temporariamente a hipoglicorraquia, a febre e o edema cerebral nas imagens de ressonância magnética ponderadas em T2. A mesma questão é válida para o tratamento com corticoides na suspeita de sarcoidose ou meningite autoimune. Somente após a ocorrência de uma deterioração subsequente, potencialmente irreversível, apesar dos corticosteroides, é que o agente etiológico é identificado. O benefício dos esquemas empíricos com corticosteroides geralmente é superado pelos danos.

TABELA 34-1 Diagnóstico Diferencial da Meningite Crônica

Fungos

Cryptococcus (criptococose)
Coccidioides (coccidioidomicose)
Hystoplasma (histoplasmose)
Candida (candidíase)
Sporothrix (esporotricose[raro]*)
Blastomyces (blastomicose [raro]*)
Outras leveduras (raras): *Scedosporium*, *Aspergillus*, *Cladophialophora* e outras leveduras com paredes escuras

Bactérias

Mycobacterium tuberculosis (tuberculose)
Treponema pallidum (sífilis)
Borrelia burgdorferi (doença de Lyme)
Tropheryma whipplei (doença de Whipple)
Actinomyces (actinomicose [parameníngea, rara])
Nocardia (nocardiose [com abscesso cerebral])
Brucella (brucelose [rara])

Parasitas

Acanthamoeba (acantamebíase)
Taenia solium (cisticercose)
Angiostrongylus cantonensis (angiostrongilíase)

Vírus

Echovirus (meningoencefalite)

Causas pós-neurocirúrgicas

Infecção de derivação do líquido cefalorraquidiano
Infecção de próteses

Tumores

Gliomatose difusa
Metástases cancerosas meníngeas, como meningite linfomatosa

Outras causas

Sarcoidose
Síndrome de Vogt-Koyanagi-Harada
Síndrome de Behçet
Paquimeningite hipertrófica relacionada ao igG4

*Não é rara no Brasil; ver a obsevação sobre chaves, colchetes e parênteses (é o contrário da ordem na lígua inglesa, do mesmo modo que o ponto para eles separa o decimal - para nós é a vírgula - e a vírgula para eles separa o milhar - para nós é o ponto).

TABELA 34-2 Exames Diagnósticos para a Meningite Crônica

Exames no líquido cefalorraquidiano

Celularidade, glicose, sangue e proteína, bem como leucometria diferencial (inclusive eosinófilos)
Nanquim no sedimento centrifugado
Cultura para fungos em 3 a 5 mL de líquido cefalorraquidiano
Citopatologia para células neoplásicas, com ensaio de reação em cadeia da polimerase ou citometria de fluxo para as células B monoclonais
Coloração com ácido periódico de Schiff das amostras citopatógicas para a doença de Whipple
Teste VDRL para sífilis
Antígeno de criptococos
Antígeno de histoplasma
Antígeno galactomanano para *Aspergillus*
Fixação do complemento para anticorpos contra as espécies *Coccidioides*
MTB direto (Gen-Probe, San Diego, CA)
Ensaio de reação em cadeia da polimerase para a tuberculose, doença de Whipple, infecção por enterovírus, toxoplasmose e linfoma
Culturas para enterovírus e *Acanthamoeba*

Sorologias

Teste RPR ou de anticorpos antitreponêmicos Anticorpos para Coccidioides, histoplasma, toxoplasma, *Brucella*
Antígeno de histoplasma

35 Encefalite

J. David Beckham e Kenneth L. Tyler

DEFINIÇÃO

- A encefalite é um processo inflamatório que envolve o parênquima cerebral e está associado à evidência clínica ou laboratorial de disfunção neurológica.

EPIDEMIOLOGIA

- A encefalite ocorre com maior frequência em crianças com menos de 1 ano e em idosos com mais de 65 anos, com incidência intermediária em indivíduos entre esses dois extremos etários.

MICROBIOLOGIA

- Até 60% dos casos de encefalite resultam de um agente etiológico não identificado.
- Vírus, bactérias e inflamação autoimune causam a maioria dos casos conhecidos de encefalite.

DIAGNÓSTICO

- Síndrome febril compatível com evidência de comprometimento do sistema nervoso central (Tabela 35-1).
- A análise-padrão do líquido cefalorraquidiano (LCR) e a neuroimagem por ressonância magnética são os exames prioritários.
- São recomenados estudos específicos de soro ou de LCR, ou ambos, para as etiologias definidas da encefalite (Tabela 35-2).

TRATAMENTO

- O uso empírico precoce de aciclovir em alta dosagem é recomendado para tratar possível encefalite por herpes simples em situações em que o diagnóstico está pendente.
- É indicado o tratamento antiviral para o tratamento de outros herpes-vírus que causam encefalite.
- O tratamento antiviral empírico é recomendado em caso de suspeita de encefalite associada ao vírus influenza.
- Atualmente, não há nenhum tratamento benéfico conhecido para pacientes com encefalite devido a arbovírus.

PREVENÇÃO

- A vacinação de rotina para patógenos comuns e a vacinação para o vírus da encefalite japonesa em viajantes selecionados podem prevenir alguns casos de encefalite.
- Os procedimentos para diminuir a exposição a picadas de mosquito podem diminuir o risco de casos de encefalite relacionada com arbovírus.

TABELA 35-1 Comparação entre Encefalite e Encefalopatia

	ENCEFALITE	ENCEFALOPATIA
Características Clínicas		
Febre	Comum	Incomum
Dor de cabeça	Comum	Incomum
Estado mental deprimido	Pode flutuar	Declínio constante no estado mental
Sinais neurológicos focais	Comum	Incomum
Convulsões	Comum	Incomum
Tipos de convulsões	Generalizado ou focal	Generalizado
Resultados Laboratoriais		
Hemograma completo	Leucocitose comum	Leucocitose incomum
Líquido cefalorraquidiano	Pleocitose comum	Pleocitose incomum
Eletroencefalograma	Desaceleração difusa e anormalidades focais ocasionais ou padrões periódicos	Desaceleração difusa
Ressonância magnética	Pode ter anormalidades focais	Sem anormalidades focais

Modificada de Davis LE. Diagnosis and treatment of acute encephalitis. Neurologist. 2000;6:145-159.

TABELA 35-2 Outras Causas Emergentes e Importantes da Encefalite Viral

ETIOLOGIA VIRAL	EPIDEMIOLOGIA	CARACTERÍSTICAS CLÍNICAS	DIAGNÓSTICO	TRATAMENTO
Adenovírus	Crianças e pacientes imunocomprometidos	Pneumonia associada	PCR ou cultura de amostra da biópsia cerebral ou do LCR	Suportivo
Vírus chikungunya	Cenário epidêmico; Índia e Sudeste Asiático; mosquito vetor	Síndrome febril com erupção cutânea e artralgias	LCR e IgM sérica e PCR	Suportivo
Vírus Hendra	Austrália; reservatório do morcego da fruta; humanos infectados por secreções do morcego	Febre, sonolência, convulsões e coma associado a um pródromo semelhante à gripe	Contato com patógenos especiais no CDC	Suportivo
HIV	Epidemia mundial; comportamento recente de alto risco	Febre, síndrome retroviral aguda associada a dor de cabeça; comumente associada à demência de HIV	Testes de sorologia de HIV e PCR de HIV quantitativo do LCR; RM pode revelar lesões hiperintensas T2 ou FLAIR nas regiões periventriculares e no centro semioval	Tratamento antirretroviral combinado
Influenza	Predileção sazonal por outono e inverno; dissseminação mundial; complicação rara em crianças	Síndrome febril associada, mialgias, pródromo respiratório; pode estar associado à necrose talâmica bilateral	Cultura viral, detecção de antígeno e PCR nas secreções respiratórias	Oseltamivir (C-III); resultados insatisfatórios
Encefalite japonesa	Mosquito vetor, reservatórios em porcos e aves; causa mais comum de epidemia de encefalite viral em todo o Sudeste da Ásia e Austrália	Convulsões e sinais parkinsonianos são comuns; paralisia flácida aguda; taxa de letalidade de 20% a 30%	IgM sérica ou IgG aguda/convalescente; LCR ou antígeno de IgM; RM pode mostrar lesões hiperintensas de T2 e FLAIR no gânglios basais, tálamos e mesencéfalo	Suportivo; vacina derivada do cérebro de rato ativada por formalina disponível para a prevenção
Vírus JC	Imunodeficiências mediadas por células (AIDS) e tratamento de imunomodulação (natalizumabe, rituximabe, efalizumabe)	Disfunção cognitiva, fraqueza muscular, distúrbios na marcha, perda visual, achados neurológicos focais	PCR do LCR (sensibilidade de 50% a 70% para LMP); RM exibe ≥ 1 sem melhora, hiperintensidade da massa branca subcortical confluente em sequências T2 e FLAIR	Tratamento antirretroviral combinado em pacientes com AIDS ou reversão da imunossupressão

Continua

TABELA 35-2 Outras Causas Emergentes e Importantes da Encefalite Viral *(Cont.)*

ETIOLOGIA VIRAL	EPIDEMIOLOGIA	CARACTERÍSTICAS CLÍNICAS	DIAGNÓSTICO	TRATAMENTO
Vírus da doença de Louping	Doença transmitida por carrapatos; encontrada na Irlanda, Escócia e Inglaterra, associada ao gado	Doença febril geralmente leve com confusão associada e estupor em alguns indivíduos; as mortes são raras	ELISA de IgM sérica ou um aumento de quatro vezes no anticorpo de IgG em soros agudos e convalescentes emparelhados	Suportivo
LCMV (veja o Cap. 166)	Vírus transmitido por roedores que infecta seres humanos com a exposição a urina, fezes, saliva ou sangue infectados; doença grave em pacientes imunocomprometidos	Febre, dor de cabeça, leucopenia, trombocitopenia; encefalite caracterizada por mudanças de personalidade, aumento da PIC, paraplegia, e disfunção sensorial e dos nervos cranianos	ELISA de IgM sérica e LCR	Suportivo
Vírus Me Tri	Transmitido por mosquitos; Sudeste Asiático; transmitido entre o gado	Febre, erupções cutâneas, convulsões, letargia e meningismo	PCR do LCR e ELISA de IgM, sorologia	Suportivo
Varíola dos macacos	Exposição do cão da pradaria	Erupções vesiculopustulares na cabeça, extremidades, palmas e solas; adenopatia; encefalite é rara, com confusão, sonolência e reflexos diminuídos	Biópsia da pele, do LCR e da IgM sérica, sorologia; RM mostrando lesões hipertensas de T2 e FLAIR da ponte, tálamo e córtex subparietal	Cuidado suportivo; considerar cidofovir ou vacina com imunoglobulina (C-III)
Vírus da caxumba	Sem vacina	Parotidite prévia seguida de dores de cabeça, vômitos, convulsões, alterações da consciência e perda auditiva neurossensorial	Aumento de quatro vezes de IgG em soros agudos e convalescentes emparelhados, cultura da saliva, cultura do LCR e PCR	Suportivo
Vírus da encefalite do MurrayValley	Mosquito vetor; reservatório em pássaro; Austrália e Nova Guiné	Início rápido em lactentes com taxa de letalidade de 15% a 30%	Testes de anticorpos IgG com aumento de quatro vezes nos soros agudos e convalescentes emparelhados	Suportivo
Vírus Nipah	A exposição a porcos infectados; reservatório em morcego do gênero Pteropus; exposição a morcegos infectados ou a locais onde os morcegos pernoitam, contato próximo com os seres humanos infectados; Sul da Ásia	Febre, dor de cabeça, alterações da consciência, tontura, vômitos, mioclonia, distonia, arreflexia, hipotonia; pneumonite	Aumento de quatro vezes de IgG em soros agudos e convalescentes emparelhados; cultura do LCR; RM pode exibir hiperintensidade focal em T2 de massa branca subcortical e profunda dos hemisférios cerebrais; contato com patógenos especiais no CDC	Suportivo; ribavirina (C-III)
Vírus Powassan	Carrapato vetor; reservatório em roedores, Estados da Nova Inglaterra, Canadá e Ásia	Taxa de letalidade de 10% a 15% e achados neurológicos focais em > 50% dos pacientes	IgM de soro e do LCR; anticorpos de IgG aumentam quatro vezes em soros agudos e convalescentes emparelhados	Suportivo

TABELA 35-2 Outras Causas Emergentes e Importantes da Encefalite Viral *(Cont.)*

ETIOLOGIA VIRAL	EPIDEMIOLOGIA	CARACTERÍSTICAS CLÍNICAS	DIAGNÓSTICO	TRATAMENTO
Vírus da febre do Rift Valley	África subsaariana, Egito, Arábia Saudita, Iêmen; mosquito vetor e reservatório em gados; seres humanos infectados por meio da exposição a secreções de animais infectados	1% dos humanos infectados desenvolve encefalite com dor de cabeça, meningismo e consciência alterada	Detecção de antígeno ELISA ou cultura partir do soro e PCR; contato com patógenos especiais no CDC	Suportivo
Vírus Rocio	Causa de encefalite epidêmica no Brasil; mosquito vetor	Febre, dor de cabeça, confusão, comprometimento motor e síndrome cerebelar; as sequelas são ataxia, disfagia, incontinência e problemas de memória	Aumento de quatro vezes de IgG no soro agudo e convalescente	Suportivo
Vírus da rubéola	Adultos não vacinados	Erupção cutânea seguida por dor de cabeça, tontura, alterações comportamentais e convulsões	IgM do LCR; aumento de quatro vezes de IgG no soro agudo e convalescente	Suportivo
Vírus da lebre-da-neve	Transmitido por mosquitos; América do Norte; crianças predominantemente afetadas por encefalite	Febre, dor de cabeça, confusão e letargia; baixa mortalidade e raras sequelas neurológicas de longo prazo	LCR e ELISA de soro IgM ou aumento de quatro vezes de IgG no soro agudo e convalescente	Suportivo
Vírus da encefalite transmitida por carrapatos	Carrapato vetor; reservatório em roedores; leite não pasteurizado; Rússia Oriental, Europa Central, Extremo Oriente	Encefalite aguda; paralisia flácida aguda	IgM sérica ou aumento de quatro vezes de IgG no soro agudo e convalescente	Suportivo
Vírus Toscana	Vetor flebotomíneo; infecção durante os meses de verão em países mediterrâneos	Febre, dor de cabeça, meningismo e meningoencefalite com coma, letargia, hidrocefalia e hepatoesplenomegalia	PCR do LCR; IgM do soro e do LCR; aumento de quatro vezes de anticorpos de IgG em soros agudos e convalescentes emparelhados	Suportivo
Vírus vaccinia	A maioria dos casos ocorre após a infecção; eventos após a vacinação são raros	Encefalopatia abrupta com sinais neurológicos focais em 2 a 30 dias após a vacinação	PCR ou IgM do LCR	Suportivo; corticosteroides se ocorrer após a vacinação (C-III); considerar cidofovir ou vacina de imunoglobulina

AIDS, síndrome da imunodeficiência adquirida; CDC, Centros para Controle e Prevenção de Doenças; ELISA, ensaio de imunoabsorção enzimática; FLAIR, recuperação de inversão atenuada por fluido; HIV, vírus da imunodeficiência humana; LCMV, vírus da coriomeningite linfocítica; LCR, líquido cefalorraquidiano; LMP, leucoencefalopatia multifocal progressiva; PCR, reação em cadeia da polimerase; PIC, pressão intracraniana; RM, ressonância magnética.

Modificada por Tunkel AR, Glaser CA, Bloch KC, et al. The management of encephalitis: clinical practice guidelines by the Infectious Disease Society of America. Clin Infect Dis. 2008;47:303-327.

36 Abscesso Cerebral

Allan R. Tunkel

DEFINIÇÃO

- O abscesso cerebral é uma infecção focal e intracerebral que começa como uma área localizada de cerebrite e evolui para uma coleção de pus circundada por uma cápsula bem vascularizada.

EPIDEMIOLOGIA

- Antes do advento da infecção pelo vírus da imunodeficiência humana (HIV), o abscesso cerebral representava 1.500 a 2.500 casos tratados nos Estados Unidos por ano; a incidência foi estimada em 0,3 a 1,3 caso a cada 100.000 pessoas por ano.
- Na maioria das séries pediátricas e adultas, existe uma predominância do sexo masculino (em uma proporção de 2:1 a 3:1) com uma idade média de 30 a 40 anos, embora a distribuição de idade varie dependendo da condição que predispôs à formação do abscesso cerebral.
- A incidência de abscessos cerebrais também é afetada pelo estado de saúde geral da população; em um estudo com 973 pacientes de um hospital terciário na África do Sul de 1983 a 2002, a incidência caiu durante o período estudado, como resultado de melhorias nos padrões socioeconômicos e disponibilidade de serviços de saúde.
- A incidência de abscessos otogênicos diminuiu, enquanto a incidência dos abscessos cerebrais pós-traumáticos e pós-operatórios aumentou.

MICROBIOLOGIA

- Estreptococos (aeróbios, anaeróbios e microaerofílicos) são as bactérias mais comuns (70% dos casos) em culturas de pacientes com abscesso cerebral bacteriano, e eles são frequentemente isolados em infecções mistas (30% a 60% dos casos).
- O *Staphylococcus aureus* é responsável por 10% a 20% dos microrganismos isolados, em geral em pacientes com traumatismo craniano ou endocardite infecciosa, e é frequentemente isolado em cultura pura; casos causados por cepas de *S. aureus* resistentes à meticilina associados à comunidade foram relatados.
- A atenção às técnicas de cultura adequadas aumentou o isolamento de anaeróbios de abscessos cerebrais com *Bacteroides* e *Prevotella* spp., isolados em 20% a 40% dos pacientes, muitas vezes na cultura mista.
- Bacilos entéricos Gram-negativos (p. ex., *Proteus* spp., *Escherichia coli, Klebsiella* spp., e *Pseudomonas* spp.) são isolados em 23% a 33% dos pacientes, muitas vezes em pacientes com focos otíticos de infecção, com septicemia, que tenham sido submetidos a procedimentos neurocirúrgicos ou que são imunocomprometidos.
- O abscesso cerebral por *Nocardia* pode ocorrer como uma lesão isolada do sistema nervoso central (SNC) ou como parte de uma infecção disseminada em associação à doença pulmonar ou cutânea.
- A incidência de abscessos cerebrais fúngicos aumentou com o resultado da administração prevalente de agentes imunossupressores, terapia antimicrobiana de amplo espectro e corticosteroides.

DIAGNÓSTICO

- A ressonância magnética (RM) tem sido extensivamente avaliada no diagnóstico de abscesso cerebral e é a primeira escolha de imagem na avaliação de um paciente com suspeita desta patologia.

TABELA 36-1 Terapia Antimicrobiana Empírica para Abscesso Cerebral Bacteriano

CONDIÇÃO PREDISPONENTE	TERAPIA ANTIMICROBIANA
Otite média ou mastoidite	Metronidazol + cefalosporina de terceira geração*
Sinusite (frontoetmoidal ou esfenoidal)	Metronidazol + cefalosporina de terceira geração*†
Infecção dentária	Penicilina + metronidazol
Trauma penetrante ou pós-neurocirúrgico	Vancomicina + cefalosporina de terceira ou quarta geração*‡
Abscesso pulmonar, empiema, bronquiectasias	Penicilina + metronidazol + sulfonamida§
Endocardite bacteriana	Vancomicina + gentamicina
Doença cardíaca congênita	Cefalosporina de terceira geração*
Desconhecida	Vancomicina + metronidazol + cefalosporina de terceira ou quarta geração*‡

*Cefotaxima ou ceftriaxona; a cefepima, uma cefalosporina de quarta geração, também pode ser usada.
†Adicionar vancomicina quando há suspeita de infecção causada por *Staphylococcus aureus* resistente à meticilina.
‡Usar ceftazidima ou cefepima como a cefalosporina se houver suspeita de *Pseudomonas aeruginosa*.
§Sulfametoxazol-trimetoprima; incluir se houver suspeita de *Nocardia* spp.
||Agentes adicionais devem ser adicionados com base em outras probabilidades microbiológicas.

- Foi demonstrado que o uso combinado de espectroscopia de prótons por ressonância magnética, imagem ponderada de difusão e de imagem por tensor de difusão melhorou a especificidade do diagnóstico de lesões focais com captação anelar e a diferenciação do abscesso cerebral de outras lesões císticas do cérebro, incluindo tumores.
- Um grande avanço no uso da tomografia computadorizada (TC) em pacientes com suspeita de abscesso cerebral é a capacidade de realizar a aspiração guiada por TC estereotáxica para facilitar o diagnóstico microbiológico e guiar a terapia antimicrobiana; no momento da aspiração, as amostras devem ser enviadas para coloração de Gram, culturas para aeróbios e anaeróbios de rotina e culturas de micobactérias e fungos.

TRATAMENTO

- Quando o material do abscesso tiver sido obtido para estudos microbiológicos e histopatológicos, a terapia antimicrobiana empírica deve ser iniciada com base nas condições predisponentes do paciente e na patogenia presumida de formação do abscesso (Tabela 36-1).
- Em pacientes infectados pelo HIV com lesões de massa do SNC, a abordagem inicial para o tratamento é diferente por causa da alta probabilidade de diagnóstico de encefalite toxoplásmica.
- A terapia antimicrobiana com agentes intravenosos em altas doses tem sido tradicionalmente administrada por 6 a 8 semanas em pacientes com abscessos cerebrais bacterianos.
- A maioria dos pacientes com abscesso cerebral bacteriano requer tratamento cirúrgico para atingir a terapia otimizada.
- A combinação de aspiração cirúrgica ou remoção de todos os abscessos maiores que 2,5 cm de diâmetro, administração de terapia antimicrobiana intravenosa durante 6 semanas ou mais, e resposta nos exames de neuro-imagem durante o seguimento deve resultar em uma taxa de cura superior a 90%.

37 Empiema Subdural, Abscesso Epidural e Tromboflebite Intracraniana Supurativa

Allan R. Tunkel

DEFINIÇÃO

- Empiema subdural refere-se a uma coleção de pus entre a dura-máter e a aracnoide.
- Abscesso epidural é uma coleção de pus localizada entre a dura-máter e o crânio sobrejacente ou a coluna vertebral.
- Tromboflebite intracraniana supurativa inclui trombose venosa do seio dural e supuração.

EPIDEMIOLOGIA

- As condições mais comuns que predispõem a empiema subdural craniano são infecções otorrinológicas, especialmente dos seios paranasais, que são afetadas em 40% a 80% dos casos. Empiema subdural espinal origina-se hematogenicamente.
- Cerca de 0,2 a 2/10.000 pacientes hospitalizados têm abscesso epidural espinal, com a maioria dos casos sendo geralmente secundária à extensão de osteomielite vertebral.
- Tromboflebite intracraniana supurativa pode ocorrer após a infecção dos seios paranasais, orelha média, mastoide, face ou orofaringe.

MICROBIOLOGIA

- Um número de espécies bacterianas foi isolado em doentes com empiema subdural craniano, incluindo estreptococos aeróbios, estafilococos, bacilos Gram-negativos aeróbios, estreptococos anaeróbios e outros anaeróbios.
- *Staphylococcus aureus* é o agente etiológico mais comum em pacientes com abscesso epidural espinal.
- Os patógenos que infectam pacientes com tromboflebite intracraniana supurativa dependem da patogenia da infecção.

DIAGNÓSTICO

- A ressonância magnética (RM) com realce pelo gadolínio é o procedimento diagnóstico de escolha em pacientes com empiema subdural e abscesso epidural.
- O diagnóstico não invasivo de escolha em pacientes com tromboflebite supurativa intracraniana é RM e venografia por ressonância magnética; venografia por tomografia computadorizada é feita em pacientes impossibilitados de se submeter a ressonância magnética.

TRATAMENTO

- Empiema subdural é uma emergência médica e cirúrgica. Os objetivos da cirurgia são alcançar descompressão adequada do cérebro e evacuar completamente o empiema; com base em dados de resultados retrospectivos, craniotomia é o procedimento cirúrgico de escolha.
- Os princípios do tratamento para abscesso epidural espinal são laminectomia e descompressão cirúrgica imediatas em pacientes com disfunção neurológica, drenagem do abscesso e terapia antimicrobiana em longo prazo. Terapia antimicrobiana, por si só, pode ser considerada em pacientes com dor localizada e sintomas reticulares sem achados de vias longas, mas exames

neurológicos frequentes e exames de ressonância magnética em série devem ser realizados para demonstrar a resolução do abscesso.

- Terapia antimicrobiana empírica para tromboflebite supurativa intracraniana é geralmente vancomicina, metronidazol e cefalosporina de terceira ou quarta geração; anticoagulação também deve ser usada em pacientes com trombose do seio cavernoso séptico, a menos que existam contraindicações.

38 Infecção da Derivação Ventriculoperitoneal e do Dreno Liquórico

Adarsh Bhimraj, James M. Drake e Allan R. Tunkel

DEFINIÇÃO

- A infecção da derivação ventriculoperitoneal pode ser superficial, acometendo a pele e as partes moles adjacentes à válvula ou ao reservatório da derivação, ou pode ser uma infecção mais profunda, proximal atingindo os ventrículos cerebrais ou distal no peritônio.
- A infecção do dreno do líquido cefalorraquidiano pode ser infecção do canal, infecção do sítio de saída do cateter ou ventriculite.

EPIDEMIOLOGIA

- A incidência de casos de infecção da derivação ventriculoperitoneal (ou seja, a ocorrência de infecção em cada paciente) variou de 5% a 41%, embora, em geral, fique entre 4% e 17%.
- A incidência operatória (ou seja, a ocorrência de infecção por procedimento) variou de 2,8% a 14%, embora, em geral, seja inferior a 4%.
- Em pacientes com drenos liquóricos, a incidência de ventriculite variou entre 0% e 22%.

MICROBIOLOGIA

- Espécies de estafilococos são responsáveis pela maioria das amostras dos pacientes com infecção da derivação ventriculoperitoneal, com o *Staphylococcus epidermidis* sendo o agente etiológico mais isolado (47% a 64% das infecções), seguido do *Staphylococcus aureus* (12% a 29% das infecções).
- As espécies Gram-negativas mais comumente isoladas são *Escherichia coli*, *Klebsiella*, *Proteus* e *Pseudomonas*; também foram descritos casos de meningite por *Acinetobacter* em pacientes com derivação ventriculoperitoneal.
- Nos últimos anos, uma crescente prevalência de difteroides (como o *Propionibacterium acnes*) foi encontrada em infecções da derivação liquórica.

DIAGNÓSTICO

- O diagnóstico é feito por cultura direta do liquor obtido por aspiração da derivação ou pela cultura dos componentes proximais da derivação, se a derivação for explantada.
- A cultura do liquor, do reservatório ou do dreno da derivação é o exame mais importante para firmar o diagnóstico da infecção.
- Nos pacientes com drenos lombares ou drenos ventriculares externos, a infecção é definitivamente comprovada pela cultura positiva do liquor (obtido do cateter ventricular ou lombar) associada a pleiocitose no líquido cefalorraquidiano.

TRATAMENTO

- Os princípios da antibioticoterapia na infecção da derivação ventriculoperitoneal são geralmente os mesmos da meningite bacteriana aguda; o medicamento escolhido deve penetrar no sistema nervoso central, atingir concentrações liquóricas adequadas e ter atividade bactericida contra o patógeno infectante.
- A terapia empírica com vancomicina intravenosa associada a cefepima, ceftazidima, ou meropenema é considerada apropriada.

- O tratamento ideal de uma infecção da derivação ventriculoperitoneal é um antimicrobiano intravenoso inicial, seguido da remoção de todos os componentes da derivação infectada, da inserção de um cateter ventricular novo e de um período de drenagem externa. Mais tarde, o dreno é removido e uma nova derivação é colocada.
- A instilação direta de antimicrobianos no ventrículo lateral ou, no caso das derivações lombares, no saco tecal lombar, pode ser necessária para os pacientes com infecções difíceis de erradicar com a antibioticoterapia intravenosa e a remoção da derivação, ou quando o paciente não pode ser submetido à substituição da derivação.

PREVENÇÃO

- Não há evidências que embasem a administração de antibioticoterapia profilática periprocedimento para os pacientes submetidos à derivação ventriculoperitoneal com colocação de drenos ventriculares externos.
- O uso de derivações e drenos liquóricos impregnados de antimicrobianos parece ser seguro e eficaz na prevenção da ventriculite, embora sejam necessários ensaios clínicos prospectivos, randomizados e controlados para confirmar seus benefícios.
- O uso de um protocolo padronizado e a redução da variação pela adoção de um protocolo comum são eficazes na redução da incidência de infecção da derivação ventriculoperitoneal.

39 Celulite, Fascite Necrosante e Infecções do Tecido Subcutâneo

*Mark S. Pasternack e Morton N. Swartz**

DEFINIÇÃO

- As infecções cutâneas e de partes moles são caracterizadas pela localização, profundidade da infecção, agente etiológico e ambiente clínico, e podem resultar tanto de inoculação cutânea primária ou, mais raramente, de disseminação hematológica.
- O *impetigo* é uma crosta superficial e, por vezes, a infecção cutânea bolhosa; a progressão localizada para a derme causa ectima.
- A *foliculite* é uma infecção localizada dos folículos pilosos que pode se estender para o tecido subcutâneo, resultando em furúnculos. Estes, por sua vez, podem coalescer, resultando na formação de carbúnculo.
- A *erisipela* é uma infecção cutânea superficial de progressão rápida, com bordas eritematosas bem delimitadas; a *celulite* reflete o comprometimento mais profundo da derme.
- Infecções necrosantes, cutâneas e de partes moles, como a *fascite necrosante*, são infecções raras e potencialmente fatais, ocorrem em vários quadros clínicos e exigem diagnóstico rápido e intervenção cirúrgica.

EPIDEMIOLOGIA

- Infecções cutâneas e de partes moles importantes podem ocorrer em todas as faixas etárias. Pequenos traumatismos locais como evento patogênico inicial é uma característica comum desses processos. Embora as infecções invasivas possam ocorrer em pessoas previamente saudáveis, muitos de fatores de risco sistêmicos predispõem a essas infecções.

MICROBIOLOGIA

- Estreptococos hemolíticos e *Staphylococcus aureus*, inclusive o *S. aureus* resistente a meticilina (MRSA, do inglês *Methicillin-Resistant S. aureus*), são as causas mais comuns da infecção cutânea superficial.
- A infecção mista de bacilos Gram-negativos facultativos, anaeróbios e organismos Gram-positivos causa mais frequentemente a infecção necrosante, mas os estreptococos do grupo A, os clostrídios e espécies de *Vibrio* também podem causar a fascite necrosante.
- Um diagnóstico diferencial abrangente deve ser considerado ao se confrontar com infecções nos pacientes imunocomprometidos.

DIAGNÓSTICO

- A maioria das infecções cutâneas não está associada à bacteremia, e o diagnóstico e tratamento empírico são feitos de acordo com os sinais e sintomas físicos e o ambiente clínico.
- Nos hospedeiros comprometidos, a biópsia do tecido para histologia e microbiologia é fundamental para planejar o tratamento definitivo.

*Morton N. Swartz, colaborador de longa data dos capítulos das edições anteriores do *Principles and Practices of Infectious Diseases*, faleceu no dia 9 de setembro de 2013.

TRATAMENTO

- O tratamento oral direcionado contra organismos Gram-positivos é adequado para a doença leve, com acompanhamento rigoroso e acompanhamento da resposta terapêutica. O tratamento parenteral direcionado de maneira mais ampla contra os organismos Gram-positivos, como *S. aureus* e MRSA, Gram-negativos e anaeróbios, é necessário em muitas manifestações de infecção grave, especialmente nos hospedeiros comprometidos.
- As infecções necrosantes exigem o desbridamento cirúrgico de urgência.
- As infecções associadas à síndrome do choque tóxico são tratadas com inibidores da síntese de proteínas, como a clindamicina, e com imunoglobulina intravenosa para neutralizar toxinas estreptocócicas.

PREVENÇÃO

- Boa higiene e atenção ao tratamento precoce de processos superficiais como a infecção por dermatófitos diminuem o risco de infecção de pele e partes moles.
- Pessoas com celulite recorrente podem se beneficiar da supressão regular com antibióticos.

40 Miosite e Mionecrose

*Mark S. Pasternack e Morton N. Swartz**

DEFINIÇÃO

- A miosite é um processo inflamatório e geralmente necrosante primário do músculo relacionado à disseminação hematogênica e à subsequente invasão bacteriana. A inoculação direta do músculo como resultado de trauma penetrante também é um importante mecanismo de infecção (associado à mionecrose clostridiana). A inflamação muscular mais generalizada também pode acompanhar uma grande variedade de distúrbios virais e parasitários agudos e crônicos.

EPIDEMIOLOGIA

- A piomiosite ocorre em todas as idades em regiões temperadas e pode acontecer em indivíduos previamente saudáveis, bem como em indivíduos imunocomprometidos; em climas quentes, as infecções em crianças predominam (i.e., piomiosite tropical). A mionecrose clostridiana mais comumente complica o trauma penetrante (p. ex., acidentes de trânsito, guerra, desastres naturais), especialmente em contextos de recursos limitados.

MICROBIOLOGIA

- O *Staphylococcus aureus* é a causa clássica de piomiosite, mas doenças semelhantes têm sido associadas a uma ampla variedade de agentes patogênicos bacterianos, especialmente em hospedeiros comprometidos. A mionecrose por *Clostridium perfringens* complica o trauma penetrante, mas a mionecrose clostridiana não traumática pode se desenvolver após a disseminação hematogênica das espécies mais aerotolerantes (p. ex., *C. septicum, C. sordellii*). Estreptococos do grupo A também podem causar infecção mionecrótica grave, que é uma verdadeira emergência médica. A inflamação muscular generalizada aguda ocorre após infecções por influenza e vírus da dengue, mas uma grande variedade de agentes patogênicos virais leva esporadicamente à lesão muscular significativa e até mesmo à rabdomiólise grave.

DIAGNÓSTICO

- A consideração desses processos incomuns é o primeiro passo para o diagnóstico correto, porque a dor progressiva focal da piomiosite imita uma variedade de distúrbios. Hemoculturas e drenagem (percutânea) com base nos resultados da imagem transversal confirmam o diagnóstico e orientam a terapia. A piomiosite pode acompanhar choque tóxico, e a investigação de um processo focal responsável pela doença sistêmica fulminante é essencial. A produção de gás no músculo e nas partes moles em um cenário de uma doença rapidamente progressiva ocorre na mionecrose clostridiana e em infecções relacionadas; esta é uma emergência cirúrgica, e a verificação do desbridamento de tecido não viável e de culturas adequadas é fundamental.

TRATAMENTO

- Idealmente, depois das imagens e drenagem rápidas, a terapia antibacteriana empírica de amplo espectro eficaz contra *S. aureus* (incluindo *S. aureus* resistente à meticilina) e bacilos

*Morton N. Swartz, colaborador de longa data de capítulos de edições anteriores de Princípios e Práticas de Doenças Infecciosas, faleceu em 9 de setembro de 2013.

Gram-negativos, além de anaeróbios, deve ser administrada. Os achados do choque tóxico associado estipulam a adição de um inibidor da síntese de proteínas (p. ex., clindamicina) e possivelmente terapia com imunoglobulina intravenosa. A terapia de espectro limitado é apropriada após a identificação e testes de sensibilidade do agente patogênico isolado. Os pacientes que apresentam os sinais clínicos de gangrena gasosa (mionecrose clostridiana) exigem penicilina e clindamicina em altas doses imediatamente e exploração cirúrgica urgente.

PREVENÇÃO

- Como a maioria dos episódios de piomiosite se desenvolve após a bacteriemia transitória, a prevenção não é prática. O desbridamento imediato do tecido desvitalizado após um ferimento penetrante é altamente eficaz na prevenção da mionecrose clostridiana.

41 Linfadenite e Linfangite

*Mark S. Pasternack e Morton N. Swartz**

DEFINIÇÃO: LINFADENITE

- Inflamação aguda (supurativa) ou crônica (em geral granulomatosa) dos linfonodos.

EPIDEMIOLOGIA

- A linfadenite supurativa é mais comum entre as crianças menores; já a linfadenite granulomatosa pode aparecer em pessoas de todas as idades.

MICROBIOLOGIA (TABELA 41-1)

- A linfadenite supurativa ocorre principalmente devido à infecção pelo *Staphylococcus aureus* (sensível ou resistente à meticilina) e aos estreptococos do grupo A em hospedeiros sadios; uma grande quantidade de patógenos pode causar linfadenite supurativa nos pacientes imunocomprometidos.
- A linfadenite granulomatosa é causada primariamente por micobactérias não tuberculosas nas crianças saudáveis. O *Mycobacterium tuberculosis* é a etiologia mais importante para pacientes mais velhos, mas pode ser causada por vários patógenos nos pacientes imunocomprometidos

DIAGNÓSTICO

- Punção aspirativa ou biópsia, incisional ou excisional, considerando também o ritmo da evolução e a gravidade da doença, além da possível imunodeficiência.

TRATAMENTO

- Drenagem dos abscessos e antibioticoterapia convencional contra microrganismos Gram-positivos causadores da linfadenite supurativa aguda.
- O tratamento é direcionado de acordo com a investigação microbiológica/histopatológica da linfadenite granulomatosa crônica.

PREVENÇÃO

- O tratamento precoce de infecções primárias superficiais e de episódios de adenite aguda pode reduzir o risco de supuração e a necessidade de drenagem cirúrgica.

DEFINIÇÃO: LINFANGITE

- Linfangite é uma inflamação dos canais linfáticos, geralmente no tecido subcutâneo. O quadro é causado por um processo agudo de origem bacteriana ou por um processo crônico de etiologia micótica, micobacteriana ou filarioide (Tabela 41-2).

---

*Morton N. Swartz, colaborador de longa data dos capítulos das edições anteriores do *Principles and Practices of Infectious Diseases*, faleceu no dia 9 de setembro de 2013.

TABELA 41-1 Formas de Linfadenite

DOENÇA	AGENTE ETIOLÓGICO	REGIONAL	REGIONAL COM SUPURAÇÃO (OU CASEOSE)	FORMAÇÃO DE BUBO INGUINAL	ULCEROGLANDULAR	OCULOGLANDULAR	GERAL
Bacteriana							
Piogênica	Estreptococos dos Grupos A ou B, *Staphylococcus aureus*	+	+				
Escarlatina	Estreptococos do Grupo A	+	+				+
Difteria	*Corynebacterium diphtheriae*	+					
Angina de Vincent	*Prevotella melaninogenica*, peptoestreptococos etc.	+					
Escrófula	*Mycobacterium tuberculosis* *Mycobacterium scrofulaceum* *Mycobacterium avium-intracellulare*	+ + +	+ + +				
Tuberculose miliar	*M. tuberculosis*	+					+
Brucelose	*Brucella*	+					+
Leptospirose	*Leptospira*	+					+
Sífilis	*Treponema pallidum*	+					+
Cancro mole	*Haemophilus ducreyi*	+					
Peste	*Yersinia pestis*	+	+	+			
Tularemia	*Francisella tularensis*	+	+	+	+	+	
Febre da mordida de rato	*Streptobacillus moniliformis* *Spirillum minus*	+ +			+		
Antraz	*Bacillus anthracis*	+	+		+		
Listeriose	*Listeria monocytogenes*	+					
Melioidose	*Burkholderia pseudomallei*	+	+	+			
Mormo	*Burkholderia mallei*	+	+	+			
Doença da arranhadura de gato	*Bartonella henselae*	+	+	±	±	+	
Febre tifoide	*Salmonella typhi*	+					
FÚNGICA							
Histoplasmose	*Histoplasma capsulatum* *H. capsulatum var. duboisii*	+ +					
Coccidioidomicose	*Coccidioides immitis*	+					
Paracoccidioidomicose	*Paracoccidioides brasiliensis*	+					
Criptococose	*Cryptococcus neoformans*	+	+				
RICKETTSIOSES							
Febre maculosa do Mediterrâneo, etc.	*Rickettsia conorii*	+					
Tifo rural	*Rickettsia tsutsugamushi*	+					
Varicela por rickettsia	*Rickettsia akari*	+					
CLAMÍDICAS							
Linfogranuloma venéreo	*Chlamydia trachomatis*	+	+	+			

(Continua)

TABELA 41-1 Formas de Linfadenite *(Cont.)*

DOENÇA	AGENTE ETIOLÓGICO	REGIONAL	REGIONAL COM SUPURAÇÃO (OU CASEOSE)	FORMAÇÃO DE BUBO INGUINAL	ULCEROGLANDULAR	OCULOGLANDULAR	GERAL
VIRAIS							
Sarampo	Vírus do sarampo						+
Rubéola	Vírus da rubéola						+
Mononucleose infecciosa	Vírus Epstein-Barr						+
Mononucleose por citomegalovírus	Citomegalovírus						+
Dengue	Vírus da dengue						+
Febre do oeste do Nilo	Vírus do oeste do Nilo						+
Febre de Lassa	Vírus da febre de Lassa						+
Infecção por herpes orofaríngea	Vírus *Herpes simplex* tipo 1	+	±				+
Infecção por herpes genital	Vírus *Herpes simplex* tipo 2	+					
Infecção primária do HHV-6	Herpesvírus humano 6	+					
Infecção primária do HHV-7	Herpesvírus humano 7	+					
Varíola bovina	Vírus da varíola bovina	+	±				
Febre faringoconjuntival	Adenovírus (tipos 3 e 7)	+	+				
Ceratoconjuntivite epidêmica	Adenovírus (tipos 8 e 19)	+					
Aids, complexo relacionado com a AIDS	Vírus da imunodeficiência humana						+
PROTOZOÁRIOS							
Calazar	*Leishmania donovani*						+
Tripanossomíase africana	*Trypanosoma brucei*				+		+
Doença de Chagas	*Trypanosoma cruzi*					+	+
Toxoplasmose	*Toxoplasma gondii*	+				+	+
HELMINTOS							
Filariose	*Wuchereria bancrofti* *Brugia malayi*	+ +					+ +
Loíase	*Loa loa*			+			
Oncocercose	*Onchocerca volvulus*			+			

AIDS, síndrome da imunodeficiência adquirida; HHV, herpesvírus humano; +, presente; ±, raro.

TABELA 41-2 Causas de Linfangite

APRESENTAÇÃO CLÍNICA	AGENTE ETIOLÓGICO	FREQUÊNCIA RELATIVA COMO CAUSA DE LINFANGITE
Aguda	Estreptococos do Grupo A	Comum
	Staphylococcus aureus	Ocasional
	Pasteurella multocida	Ocasional
	Streptobacillus moniliformis (febre da mordida do rato)	Raro
	Wuchereria bancrofti; Brugia malayi (filariose)	Raro (apenas em imigrantes de regiões endêmicas)
Crônica	*Sporothrix schenckii* (Esporotricose)	Ocasional
	Mycobacterium marinum (granuloma de piscinas)	Ocasional
	Mycobacterium kansasii	Raro
	Nocardia brasiliensis	Raro
	W. bancrofti; B. malayi	Raro (apenas em imigrantes de áreas endêmicas)
	Nocardia asteroides	Muito raro
	Mycobacterium chelonae	Muito raro
	S. aureus (botriomicose)	Muito raro
	Leishmania brasiliensis ou *Leishmania mexicana*	Muito raro
	Francisella tularensis	Muito raro

42 Esofagite

Paul S. Graman

DEFINIÇÃO

- Inflamação do esôfago, de etiologia infecciosa ou não.

EPIDEMIOLOGIA

- A doença do refluxo gastresofágico é a causa mais comum de esofagite. As infecções no esôfago ocorrem predominantemente nos pacientes com comprometimento imunitário, particularmente aqueles com síndrome da imunodeficiência adquirida ou em quimioterapia antineoplásica. Ocasionalmente, pessoas imunocompetentes são acometidas.

MICROBIOLOGIA

- *Candida* spp., vírus *Herpes simplex* (HSV) e citomegalovírus são os agentes etiológicos mais comuns.

DIAGNÓSTICO

- Endoscopia e biópsia com imuno-histopatologia, cultura e reação em cadeia da polimerase.

TRATAMENTO (TABELA 42-1)

- *Candida*: fluconazol, itraconazol, apresentações lipídicas da anfotericina, voriconazol ou equinocandinas.
- Vírus *Herpes simplex*: aciclovir ou valaciclovir, fanciclovir; foscarnete para HSV resistente ao aciclovir.
- Citomegalovírus: ganciclovir, valganciclovir ou foscarnete.
- Úlceras aftosas (na síndrome da imunodeficiência adquirida): prednisona e talidomida.

PREVENÇÃO

- Os pacientes que recebem transplantes de células-tronco hematológicas alogênicas e têm neutropenia costumam fazer profilaxia antiviral e antifúngica.

TABELA 42-1 Tratamento da Esofagite

CAUSA	TRATAMENTO HABITUAL (DOSE PARA ADULTOS)	MEDICAMENTOS ALTERNATIVOS
Candida	Fluconazol, 100 a 200 mg/dia VO ou IV por 14 a 21 dias; na AIDS, pode ser necessário fazer tratamento supressor de manutenção (fluconazol 100 a 200 mg/dia VO)	Itraconazol suspensão oral 100 a 200 mg a cada 12 horas VO Voriconazol 200 mg a cada 12 horas VO* Anfotericina B 0,3 a 0,7 mg/kg/dia IV por 7 dias Caspofungina 50 mg/dia IV após dose de ataque de 70 mg* Micafungina 150 mg/dia IV Anidulafungina 100 mg no 1° dia, a seguir 50 mg/dia IV
Vírus *Herpes simplex*	Aciclovir 5 mg/kg IV a cada 8 horas por 7 a 14 dias ou 400 mg cinco vezes ao dia VO por 14 a 21 dias OU valaciclovir 1 g VO a cada 8 horas por 14 a 21 dias;† na AIDS, pode ser necessário fazer tratamento supressor de manutenção	Fanciclovir 500 mg a cada 12 horas VO por 14 a 21 dias (não no caso de infecção resistente ao aciclovir) Foscarnete 90 mg/kg a cada 12 horas IV por 7 a 14 dias (na infecção resistente ao aciclovir)
Citomegalovírus	Ganciclovir 5 mg/kg IV a cada 12 horas por 14 a 21 dias; na AIDS, costuma ser necessário fazer tratamento supressor de manutenção (ganciclovir 5 mg/kg/dia IV todo dia ou 6 mg/kg/dia IV 5 dias por semana)	Foscarnete, 90 mg/kg a cada 12 horas IV por 14 a 21 dias; supressão com foscarnete 90 a 120 mg/kg/dia IV Valganciclovir, 900 mg a cada 12 horas VO para tratamento e 900 mg uma vez ao dia para manutenção ou supressão†
Úlceras aftosas (na aids)	Prednisona[54] 40 mg/dia VO por 14 dias, a seguir, redução gradual até a retirada	Talidomida 200 mg/dia VO†

AIDS, síndrome da imunodeficiência adquirida (do inglês *Acquired Immunodeficiency Syndrome*).
*Anfotericina, equinocandinas e voriconazol são indicados para candidíase esofágica grave ou refratária.
†Não aprovados pela *Food and Drug Administration* dos EUA para essa indicação.

43 Náuseas, Vômitos e Diarreia não Inflamatória

David A. Bobak e Richard L. Guerrant

DEFINIÇÃO

- Grupos de doenças cujas manifestações são as formas agudas e crônicas da gastroenterite, acometendo crianças e adultos, com a peculiaridade de serem, por natureza, predominantemente não inflamatórias.

EPIDEMIOLOGIA

- As gastroenterites não inflamatórias estão entre as infecções mais comuns que acometem os humanos. Como grupo, estão em segundo lugar em termos de incidência, logo atrás das infecções virais das vias respiratórias superiores.
- A maioria dos casos dessa doença não é pesquisada nem notificada, mas estima-se que atinja dezenas de milhões de pessoas por ano em todo o mundo.
- Existem a prevalência endêmica e a sazonal, bem como os surtos epidêmicos da maioria das formas dessas infecções.
- A incidência da infecção e os agentes etiológicos variam de acordo com a idade, o clima e a localização geográfica. Além disso, há diferenças observadas nesses parâmetros em termos de local da aquisição (p. ex., infecção adquirida na comunidade *versus* em alguma unidade de saúde).

MICROBIOLOGIA

- Os vírus, como membros dos gêneros rotavírus, norovírus, adenovírus e astrovírus, são a causa da maioria dos casos de gastroenterite não inflamatória.
- Na etiologia bacteriana dessa síndrome, encontramos cepas patogênicas de *Escherichia coli* e alguns sorotipos de *Vibrio,* cólera e não cólera.
- Alguns tipos de protozoários podem causar uma forma de gastroenterite predominantemente não inflamatória; dentre os quais *Giardia*, *Cryptosporidium, Cystoisospora* e *Cydospora.*
- Embora muitos desses agentes etiológicos sejam semelhantes, também há diferenças importantes entre as causas endêmicas e epidêmicas da gastroenterite não inflamatória nos países em desenvolvimento, recém-industrializados e desenvolvidos. Os surtos nos berçários e nosocomiais dessa síndrome são diferentes dos casos adquiridos na comunidade.
- O número de potenciais agentes contagiosos é muito maior nos hospedeiros imunocomprometidos, em comparação aos hospedeiros imunocompetentes.

DIAGNÓSTICO

- Tipicamente, a síndrome clínica se manifesta em diferentes graus de náuseas, vômitos e diarreia aquosa, em geral associados a febre, mialgia e artralgia.
- A maioria dos casos dessa síndrome é autolimitada e não há identificação da etiologia específica.
- Em certos casos, como, por exemplo, nas epidemias, nos casos nosocomiais e nas infecções alimentares, é possível identificar um agente etiológico por cultura ou testes diagnósticos moleculares.

TRATAMENTO

- A reposição adequada de líquidos e eletrólitos é a conduta mais importante para todas as formas de gastroenterite, inclusive a não inflamatória, que é discutida neste capítulo.
- Na maior parte dos casos de gastroenterite não inflamatória, não há indicação de antibioticoterapia. Entretanto, na maioria das manifestações graves ou específicas dessa infecção, o tratamento direcionado, antiviral, antibacteriano, ou antiparasitário, pode ser benéfico.

PREVENÇÃO

- O saneamento adequado do abastecimento local de água, do processamento de alimentos e dos sistemas de distribuição ajuda a prevenir muitas formas de gastroenterite não inflamatória endêmica e adquirida na comunidade.
- Embora tenha havido grande interesse no desenvolvimento de esquemas eficazes de vacinação ou imunização contra vários agentes etiológicos desse quadro, atualmente existem apenas as vacinas contra o rotavírus.

44 Enterites Inflamatórias Bacterianas

Aldo A. M. Lima, Cirle A. Warren e Richard L. Guerrant

DEFINIÇÃO

- As enterites inflamatórias agudas e crônicas são causadas por vários agentes infecciosos específicos.

EPIDEMIOLOGIA

- Síndromes disentéricas agudas são influenciadas pelo inóculo inusitadamente baixo necessário para a infecção por organismos como as *Shigellae*.
- As bactérias patogênicas entéricas mais associadas a doenças em crianças com menos de 5 anos nos Estados Unidos são a *Salmonella* não tifoide, seguida de *Campylobacter*, *Yersinia enterocolitica* e *Escherichia coli* O157.
- A exposição sexual, especialmente entre homens que fazem sexo com homens, pode expor a gonococos, vírus do *Herpes simplex*, *Chlamydia trachomatis* ou *Treponema pallidum* como causa de proctite, ou *Campylobacter*, *Shigella*, *C. trachomatis* (sorotipos de linfogranuloma venéreo) ou *Clostridium difficile* como causa de colite.
- História de uso de antibióticos e/ou admissão recente em alguma unidade de saúde sugere fortemente infecção por *C. difficile*.

MICROBIOLOGIA

- Estudos genômicos de espécies de *Shigella* indicaram que a *Shigella* e a *E. coli* enteroinvasiva derivam de várias origens de *E. coli* e formam um único patovar.
- A causa de um surto recente de diarreia sanguinolenta e síndrome hemolítico-urêmica grave, ao contrário das cepas êntero-hemorrágicas de *E. coli* pregressas que haviam exibido traços de aderência e supressão das *E. coli* enteropatogênicas, foi uma cepa de *E. coli* enteroagregativas, produtoras de toxina Shiga.
- *Campylobacter* spp. têm um genoma pequeno (1,6 a 2,0 Mb) e podem causar infecções intestinais e sistêmicas.
- Os fatores de virulência primários que reconhecidamente causam doença clínica na infecção por *C. difficile* são duas grandes toxinas: toxina do *C. difficile* (Tcd)A ou toxina A (308 kDa) e TcdB, ou toxina B (270 kDa).
- O *Vibrio parahaemolyticus* foi reconhecido desde 1950 no Japão como causa de intoxicação por frutos do mar.
- A flagelina da *Salmonella* é regulada pelo gene *fliC*, que é o principal ligante do receptor do tipo Toll 5 (TLR, do inglês *Toll-like receptor*), dos receptores de domínio de oligomerização de ligação de nucleotídeos e a proteína do fator de ativação da protease ICE.

DIAGNÓSTICO

- Qualquer um dos microrganismos listados acima pode provocar síndrome de disenteria aguda com sangue e pus nas fezes.
- A presença de leucócitos ou de lactoferrina nas fezes pode sugerir inflamação intestinal, ainda que não haja sangue visível ao exame macroscópico.

- Estratégias recentes utilizando o *TaqMan Array Card* criado em laboratório para a detecção simultânea de vários patógenos entéricos são promissoras, têm grande precisão, sensibilidade e especificidade, além de serem potencialmente adequadas para uso clínicos ou para a vigilância epidemiológica.

TERAPIA E PREVENÇÃO

- Como existem vários agentes etiológicos, a prevenção e o tratamento dependem de cada causa específica de enterite inflamatória aguda ou crônica, as quais são vistas em mais detalhes neste capítulo.

45 Febre Entérica e Outras Causas de Febre e Sintomas Abdominais

Jason B. Harris e Edward T. Ryan

DEFINIÇÃO

- A febre entérica é uma doença febril não específica causada pela *Salmonella* tifoide; o diagnóstico pode ser considerado em qualquer paciente com febre prolongada não explicada.
- O termo febre tifoidal é, às vezes, usado mais amplamente para se referir a uma síndrome de febre alta, muitas vezes sem características de localização. Este capítulo também aborda a ampla diferença do diagnóstico e foca em pacientes com febre tifoide, reincidência, febre prolongada e febre acompanhada de dor abdominal.

EPIDEMIOLOGIA

- Dezenas de milhares de casos de febre entérica ocorrem a cada ano, com frequência em áreas empobrecidas da Ásia e da África.
- A febre entérica é transmitida por via fecal-oral, geralmente com envolvimento de suprimentos municipais de águas contaminados.
- Cepas multirresistentes dos principais agentes causadores de febre entérica (*Salmonella entérica* sorotipo Typhi ou Paratyphi A) são comuns em todo o mundo.

MANIFESTAÇÕES CLÍNICAS

- As complicações comuns de febre entérica de longa duração incluem hemorragia intestinal, perfuração, encefalopatia e o choque.
- Se não tratados, os pacientes com febre entérica podem ficar febris entre 3 e 4 semanas ou mais, com taxas de mortalidade excedentes a 10%, além disto, a astenia prolongada e fadiga são comuns entre os sobreviventes.
- O carreamento biliar crônico da *Salmonella* tifoide pode ocorrer após a resolução da doença aguda.

DIAGNÓSTICO

- Os atuais testes diagnósticos não são ideais para a febre entérica: os cultivos sanguíneos apresentam sensibilidade entre 30% e 70%, e os cultivos de medula óssea são mais sensíveis, mas impraticáveis. Os ensaios sorológicos apresentam sensibilidade e especificidade reduzidas, especialmente em áreas endêmicas da febre entérica, e ensaios de amplificação de ácido nucleico com sensibilidade não estão disponíveis.

TRATAMENTO

- Dada a morbidade da febre tifoide, os riscos de complicações e a ausência de testes diagnósticos otimizados, a indicação dos antibióticos para tratar indivíduos com suspeita de febre entérica pode ser baseada em um diagnóstico presumido, particularmente em cenários de recursos limitados.
- Os agentes antimicrobianos mais usuais para o tratamento de indivíduos com febre entérica são fluoroquinolonas, azitromicina, cefixima ou ceftriaxona. Cloranfenicol, sulfametoxazol-trimetoprima, sulfametoxazol e amoxicilina podem ser utilizados para tratar pacientes com cepas suscetíveis.
- Uma vacina tifoide oral-atenuada e uma vacina polissacarídea injetável são comercializadas internacionalmente, estão disponíveis e são acessíveis, com proteção entre 50% e 75%, entre 2 e 5 anos, respectivamente. As vacinas conjugadas injetáveis estão em estágio avançado de desenvolvimento. Nenhuma vacina efetiva contra o *paratiphy* A está disponível atualmente para venda.

46 Doença Transmitida por Alimentos

Rajal K. Mody e Patricia M. Griffin

DEFINIÇÃO

- Doenças transmitidas pelos alimentos são enfermidades adquiridas por meio da ingestão de alimentos contaminados com microrganismos patogênicos, toxinas bacterianas e não bacterianas ou outras substâncias.

EPIDEMIOLOGIA

- Estima-se que 48 milhões de doenças transmitidas por alimentos causadas por patógenos ou suas toxinas sejam adquiridas anualmente nos Estados Unidos.
- Muitos agentes que causam infecções transmitidas por alimentos também podem ser adquiridos de outras formas, incluindo ingestão de bebidas contaminadas ou águas recreativas, através do contato com animais ou seu ambiente, e de uma pessoa para outra diretamente ou por meio de objetos contaminados (fômites).
- Algumas doenças transmitidas por alimentos podem levar a sequelas no longo prazo, como função renal prejudicada após a infecção por *Escherichia coli* que produz a toxina Shiga, síndrome de Guillain-Barré após a infecção *Campylobacter* e artrite reativa e síndrome do intestino irritável após uma variedade de infecções.
- Grupos em maior risco de adquirir ou apresentar doença mais grave transmitida por alimentos incluem bebês, crianças pequenas, mulheres grávidas, adultos mais velhos e pessoas. imunocomprometidas.
- Um surto de doenças transmitidas por alimentos deve ser considerado quando uma enfermidade aguda, especialmente com manifestações gastrointestinais ou neurológicas, afeta duas ou mais pessoas que compartilharam uma refeição. No entanto, a maioria das doenças transmitidas por alimentos não ocorre no contexto de um surto.

MICROBIOLOGIA

- Muitos patógenos, incluindo bactérias, vírus e parasitas, podem causar doenças transmitidas por alimentos.
- Algumas enfermidades são causadas pela ingestão de produtos químicos (p. ex., metais pesados, toxinas do cogumelo) ou toxinas microbianas pré-formadas (p. ex., toxina estafilocócica, toxina botulínica).

DIAGNÓSTICO

- A detecção de patógenos está apoiada principalmente em isolar patógenos bacterianos na cultura, visualizando parasitas por microscópio, e por ensaios de imunoabsorção associados à enzima.
- Os testes moleculares mais recentes abrem oportunidades e desafios tanto para a prática clínica quanto para a vigilância da saúde pública.
- Muitas intoxicações devem ser diagnosticadas com base apenas na suspeita clínica.

TRATAMENTO

- O tratamento para a maioria das doenças transmitidas por alimentos é suportivo; substituindo as perdas de líquido e eletrólitos é importante em enfermidades diarreicas.

- Os agentes antimicrobianos são empregados no tratamento das infecções parasitárias e infecções bacterianas selecionadas.
- A resistência aos agentes antimicrobianos complica o tratamento e pode aumentar a probabilidade da infecção clinicamente aparente.

PREVENÇÃO

- A fim de reduzir a contaminação, os produtores de alimentos identificam pontos em que o risco pode ser controlado, e usa sistemas de produção que diminuem esse risco.
- A investigação do surto é importante para identificar eventuais lacunas de segurança alimentar que podem estar presentes em qualquer parte da cadeia de produção, da fazenda à mesa.
- Os indivíduos podem reduzir seu risco de contaminação ao aderirem às práticas de manuseio de alimentos.

47 Espru Tropical: Enteropatia

Christine A. Wanke

DEFINIÇÃO

- Síndrome diarreica, com má absorção de pelo menos dois nutrientes diferentes, alterações histopatológicas no duodeno e perda ponderal.

EPIDEMIOLOGIA

- Mais frequente na Ásia e nas ilhas do Caribe, mais comum em adultos do que em crianças; ocorre em viagens longas para as regiões endêmicas.

MICROBIOLOGIA

- Nenhum agente isolado foi comprovado como agente etiológico, é comum haver excesso de crescimento bacteriano no intestino delgado.

DIAGNÓSTICO

- Síndrome clínica sugestiva (diarreia persistente, má absorção de pelo menos dois nutrientes diferentes e perda ponderal) com exames seriados de delgado ou endoscopia alta compatíveis. Responde ao ácido fólico e à tetraciclina, o que, em última análise, confirma o diagnóstico.

TRATAMENTO

- Remoção da área de risco, tratamento com ácido fólico e tetraciclina.

PREVENÇÃO

- Bons hábitos de higiene.

K Infecções Osteoarticulares

48 Artrite Infecciosa das Articulações Nativas

Christopher A. Ohl e Derek Forster

DEFINIÇÃO

- Artrite infecciosa é uma infecção de uma ou mais articulações, que pode ser causada por bactérias, vírus, fungos e parasitas.

CATEGORIAS CLÍNICAS

Artrite Bacteriana Aguda

- A incidência geral em articulações nativas é de duas a 10/100.000 por ano, aumentada na artrite reumatoide.
- A infecção pode ser adquirida a partir da disseminação hematogênica, inoculação da direta da articulação ou através de um foco contíguo. A maioria das infecções é monoarticular; 10% a 20% são poliarticulares. O joelho é mais frequentemente envolvido.
- Microbiologia:
  - Os organismos Gram-positivos, incluindo *Staphylococcus aureus* e *Streptococcus* spp., predominam.
  - Bacilos Gram-negativos estão presentes em 5% a 20% dos casos, principalmente em recém-nascidos, idosos, usuários de drogas intravenosas e imunocomprometidos.
  - As taxas de prevalência de artrite gonocócica têm diminuído acentuadamente. Existem duas síndromes de envolvimento da articulação: monoartrite e gonorreia disseminada com tenossinovitefebril e lesões na pele.

Artrite Viral

- Pode ocorrer esporadicamente, ou em surtos epidêmicos na comunidade, que podem ser de pequena (p. ex., parvovírus B19) ou grande disseminação (p. ex., vírus chikungunya).
- É causada por infecção do espaço articular ou por inflamação mediada por mecanismos imunológicos.
- É geralmente uma poliartrite aguda que ocorre simultaneamente com outros sintomas sistêmicos da infecção viral.
- As causas incluem o parvovírus B19, rubéola (que podem seguir a imunização), hepatite B, hepatite C, e alfavírus, incluindo vírus chikungunya.
- Pode ocasionalmente causar sinais e sintomas de artrite prolongada ou crônica, após a infecção aguda.

AVALIAÇÃO CLÍNICA

- A artrite bacteriana é uma emergência e deve ser considerada em qualquer paciente com mono ou poliartrite aguda.
- Os fatores de risco demográficos mais importantes são a presença ou ausência de manipulação cirúrgica recente da articulação, artrite reumatoide, idade avançada, infecção de pele concomitante ou diabetes melito.
- Os parâmetros laboratoriais mais úteis são a contagem total e diferencial de leucócitos no líquido sinovial, e pesquisa de cristais para descartar gota ou pseudogota.
- O diagnóstico por imagem deve incluir a radiografia simples. Em caso de sintomas prolongados ou atípicos, ou quando houver acometimento de articulações profundas, a tomografia computadorizada ou a ressonância magnética são recomendadas.

TABELA 48-1 Tratamento Empírico Recomendado para Artrite Bacteriana na Articulação Nativa do Adulto

COLORAÇÃO DE GRAM	ANTIBIÓTICO PREFERIDO[a]	ANTIBIÓTICO ALTERNATIVO
Cocos Gram-positivos	Vancomicina, 15-20 mg/kg (peso corpóreo ideal) ao dia a cada 8-12 horas[b]	Daptomicina, 6-8 mg/kg ao dia[c] ou linezolida, 600 mg IV ou VO a cada 12 horas[c]
Cocos Gram-negativos[d]	Ceftriaxona, 1 g a cada 24 horas	Cefotaxima, 1 g a cada 8 horas[e]
Bacilos Gram-negativos[f]	Ceftazidima, 2 g a cada 8 horas ou Cefepima, 2 g a cada 8 horas ou Piperacilina-tazobactam, 4,5 g a cada 6 horas	Aztreonam, 2 g a cada 8 horas ou Fluoroquinolona[g] ou Carbapenem[h,i]
Coloração de Gram negativa[f]	Vancomicina *mais* Ceftazidima *ou* Cefepima	Daptomicina[c] ou linezolida[c] *mais* Piperacilina-tazobactam ou Aztreonam *ou* Fluoroquinolona[g] *ou* Carbapenem[h,i]

ABW, peso corporal real; IgE, imunoglobulina E; IV, intravenosa.

[a]A menos que observado de outro modo, as dosagens são IV para pessoas com função renal normal.

[b]Monitoramento terapêutico deve visar ao nível sérico de 15-20 mg/L.

[c]Para pacientes alérgicos ou intolerantes à vancomicina.

[d]A morfologia Gram-negativa equívoca deve ser considerada como bacilos Gram-negativos.

[e]Cocos Gram-negativos com epidemiologia ou histórico sugestivo de infecção gonocócica devem ser inicialmente tratados de acordo com as Diretrizes para Doença Transmitida Sexualmente do Centers for Disease Control and Prevention. Os tratamentos alternativos não foram sugeridos para pacientes com um histórico de uma síndrome de Stevens-Johnson ou alergia grave mediada por IgE para antibióticos β-lactâmicos. Possíveis opções empíricas para pacientes alérgicos à penicilina, pendentes de sensibilidades de cultura, incluem azitromicina, ciprofloxacina, tobramicina, gentamicina, e espectinomicina (não disponíveis nos Estados Unidos).

[f]Para pacientes com fatores de risco para patógenos Gram-negativos resistentes (exposição significativa a serviços de saúde, imunossupressão ou histórico de infecção ou colonização por Gram-negativo produtor de β-lactamase amplo espectro), a seleção do medicamento deve considerar antibiogramas regionais ou locais.

[g]Ciprofloxacina, 400 mg IV a cada 8 horas ou 750 mg VO a cada 12 horas ou levofloxacina, 750 mg IV ou VO a cada 24 horas.

[h]Doripenem, 500 mg a cada 8 horas; imipenem, 500 mg a cada 6 horas; ou meropenem, 1 g a cada 8 horas.

[i]Geralmente reservado para pacientes com fatores de risco para patógenos Gram-negativos resistentes (significativa exposição a serviços de saúde, imunossupressão ou histórico de infecção ou colonização por Gram-negativo produtor de β-lactamase de amplo espectro).

- A identificação do micro-organismo através da coloração de Gram e da cultura do líquido sinovial permanece sendo o exame diagnóstico definitivo. A aplicação da reação em cadeia da polimerase (PCR) continua mostrando-se promissora.

TRATAMENTO

Artrite Bacteriana Aguda

- A drenagem articular poraspirações de repetição, artroscopia ou artrotomia se faz necessária.
- A terapia antimicrobiana empírica deve ser baseada na coloração de Gram no líquido sinovial (Tabela 48-1).
- O tratamento intravenoso, em alguns casos com transição para via oral, é geralmente prescrito para um total de 2 a 4 semanas.

Artrite Infecciosa Crônica

- É geralmente monoarticular, envolvendo as grandes articulações periféricas.
- É relativamente rara, comparando-se com a artrite bacteriana aguda, mas é cada vez mais vista em hospedeiros imunocomprometidos ou portadores de doenças crônicas. A etiologia inclui o *Mycobacterium tuberculosis* e micobactérias não tuberculosas. As causas fúngicas incluem *Candida*, fungos dimórficos (p. ex., *Blastomyces*, *Coccidioides*, *Histoplasma* e *Sporothrix*), *Cryptococcus* e *Aspergillus*, entre outros.
- O tratamento da artrite por *M. tuberculosis* é semelhante ao da tuberculose pulmonar.
- Muitas artrites fúngicas são difíceis de tratar e resultam na diminuição crônica da função da articulação. O tratamento varia de acordo com o organismo infeccioso. A experiência utilizando os azóis (incluindo novos triazóis) e as equinocandinas está crescendo, e em muitos casos, esses medicamentos estão substituindo a anfotericina.
- Exceto para o *Cryptococcus* e, talvez o *Sporothrix*, a artrite fúngica requer drenagem cirúrgica e desbridamento.

BURSITE SÉPTICA

- Envolve predominantemente as bursas pré-patelar, do olécrano e trocantérica.
- Pode ser causada por inoculação direta, infecção contígua, ou, menos comumente, a partir de um foco hematogênico.
- Mais de 80% dos casos ocorrem devido ao *Staphylococcus aureus*.
- O diagnóstico é feito a partir da apresentação clínica e pela análise do líquido proveniente de aspiração da bursa, incluindo coloração de Gram e cultura.
- O tratamento inclui antibióticos (geralmente 14 a 21 dias) e aspiração diária da bursa, até que o líquido estéril seja obtido. Exceto para casos graves, os agentes antiestafilocócicos orais que têm atividade contra *S. aureus* resistente à meticilina e adquirido na comunidade (CA-MRSA) são recomendados, dependendo da cultura e sensibilidade. Para casos moderados a graves, ou para pacientes imunossuprimidos, os antibióticos intravenosos devem ser selecionados.

49 Osteomielite

Elie F. Berbari, James M. Steckelberg e Douglas R. Osmon

CLASSIFICAÇÃO

- A osteomielite se desenvolve como resultado de infecção contígua a partir das partes moles e articulações adjacentes, invasão hematogênica ou inoculação direta de microrganismos no osso causada por trauma ou cirurgia.
- A classificação segundo Cierny e Mader é baseada na parte afetada do osso, no estudo fisiológico do hospedeiro e no ambiente local.
- A classificação segundo Lew e Waldvogel é baseada na duração da doença (aguda *versus* crônica), no mecanismo de infecção (hematogênica *versus* por contiguidade) e na presença de insuficiência vascular.

PRINCÍPIOS GERAIS

- O diagnóstico da osteomielite é feito com base nas manifestações clínicas. A confirmação geralmente envolve uma combinação de exames radiológicos, microbiológicos e histológicos.
- Imagens de cortes transversais, como a tomografia computadorizada (TC) ou a ressonância magnética (RM), são consideradas o método-padrão para o diagnóstico da osteomielite.
- Repetidas culturas do mesmo organismo em amostras de secreção de ferimentos e fístulas podem ajudar no diagnóstico, embora seja comum não conseguir recuperar o verdadeiro patógeno, exceto para a bactéria *Staphylococcus aureus*.
- A biópsia óssea ou aspiração por agulha é a melhor forma de identificação do organismo.
- O tratamento é geralmente por uma combinação de desbridamento cirúrgico amplo e 4 a 6 semanas de terapia antimicrobiana (Tabela 49-1).

OSTEOMIELITE APÓS UMA FRATURA EXPOSTA CONTAMINADA

- As fraturas expostas contaminadas podem levar ao desenvolvimento de osteomielite do osso fraturado, geralmente no local da fratura, em 3% a 25% dos casos.
- Estafilococos e os bacilos aeróbios Gram-negativos são os dois grupos de microrganismos mais comuns neste cenário.
- A característica principal da osteomielite após a fratura exposta é a pseudoartrose do local da fratura ou cicatrização deficiente da ferida após o fechamento do ferimento ou cobertura das partes moles.
- O manejo de fraturas expostas contaminadas envolve uma irrigação inicial agressiva da ferida e o desbridamento, além da administração de antimicrobianos por vias parenteral e local, fixação da fratura e cobertura das partes moles adjacentes ao osso exposto.

OSTEOMIELITE VERTEBRAL E ESPONDILODISCITE

- A origem é hematogênica na maioria dos casos nativos; e também pode ocorrer no período pós-operatório ou pós-procedimentos médicos.
- Os microrganismos encontrados com mais frequência na osteomielite vertebral são: *S. aureus*, estafilococos coagulase-negativos, *Mycobacterium tuberculosis* e *Brucella* spp.
- A RM da coluna é um método muito preciso para o diagnóstico da osteomielite vertebral.
- A punção aspirativa guiada por imagem e a biópsia são muito específicas, mas não apresentam alto nível de sensibilidade.
- A maioria dos casos pode ser tratada com terapia antimicrobiana por via parenteral por 6 semanas sem cirurgia.

TABELA 49-1 Terapia Antimicrobiana da Osteomielite Crônica em Adultos para Micro-organismos Selecionados

MICRO-ORGANISMOS	TERAPIA PRINCIPAL*	TERAPIA ALTERNATIVA*
Estafilococos		
Sensíveis à oxacilina	- Nafcilina sódica ou oxacilina sódica, 1,5-2 g IV a cada 4h por 4-6 semanas, *ou* cefazolina, 1-2 g IV a cada 8h por 4-6 semanas	Vancomicina, 15 mg/kg IV a cada 12h por 4-6 semanas; alguns adicionam rifampina, 600 mg oral uma vez por dia, à nafcilina/oxacilina
Resistente à oxacilina (MRSA)	Vancomicina,† 15 mg/kg IV a cada 12h por 4-6 semanas *ou* daptomicina 6 mg/kg IV a cada 24h	Linezolida, 600 mg oral/IV a cada 12h por 6 semanas, *ou* levofloxacina,† 500-750 mg oral/IV uma vez por dia, mais rifampina, 600-900 mg/dia oral por 6 semanas se sensível aos dois medicamentos
Estreptococos sensíveis à penicilina	Penicilina G cristalina aquosa, 20×10^6 U/24 h IV continuamente ou em seis doses diárias igualmente divididas por 4-6 semanas, *ou* ceftriaxona, 1-2 g IV ou IM a cada 24h por 4-6 semanas *ou* cefazolina, 1-2 g IV a cada 8h por 4-6 semanas	Vancomicina, 15 mg/kg IV a cada 12h por 4-6 semanas
Enterococos ou estreptococos com CIM $\geq$0,5 µg/mL, ou *Abiotrophia* ou *Granulicatella* spp.	Penicilina G cristalina aquosa, 20×10^6 U/24 h IV continuamente ou em seis doses diárias igualmente divididas por 4-6 semanas, *ou* ampicilina sódica, 12 g/24 h IV continuamente ou em seis doses diárias igualmente divididas; a adição de sulfato de gentamicina, 1 mg/kg IV ou IM a cada 8 horas por 1-2 semanas é *opcional*	Vancomicina,† 15 mg/kg IV a cada 12h por 4-6 semanas; a adição de sulfato de gentamicina, 1 mg/kg IV ou IM a cada 8h por 1-2 semanas é *opcional*
Enterobacteriaceae	Ceftriaxona, 1-2 g IV a cada 24h por 4-6 semanas, *ou* ertapenem 1 g IV a cada 24h	Ciprofloxacina,† 500-750 mg oral a cada 12h por 4-6 semanas, *ou* levofloxacina 500-750 mg oral a cada 24h
Pseudomonas aeruginosa	Cefepima, 2 g IV a cada 12h, meropenem, 1 g IV a cada 8h *ou* imipenem, 500 mg IV a cada 6h por 4-6 semanas	Ciprofloxacina,† 750 mg oral a cada 12h por 4-6 semanas, ou ceftazidima, 2 g IV a cada 8h

CIM, concentração inibitória mínima; MRSA, *Staphylococcus aureus* resistente à meticilina.
*A seleção do antimicrobiano deve ser baseada nos dados de sensibilidade *in vitro*.
†Deve ser evitada, se possível, em pacientes pediátricos e em osteomielite associada a fraturas.

OSTEOMIELITE EM PACIENTES COM DIABETES MELITO OU INSUFICIÊNCIA VASCULAR

- Os pacientes geralmente têm osteomielite contígua a uma úlcera na extremidade inferior.
- A sensibilidade da detecção do osso exposto através do exame *probe to bone* foi de 60%, e a especificidade foi de 91%.
- Esta categoria de osteomielite é geralmente polimicrobiana.
- A terapia exige uma combinação de regime antimicrobiano de amplo espectro e desbridamento cirúrgico.

OSTEOMIELITE HEMATOGÊNICA AGUDA

- A osteomielite hematogênica aguda em ossos longos ocorre principalmente em crianças pré-púberes, idosos, usuários de drogas intravenosas e pacientes com cateteres venosos centrais.
- O microrganismo mais frequente é *S. aureus*.
- A osteomielite hematogênica aguda nos ossos longos em crianças pré-púberes é geralmente tratada com terapia antimicrobiana de 2 a 3 semanas.

50 Infecções Associadas aos Implantes Ortopédicos

Werner Zimmerli e Parham Sendi

INFECÇÕES ARTICULARES PERIPROTÉTICAS (IAP)

Diagnóstico

- Determinar se uma prótese articular está infectada ou não depende da obtenção do organismo causador através de punção aspirativa das articulações ou de um material obtido cirurgicamente; porém, sinais inflamatórios, deiscência da ferida, uma fístula, derrame articular e soltura da prótese podem apontar para esse diagnóstico.

Microbiologia

- Os micro-organismos mais frequentemente encontrados são: o *Staphylococcus aureus*, estafilococos coagulase-negativos e estreptococos.
- *Propionibacterium acnes:* O micro-organismo mais comum na infecção periprotética de ombro.
- Microrganismos estabelecem um biofilme sobre a superfície do implante.

Patogenia

- Após sua implantação, os dispositivos externos são recobertos por material proteico do hospedeiro, o que favorece a aderência bacteriana.
- A dose infectante mínima é 10.000 vezes menor na presença de um implante que na sua ausência.
- A atividade dos granulócitos ao redor do implante é prejudicada (ativação e desgranulação).

Manifestações Clínicas

- IAP exógena aguda: Sinais locais da inflamação (deiscência da ferida, secreção, eritema).
- IAP hematogênica aguda: Dor nos estágios iniciais, a qualquer momento após o implante, inicialmente sem sinais locais de infecção, derrame articular de início recente.
- IAP Crônica: Dor causada por soltura precoce, inflamação local, fístulas e derrame articular crônico.

Tratamento

- O ponto fundamental para o sucesso do tratamento é o diagnóstico precoce.
- A cura é possível apenas com cirurgia adequada combinada com terapia antibiótica de longo prazo.
- Um algoritmo de tratamento (Fig. 50-1) permite escolher a intervenção cirúrgica mais adequada: desbridamento com retenção da prótese, troca de prótese em um tempo, troca de prótese em dois tempos, remoção sem substituição ou terapia supressiva.
- Diretrizes: www.idsociety.org/Organ_System/#Skeletal%20%28Bones%20&%20 Joints%29

INFECÇÃO ASSOCIADA AOS DISPOSITIVOS DE FIXAÇÃO INTERNA

Diagnóstico

- O diagnóstico de infecção associada aos dispositivos implantados utilizados para estabilizar fraturas de ossos, como pinos e hastes, requer uma cultura com amostras obtidas do dispositivo, geralmente após a remoção cirúrgica. Dor, inflamação, deiscência da ferida ou soltura do dispositivo de fixação muitas vezes indicam uma infecção.

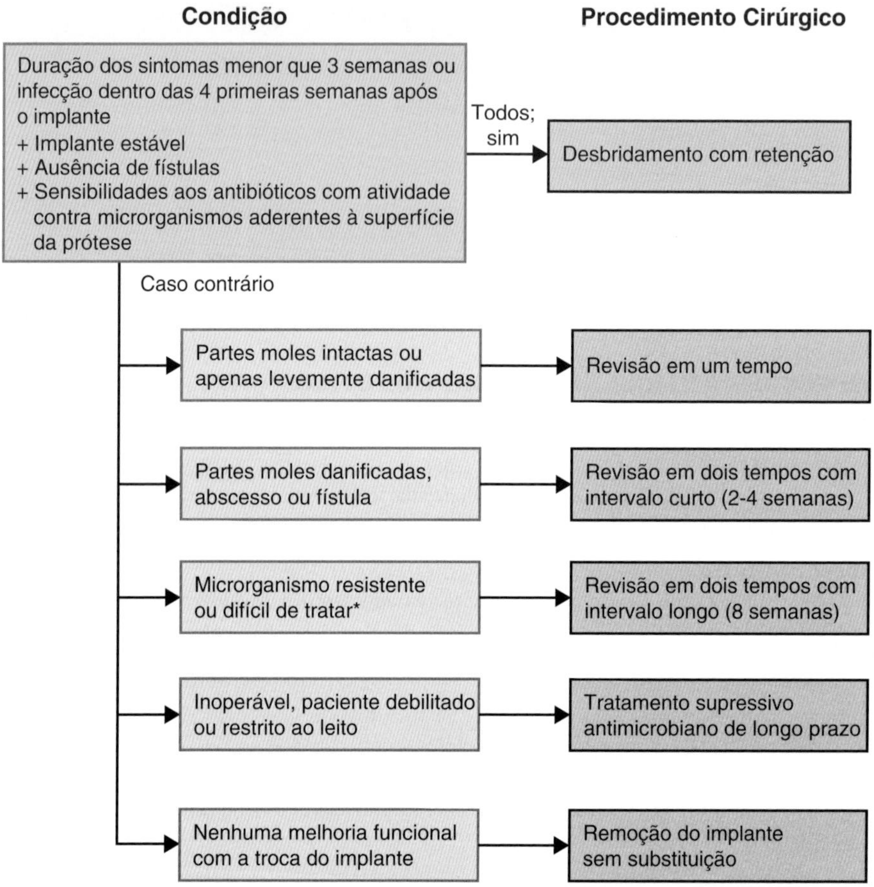

FIGURA 50-1 Algoritmo de tratamento cirúrgico para infecções de próteses articulares. *Os micro-organismos difíceis de serem tratados incluem os micro-organismos resistentes aos antibióticos com boa biodisponibilidade oral, os estafilococos resistentes à rifampicina, os enterococos e bacilos Gram-negativos resistentes à quinolona e fungos. (Modificada de Trampuz A, Zimmerli W. Prosthetic joint infections: update in diagnosis and treatment. Swiss Med Wkly. 2005;135:243-251.)

Microbiologia

- A microbiologia é comparável com a da IAP. Os estafilococos são os patógenos mais comuns.
- Nas fraturas expostas com a exposição ao ambiente externo e a terapia preemptiva, considerar a seleção de terapia voltada aos bacilos Gram-negativos resistentes a β-lactâmicos, como *Enterobacter* spp., não fermentadoras.

Patogenia

- A via exógena desempenha um papel mais importante do que a hematogênica.
- A infecção também pode ocorrer através de um foco adjacente (contíguo).

Manifestações Clínicas

- Infecções pós-operatórias agudas primárias: Distúrbios na cicatrização das feridas, exsudação e eritemas.
- Sintomas agudos após um período pós-operatório sem intercorrências: Os sinais de infecção sistêmica são preponderantes, a dor local é o sinal mais importante. Outras características locais estão ausentes no início, mas tornam-se evidentes no decurso da doença.

- Sintomas agudos também podem aparecer, devido à reativação de uma osteomielite pós-traumática crônica, que esteve dormente por muitos anos: Dor sem sinais inflamatórios sistêmicos importantes.
- Sintomas crônicos: Fístulas, dor, soltura do implante.

Tratamento

- Fraturas ósseas são menos suscetíveis a infecções se estabilizadas.
- Em infecções agudas: Manter o implante com desbridamento e a terapia antimicrobiana, até a recuperação da fratura.
- Em infecções tardias, o implante deve ser removido após a consolidação das fraturas ósseas.

51 Lesões de Pele e Mucosa Genital

Michael H. Augenbraun

DEFINIÇÃO

- As lesões infecciosas de pele e mucosa genital abrangem um amplo espectro de etiologias patológicas e manifestações clínicas, apresentando principalmente reações inflamatórias ou lesões no epitélio do trato genital em homens e mulheres.

EPIDEMIOLOGIA

- As lesões infecciosas de pele e mucosa genital são observadas no mundo inteiro, sem sazonalidade.
- Essas lesões ocorrem principalmente entre as pessoas sexualmente ativas.
- Os períodos de incubação podem variar de acordo com a etiologia, ou seja, para o papilomavírus humano, potencialmente semanas, meses ou anos após a exposição; para a sífilis primária, semanas a meses; nas epidemias de herpes simples, anos.
- A doença pode sofrer modificação nos pacientes imunocomprometidos.
- Algumas doenças são observadas atualmente com mais frequência nos homens que fazem sexo com homens [p. ex., fase inicial da sífilis, linfogranuloma venéreo (LGV)].

MICROBIOLOGIA

- Bactérias: *Treponema pallidum* (espiroqueta), *Haemophilus ducreyi* (diplococo gram-negativo), *Chlamydia trachomatis* sorovar L (patógeno intracelular obrigatório), granulomatose/donovanose por *Klebsiella* (bacilo Gram-negativo).
- Vírus: *Herpes simplex*, molusco contagioso, papilomavírus humano.
- Fungos: *Candida albicans*.

DIAGNÓSTICO

- A avaliação clínica isolada pode ser equívoca.
- O exame laboratorial costuma ser feito com microscopia óptica e sorologia.
- A coloração de Gram e a microscopia óptica ajudam a identificar o *H. ducreyi* e a *Candida*.
- A microscopia de campo escuro é utilizada para identificar o *Treponema pallidum*.
- A sorologia ajuda a diagnosticar o *T. pallidum* e o vírus *Herpes simplex*.
- A cultura das células é utilizada para diagnosticar o vírus *Herpes simplex*.
- Os testes de amplificação de ácido nucleico são usados para identificar a *C. trachomatis*.

TRATAMENTO

- O tratamento é mais bem escolhido de acordo com o agente etiológico provável ou específico.
- A sífilis é tratada com penicilina e tetraciclinas.
- A infecção pelo vírus *Herpes simplex* é tratada com aciclovir, valaciclovir e fanciclovir.
- *C. trachomatis* causando linfogranuloma venéreo deve ser tratada com tetraciclinas.

PREVENÇÃO

- Prática de sexo seguro.
- Identificação de parceiros do(a) paciente.
- Tratamento preventivo de acordo com o tipo de contato e o risco associado.

52 Uretrite

Michael H. Augenbraun e William M. McCormack

DEFINIÇÃO

- A uretrite é uma doença inflamatória da uretra masculina, geralmente causada por agentes infecciosos sexualmente transmissíveis.

EPIDEMIOLOGIA

- A uretrite ocorre no mundo todo.

MICROBIOLOGIA

- Os agentes etiológicos mais comuns são *Chlamydia trachomatis*, *Neisseria gonorrhoeae*, *Trichomonas vaginalis* e *Mycoplasma genitalium*.

DIAGNÓSTICO

- Microscopia óptica da secreção uretral pode ser útil. A existência de leucócitos polimorfonucleares é altamente sugestiva de inflamação. A coloração de Gram deste material revelando diplococos Gram-negativos intracelulares sugere *Neisseria gonorrhoeae*, que também pode ser cultivada usando técnicas convencionais em ágar. As técnicas de amplificação de ácidos nucleicos são preferidas para o diagnóstico de outros agentes etiológicos deste quadro (Tabela 52-1).

TRATAMENTO

- O tratamento é direcionado ao agente etiológico, conhecido ou suspeito. A infecção por *Neisseria gonorrhoeae* geralmente é tratada com cefalosporinas de terceira geração, mas a resistência é uma preocupação emergente. A infecção por *Chlamydia trachomatis* responde aos macrolídios e às tetraciclinas.

PREVENÇÃO

- O uso de preservativos ou a abstenção de atividades sexuais de alto risco diminui o risco de uretrite.

TABELA 52-1 Avaliação dos Homens com Sintomas Uretrais

EXAMES DIAGNÓSTICOS	COMENTÁRIOS
Coloração de Gram de secreção uretral	
Exame de urina com coleta do primeiro jato	
Exames endouretrais, culturas ou outros	
Neisseria gonorrhoeae	Cultura e testes de amplificação de ácidos nucleicos são igualmente adequados. A cultura pode oferecer a opção do teste de sensibilidade.
Chlamydia trachomatis	A escolha são os testes de amplificação de ácidos nucleicos.
Trichomonas vaginalis	Cultura ou testes de amplificação de ácidos nucleicos.
Mycoplasma genitalium	Não existe teste comercial disponível atualmente.

53 Vulvovaginite e Cervicite

William M. McCormack e Michael H. Augenbraun

DEFINIÇÃO

- Vulvovaginite e cervicite são doenças infecciosas ou não que acometem a vulva, a vagina e o colo uterino.

EPIDEMIOLOGIA

- A tricomoníase é uma doença sexualmente transmissível.
- A vaginose bacteriana e a candidíase vulvovaginal não são doenças sexualmente transmissíveis clássicas, mas raramente ocorrem nas mulheres que nunca tiveram atividade sexual.
- A vulvite e a vaginite inflamatória descamativa não são sexualmente transmissíveis.
- A cervicite pode ser de transmissão sexual ou idiopática.

MICROBIOLOGIA

- A tricomoníase é causada pelo *Trichomonas vaginalis.*
- A candidíase é causada pela *Candida albicans* e outras espécies de *Candida.*
- A vaginose bacteriana está associada a uma microbiota bacteriana complexa.
- A cervicite infecciosa é geralmente causada por *Neisseria gonorrhoeae* ou *Chlamydia trachomatis.*

DIAGNÓSTICO

- A tricomoníase e as infecções cervicais por *N. gonorrhoeae, M. genitalium* e *C. trachomatis* podem ser diagnosticadas pela identificação dos agentes etiológicos por cultura ou outros métodos, entre os quais os testes de amplificação do ácido nucleico são os mais precisos.
- A vaginose bacteriana é diagnosticada por critérios clínicos, como pH vaginal, odor produzido quando o hidróxido de potássio é acrescentado à secreção vaginal e detecção de "células indicadoras" (*clue cells*), quando a secreção vaginal é examinada ao microscópio.
- O diagnóstico da candidíase vulvovaginal é clínico e por meio da identificação de *C. albicans* ou de outras espécies de *Candida*, em culturas de secreção vaginal.
- A vaginite inflamatória descamativa é diagnosticada pela aparência clínica da vagina e pela identificação de leucócitos e células parabasais no exame a fresco da secreção vaginal.

TRATAMENTO

- A tricomoníase é tratada com a administração oral de metronidazol ou tinidazol.
- A vaginose bacteriana é tratada por um período de sete dias de metronidazol oral, ou com apresentações para uso intravaginal contendo metronidazol ou clindamicina.
- A candidíase vulvovaginal é tratada com fluconazol oral ou com apresentações para uso vaginal contendo nistatina, miconazol ou outros antifúngicos.
- A vaginite inflamatória descamativa é mais bem tratada com clindamicina intravaginal.
- A administração intravaginal de ácido bórico ou corticosteroides proporciona alívio dos sintomas.

PREVENÇÃO

- A escolha criteriosa dos parceiros sexuais e o uso regular de preservativos são a prevenção indicada.

54 Infecções na Pelve Feminina

David E. Soper

DEFINIÇÃO

- Inflamação aguda do epitélio e/ou de partes moles e/ou dos órgãos na pelve.

MICROBIOLOGIA

- Identificação de microrganismos na endocérvix e na vagina.
- Micro-organismos relacionados com vaginose bacteriana, predominantemente anaeróbios.
- *Streptococcus* e *Escherichia coli* do Grupo B.
- Micro-organismos sexualmente transmissíveis, como *Neisseria gonorrhoeae* e *Chlamydia trachomatis.*

DIAGNÓSTICO

- Diagnóstico clínico de quadro de febre, eritema e dor à palpação da região pélvica no pós-operatório.
- Diagnóstico clínico de acordo com a avaliação do risco de doenças sexualmente transmissíveis, e avaliação de inflamação do trato genital inferior no caso de doença inflamatória pélvica.

TRATAMENTO DAS INFECÇÕES PÓS-OPERATÓRIAS

- Antibioticoterapia de amplo espectro.
- Com cobertura de anaeróbios produtores de penicilinase.
- Utilizar esquemas antibióticos eficazes para anaeróbios.

TRATAMENTO DA DOENÇA INFLAMATÓRIA PÉLVICA

- Ter em mente a possibilidade de resistência da *N. gonorrhoeae* às quinolonas, à azitromicina e, até certo ponto, às cefalosporinas.
- Tratamento simultâneo da vaginose bacteriana, caso haja diagnóstico concomitante.

PREVENÇÃO

- Profilaxia antibiótica pré-operatória.
- Rastreamento de microrganismos sexualmente transmissíveis.

55 Prostatite, Epididimite e Orquite

Catherine C. McGowan e John Krieger

DEFINIÇÃO E CLASSIFICAÇÃO

- Para saber sobre a classificação de prostatite dos National Institutes of Health, consulte a Tabela 55-1.
- A prostatite bacteriana aguda está associada à infecção do trato urinário inferior e à sepse.
- A prostatite bacteriana crônica está associada a infecções recorrentes do trato urinário inferior causadas pelo mesmo clado bacteriano.
- Síndrome da prostatite e/ou dor pélvica crônica ocorre na ausência de bactérias uropatogênicas.
- A epididimite e a orquite agudas geralmente são causadas por agentes infecciosos ou trauma local.

EPIDEMIOLOGIA

- A prostatite representa o diagnóstico urológico mais comum em homens jovens saudáveis. Cinquenta por cento dos homens podem apresentar os sintomas da doença durante a vida. A prevalência é de 2% a 16%.
- Quase 90% dos homens avaliados por sinais e sintomas do trato geniturinário têm prostatite e/ou dor pélvica crônica.
- A epididimite de transmissão sexual é mais comum nos homens jovens. Homens com epididimite bacteriana podem ter patologia urológica subjacente ou manipulação do trato geniturinário recente.
- A orquite isolada é rara.

MICROBIOLOGIA

- *Enterobacteriaceae* Gram-negativas causam a maioria dos episódios de prostatite bacteriana. Os enterococos representam uma pequena porcentagem.
- A etiologia da epididimite e da orquite reflete a idade do paciente. *Chlamydia trachomatis* e *Neisseria gonorrhoeae* predominam nos homens jovens, e os coliformes ou as *Pseudomonas* spp. predominam nos homens mais velhos.
- Na maioria dos casos, a orquite é causada por infecção viral.

DIAGNÓSTICO

- Anamnese e exame físico detalhados, exame do sedimento e cultura de urina são essenciais.
- O teste de localização no trato urinário inferior (Tabela 55-2) é o padrão ouro.
- A epididimite e a orquite devem ser avaliadas fazendo *swab* uretral para *C. trachomatis* e *N. gonorrhoeae*. O exame direto da secreção uretral para coloração de Gram e cultura de amostra de jato médio da urina ajuda a identificar outras etiologias.

TRATAMENTO

- O tratamento de escolha é feito com fluoroquinolonas por via oral. A resistência às quinolonas é cada vez mais comum, especialmente após a instrumentação do trato geniturinário.
- Os pacientes sépticos devem receber antibioticoterapia parenteral empírica de amplo espectro.
- As associações de antimicrobianos, bloqueadores alfa, anti-inflamatórios e medicamentos para o controle de dor representam o tratamento mais eficaz da prostatite e/ou dor pélvica crônica.
- A antibioticoterapia combinada de ceftriaxona intramuscular com azitromicina ou doxiciclina oral é recomendada nas infecções por *N. gonorrhoeae*.

TABELA 55-1 Classificação das Prostatites de Acordo com os Testes de Localização no Trato Urinário Inferior

QUADRO CLÍNICO	BACTERIÚRIA[a]	INFECÇÃO LOCALIZADA NA PRÓSTATA[b]	RESPOSTA INFLAMATÓRIA[c]	ALTERAÇÃO NA PRÓSTATA AO TOQUE RETAL[d]	DOENÇA SISTÊMICA[e]
Prostatite bacteriana aguda	+	+	+	+	+
Prostatite bacteriana crônica	+	+	+	-	-
Síndrome de prostatite crônica/dor pélvica crônica Subtipo inflamatório[f]	-	-	+	-	-
Subtipo não inflamatório[g]	-	-	-	-	-
Prostatite inflamatória assintomática	-	-	+	±	-

[a]Comprovado pela identificação de um organismo idêntico ao mostrado para localizar o foco prostático quando a cultura de amostra de urina do jato médio for negativa.
[b]Consultar o texto sobre os critérios diagnósticos.
[c]Em secreções prostáticas, sêmen, urina após massagem da próstata ou tecido da próstata.
[d]As alterações são grande sensibilidade e edema que podem estar associados a sinais de obstrução do trato urinário inferior.
[e]Achados sistêmicos com frequência são febre e calafrios e pode haver sinais de bacteremia.
[f]Anteriormente denominada *prostatite não bacteriana*.
[g]Anteriormente denominado *prostatodinia*.
De Krieger JN, Nyberg L Jr, Nickel JC. NIH consensus definition and classification of prostatitis. JAMA. *1999;282:236-237.*

TABELA 55-2 Localização no Trato Urinário Inferior por Meio de Culturas de Urina Sequenciais*

AMOSTRA	SÍMBOLO	DESCRIÇÃO
Esvaziamento vesical 1	EV_1	5 a 10 mL do primeiro jato
Esvaziamento vesical 2	EV_2	Amostra coletada do jato médio
Secreção prostática produzida	SPP	Secreção da próstata produzida por massagem digital
Esvaziamento vesical 3	EV_3	5 a 10 mL do primeiro jato urinário imediatamente após massagem da próstata

*O diagnóstico inequívoco da prostatite bacteriana requer que o número de colônias na amostra EV_3 exceda consideravelmente a contagem na amostra EV_1, de preferência em ao menos 10 vezes. Muitos pacientes com prostatite bacteriana crônica têm apenas um pequeno número de bactérias na próstata. Nesses pacientes, a cultura direta da secreção prostática é particularmente útil. O exame microscópico de SPP é útil para a identificação das características dos leucócitos e corpos de gordura oval – grandes agregados de macrófagos carregados de lipídios típicos da resposta inflamatória da próstata.
De Stamey T. Pathogenesis and Treatment of Urinary Tract Infections. *Baltimore: Williams & Wilkins; 1980.*

56 Conjuntivite Microbiana

Scott D. Barnes, Nalin M. Kumar, Deborah Pavan-Langston e Dimitri T. Azar

DEFINIÇÃO

- Conjuntivite microbiana é a inflamação da conjuntiva, o fino revestimento interno da pálpebra e do globo ocular, causada por bactérias, vírus, fungos ou parasitas.

EPIDEMIOLOGIA

- A conjuntivite atinge homens e mulheres de todas as idades.
- A conjuntivite bacteriana é mais prevalente nas crianças; a conjuntivite viral é mais prevalente nos adultos.
- Os fatores de risco são o uso de lentes de contato, colírios contaminados, exposição a uma pessoa infectada, parto vaginal comparado à cesariana, idas a colônias de férias e uso de piscinas.

MICROBIOLOGIA

- As causas mais comuns de conjuntivite bacteriana são *Staphylococcus aureus*, *Streptococcus pneumoniae*, *Haemophilus* spp., *Moraxella*, *Corynebacterium diphtheriae*, *Neisseria* spp. e bastonetes entéricos Gram-negativos.
- A causa mais comum de conjuntivite é a infecção viral por adenovírus, mas outras causas virais são o herpes simples (HSV), o picornavírus e o herpes zoster.
- A conjuntivite neonatal geralmente é decorrente da transmissão materna durante o parto de bactérias sexualmente transmissíveis, como *Chlamydia trachomatis* e *Neisseria gonorrhoeae*.

DIAGNÓSTICO

- Os sintomas da conjuntivite são prurido, lacrimejamento, edema da conjuntiva e/ou das pálpebras, hiperemia conjuntival e fotossensibilidade.
- O quadro clínico de conjuntivite bacteriana aguda se caracteriza pelo início súbito de edema palpebral unilateral, hiperemia conjuntival, secreção mucopurulenta e contaminação do outro olho em um a dois dias. O prurido é incomum. Ao contrário da conjuntivite viral e da conjuntivite por clamídia, não há linfadenopatia pré-auricular.
- O quadro clínico da conjuntivite viral é a conjuntivite aguda e unilateral, com a contaminação do outro olho ocorrendo em cerca de uma semana. A conjuntivite viral está associada a uma secreção aquosa a mucosa, com aumento dos linfonodos pré-auriculares.
- A avaliação laboratorial de rotina geralmente não é necessária, exceto no primeiro mês de vida, quando as culturas e as amostras para identificar a etiologia bacteriana (clamídia) ou viral (herpética) precisam ser realizadas.
- Se houver suspeita de conjuntivite bacteriana, a raspagem conjuntival para a identificação das espécies bacterianas para uma análise mais aprofundada é recomendada para a orientação adequada da antibioticoterapia.
- A conjuntivite viral pode, muitas vezes, ser diagnosticada a partir de seus sinais (p. ex., o resfriado comum); lacrimejamento em vez de secreção mucosa; e pela anamnese do paciente (p. ex., ambiente de trabalho, se a pessoa for veterinária). Exames laboratoriais não costumam ser necessários.

TRATAMENTO

- A conjuntivite bacteriana aguda é tratada com um antimicrobiano de largo espectro, como sulfacetamida, trimetoprima-polimixina ou fluoroquinolona durante 7 a 10 dias. A azitromicina tópica tem demonstrado eficácia no tratamento da conjuntivite bacteriana, em um esquema de três dias.
- A conjuntivite viral se resolve espontaneamente em dias ou semanas, geralmente sem sequelas adversas para a conjuntiva, mas a ceratite associada pode ter sequelas no longo prazo. A conjuntivite dos recém-nascidos por HSV deve ser tratada com aciclovir intravenoso.
- A conjuntivite de inclusão do adulto exige o tratamento sistêmico durante três semanas com tetraciclina, doxiciclina ou eritromicina, com o cuidado de evitar a tetraciclina para as crianças menores de oito anos de idade e para as gestantes ou nutrizes. O uso de azitromicina oral também tem sido considerado eficaz.
- Na conjuntivite bacteriana hiperaguda a prevalência de organismos resistentes à penicilina tornou a ceftriaxona o tratamento de escolha.
- Ao tratar a conjuntivite neonatal por clamídia, se a eritromicina ou a pomada de tetraciclina for aplicada à superfície conjuntival na primeira hora após o parto, a possibilidade de ocorrer conjuntivite por clamídia é descrita como quase zero. São administradas duas semanas de tratamento com eritromicina oral ao recém-nascido com conjuntivite por clamídia com comprovação laboratorial; um segundo curso pode ser determinado se a resolução adequada não for obtida com o tratamento inicial.
- Pode-se limitar a propagação da conjuntivite ao adotar boas medidas de higiene, como a lavagem repetida das mãos, lavando qualquer secreção dos olhos várias vezes ao dia com panos limpos, chumaços de algodão ou lenços de papel todas as vezes.

57 Ceratite Microbiana

Scott D. Barnes, Joelle Hallak, Deborah Pavan-Langston e Dimitri T. Azar

DEFINIÇÃO

- Ceratite microbiana é uma doença inflamatória da córnea que ameaça a visão, causada por bactérias, vírus, fungos ou parasitas.

EPIDEMIOLOGIA

- A prevalência da doença é maior nos países em desenvolvimento do que nos desenvolvidos.
- Os fatores de risco são o uso de lentes de contato, trauma (cirúrgico e não cirúrgico), colírios contaminados, alteração da estrutura da superfície da córnea e a contribuição de doenças sistêmicas.
- O uso de lentes de contato é a principal causa de ceratite nos Estados Unidos: armazenamento e higiene inadequados das lentes e uso de lentes durante o sono.
- Trauma ocular não cirúrgico é a principal causa de ceratite nos países em desenvolvimento.
- Tracoma é mais comum nos países em desenvolvimento.

MICROBIOLOGIA

- Os patógenos podem ser organismos Gram-negativos, como *Pseudomonas aeruginosa*.
- Os patógenos podem ser organismos Gram-positivos, como *Staphylococcus* e *Streptococcus* spp.
- Os vírus patogênicos são herpes simples, varicela-zóster e adenovírus.
- Surtos recentes de ceratite microbiana em usuários de lentes de contato ocorreram por *Acanthamoeba* e *Fusarium* spp.

DIAGNÓSTICO

- Os sinais e sintomas são dor de forte intensidade e desconforto importante, lacrimejamento, fotofobia, blefarospasmo e diminuição da visão.
- A apresentação clínica caracteriza-se por hiperemia conjuntival com secreção, opacificação da córnea, infiltrado córneo, defeitos epiteliais e/ou inflamação do estroma, edema de córnea, neovascularização da córnea, ceratomalácia e perda da visão.
- Convém conhecer a natureza da inflamação córnea (supurativa ou não supurativa) e sua localização (focal, multifocal ou difusa).

TRATAMENTO

- Raspados e culturas da córnea devem ser realizados em todos os casos suspeitos de ceratite infecciosa.
- Tratamento antimicrobiano agressivo deve ser iniciado após os raspados e culturas na ceratite infecciosa.
- Administração tópica fortificada é a via mais comum de tratamento antimicrobiano. Injeções subconjuntivais, parenterais, administração oral e escudos/lentes flexíveis de colágeno embebidas em antibiótico são utilizadas com pouca frequência.
- Cefazolina fortificada e aminoglicosídeos devem ser usados na ceratite bacteriana mais grave.
- Monoterapia com uma fluoroquinolona de quarta geração é usada na ceratite bacteriana.
- Antifúngicos usados são anfotericina B tópica, flucitosina, fluconazol e itraconazol. Itraconazol oral ou voriconazol também têm resultado em desfechos favoráveis quando acrescentados ao tratamento tópico.

58 Endoftalmite

Marlene L. Durand

DEFINIÇÃO

- A endoftalmite é uma infecção bacteriana ou fúngica no interior do olho, atingindo o corpo vítreo e/ou o humor aquoso. É classificada como exógena, nos casos em que a infecção é introduzida de fora para dentro, ou endógena, quando o olho é infectado por via hematogênica.

MANIFESTAÇÕES CLÍNICAS

- Geralmente há diminuição da visão e dor ocular. Frequentemente existe hipópio (acúmulo de pus na câmara anterior do globo ocular). Febre ou leucocitose estão ausentes nos casos exógenos, podendo também estar ausentes nos casos endógenos no momento da apresentação.

CATEGORIAS E MICROBIOLOGIA (TABELA 58-1)

- *Endoftalmite aguda pós-facectomia.* A incidência é de 0,1% a 0,2% nas cirurgias de catarata, com início uma semana após a cirurgia em 75% dos casos. A etiologia é a contaminação do humor aquoso pela flora da superfície ocular. Os cocos Gram-positivos respondem por 95% dos casos, com estafilococos coagulase-negativo sendo o principal patógeno (70% de todos os casos).
- *Endoftalmite crônica pós-facectomia.* Rara, esta categoria apresenta baixo grau de inflamação no humor aquoso durante o pós-operatório, persistindo por meses. A endoftalmite crônica pode, inicialmente, responder aos corticoides tópicos, mas recidiva à medida que a dose do medicamento é gradualmente reduzida. Na maioria dos casos é causada por *Propionibacterium acnes.*
- *Endoftalmite após injeção.* A incidência é de 0,1% após cada injeção intravítrea de antagonistas do fator de crescimento endotelial vascular (tratamento da forma úmida da degeneração macular). As injeções são tipicamente administradas uma vez por mês. Os principais patógenos são os estreptococos e os estafilococos coagulase-negativo (25% dos casos), sendo que os últimos normalmente causam endoftalmite grave.
- *Endoftalmite relacionada com cirurgia filtrante (trabeculectomia).* Uma "bolha" filtrante é uma "bolsa" da conjuntiva que recobre um defeito cirúrgico na esclera. A endoftalmite normalmente ocorre de modo súbito, meses ou anos após a cirurgia; a incidência é de 1,3% pacientes/ano. Muitas vezes a infecção é fulminante porque os estreptococos (como o *Streptococcus pneumoniae*) e o *Haemophilus influenzae* são os principais patógenos.
- *Endoftalmite pós-traumática.* A incidência é de 3% a 10% após trauma ocular penetrante ("globo aberto"), mas pode ser muito mais baixa com a adoção do protocolo que determina 48 horas de profilaxia com antimicrobianos. Estafilococos coagulase-negativo e *Bacillus cereus* são os principais patógenos; o *B. cereus* é o mais temido, causando infecção fulminante.
- *Endoftalmite bacteriana endógena.* As fontes são endocardite (*Staphylococcus aureus* e estreptococos são os principais patógenos), abcesso intra-abdominal (abscesso hepático por *Klebsiella pneumoniae* nos países do Leste Asiático), bacteremia transitória (p. ex., por endoscopia ou uso de drogas intravenosas).
- *Endoftalmite por* Candida. Esta categoria é geralmente endógena, e a coriorretinite, sua manifestação inicial, costuma ser assintomática. A coriorretinite em geral responde ao tratamento antifúngico sistêmico isolado, mas os casos com endoftalmite (inflamação vítrea acentuada) também exigem a aplicação intravítrea de antifúngicos e, muitas vezes, vitrectomia.

TABELA 58-1 Categorias da Endoftalmite e os Agentes Etiológicos mais Comuns em Cada Caso

CATEGORIA	AGENTE ETIOLÓGICO
Aguda, pós-facectomia	Estafilococos coagulase-negativo
Crônica, pós-facectomia	*Propionibacterium acnes*
Pós-injeção	*Streptococci viridans*, estafilococos coagulase-negativo
Com "bolha"	*Streptococcus* e *Haemophilus influenzae*
Pós-traumática	*Bacillus cereus*
Endógena	*Staphylococcus aureus*, estreptococos e bacilos Gram-negativos
Fúngica	*Candida*, *Aspergillus* e *Fusarium*

- *Endoftalmite fúngica.* Geralmente exógena, essa infecção ocorre após a cirurgia ocular, trauma do olho, ou como uma extensão de ceratomicose (infecção fúngica da córnea). *Aspergillus* e *Fusarium* são os patógenos mais comuns.

DIAGNÓSTICO

- Casos exógenos e alguns casos endógenos exigem vitrectomia ou aspirado do humor vítreo para a cultura (também pode ser feita cultura do humor aquoso). Presume-se que os casos endógenos com hemocultura positiva sejam causados pelo mesmo microrganismo.

TRATAMENTO

- Antibióticos intravítreos, e, muitas vezes, vitrectomia (desbridamento cirúrgico do corpo vítreo), são necessários em todos os casos. A monoterapia com antimicrobianos sistêmicos não é utilizada para tratar a endoftalmite, exceto nos casos de coriorretinite por *Candida*.

59 Causas Infecciosas de Uveíte

Marlene L. Durand

DEFINIÇÃO E CATEGORIAS

- A *uveíte* é a inflamação da úvea (íris, corpo ciliar e coroide) ou da retina.
- Divide-se em categorias de acordo com o local onde há mais inflamação:
  - Anterior (irite ou iridociclite)
  - Intermediária (vitrite ou *pars planitis*)
  - Posterior (corioidite, retinite ou coriorretinite)
  - Pan-uveíte
- As causas não infecciosas da uveíte (idiopática ou autoimune) são mais comuns do que as infecciosas, mas a frequência de cada varia dependendo da categoria.
- Aproximadamente 10% dos casos de uveíte anterior têm etiologia infecciosa.
- Aproximadamente 50% dos casos de uveíte posterior têm etiologia infecciosa.

EPIDEMIOLOGIA E ETIOLOGIA

- As etiologias infecciosas mais prováveis variam de acordo com a categoria da uveíte e com a região no mundo (Tabela 59-1).
- As causas infecciosas de uveíte anterior são o vírus *Herpes simplex* (HSV) (90% das etiologias infecciosas), o vírus varicela-zoster (VZV), a espiroqueta *Treponema pallidum* (sífilis), a micobactéria *Mycobacterium tuberculosis* (tuberculose) e a bactéria *Borrelia burgdorferi* (doença de Lyme).
- As causas infecciosas de uveíte intermediária são raras, inclusive por doença de Lyme.
- As causas infecciosas de uveíte posterior são toxoplasmose ocular, necrose aguda de retina [por HSV, VZV, às vezes, citomegalovírus (CMV)], retinite por CMV (pacientes gravemente imunocomprometidos), toxocaríase ocular, sífilis, doença da arranhadura do gato e endoftalmite por *Candida*.
- As causas infecciosas da pan-uveíte são a sífilis, a tuberculose e a endoftalmite por *Candida*.
- Outras doenças infecciosas que cursam com uveíte vistas principalmente nas regiões tropicais, ou nos países em desenvolvimento, são a leptospirose (pan-uveíte sem lesão na retina ou na coroide), a hanseníase (uveíte anterior), a brucelose (uveíte reincidente crônica) e a infecção pelo vírus chicungunha (uveíte anterior, retinite ou neurite óptica).

DIAGNÓSTICO

- Varia de acordo com a etiologia. A sífilis ocular é presumida nos casos de uveíte com sorologia antitreponêmica específica positiva. A reação em cadeia da polimerase para HSV, VZV e CMV, do humor aquoso ou vítreo, pode ser útil em alguns casos de uveíte anterior crônica (humor aquoso) e de necrose aguda da retina (o humor vítreo tem melhor rendimento do que o humor aquoso, mas coleta de amostra do corpo vítreo acarreta maior risco).

TRATAMENTO

- Varia de acordo com a etiologia. A necrose aguda de retina é uma emergência médica e exige tratamento antiviral contra HSV, VZV e CMV; os pacientes imunocomprometidos também devem ser tratados. A toxoplasmose ocular é discutida no Capítulo 280 do livro *Mandell, Douglas, and Bennett's Principles and Practice of Infectious Diseases, 8th Edition*. A tuberculose ocular e a sífilis ocular devem ser tratadas da mesma forma que a meningite tuberculosa e a neurossífilis, respectivamente.

TABELA 59-1 Classificação da Uveíte e Principais Etiologias Infecciosas em Cada Categoria

CATEGORIA	MANIFESTAÇÕES OCULARES	PRINCIPAIS ETIOLOGIAS INFECCIOSAS (%)*
Anterior (irite, ciclite e iridociclite)	Leucócitos em depósitos celulares de endotélio da córnea do humor aquoso, nódulos da íris e sinéquias	Herpes simples (10%); sífilis (< 1%); tuberculose (< 1%); doença de Lyme (< 1%); hanseníase (< 1%)
Intermediária (vitrite)	Leucócitos ou opacificações em *bolas de neve* no vítreo e formação de *bancos de neve* na *pars plana*	Doença de Lyme (< 1%)
Posterior (corioidite, coriorretinite e retinite)	Lesões na coroide, retina ou ambas; vitrite em alguns casos	*Toxoplasma* (25%); CMV (12%);[†] necrose aguda da retina (6%); *Toxocara* (3%); *Treponema pallidum* (2%); *Candida* (<1%)
Pan-uveíte	Leucócitos no humor aquoso e no corpo vítreo	Sífilis (6%); tuberculose (2%); candidíase ocular (2%)

CMV, citomegalovírus.

*Percentual de casos de uveíte em cada categoria (não do total de casos de uveíte), com base em 1.237 casos de uveíte atendidos na *Massachusetts Eye & Ear Infirmary*, em Boston, nos Estados Unidos, de 1982 a 1992, pelo grupo de Foster (Rodriguez A, Calonge M, Pedoza-Seres M, et al. Referral patterns of uveitis in a tertiary eye care center. *Arch Ophthalmol*. 1996;114:593-599).

[†]A casuística foi antes do uso do tratamento antirretroviral altamente ativo, e a prevalência de retinite por CMV seria menor agora.

60 Infecções Perioculares

Marlene L. Durand

DEFINIÇÃO

- As infecções perioculares compreendem as infecções das pálpebras, do aparelho lacrimal e da órbita.
- As infecções palpebrais são a celulite pré-septal, a infecção das glândulas meibomianas nas pálpebras (hordéolo ou terçol), o nódulo granulomatoso inflamatório estéril na pálpebra (calázio) e a blefarite marginal (inflamação nas margens da pálpebra).
- As infecções do sistema lacrimal são a dacrioadenite (infecção da glândula lacrimal), a canaliculite (infecção dos canalículos que coletam as lágrimas no canto medial drenando-as para o saco lacrimal) e a dacriocistite (infecção do saco lacrimal).
- As infecções da órbita são a celulite orbitária, o abscesso subperiosteal, o abscesso orbital e a tromboflebite do seio cavernoso. A sinusite aguda é a causa mais comum de infecção da órbita.

MICROBIOLOGIA

- Infecção palpebral: *Staphylococcus aureus* e estreptococos.
- Canaliculite: *Actinomyces israelii*, também estafilococos e estreptococos.
- Dacriocistite: *S. aureus*, estreptococos; também bacilos Gram-negativos.
- Infecção da órbita: *S. aureus* incluindo *S. aureus* resistente à meticilina, *Streptococcus anginosus* (*milleri*), outros estreptococos (como o *Streptococcus pneumoniae*), bacilos Gram-negativos e anaeróbios. É comum haver infecção mista.

DIAGNÓSTICO

- Exame clínico das infecções palpebrais e infecções das vias lacrimais, confirmado por cultura.
- A celulite pré-septal deve ser diferenciada das infecções orbitais (celulite orbitária, abscesso subperiosteal e orbital). As infecções orbitais, geralmente, têm um ou mais dos seguintes achados: proptose (que pode não ser aparente, mas pode ser medida como uma diferença de 2 mm ou mais com o exoftalmômetro de Hertel), oftalmoplegia e perda da visão. A celulite pré-septal não tem nenhuma dessas características — somente edema e eritema palpebral. A tomografia computadorizada (TC) deve ser feita em qualquer paciente com achados orbitais. A TC deve ser considerada para as crianças que apresentam o que parece ser uma celulite pré-septal grave, porque podem ter abscesso subperiosteal.

TRATAMENTO

- Varia conforme o diagnóstico.
- As infecções orbitais são muito mais graves do que a celulite pré-septal, e todas as infecções orbitais devem ser tratadas com antibióticos intravenosos. Os abscessos subperiosteais geralmente têm indicação de drenagem cirúrgica, e os abcessos orbitais quase sempre também. Pode haver indicação de drenagem de algum seio adjacente infectado.

61 Hepatite Viral

Jules L. Dienstag e Andrew S. Delemos

HEPATITE AGUDA

- As doenças clínicas agudas causadas pelos cinco vírus da hepatite (VHA, VHB, VHC, VHD e VHE) são semelhantes.
- A doença varia de assintomática para fulminante.
- As infecções assintomáticas são 10 a 30 vezes mais comuns do que as sintomáticas.

HEPATITE CRÔNICA

- A hepatite crônica afeta mais de 500 milhões de pessoas em todo o mundo.
- O VHB, VHC, e VHD causam hepatite crônica.
- O VHE causa hepatite crônica e prolongada, apenas em pacientes imunossuprimidos.

VÍRUS INDIVIDUAL DA HEPATITE (TABELA 61-1)

Vírus da Hepatite A (VHA)

- O VHA é um vírus RNA que é um membro do gênero *Hepatovirus*.
- O VHA é transmitido através da via fecal-oral.
- Ele normalmente causa uma doença aguda, autolimitada, mais frequentemente sintomática em adultos do que em crianças.
- O VHA é mais grave em pacientes com hepatite B crônica, ou C preexistente.
- Pode ocorrer a Hepatite recidiva e colestática.
- O Diagnóstico é por sorologia (IgM antiVHA) (Tabela 61-2).
- Geralmente, o tratamento não é necessário, além do atendimento de apoio.
- Prevenção – as vacinas contra o VHA, altamente eficazes, que reduziram significativamente a incidência quando utilizadas, estão disponíveis.
- A imunização passiva com imunoglobulina, por via intramuscular, é eficaz na profilaxia pós-exposição.

O Vírus da Hepatite B (VHB)

Virologia/Epidemiologia

- VHB é um vírus DNA de cadeia dupla no gênero *Ortohepadnavirus* e da família *Hepadnavirus*; 10 genótipos foram identificados.
- Em todo o mundo, 350 milhões de pessoas são infectadas cronicamente com VHB.
- Um milhão de óbitos anualmente resultam de complicações de infecção crônica - cirrose, carcinoma hepatocelular (HCC).
- Na Ásia é estimada uma prevalência em mais de 10%, resultando principalmente da transmissão no período perinatal, após o qual a probabilidade de adquirir infecção crônica é de 90%.
- Em adultos, a transmissão da hepatite B ocorre, principalmente, após comportamentos de alto risco (compartilhamento de seringas para uso de drogas, atividade sexual) ou após a exposição ocupacional, mas há bons resultados em mais de 95% das pessoas saudáveis.

TABELA 61-1 Vírus da Hepatite e Características da Infecção

CARACTERÍSITCA	A	B	C	D	E
Família do vírus	*Picornaviridae*	*Hepadnaviridae*	*Flaviviridae*	*Não Atribuída*	*Hepeviridae*
Gênero	*Hepatovirus*	*Ortohepadnavirus*	*Hepacivirus*	*Deltavirus*	*Hepevirus*
Ácido nucleico	RNA	DNA	RNA	RNA	RNA
Período de incubação (dias)	15-48 (médio 30)	30-180 (médio 60-90)	15-160 (médio 50)	30-180 (médio 60-90)	14-60 (médio 40)
Modo de transmissão:					
Fecal-oral	Sim	Não	Não	Não	Sim
Sexual	Possível	Sim	Raro	Sim	Não
Sangue	Raro	Sim	Sim	Sim	Não*
Infecção crônica	Não	Sim	Sim	Sim	Sim†
Cirrose e carcinoma hepatocelular	Não	Sim	Sim	Com hepatite B	Não‡

*Pode ser transmitida pelo sangue em áreas endêmicas.
†Hepatite aguda em hospedeiros normais, infecção crônica e prolongada apenas em pacientes imunossuprimidos.
‡Cirrose pode ocorrer após a infecção crônica, que está confinada para pacientes imunossuprimidos.

TABELA 61-2 Abordagem de Diagnóstico Simplificada em Pacientes que se Apresentam com Hepatite Aguda

	TESTES SOROLÓGICOS DO SORO DO PACIENTE			
INTERPRETAÇÃO DO DIAGNÓSTICO	HBsAg	IgM Anti-VHA	IgM Anti-HBc	Anti-VHC
Hepatite B aguda	+	–	+	–
Hepatite B crônica	+	–	–	–
Hepatite A aguda sobreposta na Hepatite B crônica	+	+	–	–
Hepatite A e B aguda	+	+	+	–
Hepatite A aguda	–	+	–	–
Hepatite A e B aguda (HBsAg abaixo do limite de detecção)	–	+	+	–
Hepatite B aguda (HBsAg abaixo do limite de detecção)	–	–	+	–
Hepatite C aguda	–	–	–	+

VHA, vírus da hepatite A; HBc, núcleo da hepatite B; HBsAg, antígeno de superfície da hepatite B; VHC, vírus da hepatite C.
Modificado de Longo D, Fauci A, Kasper D, et al. Harrison's Principles of Internal Medicine. 18th ed. New York: McGraw Hill; 2011.

Diagnóstico

- A hepatite B aguda é uma infecção sintomática, tipificada pela dor no quadrante superior direito, náusea, mal-estar, icterícia, alanina aminotransferase (ALT) e aspartato aminotransferase (AST), e anticorpo IgM, elevados para o antígeno do núcleo da hepatite B.
- Diferentes categorias de infecções crônicas são diagnosticadas com base nos testes sorológicos e em nível DNA VHB (Tabela 61-3).
- A biópsia do fígado não é necessária para o diagnóstico, mas pode informar as decisões de tratamento na infecção crônica.

Tratamento

- Indicações (Tabela 61-4):
  - Hepatite B e antígeno (HBeAg)-positivo ou pacientes negativos para HBeAg com ALT > 2× o limite superior da hepatite normal, ou moderada a grave, na biópsia do fígado e VHB--DNA > 20.000 UI/mL.

TABELA 61-3 Marcadores Viral e Laboratorial da Infecção pelo Vírus da Hepatite B

DIAGNÓSTICO	HBsAg	Anti-HBs	IgM Anti-HBc	IgG Anti-HBc	HBeAg	Anti-HBe	ALT
Hepatite aguda	+	–	+	–	+	–	Elevada
Recuperada (imune)	–	+	–	+	–	+	Normal
Hepatite B crônica do HBeAg-positivo	+	–	–	+	+	–	Elevada
Hepatite B crônica do HBeAg-negativo	+	–	–	+	–	+	Elevada (pode ser intermitente)
Vacinado (imune)	–	+	–	–	–	–	Normal
Portador inativo	+	–	–	+	–	+	Normal

ALT, alanina aminotransferase; HBc, núcleo da hepatite B [antígeno]; HBe, HBeAg, hepatite B e antígeno; HBs, HBsAg, antígeno de superfície da hepatite B; IgG, imunoglobulina G; IgM, imunoglobulina M.

TABELA 61-4 Recomendações/Diretrizes da Associação Americana para o Estudo de Doenças Hepáticas para o Tratamento de Hepatite B Crônica

HBeAg	VHB-DNA (UI/mL)	ALT	TRATAMENTO	AGENTES PREFERENCIAIS
Hepatite B Crônica sem Cirrose				
+	$>2 \times 10^4$	$>2 \times$ ULN	Recomendado	PEG-IFN, ETV, TDF
+	$>2 \times 10^4$	$\leq 2 \times$ ULN	Não recomendado	
–	$>2 \times 10^4$	$>2 \times$ ULN	Recomendado	PEG-IFN, ETV, TDF
–	$>2 \times 10^3$	1 a $>2 \times$ ULN	Histologia determina*	
–	$<2 \times 10^3$	Normal	Não recomendado†	
Cirrose				
±	Detectável (PCR‡)	Normal ou ↑	Recomendado	Compensado: tratar com ETV ou TDF para VHB-DNA $>2 \times 10^3$; para VHB-DNA $<2 \times 10^3$, tratar se ALT T Descompensada§: tratar com ETV ou combinação de nucleosídeo/nucleotídeo
±	Não detectável (PCR*)	Normal ou ↑	Não recomendado	§

*Se a biópsia do fígado revelar atividade necroinflamatória avançada ou fibrose, considere o tratamento.
†Portador inativo.
‡$> 10^2$ a 10^3 UI/mL.
§Se descompensada, coordene o cuidado com um centro de transplante de fígado.

- Pacientes HBeAg-negativo, com baixo nível de DNA VHB, mas evidência de fibrose ou hepatite moderada a grave, na biópsia do fígado.
- Cirrose associada a VHB crônico, independentemente do nível de VHB-DNA.
- Transportador inativo (antígeno de superfície da hepatite B [HBsAg] positivo) preventivamente ao iniciar a quimioterapia, ou outro tratamento imunossupressor (incluindo fator de necrose antitumoral).

* Tratamento (Tabela 61-5):
    - Tenofovir 300 mg ao dia ou entecavir 0,5 mg ao dia (1 mg dose aprovada para resistência à lamivudina anterior, mas não uma alternativa viável de adicionar tenofovir).

TABELA 61-5 Medicamentos Antivirais Aprovados para Hepatite B Crônica

	IFN	PEG-IFN	LAM	ADV	ETV	TBV	TDF
Dosagem	5 MU/dia*	180 μg/semana	100 mg/dia	10 mg/dia	0.5 mg/dia	600 mg/dia	300 mg/dia
Via	Subcutânea	Subcutânea	Oral	Oral	Oral	Oral	Oral
Duração nos estudos	4 meses	48 semanas	48-52 semanas	48 semanas	48 semanas	52 semanas	48 semanas
Tolerância	Ruim	Ruim	Excelente	Excelente[†]	Excelente	Excelente	Excelente[†]
Soroconversão de HBeAg	18%-20%	27%[‡]	16%-21%	12%	21%	22%	21%
Redução VHB-DNA Log_{10} HBeAg-positivo HBeAg-negativo	?[§] ?[§]	4,5 4,1	5,5 4,7	3,5 3,9	6,9 5,0	6,5 5,2	6,2 4,6
VHB-DNA PCR-negativo HBeAg-positivo HBeAg-negativo	? ?	25% 63%	44% 73%	21% 64%	67% 90%	60% 88%	76% 93%
Normalização de ALT HBeAg-positivo HBeAg-negativo	?[‖] ?[‖]	39% 38%	75% 79%	61% 77%	68% 78%	77% 74%	68% 76%
Perda do HBsAg durante o tratamento	até 8%	3%-4%	≤1%	0%	2%	<1%	3%
Resistência viral	Nenhuma	Nenhuma	15%-30%	Nenhuma	Nenhuma	2%-5%	0%
>1 ano	Nenhuma	Nenhuma	5 anos: 70%	5 anos: 29%	≤1%	2 anos: 9%-22%	0%
Custo (dólares americanos)	5.600*	18.500	2.500	6.600	8.700	6.000	6.000

ADV, adefovir; ALT, alanina aminotransferase; ETV, entecavir; HBeAg, hepatite B e antígeno; HBsAg, antígeno de superfície do vírus da hepatite B; VHB, vírus da hepatite B; IFN, interferon; LAM, lamivudina; PCR, reação em cadeia da polimerase; PEG-IFN, IFN peguilado; MU, milhões de unidades; TBV, telbivudina; TDF, tenofovir.

Os dados mostrados são valores máximos relatados por até 1 ano (48-52 semanas) de tratamento nos estudos de registro. Estes dados são apenas comparativos para PEG-IFN *versus* LAM, ETV *versus* LAM, TBV *versus* LMV, e TDF *versus* ADV.

*5 MU ao dia para 10 MU três vezes por semana durante 16 a 24 semanas; o custo é o de um curso completo, não de um ano de tratamento.

[†]Monitoramento da creatinina recomendado.

[‡]Em 32% 24 semanas após o tratamento.

[§]Quando estes estudos foram realizados, o VHB-DNA foi medido com ensaios de hibridização não sensíveis.

[‖]ALT é geralmente normal naqueles com resposta sorológica/virológica adequada; relatórios raramente incluem níveis de ALT ao final do tratamento. Nos pacientes com HBeAg-reativo, uma meta-análise mostrou uma vantagem de 23% na normalização de ALT (após o tratamento) em pacientes tratados vs. não tratados.

- Uso durante 48 semanas de interferon peguilado (PEG-IFN) em pacientes HBeAg-positivo não cirróticos também é uma opção.
- Considere interromper o tratamento oral em pacientes HBeAg-positivo de 6 a 12 meses, após a soroconversão de HBeAg (HBeAg-negativo e anti-HBe-positivo); ≥40% chance de soroconversão após 5 anos de tratamento.
- Tratamento é indefinido para hepatite B crônica HBeAg-negativa; considere interromper o tratamento para soroconversão HBsAg.

Prevenção

- Vacinação universal de bebês com início no nascimento (>3 doses intramusculares).
- Seleção de HBsAg no período pré-natal e se o HBsAg positivo, imunoglobulina da hepatite B 0,5 mL no nascimento juntamente com a vacinação.
- Tenofovir 300mg começando no terceiro trimestre em mulheres com VHB-DNA $>10^8$ UI/mL (algumas autoridades recomendam o tratamento antiviral para mães com VHB-DNA $>10^6$ UI/mL).

Vírus da Hepatite D (VHD)

- O VHD é um vírus RNA circular transmitido por via percutânea (gênero: *Deltavirus*) que exige VHB (ou outros hepadnavírus) para replicar e persistir.
- A coinfecção aguda pode ocorrer e segue o curso clínico de infecção aguda pelo VHB.
- A superinfecção por VHD resulta em infecção crônica em pacientes com hepatite B crônica anterior e tem características clínicas semelhantes à infecção crônica da hepatite B, embora com aumento da gravidade, e risco de progressão para cirrose.
- O diagnóstico é feito por testes sorológicos para anticorpos ao VHD ou por reação em cadeia da polimerase (PCR) para VHD-RNA.
- Os antivirais orais para hepatite B não são ativos contra o VHD, mas o tratamento prolongado com PEG-IFN pode beneficiar uma proporção dos pacientes.

Vírus da Hepatite C (VHC)

Virologia/Epidemiologia

- O VHC é um vírus RNA de única cadeia (gênero: *Hepacivirus*) com seis principais genótipos (1 a 6); ele existe como quase-espécies, por causa da sua alta taxa de mutação.
- O VHC requer aparelho de secreção/montagem da membrana de lipídio do hospedeiro para replicação.
- Em todo o mundo, 185 milhões dos pacientes tiveram o VHC crônico, com mais de 4 milhões, desses pacientes, residindo nos Estados Unidos.
- A transmissão ocorre predominantemente através do uso de medicamento por injeção, mas outros modos incluem transfusão de sangue, antes da disponibilidade de seleção, ou práticas não estéreis, em que os líquidos do sangue/corpo são trocados [obs: o risco de hepatite C não é aumentado em pessoas com tatuagens, ou em profissionais de saúde].
- A infecção crônica pelo VHC se desenvolve em, pelo menos, 85% dos pacientes com infecção aguda e, na ausência de tratamento, resulta em cirrose, em aproximadamente 20% dos pacientes, após 20 anos de infecção.
- A incidência anual de HCC em pessoas com cirrose associada ao VHC é de 1% a 4%.
- O VHC é a principal indicação para transplante de fígado nos Estados Unidos.

Diagnóstico

- A hepatite e a icterícia sintomáticas se desenvolvem em menos de 10% a 20% dos pacientes com hepatite C aguda, que muitas vezes anunciam a eliminação viral.
- A hepatite C crônica tende a ser assintomática, embora os pacientes muitas vezes se queixem de fadiga.
- Pacientes com cirrose associada ao VHC podem se apresentar clinicamente com complicações da doença hepática no estágio final como sangramento variceal, encefalopatia hepática ou ascite.
- A detecção do anticorpo para o VHC é o teste de diagnóstico inicial, mas o teste de PCR para o VHC RNA distingue a infecção crônica contínua (comumente) da exposição anterior, com a subsequente eliminação (rara).

750 mg (dois comprimidos de 375 mg) intervalo de 8 horas com alimentos (sem baixo teor de gordura)

eRVR = VHC negativo nas semanas 4 e 12

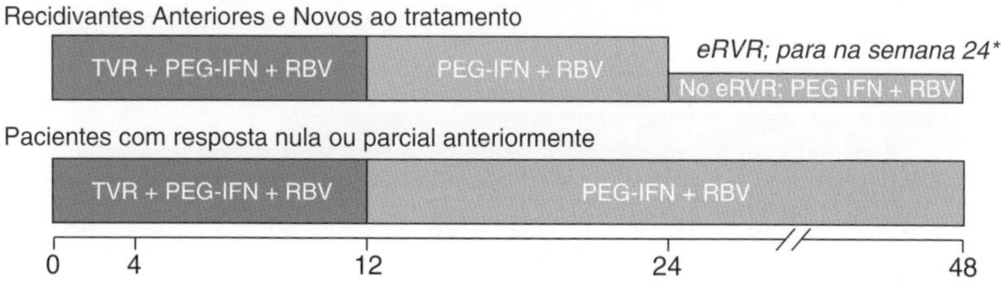

*Pacientes novos ao tratamento com cirrose compensada e eRVR podem se beneficiar de continuar o PEG-IFN + RBV para a semana 48

Ponto de Tempo	Critério	Regra de Parada
Semana 4 ou 12	VHC RNA >1000 UI/mL	Descontinue todo o tratamento
Semana 24	VHC RNA detectável	Descontinue o PEG-IFN/RBV
Qualquer	Descontinuação do PEG-IFN/RBV por qualquer motivo	Descontinue o TVR

FIGURA 61-1 Abordagem recomendada para tratar pacientes com vírus da hepatite C (VHC) crônica, genótipo 1, com tratamento baseado em telaprevir (TVR). eRVR, resposta virológica rápida estendida; UI, unidades internacionais; PEG-IFN, interferon peguilado; RBV, ribavirina; RNA, ácido ribonucleico. Desde janeiro de 2015, telaprevir não é mais recomendado para o tratamento de hepatite C (veja Tabela 61-6).

Tratamento

- O objetivo do tratamento na hepatite C crônica é atingir uma resposta virológica sustentada (RVS), definida como VHC RNA indetectável 24 semanas após a conclusão do tratamento (12 semanas foram adotadas como sendo o *endpoint* da RVS, em recentes estudos clínicos).
- Padrão de atendimento 2011-2013: para genótipos 2 e 3, 24 semanas de PEG-IFN-α2a ou α2b e ribavirina (RBV) 800 mg ao dia; para genótipo 1, PEG-IFN, RBV com base no peso e boceprevir (BOC) ou telaprevir (TVR) (Fig. 61-1). Nos pacientes sem tratamento prévio anterior, os regimes de tratamento são 24 semanas (TVR), 28 semanas (BOC, após 4 semanas de PEG-IFN/RBV adaptação), ou até 48 semanas (com tratamento de medicamento triplo por 12 semanas e PEG-IFN/RBV, depois para tratamento de medicamento triplo baseado em TVR ou BOC para até a semana 36 e PEG-IFN/RBV depois disso) e são baseados em indicações de resposta do VHC RNA (ou seja, tratamento guiado pela resposta; Figs. 61-1 e 61-2), exceto em cirróticos, em que o tratamento para um total de 48 semanas é recomendado. Para pacientes em tratamento, as recidivas são tratadas da mesma forma que os pacientes novos ao tratamento, enquanto os que não responderam anteriormente são tratados por até 48 semanas (com tratamento de medicamento triplo por 12 semanas e PEG-IFN/RBV depois disso para TVR, ou tratamento de medicamento triplo, até 44 semanas após 4 semanas de PEG-IFN/RBV adaptação para BOC).
- **Padrão de atendimento 2014**
  - Pacientes novos ao tratamento:
    - Genótipo 1: sofosbuvir (SOF) 400 mg ao dia com PEG-IFN/RBV (baseado no peso, 1.000 a 1.200 mg ao dia) por 12 semanas ou simeprevir (SMV) 150 mg com PEG-IFN/RBV por 12 semanas seguido por outras 12 semanas de PEG-IFN/RBV; uma alternativa para pacientes inelegíveis ao IFN é a combinação de SOF, SMV e RBV por 12 semanas.
    - Genótipo 2: SOF 400 mg ao dia com RBV (baseado no peso, 1.000 a 1.200 mg ao dia) por 12 semanas.
    - Genótipo 3: SOF 400 mg ao dia com RBV (baseado no peso, 1.000 a 1.200 mg ao dia) por 24 semanas (uma alternativa é SOF com PEG-IFN/RBV por 12 semanas).
    - Genótipos 4 a 6: semelhantes ao genótipo 1 com menores modificações (www.hcvguidelines.org).

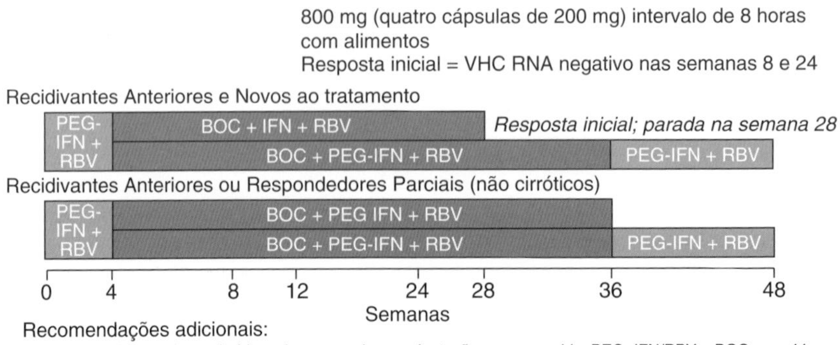

Recomendações adicionais:

Os respondedores nulos e cirróticos devem receber a adaptação e, em seguida, PEG- IFN/RBV + BOC para 44 semanas (sem TGR).

Semana 4, redução do VHC RNA<1 log10: considere o PEG-IFN/RBV + BOC para 44 semanas após a adaptação (sem TGR).

Rótulo da UE: tratamento de duração fixa para todos os pacientes experientes no tratamento: LI + 32 semanas triplo + 12 semanas PR (sem TGR).

Ponto de Tempo	Critério	Regra de Parada
Semana 12	VHC RNA 100 UI/mL	Descontinuar todo o tratamento
Semana 24	VHC RNA detectável	Descontinuar todo o tratamento
Qualquer	Descontinuação do PEG/RBV por qualquer motivo	Descontinuar todo o BOC

FIGURA 61-2 Abordagem recomendada para tratar pacientes com vírus da hepatite C crônica (VHC), genótipo 1, com tratamento baseado no boceprevir (BOC). UE, União Europeia; UI, unidades internacionais; LI, adaptação; PEG-IFN, interferon peguilado; PR, peguilado; RBV, ribavirina; TGR, terapia guiada pela resposta; RNA, ácido ribonucleico. Desde janeiro de 2015, telaprevir não é mais recomendado para o tratamento de hepatite C (veja Tabela 61-6).

  - Pacientes com falha prévia de tratamento com PEG IFN/RBV:
    - Genótipo 1: SOF 400 mg por dia, SMV 150 mg por dia e RBV (1.000 a 1.200 mg por dia) por 12 semanas (alternativamente é SOF por 12 semanas com PEG IFN/RBV por 12 a 24 semanas ou SMV 150 mg por 12 semanas com PEG IFN/RBV por 48 semanas).
    - Genótipo 2: SOF 400 mg por dia com RBV (baseado no peso, 1.000 a 1.200 mg por dia) durante 12 semanas (alternativamente SOF 400 mg por dia com PEG IFN/RBV [baseado no peso, 1.000 a 1.200 mg por dia] durante 12 semanas).
    - Genótipo 3: SOF 400 mg por dia com RBV (baseado no peso, 1.000 a 1.200 mg por dia) durante 24 semanas (alternativamente SOF 400 mg por dia com PEG IFN/RBV [baseado no peso, 1.000 a 1.200 mg por dia] durante 12 semanas).
    - Genótipos 4 a 6: SOF 400 mg por dia com PEG IFN/RBV (baseado em peso, 1.000 a 1.200 mg por dia) durante 12 semanas.
    - Pacientes genótipo 1 e falha de TVR ou de inibidor da protease BOC: SOF por 12 semanas com PEG IFN/RBV por 12 a 24 semanas.
- **Padrão de atendimento: janeiro de 2015.**
  - A aprovação de novos antivirais de ação direta em outubro e dezembro de 2014 abriu lugar para esquemas livres de IFN de duração mais curta e com eficácia extraordinariamente alta, tanto para pacientes virgens de tratamento quanto experimentados de tratamento (Tabela 61-6).
  - Novos esquemas de tratamento recomendados:
    - Ledipasvir/sofosbuvir (Harvoni): combinação diária de dose fixa para os genótipos 1a, 1b, 4 e 6
    - Paritaprevir/ritonavir/ombitasvir mais dasabuvir ± ribavirina para os genótipos 1a, 1b e 4

Hepatite E (VHE)

- O VHE é um vírus RNA (gênero: *Hepevirus*).
- Ele se propaga por água contaminada com fezes em áreas endêmicas.
- O VHE causa hepatite aguda, autolimitada, semelhante à VHA em hospedeiros normais.

TABELA 61-6 Recomendações da AASLD e IDSA para Paciente Virgens de Tratamento com HCV: Janeiro 2015

GENÓTIPO	RECOMENDAÇÃO*
1a	Combinação diária de dose fixa de ledipasvir (90 mg)/sofosbuvir (400 mg) durante 12 semanas Combinação diária de dose fixa de paritaprevir (150 mg)/ ritonavir (100 mg)/ombitasvir (25 mg) mais duas doses diárias de dasabuvir (250 mg) e RBV com base no peso por 12 semanas (sem cirrose) ou 24 semanas (com cirrose) Sofosbuvir diário (400 mg) mais simeprevir (150 mg) com ou sem RBV com base no peso por 12 semanas (sem cirrose) ou 24 semanas (cirrose)
1b	Combinação diária de dose fixa de ledipasvir (90 mg)/sofosbuvir (400 mg) durante 12 semanas Combinação diária de dose fixa de paritaprevir (150 mg)/ritonavir (100 mg)/ombitasvir (25 mg) mais duas doses diárias de dasabuvir (250 mg) por 12 semanas; RBV com base em peso recomendada para pacientes com cirrose Sofosbuvir diário (400 mg) mais simeprevir (150 mg) por 12 semanas (sem cirrose) ou 24 semanas (cirrose)
2	Sofosbuvir diário (400 mg) e RBV com base no peso por 12 semanas (sem cirrose) ou 16 semanas (cirrose)
3	Sofosbuvir diário (400 mg) e RBV baseado em peso por 24 semanas
4	Combinação diária de dose fixa de ledipasvir (90 mg)/sofosbuvir (400 mg) durante 12 semanas Combinação diária de dose fixa de paritaprevir (150 mg)/ritonavir (100 mg)/ombitasvir (25 mg) e RBV com base no peso por 12 semanas Sofosbuvir diário (400 mg) e RBV com base no peso por 24 semanas
5	Sofosbuvir diário (400 mg) e RBV com base no peso mais IFN PEG semanal por 12 semanas
6	Levipasvir diário (90 mg)/sofosbuvir (400 mg) por 12 semanas

AASLD, American Association for the Study of Liver Diseases; HCV, vírus hepatite C; IDSA, Infectious Diseases Society of America; PEG IFN, interferon peguilado; RBV, ribavirina.

*Listados em ordem alfabética - ver www.hcvguidelines.org para tratamentos alternativos, tratamentos em pacientes experimentados e populações especiais.

- As taxas de mortalidade são de 0,9% a 2,8% em homens e 20% em mulheres grávidas, particularmente no terceiro trimestre.
- Em pacientes imunossuprimidos, particularmente os casos de transplantes de órgão sólido, o VHE pode causar infecção prolongada, hepatite crônica e cirrose.
- O diagnóstico é por testes sorológicos (IgM anticorpo para VHE) ou PCR no sangue ou fezes.
- Tratamento: hepatite E aguda é geralmente autolimitada; a hepatite E crônica responde ao tratamento com ribavirina.
- As vacinas altamente eficazes, consistindo de proteínas recombinantes do capsídeo, foram desenvolvidas para uso em áreas endêmicas. Uma (Hecolin) foi recentemente licenciada na China.

O Síndrome da Imunodeficiência Adquirida

62 Diagnóstico da Infecção Causada pelo Vírus da Imunodeficiência Humana

Francesco R. Simonetti, Robin Dewar e Frank Maldarelli

DEFINIÇÃO

- A detecção do vírus da imunodeficiência humana (HIV) é o fundamento da resposta médica e de saúde pública para a epidemia do HIV. A detecção do HIV é precisa e sensível, e análises minuciosas têm sido realizadas para três propósitos gerais: diagnóstico e manejo clínico do paciente, vigilância epidemiológica e triagem de doadores de produtos sanguíneos e de tecido.

EPIDEMIOLOGIA

- No final de 2011, mais de 34 milhões de indivíduos viviam com a infecção pelo HIV em todo o mundo. Nos Estados Unidos, o percentual de indivíduos que fizeram o teste para o HIV cresceu de 36% para 45% entre 2000 e 2011. No entanto, no teste anual, a taxa permaneceu relativamente estável entre 9,6% e 10,4%, apesar da promoção das modalidades de testes rápidos e da expansão dos recursos para o teste. Embora a proporção de pessoas conscientes sobre sua condição em relação ao HIV seja em torno de 80% nos Estados Unidos, as Nações Unidas estimam que apenas 30% dos indivíduos infectados no mundo inteiro estão cientes do seu estado.

MICROBIOLOGIA

- A diversidade genética do HIV-1 durante o período de infecção primária é limitada, e é provável que a maioria dos indivíduos esteja infectada com uma única variedade, com acumulação lenta e previsível na diversidade genética refletindotanto os índices intrínsecos de mutação do HIV-1 quanto a forte pressão da seleção, plausivelmente incluindo respostas imunes. Atualmente, ferramentas úteis para detectar a infecção por HIV *in vivo* incluem componentes virais (antígeno p24 e RNA do HIV) e as respostas humorais (detectadas por ELISA, Western blot e estudos baseados na imunofluorescência).

DIAGNÓSTICO

- O diagnóstico provém do histórico, de exames físicos e de estudos laboratoriais. A detecção laboratorial do HIV é um processo em duas etapas, utilizando um teste de *triagem* altamente sensível, seguido de um teste *confirmatório* altamente específico (Tabela 62-1).
- Uma variedade de formatos está disponível e, agora, testes rápidos foram aprovados pela U.S. Food and Drug Administration (FDA) para a triagem e a confirmação do HIV (Tabela 62-2). Em muitas circunstâncias, é possível rastrear e confirmar a infecção pelo HIV utilizando testes rápidos, sem a necessidade de retorno do paciente.
- O teste de HIV está em expansão nos Estados Unidos; a Força-Tarefa de Serviços Preventivos dos EUA (USPSTF) adotou as recomendações dos Centros de Controle e Prevenção de Doenças com relação aos testes optativos para todos os indivíduos entre 15 e 65 anos, e o custo para esses testes será garantido pela Lei de Serviços de Saúde.
- Em 2014, o CDC emitiu recomendações atualizadas para o diagnóstico da infecção por HIV (Tabela 62-1). Os testes inciais são imunoensaios combinados da quarta geração de antígenos/anticorpos e testes confirmatórios são imunoensaios de diferenciação de anticorpos de HIV-1/HIV2, seguido pelo teste de ácido nucleico se necessário.
- Nenhuma amostra ou estratégia de teste é perfeita, e a familiaridade com as limitações das amostras é essencial para garantir a identificação precisa da infecção pelo HIV.

TABELA 62-1 Algoritmo de Testes Laboratoriais do HIV Recomendados pelo CDC para Amostras de Soro ou Plasma*

Etapa 1: imunoensaio combinando antígeno/anticorpo HIV-1/2. Se positivo, prosseguir para a Etapa 2.[†]

Etapa 2: Imunoensaio de diferenciação de anticorpos HIV-1/HIV-2. Se for negativo ou indeterminado para HIV-1 e negativo para HIV-2, prosseguir para Etapa 3.[‡]

Etapa 3: Teste de ácido nucleico do HIV-1 (NAT). NAT positivo indica infecção aguda pelo HIV-1.[§]

CDC, *Centers for Disease Control and Prevention* (Centros de Controle e Prevenção de Doenças); HIV, vírus da imunodeficiência humana.

*Este algoritmo, que se inicia com o imunoensaio combinado antígeno/anticorpo HIV-1/2, também deve ser usado após um resultado reativo em qualquer teste rápido para HIV.

[†]Nenhum teste adicional é necessário para amostras que não sejam reativas no imunoensaio inicial.

[‡]Os resultados reativos no imunoensaio combinado de antígeno/anticorpo inicial e no imunoensaio de diferenciação de anticorpos HIV-1/HIV-2 devem ser interpretados como positivos para anticorpos para HIV-1, anticorpos para HIV-2 ou, no caso em que tanto testes para HIV-1 como HIV-2 são reativos no teste de diferenciação de anticorpos, anticorpos do HIV, indiferenciados.

[§]Um resultado negativo NAT-1 para HIV e resultado de imunoensaio de diferenciação de anticorpo de HIV-1/HIV-2 não-reativo ou indeterminado indica um resultado falso-positivo no imunoensaio inicial.

TABELA 62-2 Formatos de Testes para o HIV Aprovados pela FDA

	MODALIDADE DE TESTE APROVADO PELA FDA*					
Fonte para o Teste de HIV	**ELISA**	**EIA Rápido**	**Western blot**	**IFA**	**Captura de Antígeno p24**	**TMA/HPA para HIV-1**
Sangue total	X	X				
Sangue ressecado	X					
Plasma	X	X	X	X	X	X
Soro	X	X	X	X	X	X
Fluido oral	X	X	X			
Urina	X		X			
Mini-pools (rastreio de doador)	X					X
Soro cadavérico	X					X

EIA, imunoensaios enzimáticos; ELISA, ensaio imunossorvente ligado à enzima; FDA, U.S. Food and Drug Administration (Administração de Medicamentos e Alimentos dos EUA); HIV, vírus da imunodeficiência humana; IFA, ensaio de imunofluorescência indireto; TMA/HPA, amplificação mediada por transcrição/ensaio de proteção de hibridização.

*Os nomes e os fabricantes dos kits de testes individuais estão disponíveis em www.fda.gov.

TRATAMENTO

- O diagnóstico do HIV é essencial para se iniciar uma terapia antirretroviral específica para o tratamento da doença e, agora, como parte das estratégias de profilaxia pré-exposição.
- Os testes de triagem são necessários, mas não suficientes, para iniciar o tratamento contra a infecção pelo HIV. A confirmação da infecção é essencial antes do início da terapia antirretroviral.
- Um resultado não reativo do teste de triagem para HIV tem sido útil na identificação de pacientes em alto risco de infecção pelo vírus, que podem passar pela profilaxia pré-exposição. Os regimes de profilaxia pré-exposição são distintos e menos potentes que a terapia antirretroviral combinada de rotina, e são essenciais para a avaliação minuciosa de pacientes infectados pelo HIV.
- Há diretrizes específicas disponíveis para teste para fins de tratamento e profilaxia.

PREVENÇÃO

- A profilaxia pré-exposição representa uma estratégia para tratar indivíduos em alto risco com terapia antirretroviral para prevenir a infecção pelo HIV. É preciso uma avaliação cuidadosa a fim de se descartar a infecção pelo vírus.

63

Manifestações Clínicas Gerais da Infecção Causada pelo Vírus da Imunodeficiência Humana (Incluindo Síndrome Retroviral Aguda e Doença Oral, Cutânea, Renal, Ocular, Metabólica e Cardíaca)

Timothy R. Sterling e Richard E. Chaisson

SÍNDROME RETROVIRAL AGUDA

- Esta síndrome é a manifestação inicial da infecção pelo vírus da imunodeficiência humana (HIV, do inglês *Human Immunodeficiency Virus*).
- Entre metade e dois terços dos pacientes apresentam doença aguda do tipo mononucleose" (Tabela 63-1), muitas vezes com exantema no tronco.
- Os sintomas geralmente desaparecem em 10 a 15 dias.

LINFADENOPATIA GENERALIZADA PERSISTENTE

- Este quadro ocorre entre 50% e 70% das pessoas infectadas pelo HIV e em geral acomete a região cervical, submandibular, occipital e axilar.
- Nos pacientes tratados com antirretrovirais, os nódulos antes regredidos podem aumentar novamente.

ALTERAÇÕES ENDÓCRINAS E METABÓLICAS

- Há relatos de hipogonadismo, síndrome consumptiva, alterações lipídicas, resistência à insulina e lipodistrofia.

DOENÇA ORAL

- Pode ocorrer candidíase oral, leucoplasia pilosa oral, gengivite e periodontite.

DOENÇA CUTÂNEA

- As consequências dermatológicas são as infecções cutâneas (vírus do herpes simples, varicela-zoster, molusco contagioso, escabiose, angiomatose bacilar e o sarcoma de Kaposi).

DOENÇA RENAL

- Várias causas de doença renal podem afligir pacientes infectados pelo HIV, como a nefropatia específica relacionada com o HIV, com proteinúria, aumento da concentração sérica de creatina refletindo lesão glomerular, proliferação mesangial e degeneração tubular.

DOENÇA CARDÍACA

- A aterosclerose acelerada com infarto agudo do miocárdio é identificada nos pacientes infectados pelo HIV em tratamento antirretroviral e parece estar associada ao aumento das citocinas pró-inflamatórias e dos marcadores pró-trombose.
- Também foram descritas miocardite e pericardite.

SÍNDROMES DE RECONSTITUIÇÃO IMUNITÁRIA

- As síndromes de reconstituição imunitária são vistas após o tratamento antirretroviral e podem estar relacionadas com o *Mycobacterium tuberculosis*, complexo *Mycobacterium avium*, o citomegalovírus, as hepatites B e C e outras infecções oportunistas.

TABELA 63-1 Sinais e Sintomas de Síndrome Retroviral Aguda em 209 Pacientes

SINAL OU SINTOMA	ACHADOS CLÍNICOS, *N*	FREQUÊNCIA (%)
Febre	200	96
Adenopatia	154	74
Faringite	146	70
Exantema	146	70
Mialgia ou artralgia	112	54
Trombocitopenia	94	45
Leucopenia	80	38
Diarreia	67	32
Cefaleia	66	32
Náuseas, vômitos	56	27
Aumento dos níveis elevados das aminotransferases*	38	21
Hepatoesplenomegalia	30	14
Candida	24	12
Neuropatia	13	6
Encefalopatia	12	6

Modificado de Niu MT, Stein DS, Schnittman SM. Primary human immunodeficiency virus type 1 infection: review of pathogenesis and early treatment intervention in human and animal retrovirus infections. *J Infect Dis*. 1993;168:1.490-1.501.
*Baseado em 178 casos.

64

Manifestações Pulmonares da Infecção pelo Vírus da Imunodeficiência Humana

Paul E. Sax e Kevin L. Ard

EPIDEMIOLOGIA

- A infecção pelo vírus da imunodeficiência humana (HIV, do inglês *Human Immunodeficiency Virus*) aumenta o risco de doenças respiratórias infecciosas e não infecciosas.
- A maioria das complicações ocorre nas pessoas que não fazem tratamento antirretroviral (TARV).
- O TARV eficaz reduziu, porém não eliminou, o excesso do risco de infecção pulmonar, como a pneumonia por *Pneumocystis jirovecii* e, em menor grau, a pneumonia bacteriana.
- Os quadros não infecciosos, como a doença pulmonar obstrutiva crônica e o câncer de pulmão, estão assumindo maior importância, visto que as pessoas infectados pelo HIV vivem durante mais tempo.

ABORDAGEM AO PACIENTE

- O diagnóstico diferencial é influenciado por grau de imunossupressão, TARV, profilaxia de infecções oportunistas e epidemiologia local de doenças como a tuberculose e as infecções fúngicas endêmicas.
- A baixa contagem de células CD4 aumenta o risco de todos os tipos de infecção pulmonar, inclusive as que podem ocorrer com contagens mais altas de células CD4.
- Os achados na radiografia de tórax podem ajudar a orientar o diagnóstico diferencial (Tabela 64-1).

PNEUMONIA POR PNEUMOCYSTIS JIROVECII

- A maioria dos casos de pneumonia por *Pneumocystis jirovecii* ocorre com contagem de células CD4 abaixo de 200 células/mm^3 em pacientes que não fazem TARV.
- Os pacientes com pneumonia por *Pneumocystis jirovecii* normalmente têm queixa de tosse e febre há algumas semanas.
- Os achados radiológicos mais comuns são os infiltrados intersticiais difusos, mas podem ser encontradas cavitações, pneumotórax, derrame pleural e até mesmo radiografias normais.
- O diagnóstico se baseia na identificação do microrganismo nas secreções respiratórias, muitas vezes por expectoração induzida ou lavado broncoalveolar, que é mais sensível.
- O (1→3)-β-D-glucano sérico também é muito sensível para o diagnóstico da pneumonia por *Pneumocystis jirovecii*.

PNEUMONIA BACTERIANA

- *Streptococcus pneumoniae* e *Haemophilus influenzae* são os patógenos mais comumente isolados.
- Com o agravamento da imunossupressão, pode ocorrer pneumonia por *Staphylococcus aureus*, *Pseudomonas aeruginosa* (especialmente nos casos de neutropenia), *Nocardia* spp. e *Rhodococcus equi*.

PNEUMONIA POR MICOBACTÉRIAS

- As características da infecção pulmonar pelo *Mycobacterium tuberculosis* variam de acordo com o grau da imunossupressão.
- Pacientes infectados pelo HIV com sintomas respiratórios e provenientes de regiões endêmicas de tuberculose ou com outros fatores de risco de tuberculose, com teste positivo para tuberculose latente sem história de profilaxia, ou com história de tuberculose sem a comprovação de um

TABELA 64-1 Aparência Radiográfica das Doenças Pulmonares na Infecção pelo Vírus da Imunodeficiência Humana

Infiltrados Intersticiais Difusos	**Doença Cavitária**
Pneumocystis jirovecii *Mycobacterium tuberculosis*, em especial na doença avançada do vírus da imunodeficiência humana *Histoplasma capsulatum* *Coccidioides* spp. *Cryptococcus neoformans* *Toxoplasma gondii* Citomegalovírus Influenza Pneumonia intersticial linfocítica Hipersensibilidade ao abacavir	Pneumonia bacteriana piogênica por *Pseudomonas aeruginosa*, *Staphylococcus aureus* ou enterobactérias *M. tuberculosis* *C. neoformans* *Rhodococcus. equi* *Aspergillus* spp. *Nocardia* spp. Complexo *Mycobacterium avium* *P. jirovecii*
Consolidação Focal	**Nódulos ou Massas**
Pneumonia bacteriana piogênica por *Streptococcus pneumoniae*, *Haemophilus influenzae* *M. tuberculosis* *Legionella* spp. *R. equi*	*M. tuberculosis* *C. neoformans* *Aspergillus* spp. *H. capsulatum* *Nocardia* spp. Linfoma não Hodgkin Sarcoma de Kaposi Câncer de pulmão
Adenopatia Hilar	**Radiografia Normal**
M. tuberculosis *H. capsulatum* *Coccidioides* spp. Linfoma não Hodgkin ou linfoma de Hodgkin Complexo *Mycobacterium avium*	*P. jirovecii* *M. tuberculosis*

tratamento adequado, devem ser colocados em quartos individuais com pressão negativa, até que o diagnóstico de tuberculose pulmonar seja descartado.

- Os testes de amplificação de ácidos nucleicos do escarro podem acelerar o diagnóstico, principalmente nos casos com baciloscopia negativa.

PNEUMONIA FÚNGICA

- A pneumonia fúngica tende a ocorrer com contagem de células CD4 < 100 células/mm^3, muitas vezes como componente de uma infecção fúngica disseminada (criptococose, histoplasmose, coccidioidomicose ou blastomicose).
- A histoplasmose e a coccidioidomicose são importantes causas de pneumonia nas pessoas que tenham residido ou viajado por regiões endêmicas; o *Blastomyces* raramente causa infecção pulmonar em pacientes com HIV.
- A aspergilose pulmonar ocorre geralmente nos pacientes imunocomprometidos com neutropenia ou em uso de corticosteroides.

PNEUMONIA VIRAL

- Durante a temporada da influenza, a gripe é o diagnóstico mais comum nos pacientes infectados pelo HIV com febre e sintomas respiratórios, embora o adenovírus, o vírus sincicial respiratório e o vírus parainfluenza possam ter uma apresentação semelhante.

DOENÇAS RESPIRATÓRIAS NÃO INFECCIOSAS

- O sarcoma de Kaposi pulmonar geralmente ocorre com doença cutânea ou mucosa.
- O linfoma pulmonar provoca nódulos, massas ou derrame pleural, sendo geralmente diagnosticado por cirurgia torácica assistida por vídeo.
- A pneumonia intersticial linfocítica, causa rara de infiltrado intersticial, tipicamente é diagnosticada por biópsia. Acomete principalmente as crianças, mas pode incidir em adultos, particularmente entre aqueles com contagem de CD4 acima do que o comumente observado em muitas infecções oportunistas.

65 Manifestações Gastrintestinais, Hepatobiliares e Pancreáticas da Infecção pelo Vírus da Imunodeficiência Humana

Charles Haines e Mark S. Sulkowski

DEFINIÇÃO

- As doenças gastrintestinais e hepatobiliares são causas comuns de morbidade nas pessoas com infecção pelo vírus da imunodeficiência humana (HIV), e muitas vezes resultam tanto de fatores do hospedeiro quanto da exposição ao vírus.

DISTÚRBIOS DO ESÔFAGO

- Os distúrbios do esôfago tipicamente se manifestam com disfagia ou odinofagia e acometem um terço dos pacientes com síndrome da imunodeficiência adquirida (AIDS).
- As causas infecciosas são *Candida*, citomegalovírus (CMV), herpes-vírus simples, vírus da varicela-zóster, *Mycobacteria*, *Histoplasma* e *Pneumocystis jirovecii.*
- As causas não infecciosas são a esofagite de refluxo e a esofagite medicamentosa.
- As causas neoplásicas são o carcinoma esofágico, o linfoma e o sarcoma de Kaposi.
- O diagnóstico presuntivo pode, em geral, ser feito por meio de uma anamnese detalhada e do exame físico.
- A endoscopia digestiva alta com biópsia das lesões é bastante sensível em muitos casos.

DISTÚRBIOS DO ESTÔMAGO

- Os distúrbios gástricos podem ser resultado de infecções oportunistas, porém normalmente não estão relacionados com a imunossupressão induzida pelo HIV.
- *Helicobacter pylori*, CMV e sarcoma de Kaposi são causas comuns de distúrbios gástricos.
- A endoscopia digestiva alta e a biópsia gástrica costumam ser necessárias para o diagnóstico definitivo.

DISTÚRBIOS DO FÍGADO

- É comum a ocorrência de hepatite causada por infecção aguda ou crônica pelos vírus das hepatites B e C, uma vez que ambos têm os mesmos modos de transmissão.
- São recomendados novos antivirais de ação direta disponíveis contra o vírus da hepatite C (HCV) para o tratamento de pacientes coinfectados pelo HIV e HCV.
- Tem sido observada lesão hepática induzida por medicamentos com alguns antirretrovirais e outros medicamentos usados no tratamento de pessoas com infecção pelo HIV.

DISTÚRBIOS DA ÁRVORE BILIAR, DA VESÍCULA BILIAR E DO PÂNCREAS

- A colecistite acalculosa e a colangite são encontradas principalmente no estágio avançado da AIDS e podem comprometer o pâncreas.
- CMV, *Cryptosporidium* e *microsporidia* são os microrganismos mais frequentemente envolvidos.
- A colecistite acalculosa e a colangite relacionadas com a AIDS são raras nos cenários em que o tratamento antirretroviral (TARV) é amplamente usado, e as doenças biliares e da vesícula biliar não relacionadas com a AIDS podem ser mais comuns nesse contexto.
- A colangiopancreatografia retrógrada endoscópica pode ser utilizada tanto para o diagnóstico quanto para o tratamento.
- A didanosina e a pentamidina sistêmica podem causar pancreatite.

TABELA 65-1 Causas de Doença do Trato Gastrintestinal Inferior em Pacientes com o Vírus da Imunodeficiência Humana
Causas de Enterocolite
Bactérias
Campylobacter jejuni e outras spp.
Salmonella spp.
Shigella flexneri
Aeromonas hydrophila
Plesiomonas shigelloides
Yersinia enterocolitica
Vibrio spp.
Complexo *Mycobacterium avium*
Mycobacterium tuberculosis
Escherichia coli (enterotoxigênica, enteroaderente)
Crescimento bacteriano excessivo
Clostridium difficile (toxina)
Parasitas
Cryptosporidium parvum
Microsporidia (*Enterocytozoon bieneusi*, *Septata intestinalis*)
Cystoisospora belli
Entamoeba histolytica
Giardia lamblia
Cyclospora cayetanensis
Vírus
Citomegalovírus
Adenovírus
Calicivírus
Astrovírus
Picobirnavírus
Vírus da imunodeficiência humana
Fungos
Histoplasma capsulatum
Causas de Proctite
Bactérias
Chlamydia trachomatis
Neisseria gonorrhoeae
Treponema pallidum
Vírus
Herpes simples
Citomegalovírus

- Foram descritas infecções pancreáticas por micobactérias, *Cryptococcus*, *Toxoplasma gondii*, *P. jirovecii* e CMV, geralmente na doença disseminada.

DISTÚRBIOS DOS INTESTINOS DELGADO E GROSSO

- As causas da enterocolite são as bactérias, os protozoários e os vírus patogênicos (Tabela 65-1).
- O *Clostridium difficile* é a causa mais comum de diarreia nos pacientes infectados pelo HIV.
- As infecções por CMV, *Cryptosporidium* e pelo complexo *Mycobacterium avium* são mais comuns nos casos de imunossupressão grave.
- A enteropatia associada ao HIV provoca diarreia de cultura negativa e pode melhorar com o TARV. O papilomavírus humano (HPV) e a displasia anal de alto grau são comuns no HIV, mas a utilidade do rastreamento do HPV anal não está clara.

66 Doenças Neurológicas Causadas pelo Vírus da Imunodeficiência Humana Tipo 1 e Infecções Oportunistas

Omar K. Siddiqi e Igor J. Koralnik

DEFINIÇÃO

- O vírus da imunodeficiência humana (HIV) e as infecções associadas podem afetar negativamente qualquer aspecto do sistema nervoso central e periférico.

EPIDEMIOLOGIA

- Dez por cento dos pacientes HIV positivos apresentam inicialmente alguma doença neurológica.
- De trinta a cinquenta por cento dos pacientes HIV positivos têm complicações neurológicas.
- Oitenta por cento dos pacientes HIV positivos têm envolvimento do sistema nervoso na autópsia.

MANIFESTAÇÕES COGNITIVAS

- A desordem cognitiva associada ao HIV ocorre em 15% dos pacientes com AIDS e pode ser a primeira manifestação da doença em 3% a 10% dos pacientes.

LESÕES COM EFEITO DE MASSA DO SISTEMA NERVOSO CENTRAL (SNC)

- A toxoplasmose é a lesão mais frequente com efeito de massa cerebral. A incidência depende da soropositividade da população. O tratamento empírico com pirimetamina e sulfadiazina é útil quando os achados clínicos e radiológicos são condizentes com o diagnóstico.
- Linfoma primário do SNC é a malignidade mais comum do cérebro associada ao HIV e está associado também à infecção pelo vírus Epstein-Barr.
- A leucoencefalopatia multifocal progressiva é causada pelo poliomavírus JC, que induz a infecção lítica de oligodendrócitos causando desmielinização multifocal do SNC.

MEDULA ESPINHAL

- A mielopatia vacuolar está presente na autópsia em 17% a 46% dos pacientes com síndrome da imunodeficiência adquirida.
- Os sintomas presentes são perturbações da marcha, fraqueza, alterações sensoriais, e disfunção urinária.
- O diagnóstico é de exclusão.
- A etiologia é incerta.

SISTEMA NERVOSO PERIFÉRICO

- Polineuropatia sensitiva distal associada ao HIV é a neuropatia periférica mais comum presente no HIV. Podem ocorrer parestesia simétrica, dormência e disestesia dolorosa das extremidades inferiores.
- Neuropatia por nucleosídeo é associada a análogos de nucleosídeos inibidores da transcriptase reversa, zalcitabina, didanosina e estavudina.
- As manifestações clínicas e eletrofisiológicas são indistinguíveis da PSD. Os sintomas podem melhorar com a interrupção da medicação agressora.

67 Infecção Infantil pelo Vírus da Imunodeficiência Humana

Geoffrey A. Weinberg e George K. Siberry

EPIDEMIOLOGIA

- Ocorreu um declínio significativo da infecção infantil pelo vírus da imunodeficiência humana (HIV, do inglês *Human Immunodeficiency Virus*) nos Estados Unidos, decorrente tanto do fato de a maioria das crianças infectadas sobreviverem até a idade adulta jovem como ao grande sucesso na interrupção de novas transmissões materno-infantis da doença (transmissão vertical). Este sucesso pode ser alcançado no mundo todo por meio da identificação eficaz do HIV e do tratamento das gestantes.
- O pequeno influxo de imigrantes, refugiados e crianças adotadas infectados pelo HIV, bem como das formas incomuns de transmissão materno-infantil domiciliar, continuarão a contribuir para uma pequena a existência, contudo inequívoca, da infecção infantil pelo HIV nos Estados Unidos.
- Um aumento alarmante na aquisição da infecção pelo HIV na adolescência está ocorrendo entre os homens jovens que fazem sexo com homens, especialmente afro-americanos e hispânicos.

ELIMINAÇÃO DE NOVAS INFECÇÕES INFANTIS PELO HIV NOS ESTADOS UNIDOS

- A prevenção da infecção infantil pelo HIV depende muito da prevenção do HIV por transmissão vertical, o que, por sua vez, depende da prevenção primária da infecção pelo HIV entre as mulheres, da realização universal de testes anti-HIV nas gestantes para identificar as que estão infectadas pelo HIV, e do tratamento antirretroviral das mulheres infectadas pelo HIV e de seus bebês.
- Cada caso de infecção perinatal por HIV nos Estados Unidos deve ser visto como um evento sentinela de saúde pública, indicando que uma mulher cuja infecção pelo HIV ou não foi diagnosticada antes da, ou durante a, gestação ou uma gestante com diagnóstico conhecido que não fez tratamento pré-natal adequado, como as intervenções indicadas para a prevenção da transmissão vertical.
- A prevenção da infecção pelo HIV na adolescência é feita por meio de estratégias similares às usadas para os adultos (sexo seguro e evitar o uso de drogas intravenosas ou injetáveis), porém com atenção especial aos desafios de desenvolvimento e biopsicossociais específicos dos adolescentes. Outros desafios podem surgir, como a perda do plano de saúde, se tornar população de rua e o estigma entre os homens jovens que fazem sexo com homens.

TRATAMENTO DOS JOVENS INFECTADOS PELO HIV

- A revelação do diagnóstico da infecção perinatal pelo HIV para as crianças em crescimento requer discussão e planejamento, sendo um processo que pode ocorrer ao longo de meses ou mesmo anos por vários fatores, como o nível de desenvolvimento da criança e a disponibilidade dos pais ou responsáveis para contar à criança. A revelação é melhor quando feita no início da adolescência no intuito de obter maior engajamento dos jovens no cuidado de si mesmo, de preferência antes do início da atividade sexual.
- A adesão ao tratamento médico pode ser prejudicada durante a adolescência por questões relativas ao desenvolvimento psicossocial, à confidencialidade, às pressões dos amigos e também a fatores socioeconômicos. Isso contribui para a importante ocorrência de resistência antirretroviral das cepas de HIV entre os adolescentes em fase de crescimento.

- A transição do modelo de atendimento infantil para o modelo de atendimento de adultos é um processo multifacetado que exige tempo e planejamento para manter o adolescente em crescimento bem engajado ao seu tratamento.
- As complicações tardias da infecção perinatal pelo HIV e seu tratamento entre os jovens em fase de amadurecimento são o comprometimento do crescimento, o aumento da densidade mineral óssea, o possível aumento dos fatores de risco cardiovascular, o aumento da incidência de transtornos comportamentais e psiquiátricos e o aumento do risco de displasia cervical, bem como o parto prematuro nas mulheres jovens.

68 Tratamento Antirretroviral da Infecção pelo Vírus da Imunodeficiência Humana

Athe M. N. Tsibris e Martin S. Hirsch

DEFINIÇÃO

- O tratamento do vírus da imunodeficiência humana (HIV) utiliza uma combinação de, pelo menos, três fármacos para conter a replicação do vírus e a progressão da doença.

OPÇÕES DE TRATAMENTO

- O tratamento antirretroviral tem como alvo enzimas específicas do HIV, realizando sua inibição.
  - Inibidores da transcriptase reversa nucleosídeos e nucleotídeos (veja a Tabela 68-1).
  - Inibidores da transcriptase reversa não nucleosídeos (veja a Tabela 68-2).
  - Inibidores da protease (veja a Tabela 68-3).
  - Inibidor da integrase (veja a Tabela 68-4)
- Os antagonistas do CCR5 são a única classe farmacológica direcionada a uma proteína do hospedeiro.
  - Inibidores da entrada (veja a Tabela 68-4)

ESTRATÉGIAS TERAPÊUTICAS

- Os esquemas preferenciais usarão dois inibidores da transcriptase reversa nucleosídeos em combinação com um inibidor da transcriptase reversa não nucleosídeo, um inibidor da protease ou um inibidor da integrase.

METAS DO TRATAMENTO

- O objetivo do tratamento antirretroviral para todos os pacientes é a supressão durável de carga viral em níveis indetectáveis nos testes comerciais.

TABELA 68-1 Inibidores da Transcriptase Reversa Nucleosídeos e Nucleotídeos Aprovados

ANTIRRETROVIRAL	NOME COMERCIAL	BIODISPONIBILIDADE ORAL (%)	MEIA-VIDA SÉRICA (H)	MEIA-VIDA INTRACELULAR DO TRIFOSFATO (H)	ELIMINAÇÃO	DOSE PARA ADULTOS*	APRESENTAÇÃO
Zidovudina	Retrovir	64	1,1	3 a 4	Glicuronidação hepática Excreção renal	300 mg VO 12/12 h ou 200 mg VO de 8/8 h 2 mg/kg IV como dose de ataque; em seguida, 1 mg/kg/h até o cordão umbilical ser clampeado	Comprimidos de 300 mg Cápsulas de 100 mg Xarope de 50 mg/5 mL Solução para infusão IV de 10 mg/mL
Didanosina	Videx Videx EC	40 em jejum	1,5	25 a 40	Metabolismo celular	≥ 60 kg: 400 mg VO 1 vez ao dia 25 kg < peso < 60 kg: 250 mg VO uma vez ao dia	Cápsulas de 125, 200, 250 e 400 mg Pó para solução oral de 2 e 4 g (solução de 10 mg/mL)
Estavudina	Zerit	86	1,1	3	Excreção renal	≥ 60 kg: cápsulas ou solução, 40 mg VO de 12/12 h; < 60 kg: cápsulas ou solução, 30 mg VO de 12/12 h	Cápsulas de 15, 20, 30 e 40 mg Solução oral de 1 mg/mL
Lamivudina	Epivir	86	2,5	12 a 18	Excreção renal	300 mg VO uma vez ao dia ou 150 mg VO de 12/12 h	Comprimidos de 150 e 300 mg Solução de 10 mg/mL
Abacavir	Ziagen	83	1,5	3,3	Glicuronidação hepática e carboxilação	600 mg VO uma vez ao dia ou 300 mg VO de 12/12 h	Comprimidos de 300 mg Solução de 20 mg/mL
Tenofovir	Viread	39 com alimentos	12 a 14	> 11*	Excreção renal	300 mg VO uma vez ao dia	Comprimidos de 150, 200, 250 e 300 mg Pó para solução oral de 40 mg/g
Entricitabina	Emtriva	93	8 a 10	> 24	Excreção renal	200 mg VO uma vez ao dia No caso de solução oral, 240 mg VO uma vez ao dia	Cápsulas de 200 mg Solução de 10 mg/mL
Zidovudina + lamivudina	Combivir[†]					Um comprimido VO de 12/12 h	Comprimidos de zidovudina de 300 mg/comprimidos de lamivudina de 150 mg

TABELA 68-1 Inibidores da Transcriptase Reversa Nucleosídeos e Nucleotídeos Aprovados — *(Cont.)*

ANTIRRETROVIRAL	NOME COMERCIAL	BIODISPONIBILIDADE ORAL (%)	MEIA-VIDA SÉRICA (H)	MEIA-VIDA INTRACELULAR DO TRIFOSFATO (H)	ELIMINAÇÃO	DOSE PARA ADULTOS*	APRESENTAÇÃO
Abacavir + lamivudina	Epzicom[†] Kivexa					Um comprimido VO uma vez ao dia	Comprimidos de abacavir de 600 mg/comprimidos de lamivudina de 300 mg
Tenofovir + entricitabina	Truvada[†]					Um comprimido VO uma vez ao dia	Comprimidos de tenofovir de 300 mg/comprimidos de entricitabina de 200 mg
Zidovudina + lamivudina + abacavir	Trizivir[†]					Um comprimido VO de 12/12 h	Comprimidos de zidovudina de 300 mg/comprimidos de lamivudina de 150 mg/ comprimidos de abacavir de 300 mg
Tenofovir + entricitabina + efavirenz	Atripla[†]					Um comprimido VO uma vez ao dia em jejum	Comprimidos de tenofovir de 300 mg/comprimidos de entricitabina de 200 mg/comprimidos de efavirenz de 600 mg
Tenofovir + entricitabina + rilpivirina	Complera Eviplera[†]					Um comprimido VO uma vez ao dia com alimentos	Comprimidos de tenofovir de 300 mg/comprimidos de entricitabina de 200 mg/comprimidos de rilpivirina de 27,5 mg
Tenofovir + entricitabina + elvitegravir + Cobicistato	Stribild[†]					Um comprimido VO uma vez ao dia com alimentos	Comprimidos de tenofovir de 300 mg/comprimidos de entricitabina de 200 mg/ comprimidos de elvitegravir de 150 mg/comprimidos de cobicistato de 150 mg
Abacavir + lamivudina + dolutegravir	Triumeq[†]					Um comprimido VO por dia com ou sem alimentação	Abacavir 600-mg/ lamivudina 300-mg/dolutegravir comprimido de 50-mg

*Forma difosfato em células ativadas.
[†]As propriedades farmacocinéticas são semelhantes às de cada componente utilizado separadamente. Nem todas as associações podem estar disponíveis.

TABELA 68-2 Inibidores da Transcriptase Reversa Não Nucleosídeos Aprovados

ANTIRRETROVIRAL	NOME COMERCIAL	BIODISPONIBILIDADE ORAL (%)	MEIA-VIDA SÉRICA (H)	ELIMINAÇÃO	DOSE PARA ADULTOS*	APRESENTAÇÃO
Nevirapina	Viramune	> 90	45 após a primeira dose 25 a 30 após 2 semanas	Citocromo P-450 hepático, CYP3A4 e CYP2B6	200 mg VO uma vez ao dia por 14 dias; a seguir, se não houver exantema, 200 mg VO de 12/12 h ou 400 mg XR VO uma vez ao dia	Comprimidos de 200 mg Solução de 50 mg/5 mL
Delavirdina	Rescriptor	85	5,8	Citocromo P-450 hepático e CYP3A4	400 mg VO de 8/8 h	Comprimidos de 100 e 200 mg
Efavirenz	Sustiva Stocrin	40 a 45	40 a 55	Citocromo P-450 hepático, CYP2B6 e CYP3A4	600 mg VO uma vez ao dia	Cápsulas de 50 e 200 mg Comprimido de 600 mg
Etravirina	Intelence	Desconhecida	41 ± 20	Citocromo P-450 hepático, CYP3A4, 2C9 e 2C19	200 mg VO de 12/12 h após refeições	Comprimidos de 25, 100 e 200 mg
Rilpivirina	Edurant	Desconhecida	50	Citocromo P-450 hepático e CYP3A	25 mg VO uma vez ao dia com refeições	Comprimido de 25 mg

TABELA 68-3 Inibidores da Protease Aprovados

ANTIRRETROVIRAL	NOME COMERCIAL	BIODISPONIBILIDADE ORAL (%)	MEIA-VIDA SÉRICA (H)	ELIMINAÇÃO	DOSE PARA ADULTOS*	APRESENTAÇÃO
Saquinavir	Invirase	4	1 a 2	Citocromo P-450 hepático e intestinal, CYP3A4	1.000 mg VO de 12/12 h com 100 mg VO de 12/12 h de ritonavir	Cápsulas de 200 mg Comprimidos de 500 mg
Ritonavir	Norvir	70	3 a 5	Citocromo P-450 hepático, CYP3A4 e 2D6	300 mg VO de 12/12 h com escalonamento ao longo de 6 a 9 dias até 600 mg VO de 12/12 h; raramente utilizado como único IP	Cápsulas e comprimidos de 100 mg Solução oral de 80 mg/mL
Indinavir	Crixivan	60 a 65	1,8	Citocromo P-450 hepático e CYP3A4	800 mg VO de 8/8 h beber ≥ 1,5 L de água diariamente	Cápsulas de 200 e 400 mg

TABELA 68-3 Inibidores da Protease Aprovados — *(Cont.)*

ANTIRRETROVIRAL	NOME COMERCIAL	BIODISPONIBILIDADE ORAL (%)	MEIA-VIDA SÉRICA (H)	ELIMINAÇÃO	DOSE PARA ADULTOS*	APRESENTAÇÃO
Nelfinavir	Viracept	70 a 80	3,5 a 5	Citocromo P-450 hepático, CYP2C19, CYP3A4 e CYP2D6	1.250 mg VO de 12/12 h ou 750 mg VO de 8/8 h	Comprimidos de 250 e 625 mg Pó de 50 mg/g
Fosamprenavir	Lexiva Telzir		7 a 11	Citocromo P-450 hepático, CYP3A4 Excreção biliar	Virgens de tratamento: 1.400 mg VO de 12/12 h sem alimentos, ou 1.400 mg VO uma vez ao dia com ritonavir 200 mg VO uma vez ao dia, ou 1.400 mg VO uma vez ao dia com ritonavir 100 mg VO uma vez ao dia, ou 700 mg VO de 12/12 h com ritonavir 100 mg VO de 12/12 h Com experiência de IP: 700 mg VO de 12/12 h com ritonavir 100 mg VO de 12/12 h	Comprimidos de 700 mg Solução oral de 50 mg/mL
Lopinavir + ritonavir	Kaletra		5 a 6	Citocromo P-450 hepático, CYP3A4	Dois comprimidos VO de 12/12 h	Comprimidos de lopinavir/ritonavir de 100 mg/25 mg e de 200 mg/50 mg Solução oral de lopinavir/ritonavir 80 mg/20 mg por mL
Atazanavir	Reyataz		7	Citocromo P-450 hepático, CYP3A4	Virgens de tratamento: 400 mg VO uma vez ao dia com alimentos ou 300 mg VO uma vez ao dia com ritonavir 100 mg VO uma vez ao dia com alimentos. Com experiência de tratamento, ou com tenofovir: 300 mg VO uma vez ao dia com ritonavir 100 mg VO uma vez ao dia	Cápsulas de 100, 150, 200 e 300 mg
Tipranavir	Aptivus		5 a 6	Citocromo P-450 hepático, CYP3A4	500 mg VO de 12/12 h com ritonavir 200 mg VO de 12/12 h	Cápsulas de 250 mg Solução oral de 100 mg/mL
Darunavir	Prezista		15 (com ritonavir)	Citocromo P-450 hepático, CYP3A4	Virgens de tratamento: 800 mg VO uma vez ao dia com ritonavir 100 mg uma vez ao dia e com alimentos. Com experiência de tratamento: 800 mg VO uma vez ao dia com ritonavir 100 mg VO uma vez ao dia e com alimentos, ou 600 mg VO de 12/12 h com ritonavir 100 mg VO de 12/12 h e com alimentos	Comprimidos de 75, 150, 400, 600 e 800 mg Suspensão oral de 100 mg/mL

IP, inibidor da protease.

*Consulte a monografia sobre o produto para a dose apropriada ao usar baixas doses de ritonavir para a potencialização farmacocinética.

TABELA 68-4 Inibidores da Entrada e Inibidor da Integrase Aprovados

ANTIRRETROVIRAIS	NOME COMERCIAL	BIODISPONIBILIDADE (%)	MEIA-VIDA SÉRICA (H)	ELIMINAÇÃO	DOSE PARA ADULTOS*	APRESENTAÇÃO
Enfuvirtida	Fuzeon	84	3,8	Catabolismo em seus aminoácidos constituintes	90 mg SC de 12/12 h	Frascos de 108 mg de uso único, para reconstituição, com 1,1 mL de água estéril
Maraviroque	Selzentry Celsentri	33	14 a 18	Citocromo P-450 hepático, CYP3A	300 mg VO de 12/12 h	Comprimidos de 150 e 300 mg
Raltegravir	Isentress	Não estabelecida	9	Glicuronidação mediada por UGT1A1	400 mg VO de 12/12 h	Comprimido de 400 mg Comprimidos mastigáveis de 25 e 100 mg
Dolutegravir	Tivicay	Não estabelecida	14	Glicuronidação mediada por UGT1A1 Citocromo P-450 hepático, CYP3A	Virgem de tratamento ou de ITCI: 50 mg VO uma vez ao dia Com experiência de ITCI ou quando coadministrado com indutores da UGT1A/ CYP3A: 50 mg VO duas vezes ao dia	Comprimido de 50 mg

ITCI, inibidor da transferência de cadeia pela integrase.
*O elvitegravir não está disponível como medicamento isolado.

69 Conduta nas Infecções Oportunistas Associadas à Infecção pelo Vírus da Imunodeficiência Humana

Henry Masur

DEFINIÇÃO

- As infecções oportunistas relacionadas com a síndrome da imunodeficiência adquirida (AIDS, do inglês *Acquired Immunodeficiency Syndrome*) são definidas como infecções que ocorrem com maior frequência ou gravidade nos pacientes com infecção pelo vírus da imunodeficiência humana (HIV, do inglês *Human Immunodeficiency Virus*) ou AIDS.

EPIDEMIOLOGIA

- A incidência das infecções oportunistas relacionadas com o HIV depende do grau de imunossupressão e da exposição ambiental.
- A ocorrência de infecções específicas, em alguns casos, decorre da infecção primária; em outros casos, a doença resulta da reativação de uma infecção latente.

MICROBIOLOGIA

- A constelação de infecções que caracterizam a AIDS é singular: pneumonia por *Pneumocystis jirovecii*, toxoplasmose cerebral, retinite por citomegalovírus, pneumonia pneumocócica, complexo *Mycobacterium avium* disseminado, criptosporidiose, meningite criptocócica e infecção pelo *Mycobacterium tuberculosis*. A ocorrência de cada uma dessas infecções isoladas ou agrupadas deve levar à suspeita de infecção por HIV/AIDS em qualquer paciente que não tenha clara predisposição a nenhum tipo de imunodeficiência.
- Os organismos que causam as infecções oportunistas relacionadas com o HIV são as bactérias, os fungos, os vírus e os protozoários. Alguns são transmitidos de pessoa para pessoa, enquanto outros estão presentes em certos nichos ambientais.

DIAGNÓSTICO

- Dada a ampla gama de patógenos que podem causar síndromes infecciosas nos pacientes com infecção pelo HIV/AIDS e os potenciais efeitos tóxicos dos agentes terapêuticos, quando possível fazer o diagnóstico microbiológico específico. As infecções oportunistas relacionadas com a AIDS são diagnosticadas por uma ampla gama de técnicas, como cultura de bactérias, fungos e vírus, sorologias no sangue ou nas secreções fisiológicas, ensaios de reação em cadeia da polimerase, colorimétricos e por imunofluorescência das secreções ou de tecidos, bem como histologia.

TRATAMENTO

- Existem medicamentos específicos que podem tratar com sucesso a maioria das infecções oportunistas relacionadas com o HIV (Tabela 69-1). O prognóstico depende da gravidade da doença aguda e das comorbidades, além da disponibilidade de tratamentos eficazes e bem tolerados. No caso de algumas infecções oportunistas relacionadas ao vírus, como a criptosporidiose, a microsporidiose e o vírus da encefalite JC, não há nenhum tratamento específico eficaz. A resposta clínica depende da melhora da resposta imunitária com o início do tratamento antirretroviral eficaz.

PREVENÇÃO

- Como os pacientes com infecção pelo HIV têm uma incidência extremamente elevada de infecções oportunistas caracteristicamente recidivantes, a menos que os pacientes tenham reconstituição imunitária com o tratamento antirretroviral (TARV) ou proteção por meio de quimioprofilaxia, tanto o TARV quanto a quimioprofilaxia constituem importantes estratégias preventivas (Tabela 69-2). No caso de algumas infecções, como a pneumonia por *Pneumocystis jirovecii*, a toxoplasmose cerebral e o complexo *Mycobacterium avium* disseminado, a prevenção primária é eficaz, segura e bem tolerada, e deve fazer parte da rotina terapêutica do paciente. A imunização também é parte importante da estratégia de prevenção de rotina das infecções.
- Há recomendações disponíveis para a suspensão ou o reinício das profilaxias.

TABELA 69-1 Tratamento das Infecções Oportunistas Associadas à AIDS

INFECÇÃO OPORTUNISTA	TRATAMENTO DE ESCOLHA	TRATAMENTO ALTERNATIVO	OUTROS COMENTÁRIOS
Pneumonia por *Pneumocystis jirovecii* (pneumocistose)	Pacientes com quadro de pneumocistose apesar da profilaxia com SMX-TMP, geralmente podem ser tratados com a dose convencional do próprio SMX-TMP. Duração do tratamento: 21 dias Nos casos de pneumocistose moderada a grave: SMX-TMP: (SMX 75 a 100 mg e TMP 15 a 20 mg/kg/dia) IV de 6/6 h ou de 8/8 h; passar para VO após a melhora clínica. Nos casos de pneumocistose leve a moderada: SMX-TMP: (SMX 75 a 100 mg e TMP 15 a 20 mg/kg/dia), VO de 8/8 h *ou* SMX-TMP: (800/160 mg) dois comprimidos VO de 8/8h Profilaxia secundária, após o término do tratamento da pneumocistose: SMX-TMP 800/160 mg: um comprimido uma vez ao dia VO *ou* SMX-TMP 400/80 mg: um comprimido uma vez ao dia VO	Nos casos de pneumocistose moderada a grave: Pentamidina 4 mg/kg IV uma vez ao dia, administrar durante 60 min ou mais; a dose pode ser reduzida para 3 mg/kg por dia por toxicidade, *ou* Primaquina 30 mg (base) VO uma vez ao dia + clindamicina 600 mg IV de 6/6 h ou 900 mg IV de 8/8 h, *ou* clindamicina 300 mg VO de 6/6 h *ou* 450 mg VO de 8/8 h. Nos casos de pneumocistose leve a moderada: Dapsona 100 mg VO uma vez ao dia + SMX-TMP 5 mg/kg VO de 8/8 h *ou* Primaquina 30 mg/dia (base) VO + clindamicina 300 mg VO de 6/6 h *ou* 450 mg VO de 8/8 h, *ou* Atovaquona 750 mg VO de 12/12 h com alimentos Profilaxia secundária, após o término do tratamento da pneumocistose: SMX-TMP 800/160 mg VO: um comprimido três vezes por semana, *ou* Dapsona 100 mg VO uma vez ao dia *ou* Dapsona 50 mg VO uma vez ao dia + pirimetamina 50 mg + ácido folínico 25 mg VO uma vez por semana *ou* Dapsona 200 mg + pirimetamina 75 mg + ácido folínico 25 mg VO uma vez por semana *ou* Pentamidina aerossol 300 mg uma vez por mês por nebulizador Respirgard II *ou* Atovaquona 1,5 g VO uma vez ao dia *ou* Atovaquona 1,5 mg + pirimetamina 25 mg + ácido folínico 10 mg VO uma vez ao dia	Indicação de acréscimo de corticosteroides: PaO_2 < 70 mmHg em ar ambiente *ou* Gradiente alvéolo-arterial O_2 > 35 mmHg Doses de prednisona (iniciar o mais cedo possível e nas primeiras 72 h do tratamento da pneumocistose): Dia 1 a 5: 40 mg VO de 12/12 h Dias 6 a 10: 40 mg VO uma vez ao dia Dias 11 a 21: 20 mg VO uma vez ao dia Metilprednisolona IV pode ser administrada como 75% da dose da prednisona. O benefício do corticosteroide, se iniciado após 72 horas de tratamento, não é conhecido, mas alguns médicos usam em caso de pneumocistose moderada a grave. Sempre que possível, os pacientes devem fazer o teste da G6PD antes de usar dapsona ou primaquina. O tratamento alternativo deve ser feito para os pacientes com deficiência de G6PD confirmada. Os pacientes que recebem pirimetamina-sulfadiazina para o tratamento ou a supressão da toxoplasmose não precisam de profilaxia adicional para a pneumocistose. Se o SMX-TMP for suspenso por reação adversa leve, sua reinstituição deve ser considerada após a resolução da reação. A dose poderá ser aumentada gradualmente (dessensibilização), reduzida, ou ter sua frequência modificada. O SMX-TMP deverá ser definitivamente suspenso para os pacientes síndrome de Stevens-Johnson, suspeita ou comprovada, ou necrólise epidérmica tóxica.

TABELA 69-1 Tratamento das Infecções Oportunistas Associadas à AIDS *(Cont)*

INFECÇÃO OPORTUNISTA	TRATAMENTO DE ESCOLHA	TRATAMENTO ALTERNATIVO	OUTROS COMENTÁRIOS
Encefalite por *Toxoplasma gondii* (toxoplasmose cerebral)	Tratamento da infecção aguda: Pirimetamina 200 mg VO 1 vez, seguida de tratamento de acordo com o peso: < 60 kg: pirimetamina 50 mg VO uma vez ao dia + sulfadiazina 1 g VO de 6/6 h + ácido folínico 10 a 25 mg VO uma vez ao dia ≥ 60 kg: pirimetamina 75 mg VO uma vez ao dia + sulfadiazina 1,5 mg VO de 6/6 h + ácido folínico 10 a 25 mg VO uma vez ao dia. A dose do ácido folínico pode ser aumentada para 50 mg uma vez ao dia ou de 12/12 h. Duração do tratamento do quadro agudo: Pelo menos 6 semanas; aumentar a duração se a doença clínica ou radiológica for extensa ou se a resposta for incompleta na sexta semana Tratamento de manutenção: Pirimetamina 25 a 50 mg VO uma vez ao dia + sulfadiazina 2 a 4 g VO uma vez ao dia (em duas a quatro doses fracionadas) + ácido folínico 10 a 25 mg VO uma vez ao dia	Tratamento da infecção aguda: Pirimetamina (e ácido folínico)* + clindamicina 600 mg IV ou VO de 6/6 h *ou* SMX-TMP (SMX 25 mg/kg e TMP 5 mg/kg) IV ou VO de 12/12 h *ou* Atovaquona 1,5 g VO de 12/12 h com alimentos + pirimetamina (e ácido folínico) *ou* Atovaquona 1,5 g VO de 12/12 h com alimentos + sulfadiazina 1,0 a 1,5 g VO de 6/6 h (dose de acordo com o peso, como no tratamento de escolha) *ou* Atovaquona 1,5 g VO de 12/12 h com alimentos *ou* Pirimetamina (e ácido folínico)* + azitromicina 900 a 1.200 mg VO uma vez ao dia Tratamento de manutenção: Clindamicina 600 mg de 8/8 h VO + (pirimetamina 25 a 50 mg + ácido folínico 10 a 25 mg) VO uma vez ao dia, ou SMX-TMP 800/160 mg um comprimido de 12/12 h, *ou* Atovaquona 750 a 1.500 mg VO de 12/12 h + (pirimetamina 25 mg + ácido folínico10 mg) VO uma vez ao dia, *ou* Atovaquona 750 a 1.500 mg VO de 12/12 h + sulfadiazina 2 g a 4 g VO uma vez ao dia (em duas a quatro doses fracionadas), *ou* Atovaquona 750 a 1.500 mg VO de 12/12 h com alimentos	Corticosteroides adjuvantes (p. ex., dexametasona) só devem ser administrados quando houver indicação clínica para o tratamento do efeito de massa associado a lesões focais ou ao edema associado; suspender assim que possível. Os anticonvulsivantes devem ser administrados para pacientes com história de convulsão e mantidos durante o tratamento agudo, mas não devem ser usados como profilaxia de crise convulsiva. Se a clindamicina for usada em vez da sulfadiazina, deve-se fazer tratamento adicional para prevenir a pneumocistose.

Continua

TABELA 69-1 Tratamento das Infecções Oportunistas Associadas à AIDS *(Cont)*

INFECÇÃO OPORTUNISTA	TRATAMENTO DE ESCOLHA	TRATAMENTO ALTERNATIVO	OUTROS COMENTÁRIOS
Doença por *Mycobacterium tuberculosis*	Após a coleta de amostra para cultura e testes diagnósticos moleculares, o tratamento empírico da tuberculose deve ser iniciado para os pacientes com quadro clínico e radiográfico sugestivo de tuberculose. *Fase inicial (2 meses, administrado uma vez ao dia 5 a 7 vezes por semana por DOT)* INH + (RIF ou RFB) + PZA + EMB *Fase de manutenção:* INH + (RIF ou RFB) uma vez ao dia (cinco a sete vezes por semana) ou três vezes por semana. *Duração total do tratamento (nos casos de TB sensível)*: TB pulmonar: 6 meses TB pulmonar com cultura positiva após 2 meses de tratamento: 9 meses TB extrapulmonar com infecção do SNC: 9 a 12 meses TB extrapulmonar com comprometimento ósseo ou articular: 6 a 9 meses TB extrapulmonar em outros locais: 6 meses A duração total do tratamento deve se basear no número de doses recebidas, não no tempo transcorrido.	Tratamento da tuberculose resistente à INH: (RIF ou RFB) + EMB + PZA + (moxifloxacino ou levofloxacino) durante 2 meses; a seguir (RIF ou RFB) + EMB + (moxifloxacino ou levofloxacino) durante 7 meses *Resistente à rifampicina ± outros medicamentos:* O esquema e a duração do tratamento devem ser individualizados, de acordo com o padrão de resistência, a resposta clínica e microbiológica, e em estreita colaboração com especialistas experientes.	O uso de corticosteroide adjuvante melhora a sobrevida na meningite e na pericardite tuberculosa. A RIF *não* é recomendada para os pacientes que usam inibidores da protease do HIV, por causa de sua indução do metabolismo dos IP. A RFB é uma indutora menos potente da CYP3A4 do que a rifampicina, sendo preferida para os pacientes usando IP. A rifapentina uma vez por semana pode causar resistência à rifampicina nos pacientes infectados pelo HIV, não sendo recomendada. A monitoração terapêutica deve ser considerada para os pacientes que recebem rifampicina com interações com o TARV. A síndrome de reconstituição imunitária paradoxal que não for grave pode ser tratada com anti-inflamatórios não esteroides sem uma alteração do esquema terapêutico da TB ou do HIV. Nos casos graves, considerar o uso de prednisona e fazer o desmame em quatro semanas de acordo com os sintomas clínicos. Por exemplo: *Em uso de RIF*: prednisona 1,5 mg/kg/dia durante duas semanas, a seguir 0,75 mg/kg/dia durante duas semanas *Em uso de RFB:* prednisona 1,0 mg/kg/dia durante duas semanas, a seguir 0,5 mg/kg/dia durante duas semanas. Alguns pacientes podem precisar de um desmame mais gradual, ao longo de vários meses.
Doença por *Mycobacterium avium complex* (MAC)	Tratamento inicial com pelo menos dois medicamentos: Claritromicina 500 mg VO de 12/12 h + etambutol 15 mg/kg/dia VO, *ou* azitromicina 500 a 600 mg + etambutol 15 mg/kg VO uma vez ao dia, se a interação medicamentosa, ou a intolerância, impedir o uso da claritromicina. *Duração*: Pelo menos 12 meses de tratamento, pode ser suspenso se não houver sinais e sintomas de doença por MAC e contagem de células CD4 > 100 células/mm^3 sustentada (> 6 meses) em resposta ao TARV	O acréscimo de um terceiro ou quarto medicamento deve ser considerado para os pacientes com imunossupressão avançada (contagens de células CD4 < 50 células/mm^3), alta carga de micobactérias (> 2 log UFC/mL de sangue) ou na ausência de TARV eficaz. As opções de terceiro ou quarto medicamento podem ser: RFB 300 mg VO uma vez ao dia (pode ser necessário o ajuste posológico de acordo com as interações medicamentosas) Amicacina 10 a 15 mg/kg IV uma vez ao dia ou estreptomicina 1 g IV ou IM uma vez ao dia, *ou* Moxifloxacino 400 mg VO uma vez ao dia ou levofloxacino 500 mg VO uma vez ao dia	Recomenda-se fazer testes de sensibilidade à claritromicina e à azitromicina. Os AINES podem ser usados para os pacientes com sintomas moderados a graves atribuídos à IRIS. Se os sintomas de IRIS persistirem, pode-se usar corticosteroides sistêmicos durante um curto período (de 4 a 8 semanas), equivalentes a 20 a 40 mg de prednisona.

TABELA 69-1 Tratamento das Infecções Oportunistas Associadas à AIDS *(Cont)*

INFECÇÃO OPORTUNISTA	TRATAMENTO DE ESCOLHA	TRATAMENTO ALTERNATIVO	OUTROS COMENTÁRIOS
Doenças respiratórias de etiologia bacteriana (especialmente pneumonia)	A antibioticoterapia empírica deve ser iniciada imediatamente para os pacientes apresentando evidências clínicas e radiográficas compatíveis com pneumonia bacteriana. As recomendações abaixo são tratamentos empíricos sugeridos. O esquema deve ser modificado, conforme necessário, quando os resultados dos exames microbiológicos estiverem disponíveis. Tratamento ambulatorial empírico: Betalactâmico VO + macrolídio VO (azitromicina ou claritromicina) *Betalactâmicos de escolha*: Amoxicilina em altas doses ou amoxicilina/clavulanato *Betalactâmicos alternativos*: Cefpodoxima ou cefuroxima, *ou* *Para pacientes alérgicos a penicilina:* Levofloxacino 750 mg VO uma vez ao dia, ou moxifloxacino 400 mg VO uma vez ao dia *Duração*: 7 a 10 dias (mínimo de 5 dias). Os pacientes devem estar afebris por 48 a 72 horas e clinicamente estáveis antes de suspender os antibióticos. *Tratamento empírico para pacientes hospitalizados, fora da UTI*: Betalactâmico IV + macrolídeo (azitromicina ou claritromicina) *Betalactâmicos de escolha*: ceftriaxona, cefotaxima ou ampicilina-sulbactam. *Para pacientes alérgicos à penicilina:* Levofloxacino 750 mg IV uma vez ao dia, *ou* moxifloxacino 400 mg IV *Tratamento empírico para pacientes na UTI*: Betalactâmico IV + azitromicina IV, *ou* betalactâmico IV + (levofloxacino 750 mg IV uma vez ao dia ou moxifloxacino 400 mg IV uma vez ao dia) *Betalactâmicos de escolha*: Ceftriaxona, cefotaxima ou ampicilina-sulbactam.	Tratamento ambulatorial empírico: Betalactâmico VO + doxiciclina VO. *Betalactâmicos de escolha*: Amoxicilina em altas doses ou amoxicilina-clavulanato *Betalactâmicos alternativos*: Cefpodoxima ou cefuroxima. *Tratamento empírico para pacientes hospitalizados, fora da UTI*: Betalactâmico IV + doxiciclina *Tratamento empírico para pacientes na UTI*: *Pacientes alérgicos à penicilina*: Aztreonam IV + (levofloxacino 750 mg IV uma vez ao dia ou moxifloxacino 400 mg IV uma vez ao dia)	As fluoroquinolonas devem ser usadas com cautela nos pacientes com suspeita de TB, mas que não estão sendo tratados. O tratamento empírico com macrolídio em monoterapia não é recomendado de rotina por causa do aumento da resistência entre os pneumococos. Os pacientes usando macrolídio para a profilaxia de MAC não devem fazer monoterapia com macrolídio para o tratamento empírico da pneumonia bacteriana. Para os pacientes tratados inicialmente com antibioticoterapia venosa, a troca para a via oral deve ser considerada quando tiverem melhora clínica e puderem tolerar os medicamentos orais. A quimioprofilaxia pode ser considerada para pacientes com recorrências frequentes de pneumonia bacteriana grave. Os médicos devem ter cautela ao usar antibióticos para prevenir as recidivas, devido ao potencial de resistência aos medicamentos e aos efeitos tóxicos.

Continua

TABELA 69-1 Tratamento das Infecções Oportunistas Associadas à AIDS *(Cont)*

INFECÇÃO OPORTUNISTA	TRATAMENTO DE ESCOLHA	TRATAMENTO ALTERNATIVO	OUTROS COMENTÁRIOS
	Tratamento empírico para pacientes em risco de pneumonia por Pseudomonas: Betalactâmico IV antipneumocócico e antipseudomônico + (ciprofloxacino 400 mg IV de 8/8 h a 12/12 h ou levofloxacino 750 mg IV uma vez ao dia) *Betalactâmicos de escolha*: Piperacilina-tazobactam, cefepima, imipenem-cilastatina ou meropenema *Tratamento empírico, para pacientes em risco de pneumonia por* Staphylococcus aureus *resistente à meticilina*: Acrescentar vancomicina IV ou linezolida (IV ou VO) ao esquema inicial. O acréscimo de clindamicina à vancomicina (mas não à linezolida) pode ser considerado em caso de pneumonia necrosante grave, a fim de minimizar a produção de toxinas bacterianas	*Tratamento empírico para pacientes em risco de pneumonia por* Pseudomonas: Betalactâmico IV antipneumocócico e antipseudomônico + aminoglicosídeo + azitromicina, *ou* Betalactâmico como acima + aminoglicosídeo + (levofloxacino 750 mg IV uma vez ao dia ou moxifloxacino 400 mg IV uma vez ao dia), *ou* *Pacientes alérgicos à penicilina*: Substituir o betalactâmico por aztreonam	
Salmonelose	Ciprofloxacino 500 a 750 mg VO (ou 400 mg IV) de 12/12 h, se for sensível. Duração do tratamento: *Na gastroenterite sem bacteremia*. Se a contagem de CD4 for > 200 células/mm^3; 7 a 14 dias Se a contagem de CD4 for < 200 células/mm^3: 2 a 6 semanas *Na gastroenterite com bacteremia*: Se a contagem de CD4 for > 200/mm^3: 14 dias; mais tempo se bacteremia persistir, ou se a infecção for complicada (p. ex., se houver focos de metástase da infecção) Se a contagem de CD4 for < 200 células/mm^3: 2 a 6 semanas Profilaxia secundária deve ser considerada para: Pacientes com gastroenterite recorrente por *Salmonella* ± bacteremia, ou pacientes com CD4 < 200 células/mm^3 e diarreia grave	Levofloxacino 750 mg (VO ou IV) uma vez ao dia, *ou* Moxifloxacino 400 mg (VO ou IV) uma vez ao dia, *ou* SMX-TMP (800/160 mg) (VO ou IV) de 12/12 h, *ou* Ceftriaxona 1 g IV uma vez ao dia, *ou* Cefotaxima 1 g IV de 8/8 h	Reidratação oral ou venosa, conforme indicação. Evitar os inibidores da motilidade gástrica. O papel da profilaxia secundária prolongada nos pacientes com bacteremia recorrente por *Salmonella* não foi comprovado. Deve-se pesar os benefícios e os riscos da exposição prolongada aos antibióticos. O TARV eficaz pode diminuir a frequência, a gravidade e a recorrência das infecções por *Salmonella*.

TABELA 69-1 Tratamento das Infecções Oportunistas Associadas à AIDS *(Cont)*

INFECÇÃO OPORTUNISTA	TRATAMENTO DE ESCOLHA	TRATAMENTO ALTERNATIVO	OUTROS COMENTÁRIOS
Candidíase mucocutânea	Na candidíase orofaríngea; episódios iniciais (7 a 14 dias): *Tratamento oral*: Fluconazol 100 mg VO uma vez ao dia, *ou* *Tratamento tópico*: Pastilhas de clotrimazol 10 mg VO cinco vezes ao dia, *ou* Miconazol comprimido oral de 50 mg mucoadesivo para aplicar na superfície mucosa na fossa canina uma vez ao dia (não engolir, mastigar nem quebrar).	Na candidíase orofaríngea; episódios iniciais (7 a 14 dias): *Tratamento oral*: Itraconazol 200 mg VO solução oral uma vez ao dia, *ou* Posaconazol 400 mg VO solução oral de 12/12 h por um dia, a seguir 400 mg uma vez ao dia *Tratamento tópico:* Nistatina suspensão 4 a 6 mL de 6/6 h ou 1 a 2 pastilhas com sabor 4 a 5 vezes ao dia.	O uso regular ou prolongado de azóis pode promover a resistência. A recidiva da candidíase esofágica é mais frequente com as equinocandinas do que com o uso de fluconazol. O tratamento supressor não costuma ser recomendado, a menos que o paciente tenha recidivas frequentes ou graves. Se a decisão for usar o tratamento de supressão: *Candidíase orofaríngea:* Fluconazol 100 mg VO uma vez ao dia, ou três vezes por semana Itraconazol 200 mg VO solução oral uma vez ao dia *Candidíase esofágica:* Fluconazol 100 a 200 mg VO uma vez ao dia Posaconazol 400 mg VO de 12/12 h *Candidíase vulvovaginal*: Fluconazol 150 mg VO uma vez por semana
	Na candidíase esofágica (14 a 21 dias): Fluconazol 100 mg (até 400 mg) VO ou IV uma vez ao dia, ou Itraconazol 200 mg VO em solução oral uma vez ao dia.	Na candidíase esofágica (14 a 21 dias): Voriconazol 200 mg VO ou IV de 12/12 h, *ou* Posaconazol 400 mg VO de 12/12 h, *ou* Anidulafungina 100 mg IV uma vez, a seguir 50 mg IV uma vez ao dia *ou* Caspofungina 50 mg IV uma vez ao dia, *ou* Micafungina 150 mg IV uma vez ao dia, *ou* Desoxicolato de anfotericina B 0,6 mg/kg IV uma vez ao dia, *ou* Apresentação lipídica de anfotericina B de 3 a 4 mg/kg IV uma vez ao dia	
	Na candidíase vulvovaginal sem complicação: Fluconazol oral 150 mg para uma dose, ou azóis tópicos (clotrimazol, butoconazol, miconazol, tioconazol, ou terconazol) por 3 a Para a candidíase vulvovaginal grave ou recorrente. Fluconazol 100 a 200 mg VO uma vez ao dia durante > 7 dias, ou antifúngico tópico > 7 dias	Na candidíase vulvovaginal sem complicação: Itraconazol 200 mg VO solução oral uma vez ao dia por 3 a 7 dias	

Continua

TABELA 69-1 Tratamento das Infecções Oportunistas Associadas à AIDS *(Cont)*			
INFECÇÃO OPORTUNISTA	**TRATAMENTO DE ESCOLHA**	**TRATAMENTO ALTERNATIVO**	**OUTROS COMENTÁRIOS**
Criptococose	Meningite criptocócica: *Tratamento de indução (por, pelo menos, 2 semanas, seguido de tratamento de consolidação)*: Anfotericina B lipossomal 3 a 4 mg/kg IV uma vez ao dia + flucitosina 25 mg/kg VO de 6/6 h (*Nota*: a dose da flucitosina deve ser ajustada para os pacientes com disfunção renal.) *Tratamento de consolidação (por, pelo menos, 8 semanas seguido de tratamento de manutenção):* Fluconazol 400 mg VO (ou IV) uma vez ao dia *Tratamento de manutenção:* Fluconazol 200 mg VO uma vez ao dia, por um mínimo de 12 meses. Na doença extrapulmonar sem comprometimento de SNC e na doença pulmonar difusa: Tratamento igual ao da meningite criptocócica. Na doença sem comprometimento de SNC com sinais e sintomas leves a moderados e infiltrados pulmonares focais difusos: Fluconazol 400 mg VO uma vez ao dia por 12 meses	Meningite criptocócica: *Tratamento de indução (por, pelo menos, 2 semanas, seguido de tratamento de consolidação)*: Desoxicolato de anfotericina B 0,7 mg/kg IV uma vez ao dia + flucitosina 25 mg/kg VO de 6/6 h, *ou* Complexo lipídico de anfotericina B 5 mg/kg IV uma vez ao dia + flucitosina 25 mg/kg VO de 6/6 h, *ou* Anfotericina B lipossomal 3 a 4 mg/kg IV uma vez ao dia + fluconazol 800 mg VO ou IV uma vez ao dia, *ou* Desoxicolato de anfotericina B 0,7 mg/kg IV diária + fluconazol 800 mg VO ou IV uma vez ao dia, *ou* Fluconazol 400 a 800 mg VO ou IV uma vez ao dia + flucitosina 25 mg/kg VO de 6/6 h, *ou* Fluconazol 1,2 g VO ou IV uma vez ao dia *Tratamento de consolidação (por, pelo menos, 8 semanas seguido de tratamento de manutenção):* Itraconazol 200 mg VO de 12/12 h durante 8 semanas, menos eficaz do que o fluconazol *Tratamento de manutenção:* Nenhuma recomendação de tratamento alternativo	O acréscimo de flucitosina à anfotericina B foi associado à esterilização mais rápida do liquor e à redução do risco de recidiva subsequente. Os pacientes que recebem flucitosina devem ter os seus níveis séricos monitorados (nível máximo duas horas após a administração deve ser de 30 a 80 mcg/mL) ou fazer a monitoração rigorosa da contagem das células sanguíneas, para a ocorrência de citopenia. A dose deve ser ajustada para os pacientes com insuficiência renal. A pressão de abertura deve sempre ser medida ao fazer punção lombar. A punção lombar de repetição ou a derivação liquórica são essenciais para tratar com eficácia o aumento da pressão intracraniana. Os corticosteroides e o manitol são ineficazes para a redução da pressão intracraniana e não são recomendados. Alguns especialistas indicam um breve curso de corticoides para o tratamento dos sinais e sintomas graves de IRIS.

TABELA 69-1 Tratamento das Infecções Oportunistas Associadas à AIDS *(Cont)*

INFECÇÃO OPORTUNISTA	TRATAMENTO DE ESCOLHA	TRATAMENTO ALTERNATIVO	OUTROS COMENTÁRIOS
Histoplasmose	Doença disseminada, moderadamente grave ou grave: *Tratamento de indução (por pelo menos 2 semanas ou até a melhora clínica):* Anfotericina B lipossomal 3 mg/kg IV uma vez ao dia *Tratamento de manutenção:* Itraconazol 200 mg VO de 8/8 h durante 3 dias, a seguir 200 mg VO de 12/12 h Doença disseminada menos grave: *Tratamento de indução e de manutenção:* Itraconazol 200 mg VO de 8/8 h por 3 dias, a seguir 200 mg VO de 12/12 h *Duração do tratamento:* Pelo menos 12 meses Meningite: *Tratamento de indução (4 a 6 semanas):* Anfotericina B lipossomal 5 mg/kg/dia. *Tratamento de manutenção:* Itraconazol 200 mg VO de 8/8 h ou 12/12 h por um ano ou mais até a resolução das alterações liquóricas. Tratamento de supressão prolongada: *Para os pacientes com infecção disseminada ou comprometimento de SNC grave, após a conclusão de pelo menos 12 meses de tratamento; e para os pacientes com recidiva apesar de um tratamento adequado*: Itraconazol 200 mg VO uma vez ao dia	Doença disseminada, moderadamente grave ou grave: *Tratamento de indução (por pelo menos 2 semanas ou até a melhora clínica):* Complexo lipídico de anfotericina B 3 mg/kg IV uma vez ao dia, *ou* Anfotericina B (complexo com colesteril sulfato) 3 mg/kg IV uma vez ao dia. Alternativas ao itraconazol para o tratamento de manutenção ou tratamento de doença menos grave: Voriconazol 400 mg VO de 12/12 h por um dia, a seguir 200 mg de 12/12 h, *ou* Posaconazol 400 mg VO de 12/12 h, *ou* Fluconazol 800 mg VO uma vez ao dia. Meningite: Não há recomendação de tratamento alternativo. Tratamento de supressão prolongada: Fluconazol 400 mg VO uma vez ao dia	Itraconazol, posaconazol e voriconazol podem ter interações significativas com alguns antirretrovirais. Estas interações são complexas e podem ser bidirecionais. Pode ser necessário fazer a monitoração terapêutica dos níveis dos medicamentos e o ajuste posológico para assegurar a eficácia do antifúngico triazólico e do antirretroviral, e reduzir os efeitos tóxicos decorrentes das suas concentrações. A concentração sérica aleatória do itraconazol + hidroitraconazole deve ser > 1 mcg/mL. A experiência clínica com o voriconazol ou o posaconazol no tratamento da histoplasmose é limitada. A histoplasmose pulmonar aguda nos pacientes infectados pelo HIV, com contagem de CD4 > 300 células/mm^3 deve ser tratada como nos hospedeiros sem comprometimento imunitário.

Continua

TABELA 69-1 Tratamento das Infecções Oportunistas Associadas à AIDS *(Cont)*

INFECÇÃO OPORTUNISTA	TRATAMENTO DE ESCOLHA	TRATAMENTO ALTERNATIVO	OUTROS COMENTÁRIOS
Cocidioidomicose	Infecção leve (p. ex., pneumonia focal): Fluconazol 400 mg VO uma vez ao dia, ou Itraconazol 200 mg VO de 12/12 h Infecção grave, não meníngea (infecção pulmonar difusa, ou pacientes gravemente enfermos com doença disseminada extratorácica): Desoxicolato de anfotericina B 0,7 a 1,0 mg/kg IV uma vez ao dia Apresentação lipídica da anfotericina B 4 a 6 mg/kg IV uma vez ao dia. *Duração do tratamento*: Manter até haver melhora clínica, e então trocar por algum azólico. Infecção meníngea: Fluconazol 400 a 800 mg IV ou VO uma vez ao dia Tratamento supressor regular: Fluconazol 400 mg VO uma vez ao dia, ou Itraconazol 200 mg VO de 12/12 h	Infecção leve (pneumonia focal): *Para pacientes que não responderam ao fluconazol ou ao itraconazol:* Posaconazol 200 mg VO de 12/12 h, *ou* Voriconazol 200 mg VO de 12/12 h Infecção grave, não meníngea (infecção pulmonar difusa, ou pacientes gravemente enfermos com doença disseminada extratorácica): Alguns especialistas acrescentam um triazólico (fluconazol ou itraconazol, com preferência para o itraconazol na doença óssea) 400 mg/dia ao tratamento com anfotericina B e mantêm o triazólico após a suspensão da anfotericina B. Infecção meníngea: Itraconazol 200 mg VO de 8/8 h por 3 dias, a seguir 200 mg VO de 12/12 h, *ou* Posaconazol 200 mg VO de 12/12 h, *ou* Voriconazol 200 a 400 mg VO de 12/12 h, *ou* Desoxicolato de anfotericina B intratecal quando os antifúngicos triazólicos forem ineficazes. Tratamento supressor regular: Posaconazol 200 mg VO de 12/12 h, *ou* Voriconazol 200 mg VO de 12/12 h	Alguns pacientes com meningite podem evoluir com hidrocefalia e precisam fazer derivação liquórica. O tratamento deve ser mantido indefinidamente para os pacientes com doença pulmonar difusa ou disseminada porque 25% a 33% dos pacientes HIV negativos podem ter recidivas. Também pode ocorrer recidiva nos pacientes infectados pelo HIV com contagem de CD4 > 250 células/mm^3. O tratamento deve ser feito por toda a vida para os pacientes com infecção meníngea, porque 80% dos pacientes infectados pelo HIV recidivam após a suspensão do tratamento com triazólicos. Itraconazol, posaconazol e voriconazol podem ter interações significativas com alguns antirretrovirais. Estas interações são complexas e podem ser bidirecionais. A monitoração terapêutica dos níveis dos medicamentos e o ajuste posológico podem ser necessários para assegurar a eficácia do antifúngico azólico e do antirretroviral, e reduzir os efeitos tóxicos relacionados com as suas concentrações. A anfotericina B intratecal só deve ser administrada após parecer de um especialista, e sua aplicação deve ser feita por um profissional proficiente nesta técnica.

TABELA 69-1 Tratamento das Infecções Oportunistas Associadas à AIDS *(Cont)*

INFECÇÃO OPORTUNISTA	TRATAMENTO DE ESCOLHA	TRATAMENTO ALTERNATIVO	OUTROS COMENTÁRIOS
Doença por citomegalovírus (CMV)	Retinite por CMV: *Tratamento de indução das lesões que representam ameaça imediata à visão (perto do nervo óptico ou da fóvea):* *Consultar um oftalmologista, pois o implante de ganciclovir já não está mais disponível:* Ganciclovir 5 mg/kg IV de 12/12 h durante 14 a 21 dias, a seguir valganciclovir 900 mg VO de 12/12 h *Para pequenas lesões periféricas*: Valganciclovir 900 mg VO de 12/12 h durante 14 a 21 dias. Uma dose de ganciclovir intravítreo pode ser administrada imediatamente após o diagnóstico, até que a concentração plasmática do ganciclovir atinja o estado de equilíbrio com o valganciclovir oral. Manutenção regular (profilaxia secundária): Valganciclovir 900 mg VO uma vez ao dia (para pequena lesão periférica)	Retinite por CMV: *Tratamento de indução*: Ganciclovir 5 mg/kg IV de 12/12 h durante 14 a 21 dias, *ou* Foscarnet 90 mg/kg IV de 12/12 h ou 60 mg de 8/8 h por 14 a 21 dias, *ou* Cidofovir 5 mg/kg/semana IV durante 2 semanas; hidratação com soro fisiológico antes e após o tratamento e probenecida 2 g VO 3 h antes da administração, seguida de 1 g de VO 2 h e 8 horas após a dose (total de 4 g). (*Nota*: Este esquema deve ser evitado para os pacientes com alergia à sulfa devido à hipersensibilidade cruzada com a probenecida.) Manutenção regular (profilaxia secundária): Ganciclovir 5 mg/kg IV 5 a 7 vezes por semana, *ou* Foscarnet 90 a 120 mg/kg IV uma vez ao dia, *ou* Cidofovir 5 mg/kg IV em semanas alternadas com hidratação com soro fisiológico e probenecida conforme esquema acima	A escolha do tratamento da retinite por CMV deve ser individualizada, de acordo com a localização e gravidade das lesões, o nível de imunossupressão e outros fatores (p. ex., medicamentos concomitantes e capacidade de adesão ao tratamento). A escolha do tratamento de manutenção regular (via de administração e escolhas dos medicamentos) deve ser feita junto com um oftalmologista. As considerações devem contemplar a localização anatômica da lesão na retina, a visão no olho contralateral, o estado imunitário e a carga viral dos pacientes, e a resposta ao TARV. Os pacientes com retinite por CMV que interromperem o tratamento de manutenção deverão fazer exames oftalmológicos regulares (idealmente a cada 3 meses) para a detecção precoce da recidiva da uveíte de reconstituição imunitária, e anualmente, após a reconstituição imunitária. A uveíte de reconstituição imunitária pode ocorrer durante a reconstituição imunitária. Tratamento da uveíte de reconstituição imunitária: Corticosteroide periocular ou pequenos cursos de corticosteroides sistêmicos. O tratamento inicial dos pacientes com retinite, esofagite, colite e pneumonite por CMV deverá contemplar o início ou a otimização do TARV.
	Esofagite ou colite por CMV: Ganciclovir 5 mg/kg IV de 12/12 h; pode trocar por valganciclovir 900 VO mg de 12/12 h quando o paciente puder tolerar o tratamento oral. *Duração*: 21 a 42 dias ou até a resolução dos sintomas O tratamento de manutenção não costuma ser necessário, mas deve ser considerado após recidivas.	Esofagite ou colite por CMV: Foscarnet 90 mg/kg IV de 12/12 h, ou 60 mg/kg de 8/8 h para os pacientes com efeitos tóxicos que limitam o tratamento com o ganciclovir, ou com resistência ao ganciclovir, *ou* Valganciclovir 900 mg VO de 12/12 h na doença mais leve e se for possível tolerar o tratamento VO, *ou* nos casos mais leves, se o TARV puder ser iniciado sem demora, considerar a suspensão do tratamento do CMV. *Duração*: 21 a 42 dias ou até a resolução dos sintomas.	

Continua

TABELA 69-1 Tratamento das Infecções Oportunistas Associadas à AIDS *(Cont)*

INFECÇÃO OPORTUNISTA	TRATAMENTO DE ESCOLHA	TRATAMENTO ALTERNATIVO	OUTROS COMENTÁRIOS
	Pneumonia por CM comprovada, com confirmação histológica: A experiência de tratamento da pneumonite por CMV nos pacientes com HIV é limitada. O uso de ganciclovir IV ou foscarnete IV é razoável (mesmas doses usadas na retinite por CMV). A duração ideal do tratamento e o papel do valganciclovir oral não foram determinados.		
Doença pelo vírus *Herpes simplex* (HSV)	Lesões orolabiais (5 a 10 dias): Valaciclovir 1 g VO de 12/12 h, *ou* Famciclovir 500 mg VO de 12/12 h, *ou* Aciclovir 400 mg VO de 8/8 h HSV genital inicial ou recorrente (5 a 14 dias): Valaciclovir 1 g VO de 12/12 h, *ou* Famciclovir 500 mg VO de 12/12 h, *ou* Aciclovir 400 mg VO de 8/8 h HSV mucocutâneo grave: Tratamento inicial com aciclovir 5 mg/kg IV de 8/8 h. Após as lesões orolabiais começarem a regredir, trocar o tratamento para VO como acima. Continuar até que as lesões estejam completamente cicatrizadas. Tratamento supressor contínuo: *Para os pacientes com recidivas graves de herpes genital, ou pacientes que queiram minimizar a frequência das recorrências*: Valaciclovir 500 mg VO de 12/12 h, *ou* Famciclovir 500 mg VO de 12/12 h, *ou* Aciclovir 400 mg VO de 12/12 h Continuar indefinidamente, independentemente da contagem de células CD4.	Para HSV resistente ao aciclovir: *Tratamento de escolha*: Foscarnet 80 a 120 mg/kg/dia IV, em 2 a 3 doses fracionadas até obter resposta clínica *Tratamento alternativo*: Cidofovir IV (posologia idêntica à da retinite por CMV), *ou* Trifluridina tópica, *ou* Cidofovir tópico, *ou* Imiquimode tópico. *Duração do tratamento*: 21 a 28 dias ou mais	Pacientes com infecção por HSV podem ser tratados com tratamento pontual quando houver alguma lesão sintomática, ou com tratamento supressor uma vez ao dia, a fim de evitar as recidivas. As apresentações tópicas de trifluridina e cidofovir não estão disponíveis comercialmente. Uma apresentação heterodoxa dos produtos tópicos pode ser preparada com a solução oftálmica de trifluridina e a apresentação IV de cidofovir.

TABELA 69-1 Tratamento das Infecções Oportunistas Associadas à AIDS *(Cont)*

INFECÇÃO OPORTUNISTA	TRATAMENTO DE ESCOLHA	TRATAMENTO ALTERNATIVO	OUTROS COMENTÁRIOS
Doença pelo vírus *Varicella zoster* (VZV)	Varicela primária (catapora): *Casos sem complicações (5 a 7 dias)*: Valaciclovir 1 g VO de 8/8 h, *ou* Famciclovir 500 mg VO de 8/8 h *Casos graves ou complicados*: Aciclovir 10 a 15 mg/kg IV de 8/8 h por 7 a 10 dias. Pode trocar para tratamento oral com valaciclovir, famciclovir ou aciclovir após a defervescência, se não houver evidências de comprometimento visceral Herpes zoster (cobreiro): *Agudo e localizado em um dermátomo*: Por 7 a 10 dias considerar a duração mais prolongada se as lesões cicatrizarem lentamente. Valaciclovir 1 g VO de 8/8 h, *ou* Famciclovir 500 mg de 8/8 h *Lesão cutânea extensa ou comprometimento visceral*: Aciclovir 10 a 15 mg/kg IV de 8/8 h até melhora clínica evidente. Pode-se trocar para a tratamento oral (valaciclovir, famciclovir ou aciclovir) após a melhora clínica (ou seja, quando não houver mais nova formação de vesículas ou houver melhora dos sinais e sintomas do zóster visceral), até perfazer um curso de 10 a 14 dias de tratamento. Necrose retiniana externa progressiva (NREP): (Ganciclovir 5 mg/kg + foscarnet 90 mg/kg) IV de 12/12 h + (ganciclovir 2 mg/0,05 mL ± foscarnet 1,2 mg/0,05 mL) injeção intravítrea duas vezes por semana, ou iniciar ou otimizar o TARV. Necrose aguda de retina (NAR): Aciclovir 10 mg/kg IV de 8/8 h durante 10 a 14 dias, seguido de valaciclovir 1 g VO de 8/8 h durante seis semanas	Varicela primária (catapora): *Casos sem complicações (5 a 7 dias)*: Aciclovir 800 mg VO cinco vezes por dia. Herpes zoster (cobreiro): *Agudo e localizado em um dermátomo*: Por 7 a 10 dias considerar duração mais prolongada se as lesões cicatrizarem lentamente. Aciclovir 800 mg VO cinco vezes por dia	No tratamento da retinite por VZV, a consulta com um oftalmologista, com experiência em retinite por zóster é fortemente recomendada. A duração do tratamento da retinite por zóster não é bem definida, e deverá ser determinada de acordo com os dados clínicos, virológicos e as respostas imunitárias e oftálmicas. A otimização dos antirretrovirais é recomendada nas infecções por VZV graves e difíceis de tratar (p. ex., retinite ou encefalite).

Continua

TABELA 69-1 Tratamento das Infecções Oportunistas Associadas à AIDS *(Cont)*

INFECÇÃO OPORTUNISTA	TRATAMENTO DE ESCOLHA	TRATAMENTO ALTERNATIVO	OUTROS COMENTÁRIOS
Leucoencefalopatia multifocal progressiva (LeMP) (infecção pelo vírus JC)	Não há tratamento antiviral específico para a infecção pelo vírus JC. A principal estratégia terapêutica é a reversão da imunossupressão causada pelo HIV, o início imediato dos antirretrovirais para os pacientes que nunca trataram, otimizar o TARV nos pacientes que abrem o quadro de LeMP durante a viremia do HIV, na vigência de TARV.	Nenhum	Os corticosteroides podem ser utilizados na LeMP da IRIS caracterizada por captação de contraste, edema, ou efeito de massa, com deterioração clínica.

AIDS, síndrome da imunodeficiência adquirida; TARV, tratamento antirretroviral; CD4, linfócitos CD4 + ; UFC, unidade formadora de colônias; SNC, sistema nervoso central; LCR, líquido cefalorraquidiano; CYP3A4, enzima 3A4 do citocromo P-450; DOT, tratamento diretamente supervisionado (do inglês *Directly Observed Treatment*); EMB, etambutol; G6PD, glicose-6-fosfato desidrogenase; HIV, vírus da imunodeficiência humana (do inglês *Human Immunodeficiency Virus*); PIC, pressão intracraniana; UTI, unidade de tratamento intensivo; IM, intramuscular; INH, isoniazida; IRIS, síndrome inflamatória de reconstituição imunitária (do inglês *Immune Reconstitution Inflammatory Syndrome*); UVI, uveíte de recuperação imunitária; IV, via intravenosa; PL, punção lombar; aine, anti-inflamatórios não esteroides; IP, inibidor da protease; VO, via oral; PZA, pirazinamida; RFB, rifabutina; RIF, rifampicina; TB, tuberculose; TVR, telaprevir; SMX-TMP, sulfametoxazol-trimetoprima; AZT, zidovudina.

*As doses de pirimetamina e de ácido folínico são as mesmas usadas no tratamento de escolha.

A partir das *Guidelines for Prevention and Treatment of Opportunistic Infections in HIV-Infected Adults and Adolescents: Recommendations from CDC, the National Institutes of Health, and the HIV Medicine Association of the Infectious Diseases Society of America. Available at http://aidsinfo.nih.gov/guidelines*. Acessado em 05 de maio de 2014.

TABELA 69-2 Profilaxia Primária das Doenças Oportunistas

INFECÇÕES OPORTUNISTAS	INDICAÇÃO	ESCOLHA	ALTERNATIVAS
Pneumonia por *Pneumocystis jirovecii* (pneumocistose)	Contagem de CD4 < 200 células/mm^3, *ou* candidíase orofaríngea, *ou* CD4 < 14%, ou história de doença definidora da AIDS, *ou* contagem de CD4 > 200 porém < 250 células/mm^3, se o monitoramento da contagem de células CD4 a cada 3 meses não for possível *Nota*: Os pacientes que recebem pirimetamina e sulfadiazina para o tratamento ou a supressão da toxoplasmose não precisam fazer profilaxia para pneumocistose.	SMX-TMP 800/160 mg VO um comprimido uma vez ao dia, *ou* SMX-TMP 400/80 mg VO um comprimido uma vez ao dia	SMX-TMP 800/160 mg VO um comprimido três vezes por semana, *ou* Dapsona 100 mg VO uma vez ao dia, ou 50 mg VO de 12/12 h, *ou* Dapsona 50 mg VO uma vez ao dia + pirimetamina 75 mg VO + de ácido folínico 25 mg VO uma vez por semana, *ou* Dapsona 200 mg + pirimetamina 75 mg + ácido folínico 25 mg VO uma vez por semana, *ou* Pentamidina aerossol 300 mg via nebulizador Respirgard II uma vez por mês, *ou* Atovaquona 1,5 g VO uma vez ao dia, *ou* Atovaquona 1,5 g + pirimetamina em 25 mg + ácido folínico 10 mg VO uma vez ao dia

TABELA 69-2 Profilaxia Primária das Doenças Oportunistas *(Cont.)*

INFECÇÕES OPORTUNISTAS	INDICAÇÃO	ESCOLHA	ALTERNATIVAS
Encefalite por *Toxoplasma gondii* (neurotoxoplasmose)	Pacientes com IgG positivo para *Toxoplasma*, com contagem de células CD4 < 100 células/mm^3, Pacientes soronegativos recebendo profilaxia de pneumocistose sem atividade contra a toxoplasmose retestar a sorologia se a contagem de CD4 cair abaixo de < 100 células/mm^3. A profilaxia deve ser iniciada se houver soroconversão. *Nota*: Todos os esquemas recomendados de profilaxia primária, contra a toxoplasmose, também são eficazes para a profilaxia da pneumocistose.	SMX-TMP 800/160 mg VO um comprimido uma vez ao dia	SMX-TMP 800/160 mg VO um comprimido três vezes por semana, *ou* SMX-TMP 400/80 mg VO um comprimido uma vez ao dia, *ou* Dapsona 50 mg VO uma vez ao dia + pirimetamina 50 mg VO + ácido folínico 25 mg VO uma vez por semana, *ou* Dapsona 200 mg + pirimetamina 75 mg + ácido folínico 25 mg VO uma vez por semana, *ou* Atovaquona 1,5 g VO uma vez ao dia; *ou* Atovaquona 1,5 g + pirimetamina 25 mg + ácido folínico 10 mg VO uma vez ao dia
Infecção pelo *Mycobacterium tuberculosis* (tratamento da tuberculose latente)	Teste de triagem positivo para TL, sem evidências de doença em atividade, e sem história de tratamento de TB ativa ou TL, *ou* Contato próximo com alguma pessoa com tuberculose infectante, sem evidências de tuberculose ativa, independentemente dos resultados do teste de triagem.	INH 300 mg VO + piridoxina 25 mg VO uma vez ao dia por 9 meses, *ou* INH 900 mg VO duas vezes por semana (DOT) + piridoxina 25 mg VO uma vez ao dia x 9 meses.	Rifampicina 600 mg VO uma vez ao dia por 4 meses, *ou* Rifabutina (dose ajustada pelos antirretrovirais concomitantes) durante 4 meses. Para as pessoas expostas a TB resistente, escolher os medicamentos para TB em conjunto com especialistas e autoridades de saúde pública.
Doença disseminada pelo complexo *Mycobacterium avium* (MAC)	Contagem de células CD4 < 50 células/mm^3 após a exclusão de doença disseminada MAC em atividade, de acordo com a avaliação clínica.	Azitromicina 1,2 g VO uma vez por semana, *ou* Claritromicina 500 mg VO de 12/12 h, *ou* Azitromicina 600 mg VO duas vezes por semana	Rifabutina (dose ajustada de acordo com os antirretrovirais usados); descartar TB ativa antes de iniciar rifabutina.
Infecção por *Streptococcus pneumoniae*	Para as pessoas que não receberam vacina antipneumocócica, independentemente da contagem de CD4, seguido de: se CD4 > 200 células/mm^3, se contagem de células CD4 < 200 células/mm^3 Para as pessoas que receberam a nova vacina PPV23 <u>Revacinar</u>: Se a idade for entre 19 e 64 anos e $\geq$ 5 anos tiverem transcorrido desde a primeira dose de PPV23 Se a idade for > 65 anos, e se $\geq$ 5 anos tiverem transcorrido desde a dose anterior de PPV23	PCV13 0,5 mL IM × 1. PPV23 0,5 mL IM, pelo menos, oito semanas após a vacina PCV13. PPV23 pode ser oferecida pelo menos oito semanas depois da PCV13 ou pode esperar até a contagem de CD4 aumentar para > 200 células/mm^3. Uma dose de PCV13 deve ser feita pelo menos um ano após a última aplicação da PPV23. PPV23 0,5 mL IM × 1 PPV23 0,5 mL IM × 1	PPV23 0,5 mL IM × 1
Infecção pelo vírus da *Influenzae* A e B	Todos os pacientes infectados pelo HIV	Vacina inativada contra influenza uma vez por ano (por recomendação para a temporada). A vacina de vírus vivo atenuado da gripe é *contraindicada* para os pacientes infectados pelo HIV.	

Continua

TABELA 69-2 Profilaxia Primária das Doenças Oportunistas (*Cont.*)

INFECÇÕES OPORTUNISTAS	INDICAÇÃO	ESCOLHA	ALTERNATIVAS
Sífilis	Para as pessoas expostas a um(a) parceiro(a) sexual com diagnóstico de sífilis primária, secundária ou latente precoce nos últimos 90 dias, *ou* Para pessoas expostas a um parceiro sexual > 90 dias antes do diagnóstico de sífilis do(a) parceiro(a), se os resultados da sorologia não estiverem disponíveis de imediato e se a possibilidade de acompanhamento for duvidosa (**AIII**)	Penicilina G benzatina 2,4 milhões de unidades IM em dose única	*Para os pacientes alérgicos à penicilina*: Doxiciclina 100 mg VO de 12/12 h durante 14 dias, *ou* Ceftriaxona 1 g IM ou IV uma vez ao dia durante 8 a 10 dias, *ou* Azitromicina 2 g VO em dose única: **não é recomendada** para HSH ou gestantes
Infecção por *Histoplasma capsulatum*	A contagem de células CD4 $\leq$ 150 células/mm^3 e de alto risco por exposição ocupacional ou se viver em uma comunidade hiperendêmica de histoplasmose (> 10 casos/100 paciente-anos)	Itraconazol 200 mg VO uma vez ao dia	
Cocidioidomicose	Nova sorologia positiva, IgM ou IgG, em pacientes que vivem em uma área endêmica da doença com contagem de CD4 < 250 células/mm^3	Fluconazol 400 mg VO uma vez ao dia	
Vírus *Varicella zoster*	Prevenção pré-exposição: Os pacientes com contagem de células CD4 > 200 células/mm^3 que não tiverem sido vacinados, não tiverem história de varicela ou herpes zóster, ou que forem soronegativos para VZV *Nota*: a sorologia de rotina do VZV para adultos e adolescentes infectados pelo HIV não é recomendada.	Prevenção pré-exposição: A vacinação primária contra a varicela (Varivax) em duas doses (0,5 mL SC cada), administrada com 3 meses de intervalo. Se a vacinação resultar em doença pelo vírus vacinal, recomenda-se tratamento com aciclovir.	Prevenção pré-exposição: Contatos domiciliares de pessoas sensíveis ao VZV e infectadas pelo HIV devem ser vacinados para prevenir a potencial transmissão do VZV para seus contatos infectados pelo HIV.
	Prevenção pós-exposição: Contato próximo com alguém com varicela ou herpes zóster, ser suscetível (ou seja, não ter história de vacinação para nenhuma das infecções, ou ser soronegativo para VZV)	Prevenção pós-exposição: Imunoglobulina para *Varicella zoster* (VariZIG) 125 UI/10kg IM (dose máxima de 625 UI), administrada assim que possível até 10 dias após a exposição. *Nota*: A VariZIG está disponível através da Cangene, Canadá. As pessoas que recebem altas doses mensais de IVIG (> 400 mg/kg) provavelmente estão protegidos, se a última dose de IGIV tiver sido administrada < 3 semanas antes da exposição.	Prevenção pós-exposição alternativa: Aciclovir 800 mg VO cinco vezes ao dia por 5 a 7 dias, *ou* Valaciclovir 1 g VO por 5 a 7 dias. Essas alternativas não foram estudadas na população com HIV. Na vigência de tratamento antiviral, as vacinas contra a varicela não deverão ser administradas, pelo menos, até 72 horas após a última dose do antiviral.

TABELA 69-2 Profilaxia Primária das Doenças Oportunistas *(Cont.)*

INFECÇÕES OPORTUNISTAS	INDICAÇÃO	ESCOLHA	ALTERNATIVAS
Infecção pelo vírus da hepatite A (HAV)	Pacientes sensíveis ao HAV com doença hepática crônica, ou que são usuários de drogas injetáveis ou HSH.	Vacina da hepatite 1 mL IM em duas doses, a 0 e 6 a 12 meses. A resposta de anticorpos IgG deve ser avaliada um mês após a série vacinal; as pessoas que não responderem devem ser revacinadas quando a contagem de células CD4 for > 200 células/mm^3.	Para pacientes sensíveis aos dois vírus, HAV e HBV (ver abaixo): Combinação das vacinas contra o HAV e o HBV (Twinrix), 1 mL IM em uma série de três doses (0, 1 e 6 meses) ou em uma série de quatro doses (0, 7, 21 a 30 dias e aos 12 meses)
Infecção pelo vírus da hepatite B (HBV)	Pessoas que não respondem à vacina: anti-HBs < 10 IU/mL 1 mês após a série vacinal. Para os pacientes com baixas contagens de CD4, no momento da primeira série vacinal, alguns especialistas podem postergar a revacinação, até o aumento sustentado da contagem de CD4 com os antirretrovirais.	Revacinar com uma segunda série vacinal	Alguns especialistas recomendam revacinar com doses de 40 mcg vacina HBV.

TARV, tratamento antirretroviral; CD4, contagem de linfócitos CD4 + ; DOT, tratamento diretamente supervisionado (do inglês *Directly Observed Treatment*); anti-HBs, anticorpo ao antígeno de superfície do vírus da hepatite B; HIV, vírus da imunodeficiência humana (do inglês *Human Immunodeficiency Virus*); IM, intramuscular; INH, isoniazida; IVIG, imunoglobulina intravenosa (do inglês *Intravenous Immunoglobulin*); TL, tuberculose latente; HSH, homens que fazem sexo com homens; PCV13, vacina pneumocócica conjugada com 13 valências (do inglês *Pneumococcal Conjugate Vaccine*); VO, por via oral; PPV23, vacina pneumocócica polissacarídica com 23 valências (do inglês *Pneumococcal Polysaccharides Vaccine*); SC, subcutânea; TB, tuberculose; SMX-TMP, sulfametoxazol-trimetoprima; VZV, vírus da varicela zóster.

A partir de *Guidelines for Prevention and Treatment of Opportunistic Infections in HIV-Infected Adults and Adolescents: Recommendations from CDC, the National Institutes of Health, and the HIV Medicine Association of the Infectious Diseases Society of America. Available.3 at http://aidsinfo.nih.gov/guidelines.* Acessado em 5 de maio de 2014.

70 Síndrome da Fadiga Crônica

N. Cary Engleberg

DEFINIÇÃO

- Conforme definido em 1994 na conferência de consenso do *Centers for Disease Control and Prevention/National Institutes of Health*, a síndrome de fadiga crônica (SFC) é uma doença com seis meses ou mais de um quadro de fadiga profunda e inexplicada com *pelo menos quatro* de oito sintomas associados (Tabela 70-1).
- Um novo nome, "doença de intolerância ao esforço sistêmico," foi proposto pelo Instituto de Medicina em 2015, juntamente com critérios diagnósticos um pouco modificados (Tabela 70-2).
- Outros nomes utilizados para essa doença são "fadiga pós-infecciosa", "mononucleose crônica", "encefalomielite miálgica" (Reino Unido/Canadá) e "fadiga crônica e síndrome de disfunção imunitária" (Estados Unidos).

EPIDEMIOLOGIA

- A prevalência é estimada em 0,2% a 1% da população, dependendo das definições utilizadas.
- A síndrome da fadiga crônica ocorre três a sete vezes mais frequentemente nas mulheres do que nos homens.
- É encontrada em todos os estratos socioeconômicos e entre pessoas de todas as etnias.

ETIOLOGIA

- A síndrome da fadiga crônica pode ser uma sequela de outras doenças infecciosas (p. ex., infecções por herpesvírus, influenza, febre Q, brucelose, doença de Lyme ou giardíase), mas não é conhecida por ser diretamente relacionada com infecções crônicas (Tabela 70-3).
- Discretas alterações das funções imunitárias não são compatíveis com essa síndrome, nem são identificadas como causando os sintomas da síndrome da fadiga crônica.
- Podem ocorrer distúrbios do eixo hipotálamo-hipofisário-suprarrenal ou autonômicos, porém a correção dessas alterações sutis não irá necessariamente melhorar os sintomas da síndrome da fadiga crônica.
- É comum haver história de transtornos psiquiátricos.

DIAGNÓSTICO

- O diagnóstico clínico costuma ser feito pela definição do consenso de 1994 (Tabela 70-1).
- Critérios diagnósticos modificados também foram propostos pelo *Institute of Medicine* norte-americano em 2015 (Tabela 70-2).
- Não há exame laboratorial aprovado para diagnosticar a síndrome da fadiga crônica.

TRATAMENTO

- Os tratamentos farmacológicos são direcionados ao alívio dos sintomas da dor, aos transtornos do sono e à depressão.
- Nenhum tratamento da imunidade ou antimicrobiano foi comprovadamente eficaz.
- Terapias não farmacológicas (terapia cognitivo-comportamental e terapia de exercícios graduais) vêm mostrando reiteradamente respostas positivas para a maioria dos pacientes.

PREVENÇÃO

- Não há medidas preventivas conhecidas.

TABELA 70-1 Conferência de Consenso da Definição da Síndrome da Fadiga Crônica do CDC/NIH

O diagnóstico clínico da fadiga crônica é a fadiga inexplicada com uma duração maior do que 6 meses, que não ocorre durante a vida toda nem é resultante de esforço físico contínuo, e também não é aliviada substancialmente pelo descanso. Essa fadiga está associada à redução significativa das atividades ocupacionais, acadêmicas, sociais ou pessoais *somadas* a quatro ou mais dos seguintes sinais ou sintomas:

Problemas de memória ou concentração
Dor de garganta
Dor à palpação dos linfonodos cervicais ou axilares
Mialgia
Artralgia
Cefaleias de início recente
Sono não reparador
Mal-estar após esforços

CDC, Centers for Disease Control and Prevention; NIH, National Institutes of Health.

Modificado de Fukuda K, Straus SE, Hickie I, et al. The chronic fatigue syndrome: a comprehensive approach to its definition and study. International Chronic Fatigue Syndrome Study Group. Ann Intern Med. 1994;121:953-959.

TABELA 70-2 Critérios Diagnósticos dos Institutes of Medicine Norte-americanos para a Doença da Intolerância Sistêmica ao Esforço

O diagnóstico exige que o paciente apresente os três sinais ou sintomas a seguir:

1. Redução significativa ou comprometimento da capacidade de assumir os níveis de ocupação anteriores à doença, suas atividades acadêmicas, sociais ou pessoais e que persiste durante mais de 6 meses, sendo acompanhada de fadiga, que costuma ser de forte intensidade e de início recente (não durante toda a vida), não resulta de esforços excessivos e contínuos e não melhora com o repouso, e
2. Mal-estar após esforços* e
3. Sono não reparador*

Pelo menos uma das manifestações a seguir precisa estar presente:

1. Comprometimento cognitivo* ou
2. Intolerância ortostática

*A frequência e a gravidade dos sintomas devem ser avaliadas. O diagnóstico de doença de intolerância sistêmica (encefalomielite miálgica/síndrome da fadiga crônica) deve ser questionado se os pacientes não tiverem esses sintomas de intensidade moderada, importante ou grave durante pelo menos a metade do tempo.

TABELA 70-3 Causas Infecciosas Propostas para a Síndrome da Fadiga Crônica

	REFERÊNCIAS	
Agente Etiológico Proposto	**Estudos Sugestivos**	**Estudos Negativos**
Vírus Epstein-Barr	**6, 7,** 173	13, **14, 15,** 16, 174-176
Citomegalovírus	177, 178	13, **14**, 174-176
Herpes-vírus humano 6	45, 46, 179, 180	13, **14**, 175, 176, 181, 182
Herpes-vírus humano 7	183	46, 175, 179, 182
Herpes-vírus humano 8	—	46, 175, 184
Enterovírus	185-187	13, **14**, 188-191
Parvovírus	39,192	175, 193, 194
GBV-C		195
Spumavírus humano	196	—
Bornavírus	197, 198	199
Retrovírus humano	200	201-203
Retrovírus da leucemia murina xenotrópica (XMRV)	49, 50	**54**, 56-58 59 (retração de 49) 60 (retração de 50)
Borrelia burgdorferi	204	205, 206
Brucella spp.	207	3
Mycoplasma spp.	208, 209	210
Candida albicans	211, 212	213

PARTE II

Doenças Infecciosas e seus Agentes Etiológicos

71 Orthopoxvírus: Vaccínia (Vacina Contra Varíola), Varíola (Smallpox), Varíola dos Macacos e Varíola Bovina

*Brett W. Petersen e Inger K. Damon**

DEFINIÇÃO

- Infecções por orthopoxvírus podem causar um espectro de doenças febris exantemáticas nos seres humanos, desde infecções cutâneas benignas localizadas até infecções sistêmicas graves.
- Vaccínia (vacina contra varíola), varíola (smallpox), varíola dos macacos e varíola bovina são as quatro espécies conhecidas de orthopoxvírus responsáveis por causar doenças humanas.

EPIDEMIOLOGIA

- A maioria das infecções por orthopoxvírus é zoonótica, tendo os seres humanos como hospedeiros acidentais.
- O vírus vaccínia continua a ser utilizado como vacina e também como objeto e ferramenta para a pesquisa biomédica, causando doença esporádica nos indivíduos vacinados, nos contactantes dos indivíduos vacinados e nos trabalhadores de laboratório.
- A varíola causou morbi-mortalidade significativa em todo o mundo antes de sua erradicação, em 1980.
- O vírus da varíola dos macacos provoca infecções humanas intermitentes, principalmente na África Central e na África Ocidental, embora se tenham identificado focos isolados nos Estados Unidos e no Sudão.
- A infecção em seres humanos pelo vírus da varíola bovina está associada, em geral, à exposição ocupacional ao gado. No entanto, também há relação com outros animais, como ratos, gatos de estimação e elefantes de zoológico e de circo.

MICROBIOLOGIA

- Os orthopoxvírus são um grupo de vírus grandes, complexos, com DNA de cadeia dupla que se replica no citoplasma da célula hospedeira.

DIAGNÓSTICO

- Os testes laboratoriais de diagnóstico para infecções por orthopoxvírus podem incluir reação em cadeia de polimerase (PCR), cultura viral e microscopia eletrônica de material de lesão da erupção cutânea, bem como teste sorológico.

TRATAMENTO

- A Imunoglobulina Intravenosa para Vaccínia (VIGIV) é licenciada para o tratamento de certas complicações da administração da vacina contra vaccínia e está disponível nos Centros de Controle e Prevenção de Doenças (CDC).
- Atualmente, nenhum medicamento antiviral está licenciado para utilização no tratamento de orthopoxvírus ou de outras doenças por varíola viral.
- O desenvolvimento e a avaliação para a terapêutica em infecções por orthopoxvírus representam uma área ativa de pesquisa.

---

*Todo o conteúdo deste capítulo é de domínio público.

PREVENÇÃO

- Os orthopoxvírus induzem anticorpos reativos cruzados que protegem contra a infecção por outras espécies de orthopoxvírus.
- A vacinação contra a varíola (ou seja, com o vírus vaccínia) pode ser utilizada para proteger os indivíduos que apresentam alto risco de doença por orthopoxvírus.
- Outras medidas de controle enfocam campanhas educacionais voltadas à diminuição do risco de exposição a possíveis vetores zoonóticos.

72 Outros Poxvírus que Infectam Humanos: Parapoxvírus (Incluindo Vírus do Orf), Molusco Contagioso e Yatapoxvírus

*Brett W. Petersen e Inger K. Damon**

DEFINIÇÃO

- Parapoxvírus, Molusco Contagioso e yatapoxvírus são exemplos de não orthopoxvírus que causam infecções em humanos.

EPIDEMIOLOGIA

- As infecções por parapoxvírus ocorrem com mais frequência em indivíduos com exposição ocupacional a ovinos, bovinos ou caprinos infectados.
- A infecção por molusco contagioso ocorre em todo o mundo, sendo transmitida através de traumatismos cutâneos leves, fômites e contato sexual.
- Infecções por yatapoxvírus são raramente reportadas; são adquiridas através da exposição a animais infectados e, potencialmente, transmitidas por vetores artrópodes. Em geral, está geograficamente restrita à África Central e Oriental.

MICROBIOLOGIA

- Poxvírus é um grupo diverso de vírus grandes, complexos e com DNA de cadeia dupla, os quais se replicam no citoplasma da célula hospedeira.

DIAGNÓSTICO

- Infecções por parapoxvírus, molusco contagioso e yatapoxvírus são, com frequência, diagnosticadas com base em suas características clínicas, em combinação com exposição apropriada e históricos de viagem.
- Os testes laboratoriais de diagnóstico para poxvírus podem incluir reação em cadeia da polimerase (PCR), microscopia eletrônica, cultura viral e sorologia.

TRATAMENTO

- As infecções por parapoxvírus são, em geral, autolimitadas; há relatos informais de tratamento com cidofovir tópico e intralesional, e também com imiquimode.
- Várias modalidades de tratamento do molusco contagioso foram descritas, incluindo crioterapia, curetagem mecânica e tratamentos químicos com podofilina/podofilox, cantaridina, iodo e tretinoína.

PREVENÇÃO

- Previne-se a transmissão de parapoxvírus, molusco contagioso e yatapoxvírus evitando-se exposição a animais vetores, cobrindo-se adequadamente as lesões e observando-se as boas práticas de higienização das mãos.

---

73 Vírus Herpes Simplex

Joshua T. Schiffer e Lawrence Corey

DEFINIÇÃO

- O herpes simples vírus (HSV) é um α-herpes vírus humano de dois tipos, o HSV-1 e HSV-2.
- Ambos os tipos causam infecções comuns com manifestações clínicas variadas em crianças e adultos saudáveis, que são geralmente mais graves em pacientes com imunossupressão.

EPIDEMIOLOGIA

- O HSV-1 e o HSV-2 têm distribuição mundial e não têm reservatórios animais conhecidos.
- O HSV-1 é adquirido mais frequente e precocemente do que o HSV-2. Mais de 90% dos adultos têm anticorpos para o HSV-1 até a quinta década de vida.
- A soroprevalência do HSV-2 correlaciona-se com o início da atividade sexual e é consistentemente maior em mulheres do que em homens.
- A incidência global do HSV-2 foi estimada em 23 milhões de novos casos por ano.

MICROBIOLOGIA

- O HSV é um vírus não envelopado que tem 160 nm de diâmetro e um genoma de DNA linear com cadeia dupla.
- O HSV-1 e o HSV-2 têm aproximadamente 50% de homologia, e as sequências homólogas são distribuídas por todo o mapa do genoma.
- A infecção por HSV ocorre por meio da ligação às células através de receptores onipresentes, refletindo uma ampla gama de tecidos de infecções no hospedeiro, incluindo nos neurônios sensoriais, o que pode resultar em latência.
- A replicação viral ocorre através de fases nucleares e citoplasmáticas.
- A latência é associada com a transcrição de um número limitado de ácidos ribonucleicos codificados por vírus.

MANIFESTAÇÕES CLÍNICAS

- O HSV foi isolado a partir de quase todos os sítios viscerais e de mucosas. As manifestações clínicas dependem da localização anatômica, idade e estado imunológico do hospedeiro, além do tipo antigênico (1 ou 2) do vírus.
- As infecções iniciais (primárias) são mais graves do que as recorrentes, mas a reativação de uma infecção latente pode resultar em manifestações clínicas frequentes.
- A infecção orofacial (gengivoestomatite e faringite) é a manifestação clínica inicial mais frequente de infecção por HSV-1. As lesões recorrentes no contorno do lábio (herpes labial) são as manifestações mais frequentes de infecção latente.
- Aspectos clínicos de infecções genitais primárias são clinicamente semelhantes com o HSV-1 ou com o HSV-2, mas as recidivas são mais frequentes com o HSV-2. As complicações incluem meningite asséptica, mielite transversa e radiculopatia sacral. Lesões extragenitais podem ocorrer durante o curso da infecção genital primária.
- O HSV pode causar várias infecções oculares tais como ceratite, blefarite, conjuntivite e retinite.

- A encefalite herpética é a causa mais comumente identificada de encefalite viral aguda, esporádica nos Estados Unidos. A ressonância magnética é a técnica preferencial de neuroimagem para identificar anormalidades.
- A esofagite e as infecções pulmonares podem ser causadas pelo vírus HSV, mais comumente em pacientes imunocomprometidos.
- As infecções neonatais podem ocorrer através do contato com secreções do HSV. Crianças com menos de seis semanas têm maior frequência de envolvimento visual e do sistema nervoso e central.

DIAGNÓSTICO

- Os critérios clínicos são utilizados para a consideração do diagnóstico da infecção pelo HSV, mas testes de laboratório são necessários para confirmá-lo.
- O diagnóstico pode ser feito através da detecção do DNA do HSV por teste de reação em cadeia da polimerase em raspagens de lesões, fluidos ou tecidos. O isolamento viral pode também ser produzido em cultura de tecido, mas este é de três a quatro vezes menos sensível do que por meio de técnicas moleculares de DNA.

TRATAMENTO

- Aciclovir, valaciclovir ou famciclovir são utilizados para tratar infecções viscerais e mucocutâneas (Tabela 73-1).
- Infecções genitais podem ser tratadas como uma infecção primária quando reconhecidas ou como uma recorrência discreta. Indivíduos com recorrências frequentes podem ser tratados com terapia supressiva.
- A encefalite herpética é tratada com dose elevada de aciclovir (10 mg/kg IV a cada 8 horas durante 14 a 21 dias).
- As cepas de HSV resistentes ao aciclovir podem ser tratadas com foscarnet ou cidofovir.

TABELA 73-1 Quimioterapia Antiviral para Infecção pelo Herpes-Vírus

	DOSAGEM/REGIME	COMENTÁRIOS
Infecções pelo HSV Mucocutâneo		
Infecções em Pacientes Imunossuprimidos		
Episódios sintomáticos agudos iniciais ou recorrentes	Aciclovir IV, 5 mg/kg a cada 8h, e aciclovir oral, 400 mg a cada 6h, famciclovir, 500 mg três vezes ao dia via oral, ou valaciclovir, 1 mg a cada 12h via oral, por 7-10 dias, são eficazes	A duração do tratamento pode variar de 7-14 dias
Supressão da reativação da doença	Aciclovir IV, 5 mg/kg a cada 8h, valaciclovir, 500 mg via oral a cada 12h, ou aciclovir oral, 400-800 mg duas a três vezes por dia, previne recorrências durante os 30 dias imediatos no período pós-transplante	A supressão de longo prazo é muitas vezes usada em pessoas com imunossupressão contínua. Em recipientes de transplantes de medula óssea e de rins, valaciclovir, 2 g quatro vezes ao dia, também é eficaz na prevenção da infecção por CMV. Valaciclovir, 4 g quatro vezes por dia, tem sido associado ao PTT após uso prolongado em pessoas soropositivas. Em indivíduos infectados com HIV, o famciclovir oral 500 mg a cada 12h é eficaz na redução da reativação clínica e subclínica de HSV-1 e HSV-2. Se for usado o aciclovir em pacientes infectados pelo HIV, geralmente começamos com a menor dose de 400 mg duas vezes ao dia e aumentamos para 800 mg duas vezes ao dia, caso ocorram recorrências de surtos. *Nota*: dose única diária de valaciclovir, 500 mg a 1 g, deve ser evitada em pacientes infectados pelo HIV devido a preocupações em relação à menor eficácia.
Herpes genital sintomático recorrente em pacientes infectados com HIV-1	Aciclovir oral, 400 mg a cada 8h × 5-10 dias Valaciclovir, 1000 mg duas vezes ao dia × 5-10 dias Famciclovir, 500 mg via oral 3 vezes ao dia × 5-10 dias	

TABELA 73-1 Quimioterapia Antiviral para Infecção pelo Herpes-Vírus *(Cont.)*

	DOSAGEM/REGIME	COMENTÁRIOS
Infecções em Pacientes Imunossuprimidos		
Herpes genital		
Primeiras ocorrências	Aciclovir oral, 400 mg, a cada 8h (V) ou 200 mg cinco vezes por dia (I)× 7-10 dias Valaciclovir oral, 1.000 mg a cada 12h × 7-10 dias (I) Famciclovir, 250 mg 3 vezes ao dia × 5-10 dias (I) Aciclovir IV, 5 mg/kg a cada 8h, durante 5 dias, é dado em caso de doenças neurológicas ou complicações graves, tais como meningite asséptica	
Herpes genital sintomático recorrente	**Aciclovir oral,** 400 mg 3 vezes ao dia × 5 dias(V), **800 mg via oral a cada 8h** × **2 dias** ou a cada 12h × 5 dias (II) **Valaciclovir, 500 mg 2 vezes ao dia ×3 dias(I)** ou 1 g diariamente × 5 dias (I) **Famciclovir,** 125 mg 2 vezes ao dia por 5 dias (I),**1 g 2 vezes ao dia por 1 dia (I), ou 500 mg uma vez e, então, 250 mg VO a cada 12h x 3 doses (I)**	Todas essas terapias são eficazes na redução da duração da lesão. Opções de curta duração (1, 2 ou 3 dias de tratamento) devem ser consideradas com base na maior comodidade, a probabilidade de adesão e o custo reduzido e **são listadas em negrito.** Dado o curto período de replicação viral e a evolução rápida das lesões, os pacientes devem ser tratados com medicamentos de autoadministração quando ocorrem sintomas prodrômicos.
Supressão de herpes genital recorrente	**Aciclovir oral, 400 mg a cada 12h (I)** **Valaciclovir,** 500 mg por dia (I) ou 1.000 mg por dia (I) ou 250-500 mg (I) impede a reativação sintomática Pessoas com reativação frequente (<9 episódios/ano) podem tomar valaciclovir 500 mg/dia, os com >9 episódios/ano podem tomar valaciclovir 1.000 mg/dia ou 500 mg a cada 12h **Famciclovir,** 250 mg a cada 12h (I)	Considere para pacientes com recidivas frequentes (> 6 episódios), recorrências graves, em imunocomprometidos ou como medida adjuvante para prevenir transmissão
Infecções Orolabiais por HSV		
Primeiras ocorrências	Aciclovir oral, 15 mg/kg (até 200 mg) cinco vezes por dia (II) ou 400 mg 3 vezes ao dia (V) × 7 dias Famciclovir, 500 mg a cada 12h (V) Valaciclovir, 1.000 mg 2 vezes ao dia (V) × 7 dias	
Episódios recorrentes	Aciclovir oral, 400 mg cinco vezes por dia × 5 dias (II) **Valaciclovir, 2.000 mg a cada 12h** × **1 dia(I)** **Famciclovir, 1.500 mg uma vez (I)**	Terapia autoiniciada com a administração tópica de penciclovir 1% creme a cada 2h durante as horas de vigília (I); creme de aciclovir tópico 5% cinco vezes por dia x 4 dias (I). Opções de curta duração devem ser consideradas com base na maior comodidade e possibilidade de adesão estão **listadas em negrito.** Dado o curto período de replicação viral e evolução rápida das lesões, os pacientes devem ser tratados com medicamentos para autoadministração quando ocorrerem sintomas prodrômicos
Supressão de reativação do HSV orolabial	Aciclovir oral, 400 mg a cada 12 horas (II), ou o valaciclovir, 500 mg ou 1.000 mg por dia (II), ou famciclovir, 500 mg 2 vezes ao dia (V)	Considere para pacientes com recidivas frequentes (> 6 episódios) ou graves, em doentes imunocomprometidos, ou como um adjuvante para prevenir a transmissão
Panarício Herpético		
	Aciclovir oral, 200 mg cinco vezes por dia, durante 7-10 dias	
Proctite por HSV		
	Aciclovir oral, 400 mg cinco vezes por dia, é útil para encurtar o percurso da infecção	Em pacientes imunossuprimidos ou em pacientes com infecção grave, aciclovir IV, 5 mg/kg a cada 8 horas, pode ser útil

(Continua)

TABELA 73-1 Quimioterapia Antiviral para Infecção pelo Herpes-Vírus *(Cont.)*

	DOSAGEM/REGIME	COMENTÁRIOS
Infecções Oculares Herpéticas		
		Na ceratite aguda, trifluorotimidina tópica, vidarabina, idoxuridina, aciclovir, penciclovir, e interferon são todos benéficos. Pode ser necessário desbridamento; os corticosteroides tópicos podem piorar a doença.
Infecções do SNC por HSV		
Encefalite por HSV	Aciclovir IV, 10 mg/kg a cada 8h (30 mg/kg/dia) durante 14-21 dias	
Meningite aguda asséptica	Aciclovir IV, 30 mg/kg/dia durante 7-10 dias	Não existem estudos disponíveis sobre tratamento antiviral sistêmico
Radiculopatia autonômica		Não existem estudos disponíveis
Infecções Neonatais por HSV		
	Aciclovir, 60 mg/kg/dia (divididos em três doses) × 21 dias	Monitoramento de recaída deve ser realizado; a maioria das autoridades recomenda supressão continuada com suspensão de aciclovir oral por 3-4 meses
Infecções Viscerais por HSV		
Esofagite por HSV	Aciclovir IV,15 mg/kg por dia	Em alguns pacientes com formas mais leves de imunossupressão, a terapia oral com valaciclovir ou famciclovir funciona bem
Pneumonite por HSV		Não existem estudos controlados. Aciclovir IV, 15 mg / kg / dia, deve ser considerado.
Infecções disseminadas por HSV		
		Não existem estudos controlados. Deve-se administrar, no entanto, aciclovir IV, 10 mg/kg a cada 8h. Nenhuma evidência definitiva indica que a terapia diminui o risco de morte
HSV associado a eritema multiforme		
		Observações casuais sugerem que o aciclovir oral, 400 mg duas ou três vezes por dia, ou valaciclovir, 500 mg duas vezes por dia, suprime eritema multiforme
Profilaxia cirúrgica		
		Vários procedimentos cirúrgicos, como desgaste da pele com laser, descompressão da raiz do nervo trigeminal, e cirurgia de disco lombar têm sido associados com a reativação do HSV. Aciclovir IV, 3 mg/kg, e aciclovir oral 800 mg 2 vezes ao dia, valaciclovir 500 mg a cada 12h, ou famciclovir 250 mg a cada 12h, são eficazes na redução da reativação. A terapia deve ser iniciada 48 horas antes da cirurgia e continuada por 3-7 dias.
Infeccções com HSV resistente ao aciclovir		
	Foscarnet, 40 mg/kg IV a cada 8 horas, deve ser administrado até as lesões se curarem. IV cidofovir, 5 mg / kg uma vez por semana, pode também ser eficaz.	Imiquimode é uma alternativa tópica, como é o gel de cidofovir tópico de 1%, que não é disponível comercialmente e tem de ser manipulado numa farmácia. Estas preparações tópicas devem ser aplicadas às lesões diariamente durante 5 dias consecutivos.

CMV, citomegalovírus; SNC, sistema nervoso central; HIV, vírus da imunodeficiência adquirida; HSV, herpes- vírus simplex; PTT, púrpura trombocitopênica trombótica.

Nota: I, II, III, IV, e V representam nível de evidência.

Modificado de Cernik C, Gallina K, Brodell RT. The treatment of herpes simplex infections: an evidence-based review. Arch Intern Med. 2008;168:1137-1144;e Spruance S, Aoki FY, Tyring S, et al. Short-course therapy for recurrent genital herpes and herpes labialis: entering an era of greater convenience, better treatment adherence, and reduced cost. J Fam Pract.2007;56:30-36.

74 Varicela (Catapora) e Herpes-zóster (Vírus Varicela-zóster)

Richard J. Whitley

DEFINIÇÃO

- O vírus varicela-zóster (VZV) é um alfa-herpesvírus, que causa a varicela, ou catapora, e o herpes-zóster.

EPIDEMIOLOGIA

- A infecção primária pelo VZV causa a varicela (catapora), que ocorre principalmente na infância.
- Em geral, a varicela é uma doença benigna, mas pode ser fatal quando ocorre em indivíduos imunocomprometidos.
- É mais provável que a doença ocorra no final do inverno e começo da primavera
- O herpes-zóster é consequente à reativação do vírus varicela-zóster latente e ocorre, principalmente, em idosos.
- O herpes-zóster provoca dor intensa em muitos indivíduos.
- Não existe predileção sazonal para a ocorrência do herpes-zóster.

MICROBIOLOGIA

- O vírus varicela-zóster é um DNA-vírus de dupla hélice. Após a infecção primária, ele permanece latente em gânglios nervosos sensitivos.

DIAGNÓSTICO

- Em geral, o diagnóstico da varicela e do herpes-zóster é clínico.
- A varicela é caracterizada por um exantema, composto por máculas, pápulas e vesículas, em diversos estágios de evolução.
- O herpes-zóster é, geralmente, uma erupção vesicular que afeta um lado do corpo. A disseminação pode ocorrer em pacientes imunocomprometidos.
- Esfregaços de *Tzanck* produzidos por raspagens da lesão cutânea podem demonstrar inclusões intranucleares, no entanto, a sensibilidade dessa técnica é baixa.
- A reação em cadeia da polimerase (PCR) pode ser realizada em material obtido da lesão cutânea, a fim de detectar sequências específicas de DNA do VZV e é a técnica diagnóstica de escolha.
- A cultura viral pode ser utilizada para o diagnóstico, porém é menos sensível do que a PCR.

TRATAMENTO

- Existem três medicamentos licenciados para o tratamento de infecções provocadas pelo VZV.
- A varicela em crianças de 2 a 16 anos pode ser tratada com aciclovir 20 mg/kg quatro vezes ao dia, durante 5 dias. Para pacientes com idade superior a 16 anos, deve-se administrar 800 mg, cinco vezes ao dia, também por 5 dias.
- Medicamentos da mesma classe, como o valaciclovir e famciclovir (pró-farmacos do aciclovir) também são utilizados por alguns especialistas para o tratamento da varicela.
- O herpes-zóster pode ser tratado com aciclovir, 800 mg por dose, cinco vezes ao dia, durante 7 a 10 dias.
- O herpes-zóster pode ser tratado com valaciclovir, 1 g por dose, três vezes ao dia, durante 7 a 10 dias.

- O herpes-zóster pode ser tratado com famciclovir, 500 mg por dose, três vezes ao dia, durante 7 a 10 dias.
- É provável que o paciente com herpes-zóster necessite de analgesia com medicamentos analgésicos ou outras medicações, como a pregabalina.

PREVENÇÃO

- A imunoglobulina humana antiVZV (VariZIG) pode ser administrada a pacientes de alto risco na tentativa de prevenir a infecção pelo VZV.
- Dispõem-se de vacina contra o VZV para a prevenção da varicela. Ela é aplicada em duas doses, sendo a primeira administrada aos 12 a 15 meses de idade, e a segunda entre 4 a 6 anos. Essa estratégia de imunização diminuiu drasticamente a incidência e as complicações associadas à varicela.
- Uma vacina contendo alto título de VZV é disponível para adultos com mais de 50 anos. Ela reduz a incidência do herpes-zóster, a severidade da doença e a incidência de neuralgia pós-herpética.

75 Citomegalovírus (CMV)

Clyde S. Crumpacker II

DEFINIÇÃO

- O citomegalovírus humano (CMVH) é um vírus DNA de dupla-fita, membro da família Herpesviridae, e que infecta uma alta porcentagem de humanos no mundo. Evidências recentes apontam para uma grande variabilidade genômica durante a replicação viral em um único paciente. A infecção pelo CMVH é geralmente assintomática, porém pode causar grave infecção congênita e doença grave em pacientes transplantados imunocomprometidos e na síndrome da imunodeficiência adquirida (AIDS).

EPIDEMIOLOGIA

- Bebês infectados no útero como resultado de infecção primária pelo citomegalovírus (CMV) em mulheres grávidas estão em risco de desenvolver graves anormalidades congênitas e perda auditiva neurossensorial. Adultos jovens saudáveis podem desenvolver mononucleose pelo CMV. Em pacientes imunocomprometidos devido à AIDS, a retinite causada pelo CMV leva à perda da visão. Em pacientes com transplantes de órgãos sólidos e células-tronco hematopoiéticas, pneumonia e hepatite potencialmente fatais, meningoencefalite, colite e úlceras esofágicas ocasionadas pelo CMV podem ocorrer. O papel potencial do CMVH em doenças cardiovasculares tem sido cada vez mais investigado.

MICROBIOLOGIA

- O CMVH cresce somente nas células epiteliais, endoteliais, de músculo liso, neurológicas e nos fibroblastos humanos. Análises genômicas utilizando sequenciamento profundo de alta capacidade em bebês infectados durante a gestação revelam extensa variabilidade e diversidade genômica.

DIAGNÓSTICO

- A Organização Mundial da Saúde padronizou um teste de reação em cadeia da polimerase do DNA do CMV (teste COBAS Amplicor/COBAS TaqMan) para detecção do CMV em sangue e tecido infectados. Este teste usa unidades internacionais e permite a comparação entre estudos clínicos. A detecção do antígeno pp65 do CMV em neutrófilos infectados ainda é uma ferramenta valiosa no diagnóstico.

TRATAMENTO

- O ganciclovir (GCV) e o valganciclovir (VGC) são os principais pilares do tratamento. O foscarnet é útil principalmente em casos de infecção e doença por CMV resistente ao GCV. O cidofovir pode ser usado para tratamento após resultados negativos com outros medicamentos anti-CMV. Uma versão revestida com lipídeo do cidofovir (CMX001), o maribavir, e o letermovir são fármacos experimentais contra o CMV em desenvolvimento clínico.

PREVENÇÃO

- O GCV e o VGC são usados como profilaxias em transplantados. Também são usados em terapia preemptiva. Ainda não foi desenvolvida uma vacina efetiva contra o CMV.

76

Vírus Epstein-Barr (Mononucleose Infecciosa, Vírus Epstein-Barr — Doenças Malignas Associadas ao Vírus e Outras Doenças)

Eric C. Johannsen e Kenneth M. Kaye

DEFINIÇÃO

- A mononucleose infecciosa é uma síndrome clínica caracterizada por faringite, febre, linfonodopatia e a presença de linfócitos atípicos em um esfregaço de sangue periférico. A infecção por vírus Epstein-Barr (VEB) primária é a causa mais comum dessa síndrome.

VIROLOGIA E EPIDEMIOLOGIA

- VEB é um vírus herpes que estabelece uma infecção latente em linfócitos B ao longo da vida.
- A replicação ocorre no epitélio bucal, uma vez que o VEB está frequentemente presente na saliva de indivíduos soropositivos assintomáticos.
- O VEB é transmitido principalmente através da exposição a saliva que contém o agente infeccioso e está relacionada comumente ao ato de beijar.
- A soroprevalência se aproxima a 95% em adultos, e o VEB está distribuído por todo o mundo.
- Na infância, a infecção primária pelo VEB é geralmente assintomática ou oligosintomática.
- A frequência de apresentação como mononucleose infecciosa aumenta com a idade em cerca de 50% das infecções primárias até a adolescência.
- O VEB está intimamente ligado a várias neoplasias, incluindo o linfoma de Burkitt endêmico, carcinoma nasofaríngeo e doenças linfoproliferativas.

MICROBIOLOGIA

- VEB é um herpes-vírus gama-1, gênero *Lymphocryptovirus*.
- VEB é um vírus de DNA de cadeia dupla envelopado.
- VEB é também conhecido como vírus herpes humano 4.

MANIFESTAÇÕES CLÍNICAS

- A mononucleose infecciosa é geralmente uma síndrome autolimitada com remissão clínica espontânea.
- Como complicações podemos incluir a rotura do baço, manifestações neurológicas, como encefalite, anemia hemolítica autoimune e elevações das enzimas hepáticas.

DIAGNÓSTICO

- O aparecimento de anticorpos heterófilos, inespecíficos (IgM reagindo com células vermelhas do sangue de ovelhas ou cavalos), pode distinguir a infecção primária pelo VEB de outras causas de mononucleose infecciosa
- A presença de anticorpos de classe IgM da cápsula viral (VCA) está estreitamente correlacionada com a infecção aguda pelo VEB. Anticorpos heterófilos em uma pessoa com mononucleose infecciosa clínica são suficientes para estabelecer o diagnóstico.
- Sorologia para o VEB pode ser útil em casos atípicos e em crianças (que são frequentemente heterófilas negativas).
- A infecção pelo vírus da imunodeficiência humana primária é o diagnóstico diferencial mais importante.
- Medições seriadas de cargas virais do VEB podem ser úteis na detecção de doenças malignas associadas a esse vírus em indivíduos imunocomprometidos, especialmente quando nos referimos a doenças linfoproliferativas.

TRATAMENTO

- Tratamento da mononucleose é principalmente de suporte clínico.
- Os corticosteroides podem ser úteis no tratamento das complicações da mononucleose, tais como edema das vias aéreas superiores.
- A terapia antiviral não possui nenhum benefício comprovado para mononucleose infecciosa.

PREVENÇÃO

- Não há atualmente nenhuma vacina contra o VEB.

77 Herpesvírus Humanos Tipos 6 e 7 (Exantema Súbito)

*Jeffrey I. Cohen**

DEFINIÇÃO

- Os herpesvírus humanos tipos 6 e 7 (HHV-6 e HHV-7) causam exantema súbito ou convulsões febris em crianças pequenas e reativam-se com frequência em hospedeiros altamente imunocomprometidos. Também podem causar encefalite em hospedeiros imunocomprometidos.

EPIDEMIOLOGIA

- A maioria dos adultos é soropositiva para o HHV-6 e o HHV-7.
- A média de idade para a infecção por HHV-6 é de aproximadamente 1 ano, e para o HHV-7, de 2 anos.
- Cerca de 50% dos receptores de transplante hematopoiético e 20% a 33% dos receptores de transplante de órgãos apresentam o DNA do HHV-6 e do HHV-7 no sangue.
- O DNA do HHV-6 é integrado aos cromossomos de 1% a 2% das pessoas e é transmitido no DNA da linhagem germinativa.

MICROBIOLOGIA

- O HHV-6 e o HHV-7, como o citomegalovírus, são betaherpesvírus.

EPIDEMIOLOGIA

- A maioria dos adultos é soropositiva para o HHV-6 e o HHV-7.
- A média de idade para a infecção por HHV-6 é de aproximadamente 1 ano, e para o HHV-7, de 2 anos.
- Cerca de 50% dos receptores de transplante hematopoiético e 20% a 33% dos receptores de transplante de órgãos apresentam o DNA do HHV-6 e do HHV-7 no sangue.

DIAGNÓSTICO

- O exantema súbito é, em geral, diagnosticado clinicamente, mas a soroconversão para a positividade de anticorpos anti-HHV-6 ou HHV-7 pode ser utilizada.
- O diagnóstico da doença por HHV-6 ou HHV-7 em pessoas imunocomprometidas é difícil, devido à alta frequência de reativação assintomática e à constatação de que até 2% das pessoas têm o DNA do HHV-6 integrado aos seus cromossomos.
- A encefalite límbica por HHV-6 é diagnosticada com base em sinais e sintomas clínicos e no DNA do HHV-6 no líquido cefalorraquidiano.
- A detecção de proteína ou RNA do HHV-6 nos tecidos é mais específica do que o DNA do HHV-6 para diagnosticar a doença associada ao vírus em pessoas imunocomprometidas.

TRATAMENTO

- Nenhuma terapia demonstrou ser eficaz para o tratamento do HHV-6 ou do HHV-7, mas ambos os vírus são sensíveis ao ganciclovir, foscarnet, cidofovir *in vitro*.
- O ganciclovir ou foscarnet, ou ambos, têm sido utilizados para tratar pessoas imunocomprometidas com a doença por HHV-6 ou HHV-7, principalmente com encefalite límbica.

---

*Todo o conteúdo deste capítulo é de domínio público.

78 Herpesvírus Associado ao Sarcoma de Kaposi (Herpesvírus Humano 8)

Kenneth M. Kaye

DEFINIÇÃO

- O herpesvírus associado ao sarcoma de Kaposi (KSHV, do inglês, *Kaposi's sarcoma-associated herpesvirus*), ou herpesvírus humano-8 (HHV-8), é o agente etiológico do sarcoma de Kaposi, do linfoma de efusão primária, e também é intimamente associado à doença multicêntrica de Castleman.

VIROLOGIA E EPIDEMIOLOGIA

- O KSHV é um herpesvírus que provoca infecção de curso prolongado, persistindo principalmente nos linfócitos B potencialmente infectados.
- A replicação ocorre no epitélio oral, e o KSHV infeccioso é encontrado na saliva dos indivíduos soropositivos assintomáticos.
- A transmissão é predominantemente o resultado da exposição à saliva infectada.
- A infecção primária, em geral, é assintomática e raramente reconhecida.
- Em contraste com outros herpesvírus, a soroprevalência do KSHV varia de forma significativa nos países ao redor do mundo, apresentando maior índice na África subsaariana, na região do Mediterrâneo, e em homens que fazem sexo com homens, nos Estados Unidos.
- A malignidade do KSHV usualmente decorre da imunossupressão.

MICROBIOLOGIA

- O KSHV é um gama-herpesvírus 2, gênero *Rhadinovirus*.
- O KSHV e um vírus envelopado com DNA de dupla-hélice.
- O KSHV também é conhecido como HHV-8.

DIAGNÓSTICO

- O SK pode ser diagnosticado pela aparência clínica e confirmado pela biópsia.
- O linfoma de efusão primária e a doença multicêntrica de Castleman são diagnosticados por biópsia.
- O KSHV pode ser detectado por meio de exame sorológico, embora os ensaios não sejam padronizados.

TRATAMENTO

- A terapia antiviral não tem benefícios comprovados no tratamento das neoplasias geradas pelo KSHV, e o tratamento fundamenta-se, basicamente, em abordagens citotóxicas.

PREVENÇÃO

- No momento, não há vacina disponível contra o KSHV.

79 Herpesvírus B

*Jefferey I. Cohen**

DEFINIÇÃO

- O herpesvírus B é um vírus primata que pode causar encefalite fatal em humanos.

EPIDEMIOLOGIA

- O herpesvírus B infecta naturalmente primatas do Velho Mundo, incluindo o macaco reso, o macaco rabo-de-porco e o macaco cinomolgo.
- Humanos são infectados pelo herpesvírus B depois de mordidas, arranhões, uso de agulhas contaminadas ou contato com fluidos da mucosa de primatas do Velho Mundo.

MICROBIOLOGIA

- O herpesvírus B é um alfa-herpesvírus, sendo homólogo ao herpesvírus simples em primatas.

DIAGNÓSTICO

- Uma reação em cadeia da polimerase (PCR, do inglês, *polymerase chain reaction*) positiva ou cultura positiva para o herpesvírus B em lesões cutâneas, esfregaços conjuntivais ou líquido cefalorraquidiano na presença de sintomas são diagnósticos para infecções pelo herpesvírus B.
- PCR positiva ou cultura positiva para o herpesvírus B em ferimentos ou mucosas imediatamente após a lesão indicam exposição ao vírus, mas não necessariamente infecção.
- Espécimes humanos para testes de PCR, culturas ou pesquisa de anticorpos devem ser enviados para o National B Virus Resource Center em Atlanta, Geórgia, EUA (www2.gsu.edu/~wwwvir/index.html).

TRATAMENTO

- Indivíduos com sinais ou sintomas do vírus B ou com culturas e PCRs positivas (exceto para culturas e PCRs em ferimentos ou realizadas após a assepsia) e exposição a primatas do Velho Mundo devem ser tratados.
- Recomenda-se aciclovir endovenoso (12,5 a 15 mg/kg a cada 8 h) ou ganciclovir endovenoso (5 mg/kg a cada 12 h) para indivíduos que não apresentam doenças no sistema nervoso central (SNC).
- Recomenda-se ganciclovir endovenoso (5 mg/kg a cada 12 h) para indivíduos com comprometimento do SNC.
- O tratamento deve ser continuado até o desaparecimento dos sintomas e até que duas culturas sejam negativas em um intervalo de duas semanas. Valaciclovir ou aciclovir orais são frequentemente receitados após a interrupção do tratamento endovenoso, para evitar a reativação do vírus latente.

PREVENÇÃO

- Os primeiros socorros, por meio da assepsia dos ferimentos ou da mucosa exposta, são importantes após a ocorrência das lesões ou contato sobre mucosa de fluidos de primatas.
- Indivíduos com alto risco de exposição ao vírus B (Tabela 79-1) devem receber, dentro de um período de 5 dias após a exposição, profilaxia pós-exposição com valaciclovir, 1 g três vezes ao dia, ou aciclovir 800 mg cinco vezes ao dia por 14 dias.

---

*Todo o conteúdo deste capítulo é de domínio público, com exceção da tabela emprestada.

TABELA 79-1 Recomendações para a Profilaxia Pós-Exposição em Indivíduos Expostos ao Herpesvírus B

Profilaxia Recomendada
Exposição cutânea* (com perda da integridade da pele) ou exposição da mucosa (com ou sem lesão) a uma fonte de alto risco (p. ex., macaco doente, imunocomprometido, sabidamente com excreção do vírus ou com lesões compatíveis com infecção pelo herpesvírus B)
Exposição cutânea (com perda da integridade da pele) ou exposição mucosa (com ou sem lesão) limpas inadequadamente
Laceração da cabeça, pescoço ou torso
Mordidas profundas
Agulhas associadas a tecidos ou fluidos do sistema nervoso, lesões com suspeita do herpesvírus B, pálpebras ou mucosas
Perfuração ou laceração após exposição a objetos (a) contaminados com fluidos de lesões orais ou genitais de macacos ou com tecidos do sistema nervoso, ou (b) sabidamente contendo o herpesvírus B
A cultura pós-limpeza é positiva para o herpesvírus B
Profilaxia deve ser considerada
Respingos nas mucosas que foram limpos adequadamente
Laceração (com perda da integridade da pele) limpa adequadamente
Acidente com agulha envolvendo o sangue de macacos doentes ou imunocomprometidos
Perfuração ou laceração após a exposição a (a) objetos contaminados com fluidos corporais (exceto aqueles de lesões), ou (b) culturas celulares potencialmente infectadas
Esquema para Profilaxia
Valaciclovir, 1 g, via oral, três vezes por dia, ou aciclovir, 800 mg, via oral, cinco vezes por dia × 14 dias
Contraindicações
Exposições cutâneas nas quais a pele permanece intacta
Exposições associadas a primatas não humanos que não pertencem ao gênero *Macaca*

*Exposições incluem mordidas ou arranhões de macacos, contato com secreções oculares, orais ou genitais, tecidos do sistema nervoso ou materiais contaminados por macacos (como jaulas ou equipamentos).

De Cohen JI, Davenport DS, Stewart JA, et al. Recommendations for prevention and therapy of persons exposed to B virus (Cercopithecine herpesvirus 1). Clin Infect Dis. *2002;35:1191-1203.*

80 Adenovírus

Elizabeth G. Rhee e Dan H. Barouch

DEFINIÇÃO

- Os adenovírus humanos (HAdVs) são vírus de DNA que podem causar uma ampla gama de síndromes clínicas, incluindo infecções no trato respiratório, doença ocular, gastroenterite, diarreia e cistite.

EPIDEMIOLOGIA

- Os HAdVs são universais; a maioria dos seres humanos têm evidência sorológica de infecção anterior na idade de 10 anos.
- A transmissão ocorre através de gotículas respiratórias ou transmissão fecal-oral. A secreção do vírus pode persistir por períodos prolongados após a infecção aguda ser resolvida.
- Normalmente, a doença é subclínica ou levemente sintomática e autolimitada.
- Os HAdVs são uma causa comum de doença febril, infecções do trato respiratório (tipos 1 a 7), e gastroenterite (tipos 2 a 5) em crianças pequenas; surtos pediátricos esporádicos associados a creches e acampamentos de verão.
- Doença respiratória aguda, incluindo pneumonia, é incomum; surtos esporádicos associados a recrutas militares (tipos 4 e 7); um surto recente ocorreu em adultos saudáveis (tipo 14).
- A ceratoconjuntivite epidêmica (tipos 8, 19 e 37) está associada à transmissão hospitalar por instrumentos infectados.
- O HAdVs é um patógeno oportunista emergente em hospedeiros imunocomprometidos, principalmente em receptores de transplante de células-tronco hematopoiéticas (TCTH) e de transplante de órgãos sólidos (TOS); pode resultar em doença disseminada ou ter como alvo o órgão transplantado.
- Há interesse em utilizar os HAdVs como vetores para tratamento genético, como vacinas sendo estudadas para doenças infecciosas (vírus da imunodeficiência humana [HIV], malária); e como tratamentos imunomoduladores para tumores sólidos.

MICROBIOLOGIA

- Os HAdVs são vírus de DNA líticos não envelopados, caracterizados por resposta sorológica às principais proteínas do capsídeo e análise de todo o genoma.
- Os HAdVs são classificados em sete grupos (A a F); 60 tipos foram isolados a partir de espécimes clínicos até agora.
- Os HAdVs foram originalmente isolados do tecido da adenoide, levando ao nome do vírus.

DIAGNÓSTICO

- O diagnóstico não é procurado de rotina porque a maioria das infecções é leve e autolimitada.
- Os HAdVs são detectados por cultura viral rotineira em tecido (exceto os tipos 40 e 41) e podem ser recuperados de esfregaços, amostras e tecidos; teste de imunofluorescência (IFA), teste de imunoabsorção enzimática, títulos séricos agudos/convalescentes podem estabelecer o diagnóstico.
- A reação em cadeia da polimerase é altamente sensível e específica (96% a 100%) em adultos imunocompetentes.

TRATAMENTO

- Não existem tratamentos aprovados disponíveis.
- Séries de casos relatam resposta clínica parcial, mas toxicidades substanciais ao cidofovir em pacientes de TCTH/TOS; uso anedótico de ribavirina e imunoglobulina intravenosa.

PREVENÇÃO

- Vacinas com vírus vivo (tipo 4 e 7) são administradas a militares.

81 Papilomavírus

William Bonnez

DEFINIÇÃO

- O papilomavírus humano (HPV, do inglês, *human papillomavirus*) infecta o epitélio escamoso estratificado do corpo e causa tumores que podem ser benignos (verrugas, condilomas, papilomas) ou malignos (carcinomas de células escamosas, adenocarcinoma do colo do útero).
- Eles causam dois grupos principais de doenças: (1) verrugas cutâneas (mão, pé, planas) e (2) lesões da superfície mucosa ou genital, tais como verrugas genitais, papilomas da laringe, bem como cânceres do colo do útero, vagina, vulva, ânus, pênis e orofaringe, e suas respectivas lesões precursoras, chamadas de neoplasias intraepiteliais (displasias).

EPIDEMIOLOGIA

- Verrugas cutâneas são predominantemente uma doença de crianças em idade escolar. Elas são adquiridas a partir de contatos próximos, predominantemente no ambiente familiar.
- Infecções genitais (ou mucosas) por HPV são, em sua maioria, sexualmente transmissíveis, e seus picos de incidência são no final da adolescência e início da idade adulta.
- A maior parte da população sexualmente ativa terá sido exposta ao HPV genital durante a vida.
- Infecções genitais por HPV em homens e mulheres são facilmente adquiridas, mas a maioria também desaparece rapidamente. A persistência é um fator de risco para o desenvolvimento de câncer.

MICROBIOLOGIA

- HPVs são vírus pequenos, com DNA não envelopado, classificados de acordo com a sequência de nucleotídeo do gene que codifica a principal proteína do capsídeo. Esses vírus não são cultiváveis rotineiramente.
- Pelo menos 184 tipos foram identificados, mas apenas um pequeno número é responsável pela maior parte dos problemas de saúde.
- HPV tipos 1, 2, e 4 são os tipos mais comuns encontrados em verrugas cutâneas.
- HPV tipos 6 e 11 são responsáveis pela maioria das verrugas genitais.
- HPV tipos 16 e 18 causam a grande maioria dos cânceres do trato anogenital e orofaringe e são definidos como de alto risco oncogênico.
- Quanto mais grave o grau de neoplasia intraepitelial, maior a prevalência de HPVs de alto risco oncogênico na lesão.

DIAGNÓSTICO

- O diagnóstico de verrugas cutâneas e de verrugas genitais é tipicamente clínico. Uma biópsia é indicada quando o diagnóstico é duvidoso ou quando uma neoplasia ou seu precursor é uma consideração.
- Para o rastreio de câncer do colo uterino, a citologia (Papanicolaou) é a abordagem diagnóstica primária.
- O teste do DNA de HPV suplementa o rastreio da citologia.

TRATAMENTO

- Existem diversas modalidades terapêuticas para o tratamento de lesões induzidas por HPV, porém nenhuma delas é plenamente satisfatória. Elas podem ser divididas em abordagens médicas e físicas.

- Os métodos químicos incluem soluções de ácido salicílico para verrugas cutâneas ou podofilox ou imiquimode para verrugas genitais.
- Os métodos físicos incluem crioterapia, excisão com lâmina fria, eletrocirurgia e tratamento a *laser*, e eles podem ser aplicados na maioria das lesões.

PREVENÇÃO

- Os preservativos masculinos têm alguma efetividade para proteger contra infecções genitais.
- Exames de Papanicolaou são essenciais para a prevenção de câncer cervical.
- A vacinação é muito eficaz e segura para prevenir verrugas genitais, bem como neoplasias intraepiteliais do colo do útero, vagina, vulva e ânus em homens e mulheres.
- Duas vacinas altamente eficazes estão disponíveis. Gardasil é quadrivalente e protege contra HPV-6, HPV-11, HPV-16 e HPV-18; Cervarix é bivalente, e abrange apenas os HPV-16 e HPV-18. As vacinas são administradas via intramuscular em três doses.
- A vacina 9-valente (Gardasil 9) foi aprovada pela Food and Drug Administration dos EUA em dezembro de 2014. Ela abrange o HPV-31, o HPV-33, o HPV-45, o HPV-52 e o HPV-58, além dos quatro listados anteriormente

82 JC, BK e Outros Poliomavírus: Leucoencefalopatia Multifocal Progressiva (LMP)

C. Sabrina Tan e Igor J. Koralnik

VÍRUS JC

Definição

- O vírus JC (VJC) é um poliomavírus humano ubíquo que provoca doenças do sistema nervoso central em pacientes imunocomprometidos, incluindo leucoencefalopatia multifocal progressiva (LMP), neuropatia celular granular por VJC e encefalopatia por VJC.

Epidemiologia

- O VJC infecta 40% a 86% da população mundial.
- O VJC pode ser detectado na urina de um terço dos indivíduos saudáveis e imunossuprimidos.
- A LMP pode ocorrer em até 5% dos pacientes com síndrome da imunodeficiência adquirida não tratada.
- Até 82% dos pacientes com LMP são infectados com o vírus da imunodeficiência humana.

Microbiologia

- O VJC é um membro da Polyomaviridae.
- É um vírus de DNA de dupla-hélice sem envelope.
- Após a infecção primária, o VJC permanece latente nas células epiteliais do rim.
- A reativação do VJC causa uma infecção lítica de oligodendrócitos no cérebro, que conduz à LMP.

Diagnóstico

- *Diagnóstico definitivo* da LMP: o VJC é detectado no líquido cefalorraquidiano pela reação em cadeia da polimerase (PCR), ou suas proteínas detectadas em tecidos cerebrais.
- *Diagnóstico possível de LMP*: os achados da imagem de ressonância magnética e a apresentação clínica são consistentes com LMP na ausência de VJC no líquido cefalorraquidiano.

Tratamento

- Não existem medicamentos antivirais eficazes.
- A reconstituição imunológica pode impulsionar a resposta imune celular do hospedeiro para um melhor controle da replicação viral do JC.

Prevenção

- Devem ser tomadas medidas para evitar a imunossupressão.

VÍRUS BK

Definição

- O vírus BK (VBK) é um poliomavírus humano ubíquo que causa cistite hemorrágica em pacientes de transplante de células-tronco hematopoiéticas, e nefropatia em receptores de transplante de rim.

Epidemiologia

- O VBK infecta de 82% a 90% da população mundial.
- O VBK pode ser detectado na urina de indivíduos saudáveis e assintomáticos.
- A nefropatia do VBK ocorre em até 10% dos pacientes transplantados renais.
- A doença associada ao BKV pode ocorrer em até 15,9% dos receptores de transplante alogênico de células-tronco.

Microbiologia

- O VBK é um membro da família Polyomaviridae.
- É um vírus DNA de dupla-hélice sem um envelope.
- Após a infecção primária, o VBK permanece latente nas células epiteliais do rim.
- A reativação do VBK causa cistite hemorrágica e nefropatia.

Diagnóstico

- O VBK é detectado pela PCR no sangue e virúria sustentada na urina.
- Alterações citopatológicas podem ser detectadas em biópsia renal.

Tratamento

- Não há medicação antiviral eficaz.
- A redução de imunossupressão pode aumentar a resposta imune celular do hospedeiro para melhor controlar a replicação do VBK.

Prevenção

- A detecção precoce da reativação viral na urina e no sangue por análise da PCR pode ser um indicador para uma redução antecipada na imunossupressão, a fim de ajudar a reduzir a ocorrência de doença renal.

83 Vírus da Hepatite B e Vírus da Hepatite Delta

Chloe Lynne Thio e Claudia Hawkins

DEFINIÇÃO

- O vírus da hepatite B (HBV) causa hepatite B crônica, que pode levar a doença progressiva do fígado, incluindo cirrose e carcinoma hepatocelular.
- O vírus da hepatite delta (HDV) ocorre como uma coinfecção ou superinfecção com o HBV, estabelecendo uma infecção crônica nos hepatócitos.

EPIDEMIOLOGIA

- Cinco por cento da população mundial possui hepatite B crônica, mas a prevalência varia muito (Tabela 83-1).
- A maior prevalência de HBV está na Ásia, na África e em partes do Oriente Médio.
- A hepatite B crônica é a principal causa de doença do fígado em estágio final no mundo todo.
- A transmissão do HBV se dá por meio percutâneo ou relações sexuais. A transmissão perinatal também é comum.
- Cerca de 5% das pessoas com hepatite B crônica possuem evidência de exposição ao HDV.
- A prevalência do HDV é mundial e, geralmente, reflete a prevalência do HBV, apesar de haver exceções.
- O HDV é transmitido principalmente por via parenteral, mas há a possibilidade de transmissão sexual. A transmissão perinatal não é comum.

MICROBIOLOGIA

- O HBV é um vírus de DNA com fita dupla da família do *Hepadnaviridae* que infecta principalmente os hepatócitos.
- A replicação de HBV se dá por meio de um RNA intermediário, então ocorre uma transcriptase reversa.
- O HDV é um vírus RNA pequeno e defectivo que depende de mecanismos da célula hospedeira para se replicar.
- O HDV requer o envelope do HBV para montagem e transmissão viral.

APRESENTAÇÃO CLÍNICA E DIAGNÓSTICO

- A apresentação clínica do HBV varia de assintomática até a hepatite fulminante com falha do fígado.
- O risco de desenvolvimento de hepatite crônica é inversamente proporcional à idade de aquisição da infecção. A hepatite B crônica também é mais provável em grupos de pacientes de alto risco, como usuários de drogas injetáveis, homens que têm relações sexuais com homens e indivíduos infectados pelo vírus da imunodeficiência humana.
- O diagnóstico laboratorial do HBV é feito por meio de imunoensaios, que detectam diversos antígenos e anticorpos do HBV, bem como por reação em fita da polimerase em tempo real para detectar o HBV DNA (Tabela 83-2).
- A apresentação clínica do HBV também é variável, mas pode se expressar de forma tão aguda quanto uma hepatite severa.
- O diagnóstico laboratorial do HDV é feito com imunoensaio de enzimas para anticorpos de HDV e RNA de HDV por meio de PCR em tempo real.

TABELA 83-1 Taxas de soroprevalência global e modos de transmissão da hepatite B

CARACTERÍSTICA	ALTA	MÉDIA	BAIXA
Taxa de portadores (%)	> 8	2-7	<2
Distribuição	Sudeste da Ásia, China, Esquimós do Alasca, África Subsaariana, Oriente Médio exceto Israel, Haiti, República Dominicana	Leste e Sul da Europa, Mediterrâneo, Ásia Central, América Central e Latina, Israel	Estados Unidos, Canadá, Europa ocidental, Austrália, Nova Zelândia
Idade de infecção	Perinatal e começo da infância	Infância	Adulto
Modo de transmissão	Maternal e perinatal	Percutânea	Sexual, percutânea

TABELA 83-2 Interpretação de testes sorológicos na hepatite B

TESTE	HEPATITE B AGUDA	IMUNIDADE POR MEIO DE INFECÇÃO*	IMUNIDADE POR MEIO DE VACINAÇÃO	HEPATITE B CRÔNICA ATIVA†	HEPATITE B CRÔNICA INATIVA
HBsAg	+	-	-	+	+
Anti-HBs	-	+	+	-	-
HBeAg	+	-	-	±	-
Anti-HBe	-	±	-	±	+
Anti-HBc	+	+	-	+	+
IgM anti-HBc	+	-	-	-	-
HBV DNA	+	-	-	+	± (baixa)
ALT	Elevado	Normal	Normal	Elevado	Normal

ALT, alanina aminotransferase; anti-HBc, anticorpo ao antígeno do núcleo da hepatite B; anti-HBe, anticorpos para hepatite B e antígeno; anti-HBs, o anticorpo para o antígeno de superfície da hepatite B; ADN, ácido desoxirribonucleico; HBeAg, hepatite B e antígeno; HBsAg, antígeno de superfície da hepatite B; VHB, o vírus da hepatite B; IgM, imunoglobulina M.

*Geralmente, indivíduos com infecção anterior possuem apenas anti-HBc isolado. A presença de uma imunoglobulina isolada G anti-HBc pode indicar um período janela durante a infecção aguda ou remoto antes da infecção com perda de HBsAg ou anti-HBs. Em tais casos, um teste de HBV DNA pode ser útil.

†Hepatite B crônica com mutante pré-core é HBeAg− e anti-HBe +.

TRATAMENTO

- Os agentes anti-HBV reduzem significativamente as complicações da hepatite crônica B, incluindo cirrose de fígado e carcinoma hepatocelular. Esses tratamentos são eficazes, também, para a redução da recorrência de infecção HBV em receptores de transplante e outros hospedeiros imunocomprometidos.
- O HBV é tratado com 180 μg de interferon peguilado-α (PEG IFN-α) semanalmente por 48 semanas ou com análogo nucleotídico, em geral, indefinidamente (Tabela 83-3).
- Os agentes nucleotídicos de primeira linha são entecavir 0,5 mg diariamente ou tenofovir 300 mg diariamente.
- O HDV é tratado com 180 μg de PEG IFN-α semanalmente por, no mínimo, 48 semanas.

PREVENÇÃO

- É recomendada a vacinação contra a hepatite B em bebês e crianças, e também em adultos não imunes com alto risco de infecção (Tabela 83-4).
- Bebês nascidos de mães com hepatite B crônica devem receber a vacina contra hepatite B e imunoglobulina contra hepatite B (HBGI) logo após o nascimento.
- Os indivíduos não imunes que forem expostos por meio percutâneo, sexual, ocular ou membrana mucosa a fluidos infectados por HBV devem receber profilaxia pós-infecção com HBGI e vacina contra a hepatite B.

TABELA 83-3 Agentes aprovados para tratamento da hepatite B crônica*

	PEG IFN-α	LAMIVUDINA	ADEFOVIR	ENTECAVIR	TELBIVUDINA	TENOFOVIR
Via	Subcutânea	Oral	Oral	Oral	Oral	Oral
Dose	180 μg/ semana	100 mg/dia[†]	10 mg/dia[†]	0.5 mg/dia[†] (1 se resistente a lamivudina)	600 mg/dia[†]	300 mg/dia[†]
Duração (semanas)	48	≥48	≥48	≥48	≥48	≥48
Tolerância	Normal - fraca: sintomas semelhantes aos da gripe	Bom	Bom: seguir função renal	Bom	Bom	Bom: seguir função renal
Soroconversão de HBeAg	27%	16%-21%	12%	21%	22%	21%
HBV DNA[‡] não detectável	25%-63%	40%-73%	21%-51%	67%-90%	60%-88%	76%-93%
Normalização de ALT	38%	41%-75%	53%	72%	65%	74%
Perda de HBsAg	3%	<1%	0%	2%	<1%	3%
Resistência viral	Nenhuma	15%-30%	Mínima	Nenhuma[§]	6%	0%

ALT, alanina aminotransferase; anti-HBe, anticorpos para hepatite B e antígeno; HBV, vírus da hepatite B; HBsAg, antígeno de superfície da hepatite B; PEG-IFN α, interferon-α peguilado.

*Todos os dados são para 1 ano, a não ser que dito o contrário.

[†]Ajuste de dosagem para clearence de creatinina.

[‡]Extremidade mais alta de faixa para doença de HBeAg negativo.

[§]Nenhum; caso contrário, 7% se houver resistência preexistente à lamivudina.

Modificado de Lok AS McMahon BJ. Chronic hepatitis B. Hepatology. 2009;50:661-662.

TABELA 83-4 Doses e programas de vacinas licenciadas para hepatite B*

VACINAS PARA HEPATITE B	IDADE	DOSE	VOLUME	CALENDÁRIO
Engerix-B	<20 anos	10 µg	10 µg/0,5 mL	Bebês[†]: recém-nascidos, 1-4, 6-18 meses Crianças mais velhas: 0, 1-2, 4 meses
	<20 anos	20 µg	20 µg/1 mL	0, 1, 6 meses
	Diabetes 19-59 anos[¶]	20 µg	20 µg/1 mL	0, 1, 6 meses
	Diálise e outros imunocomprometidos	40 µg	Doses de 2-20 µg/1 mL	0, 1,2, 6 meses
Recombivax HB	<20 anos	5 µg	5 µg/0,5 mL	Bebês[†]: recém-nascidos, 1-4, 6-18 meses Crianças mais velhas: 0, 1-2, 4 meses
	11-15 anos	10 µg	10 µg/1 mL	0, 4-6 meses
	>20 anos	10 µg	10 µg/1 mL	0, 1, 6 meses
	Diabetes 19-59 anos[¶]	10 µg	10 µg/1 mL	0, 1, 6 meses
	Diálise e outros imunocomprometidos	40 µg[‡]	40 µg/1 mL	0, 1, 6 meses
VACINAS COMBINADAS	**IDADE[§]**	**ANTÍGENO**	**VOLUME**	**PROGRAMAÇÃO**
Comvax	6 semanas-4 anos	PedvaxHIB[‖] e Recombivax	0,5 mL	2, 4, 12-15 meses
Pediarix	6 semanas-6 anos	Engerix-B, Infanrix (DTaP), e IPV	0,5 mL	2, 4, 6 meses
Twinrix	>18 anos	Havrix (HAV) e Engerix-B (20 µg)	1 mL	0, 1, 6 meses

*Todas as vacinas devem ser administradas por via intramuscular na deltoide.

[†]Bebês que nasceram de mães com antígeno de superfície (HBsAg) da hepatite B positivas devem ter a imunoglobulina da hepatite B (HBIG) dentro de 12 horas após o parto, juntamente com a vacina em outro local. Se o status da mãe com HBsAg não for conhecido, administre a vacina dentro de 12 horas e teste a mãe. Se a mãe for HBsAg positiva, administre HBIG durante 1 semana.

[‡]Formulação especial.

[§]A dose do nascimento deve ser apenas de vacina monovalente; doses subsequentes podem ser combinações.

[‖]PedvaxHIB, vacina licenciada do tipo B *Haemophilus influenzae*; Infarix, vacina licenciada contra difteria, tétano e pertussis acelular (DTaP); Havrix, vacina licenciada contra o vírus da hepatite A (HAV).

[¶]A vacinação da hepatite B deve ser administrada segundo os critérios do médico que está tratando para adultos não vacinados com diabetes melito que tenham ≥60 anos (veja http://www.cdc.gov/mmwr/preview/mmwrhtml/mm6050a4.htm).

84 Parvovírus Humano, Incluindo Parvovírus B19V e Bocavírus Humano

Kevin E. Brown

DEFINIÇÃO

- Pelo menos quatro tipos diferentes de parvovírus infectam humanos.
- O parvovírus B19 (B19V) pode causar eritema infeccioso, crises aplásicas transitórias, aplasia eritroide pura ou hidropisia fetal.
- O bocavírus humano (HBoVs) pode causar infecções respiratórias e, às vezes, está associado a alguns casos de gastroenterite.
- Infecções em humanos pelos dependovírus (AAVs) são assintomáticas, e dependovírus modificados são utilizados como vetores para terapias genéticas.
- As associações de doenças à infecção por Parv4 não são claras.

EPIDEMIOLOGIA

- A infecção por parvovírus B19 é comum em crianças e adolescentes. Até os 15 anos, 50% das crianças nos Estados Unidos e na Europa terão sido infectadas e apresentarão IgG.
- O B19V dissemina-se principalmente pelas vias respiratórias, mas também pode ser transmitido pelo sangue e por derivados do sangue.
- Infecções por B19V em climas temperados são mais comuns no final do inverno, na primavera e no início do verão, com aumento das taxas de infecção a cada 3 a 5 anos.
- Infecções por HBoV são ubíquas em crianças pequenas, com praticamente todas as crianças sendo infectadas por HBoV1 até os 6 anos.

DIAGNÓSTICO

- Apesar de a erupção cutânea tipo "face esbofeteada" causada pela infecção com o parvovírus B19 ser clássica, é difícil chegar ao diagnóstico preciso fora de um cenário de surto.
- O diagnóstico das erupções causadas pelo B19V é realizado pela detecção da IgM do B19V no soro.
- A doença hematológica causada pelo B19 pode ser diagnosticada pela detecção de altos títulos ($> 10^6$ UI/ml) de DNA do B19V em amostras sanguíneas.
- Após a infecção, baixos níveis de DNA do B19V podem ser detectados ao longo da vida. A detecção de baixos níveis em amostras sanguíneas, portanto, não indica infecções recentes ou atuais.
- Do mesmo modo, a persistência em longo prazo de DNA do bocavírus em amostras respiratórias e fecais indica que a detecção do DNA viral isoladamente não significa infecção. A infecção por HBoV1 no sistema respiratório deve ser diagnosticada pela detecção do DNA viral no soro ou sorologia, ou em ambos.

TRATAMENTO

- O tratamento para infecções por parvovírus é principalmente sintomático.
- Pode-se utilizar imunoglobulina intravenosa no tratamento da anemia crônica ou da aplasia eritroide pura causada por infecções com altos títulos de parvovírus B19.

PREVENÇÃO

- Uma vacina contra o parvovírus B19 está sendo desenvolvida.

85 Ortorreovírus e Orbivírus

Roberta L. DeBiasi e Kenneth L. Tyler

DEFINIÇÃO

- Os reovírus são vírus de RNA lineares de dupla-hélice, com vasta gama de hospedeiros.
- O termo *reovírus* é, na língua inglesa, um acrônimo para vírus órfão entérico respiratório (*respiratory enteric orphan virus*), enfatizando o local anatômico no qual esses vírus foram inicialmente isolados.

EPIDEMIOLOGIA

- Infecções em humanos são comuns, mas raramente estão associadas a doenças significativas.
- Infecções assintomáticas são comuns; infecções sintomáticas geralmente consistem em doenças leves e autolimitadas do trato respiratório superior e trato gastrointestinal.
- Em casos humanos raros, os reovírus foram identificados como os agentes causadores de meningite, encefalite, pneumonia e miocardite, e estão potencialmente associados à atresia biliar e aos cistos do colédoco.

MICROBIOLOGIA

- Cinco gêneros de Reoviridae foram etiologicamente relacionados a doenças em humanos: *Orthoreovirus*, *Orbivirus*, *Rotavirus*, *Coltivirus* e *Seadornavirus*.
- O RNA de dupla-hélice é organizado em 10 a 12 segmentos capazes de se rearranjarem e de gerarem novos vírus.

DIAGNÓSTICO

- O diagnóstico laboratorial pode ser realizado por meio de um aumento de quatro vezes nos títulos de anticorpos agudos e convalescentes no soro ou por meio do isolamento do vírus no soro, fezes, secreções respiratórias ou líquido cefalorraquidiano.

TRATAMENTO

- Não há tratamento específico disponível.

PREVENÇÃO

- Não há recomendação de medidas preventivas — reovírus são ubíquos.

86 Coltivírus e Seadornavírus

Roberta L. DeBiasi e Kenneth L. Tyler

DEFINIÇÃO

- *Coltivirus* e *Seadornavirus* são dois vírus, dos cinco gêneros da família Reoviridae, que foram documentados como causadores de doenças em humanos.

EPIDEMIOLOGIA

- Coltivírus associados a doenças em humanos incluem a espécie típica do vírus da Febre do Carrapato do Colorado (CTFV, do inglês, *Colorado tick fever virus*; América do Norte), o Vírus Eyach (EYAV, do inglês, *Eyach virus*; França, Alemanha, República Tcheca) e o vírus Salmon River (SRV, do inglês, *Salmon* River virus; América do Norte).
- Até o momento, o único *Seadornavirus* identificado em doenças em humanos é o vírus Banna (BAV, do inglês, *Banna virus*; Indonésia e China).
- Carrapatos são os principais vetores dos coltivírus, mas também foram isolados em mosquitos, roedores e humanos.
- A distribuição do CTFV coincide com o alcance do principal vetor. O vírus foi isolado em 11 estados dos Estados Unidos, primariamente na região das Montanhas Rochosas e no sudoeste do Canadá.
- O CTFV foi isolado em pacientes com síndromes febris agudas, meningite e encefalite na América do Norte.

MICROBIOLOGIA

- Coltivírus e seadornavírus são vírus de RNA de dupla-hélice não envelopados com genoma segmentado. Os coltivírus possuem 12 segmentos de genes dentro de dois capsídeos.

DIAGNÓSTICO

- Deve-se considerar o CTFV em indivíduos com doenças febris após exposição a carrapatos nas áreas endêmicas.
- Pacientes podem apresentar pleocitose no líquido cefalorraquidiano. Leucopenia é comum.
- Métodos sorológicos, incluindo o ensaio imunoenzimático (ELISA) e exames de reação em cadeia da polimerase via transcriptase reversa no soro e no líquido cefalorraquidiano, são utilizados para o diagnóstico.
- O vírus também pode ser isolado em culturas celulares.

TRATAMENTO

- Não há tratamento específico disponível.

PREVENÇÃO

- Medidas preventivas incluem o uso de repelentes de mosquitos e carrapatos como dietiltoluamida, barreiras físicas e redução de água parada.
- Pacientes com CTFV não devem doar sangue ou células-tronco hematopoiéticas até a resolução completa da infecção.

87 Rotavírus

Philip R. Dormitzer

DEFINIÇÃO

- Rotavírus é um vírus de RNA não envelopado, de dupla-hélice, que é a causa universal mais importante de gastroenterite infantil e juvenil.

ESTRUTURA E REPLICAÇÃO VIRAL

- A partícula viral é um icosaedro de camada tripla.
- O genoma é composto por 11 segmentos de RNA de dupla-hélice.
- A glicoproteína VP7 da camada externa e a proteína VP4 medeiam a entrada nas células e são os determinantes da neutralização.
- O vírus liga-se a carboidratos da superfície celular.
- Os vírus penetram na célula pela membrana celular.
- Após a camada externa ser removida, uma partícula subviral transcreve e expele o mRNA.
- Novas partículas subvirais se unem em viroplasmas no citoplasma, e vírions são formados pela adição de proteínas da camada externa no retículo endoplasmático.

MANIFESTAÇÃO CLÍNICA

- Gastroenterite devido a rotavírus não é facilmente distinguida em termos clínicos de gastroenterites causadas por outros agentes.
- Os principais sintomas são diarreia e vômito. Podem ocorrer desidratação severa e morte.

PATOGENIA

- O vírus infecta a princípio as células epiteliais das extremidades das vilosidades intestinais.
- A patogenia multifatorial da diarreia do rotavírus inclui má absorção devido à perda das células epiteliais intestinais, a uma enterotoxina e a um sistema nervoso entérico sinalizando para criar um estado secretor.

CLASSIFICAÇÃO SOROLÓGICA

- O rotavírus do grupo A causa grande parte da doença humana.
- Há uma extensa diversidade de tipos antigênicos.
- Dentro do grupo A, o rotavírus possui um sistema de classificação sorológico duplo, com o tipo G baseado em VP7 e o tipo P baseado em VP4.
- A classificação genética está começando a substituir a classificação sorológica.

EPIDEMIOLOGIA

- A infecção é universal nos primeiros anos de vida.
- A infecção pode ser sintomática ou assintomática.
- Doença severa é mais comum entre 6 meses e 2 anos.
- A reinfecção ocorre ao longo da vida.
- Há um grande ônus de doença em todas as classes socioeconômicas, mas a mortalidade está concentrada nos países em desenvolvimento.

- Por ano, os rotavírus causam aproximadamente 450.000 mortes de crianças menores de 5 anos.
- O intercâmbio de cepas e segmentos de genoma entre rotavírus humanos e rotavírus animais mantém a diversidade dos grupos circulantes.

IMUNIDADE

- A proteção parcial contra a reinfecção é dada pela infecção anterior, em geral com a gravidade diminuindo nas infecções subsequentes.
- O sorotipo influencia, mas não determina, a proteção contra a reinfecção.
- VP4 e VP7 contêm epítopos específicos neutralizantes sorotípicos e heterotípicos.
- Anticorpos neutralizantes bloqueiam as funções das proteínas dos capsídeos externos na entrada na célula.
- A IgA não neutralizante contra a proteína da camada intermediária, a VP6, pode interferir com a replicação intracelular do vírus à medida que o anticorpo sofre o processo de transcitose através das células epiteliais intestinais.
- A imunidade humoral aparenta ser o determinante mais importante da proteção contra a reinfecção.
- A imunidade celular contribui para reduzir a infecção.
- O rotavírus interfere com a resposta imune inata por meio de diversos mecanismos.

DIAGNÓSTICO

- O diagnóstico virológico específico não é necessário para tratamento clínico de rotina, mas é útil para estudo epidemiológico, em casos complicados ou mais prolongados, e para reduzir o uso desnecessário de antibióticos.
- O antígeno pode ser detectado facilmente no exame de fezes, de modo mais comum pelo ensaio imunoabsorvente ligado à enzima.
- Há um uso crescente de testes baseados em ácido nucleico para pesquisas epidemiológicas.

TRATAMENTO

- O tratamento é essencialmente de apoio e tem a finalidade de manter a hidratação até que a infecção seja eliminada.
- Não existe tratamento antiviral específico.
- Desidratações leves e moderadas podem ser tratadas de modo eficaz com soluções para reidratação oral.
- A desidratação grave e o tratamento para os pacientes com cognitivo rebaixado ou íleo adinâmico requerem o uso de líquidos intravenosos.
- No contexto da desnutrição, a suplementação com zinco pode ser um adjuvante útil ao tratamento de reidratação oral.

IMUNIZAÇÃO

- Duas vacinas orais de rotavírus vivos atenuados foram licenciadas e estão em uso no momento — uma vacina monovalente (Rotarix) e uma vacina pentavalente (Rotateq).
- Uma complicação rara de imunização, a intussuscepção intestinal, levou à retirada de uma vacina anterior contra rotavírus, mas há um consenso de que os benefícios da imunização com a vacina atual contra rotavírus superam em muito o risco para intussuscepção.
- Nos casos em que vacinas foram introduzidas, elas diminuíram drasticamente a gastroenterite grave por rotavírus e diminuíram consideravelmente a gastroenterite pediátrica grave.
- O próximo grande desafio é distribuir vacinas de rotavírus para os países em desenvolvimento, onde a mortalidade está concentrada.
- Embora haja menor eficácia em regiões de pobreza quando comparadas com regiões de riqueza, vacinas contra rotavírus podem ter um grande impacto na mortalidade infantil em nível global.
- A produção local de novas vacinas contra rotavírus nos países em desenvolvimento pode contribuir para um maior acesso.

88 Alfavírus

Lewis Markoff

DEFINIÇÃO

- Os alfavírus, que constituem um gênero de mais de 30 vírus da família *Togaviridae*, são vírus RNA de fita positiva envelopado por lipídios.
- Todos os alfavírus humanos patogênicos são transmitidos por mosquito.

EPIDEMIOLOGIA

- A presença de mosquitos infectados é necessária para surtos da doença. A transmissão entre humanos não ocorre.
- Alfavírus do Novo Mundo incluem os vírus da encefalite equina do leste, encefalite equina do oeste, e encefalite equina Venezuelana (EEEV, WEEV e VEEV, respectivamente nas siglas em inglês), que são encontrados nas Américas do Norte e do Sul.
- Alfavírus do Velho Mundo, especialmente os vírus chikungunya (CHIK), Seinbis, Rio Ross, e O'nyong-nyong, encontrados na Europa, África e Ásia, causam uma febre, artralgias e síndromes de erupções cutâneas.
- Na maioria dos casos, exceto para o vírus CHIK, o ciclo de vida dos vírus requer mosquitos e um hospedeiro animal na natureza, que não sejam humanos.

PATOGENIA

- Alfavírus entram nas células por endocitose mediada por receptor e saem por brotamento através da membrana celular.
- Os alfavírus entram no corpo via picadas de mosquito e replicam em diversos tecidos, incluindo células de Langerhans, as quais então migram para os linfonodos, causando viremia. A viremia resulta na invasão do sistema nervoso central (SNC) por alfavírus que causam encefalite, ou das articulações e órgãos internos por vírus que causam febre, artralgias e erupções cutâneas.
- Todos os alfavírus suprimem a resposta imune inata ao inibir a sinalização JAK/STAT inicial, um dos principais determinantes precoces da gravidade da doença.
- Em tempos posteriores, a recuperação é mediada por anticorpos neutralizantes de vírus e células T citotóxicas.
- No SNC, a replicação dos vírus nos neurônios é suprimida indefinidamente pelas células B secretoras de anticorpos.

DIAGNÓSTICO

- O conhecimento do histórico de viagens do paciente é de grande importância para o diagnóstico.
- Febre/artralgia/síndrome de erupção cutânea causadas por alfavírus do Velho Mundo podem ser confundidas com muitos outros exantemas virais.
- Encefalite causada por alfavírus é semelhante em sua apresentação àquela provocada pelos flavivírus, vírus da encefalite do Nilo Ocidental e de St. Louis.
- A cultura de vírus do sangue ou a detecção por reação em cadeia da polimerase-transcriptase reversa não é recomendada para diagnóstico de encefalite, mas pode ocasionalmente gerar resultados positivos na fase aguda da febre/artralgia/síndrome de erupção cutânea.
- A detecção de anticorpos neutralizantes de vírus em combinação com o histórico de viagens recentes a uma região endêmica pode ser significativa.

- Anticorpos de classe IgM ou IgG específicos de vírus, ou de ambas, podem ser detectados pelo ensaio imunoabsorvente ligado à enzima; um aumento no título maior que quatro vezes entre o soro agudo e o convalescente ou IgM específica de vírus no líquido cefalorraquidiano, ou ambos, são diagnósticos.

TRATAMENTO

- No momento, não existem produtos licenciados para o tratamento.
- Tratamentos experimentais que parecem ser promissores incluem o uso de anticorpos monoclonais humanos, especialmente no tratamento de encefalite causada por alfavírus.
- Para encefalite, medidas de suporte e cuidados de enfermagem intensivos são, atualmente, as principais indicações.
- Para febre/artralgia/síndrome de erupção cutânea, analgésicos e medicamentos anti-inflamatórios não esteroides são as principais opções de tratamento.

PREVENÇÃO

- Vacinas veterinárias estão disponíveis para equinos, e a sua imunização contra WEE, EEE e VEE é necessária nos Estados Unidos.
- Não há vacinas licenciadas para prevenir doenças de alfavírus em humanos, mas vacinas não licenciadas contra VEE, EEE, WEE e CHIK estão disponíveis para funcionários de laboratório sob risco.
- Vacinas estão em desenvolvimento, particularmente contra a CHIK. Uma abordagem promissora é o uso de partículas semelhantes ao vírus CHIK para imunização.
- Os métodos principais para a prevenção de doenças em seres humanos são programas de erradicação de mosquitos, evitar zonas infestadas por mosquitos, e usar proteção contra picadas de mosquito quando a exposição a mosquitos possivelmente infectados é inevitável.

89 Vírus da Rubéola (Sarampo Alemão)

Anne A. Gershon

DEFINIÇÃO

- A rubéola é uma doença infecciosa caracterizada por febre e exantema maculopapular, podendo vir acompanhada de artrite.
- Muitos casos de infecção pós-natal são assintomáticos.
- A rubéola pós-natal é uma doença relativamente benigna, porém a rubéola congênita pode resultar em uma variedade de complicações médicas graves.
- Entre as manifestações da rubéola congênita, podem-se citar surdez, catarata ou glaucoma, cardiopatia congênita e retardo mental.
- A vacina contra a doença foi desenvolvida, principalmente, para evitar a ocorrência da rubéola congênita.

EPIDEMIOLOGIA

- Em regiões de clima temperado, a doença surge principalmente na primavera (caso não tenha ocorrido à vacinação).
- A rubéola é relativamente menos contagiosa que o sarampo.
- A vacinação em massa nos continentes americanos resultou na eliminação da rubéola em 2009.
- Globalmente, a rubéola e a rubéola congênita ainda são graves problemas de saúde, especialmente na África, em algumas regiões da Europa, no Sudeste Asiático e no Pacífico Ocidental.

MICROBIOLOGIA

- A rubéola é causada por um vírus de RNA, membro da família Togaviridae e do gênero *Rubivirus*.

DIAGNÓSTICO

- O diagnóstico pode ser realizado por meio de exame sorológico (enzimaimunoensaio) nas amostras de soro das fases aguda e convalescente da doença, ou por detecção de anticorpos IgM para rubéola em uma única amostra de soro.
- Um resultado positivo para o teste de detecção do RNA viral usando a reação em cadeia da polimerase-transcriptase reversa em *swabs* da garganta, no líquido cefalorraquidiano e/ou no líquido amniótico é útil, em especial, para o diagnóstico de rubéola congênita.

TRATAMENTO

- Nenhum tratamento específico está disponível.

PREVENÇÃO

- A vacina de vírus vivos atenuados contra a rubéola é eficaz e segura, sendo, em geral, aplicada juntamente com as vacinas contra o sarampo e a caxumba (vacina MMR (do inglês) ou Tríplice Viral).

90 Flavivírus (Dengue, Febre Amarela, Encefalite Japonesa, Encefalite do Nilo Ocidental, Encefalite de St. Louis, Encefalite Transmitida por Carrapatos, Doença da Floresta de Kyasanur, Febre Hemorrágica de Alkhurma, Zica)

*Stephen J. Thomas, Timothy P. Endy, Alan L. Rothman e Alan D. Barrett**

DEFINIÇÃO

- A família *Flaviviridae* incorpora os gêneros *Flavivirus*, *Pestivirus* e *Hepacivirus*, que causam síndromes febris sistêmicas, no sistema nervoso central e/ou febre hemorrágica.

EPIDEMIOLOGIA

- A transmissão e a doença podem ocorrer com padrões endêmicos, hiperendêmicos e/ou epidêmicos.
- A febre amarela (FA) é encontrada na América do Sul tropical e na África subsaariana. A doença é grave com morbidade e mortalidade altas.
- A dengue é amplamente distribuída pelos trópicos e subtrópicos. A doença grave é pouco frequente (~ 2% a 4% dos casos sintomáticos), mas potencialmente fatal. A doença não grave (ambulatorial) responde por grande parte da repercussão socioeconômica global causada pela dengue.
- O vírus da encefalite japonesa (EJ) é uma causa significativa de encefalite na região sudeste e sul da Ásia. A morbidade e mortalidade crônicas são altas nos casos sintomáticos.
- O vírus do Nilo Ocidental (VNO), o vírus da encefalite de St. Louis (ESL), o vírus da encefalite japonesa e o vírus da encefalite transmitida por carrapatos (ETC) são os principais membros neurotrópicos do gênero *Flavivirus*. A infecção pelo vírus do Nilo Ocidental é encontrada no mundo todo, a encefalite de St. Louis é encontrada nas Américas, enquanto a encefalite transmitida por carrapatos ocorre da Europa Ocidental até a Rússia, o Japão e a China. A maioria das infecções é subclínica. Os casos sintomáticos com manifestações neurológicas têm uma predileção pelas pessoas mais velhas.
- A infecção pelos vírus da febre hemorrágica de Alkhurma (VFHA), vírus da doença da floresta de Kyasanur (VDFK) e vírus zica (VZIK) estão emergindo ou reemergindo no Oriente Médio, na Índia e na África/Ásia, respectivamente. Todas essas infecções inicialmente têm achados clínicos inespecíficos; as pessoas infectadas pelo vírus da febre hemorrágica de Alkhurma e pelo vírus da doença da floresta de Kyasanur podem ter manifestações hemorrágicas.

MICROBIOLOGIA

- Os flavivírus são icosaédricos, com aproximadamente 50 nm de diâmetro, cerca de 11 kb de vírus de RNA de cadeia simples de sentido positivo consistindo em um envelope lipídico coberto densamente com projeções de superfície que consistem em glicoproteínas de M (membrana) e E (envelope). Proteínas não estruturais formam o restante do genoma.
- As mutações e os erros de replicação são frequentes.

*Alerta: As opiniões ou afirmativas contidas neste capítulo são do autor (SJT) e não refletem a visão oficial das forças armadas dos Estados Unidos e do Departamento de Defesa dos Estados Unidos.

DIAGNÓSTICO

- Os métodos diagnósticos são definidos de acordo com o curso da doença.
- Durante o período virêmico, é possível fazer o isolamento viral e a detecção de ácido nucleico ou antígeno sérico.
- Durante o período subagudo, os anticorpos IgM de fase inicial podem ser detectados no soro ou no liquor por meio de várias plataformas de ensaio (p. ex., ensaio de imunoadsorção enzimática ou inibição da hemaglutinação).
- Durante o período convalescente, o aumento da IgG entre as amostras de fase aguda e convalescente é dosado para identificar a resposta sorológica (teste sorológico de neutralização por redução de placas de lise).

TRATAMENTO

- Não há tratamentos antivirais aprovados ou específicos disponíveis.
- O tratamento é de suporte, e os resultados são variáveis.

PREVENÇÃO

- As vacinas aprovadas nos Estados Unidos são a da febre amarela e da encefalite japonesa. Existem vacinas para a encefalite transmitida por carrapatos e o vírus da doença da floresta de Kyasanur.
- Dois estudos recém-completados de fase III na Ásia e na América Latina com uma vacina tetravalente contra a dengue com vírus vivo atenuado (CYD-TDV) demonstrou uma eficácia moderada contra qualquer tipo de dengue de qualquer gravidade, causada por qualquer sorotipo, e grande eficácia contra a dengue grave entre pacientes hospitalizados.
- Várias tentativas de desenvolvimento de vacinas estão em andamento para outros flavivírus.

91 Hepatite C

Stuart C Ray e David L. Thomas

DEFINIÇÃO

- O vírus da hepatite C (HCV) é um vírus RNA de fita simples envelopado, pertencente à família Flaviviridae e ao gênero *Hepacivirus.*
- A hepatite C é uma das principais causas de doença hepática crônica no mundo, incluindo cirrose e aumento do risco de carcinoma hepatocelular (CHC).

MICROBIOLOGIA

- A partícula viral completa do HCV é esferoide e tem aproximadamente 55 nm de diâmetro.
- O genoma do RNA mede 9,6 quilobases de comprimento e possui uma única fase de leitura aberta, que codifica um total de, no mínimo, 10 proteínas, incluindo três proteínas estruturais e cinco do complexo RNA-replicase viral (NS3, NS4A, NS4B, NS5A e NS5B –Fig. 91-1).
- O HCV tem seis principais genótipos e provisoriamente um sétimo.
- A ampla variação de *quasispecies* está presente em cada indivíduo infectado.

EPIDEMIOLOGIA

- Mais de 185 milhões de pessoas no mundo têm anticorpos contra o vírus HCV (anti-HCV-positivas).
- A transmissão ocorre, na maioria dos casos, por exposição percutânea a sangue contaminado.
- Nos países desenvolvidos, a maior parte das infecções pelo HCV está associada ao uso de drogas IV.
- Nos países em desenvolvimento, a transmissão ocorre por meio de práticas médicas realizadas sem considerar as devidas precauções de segurança.
- O HCV pode ser transmitido por contato sexual, o que é raro de ocorrer, salvo em caso de práticas sexuais de alto risco.

MANIFESTAÇÕES CLÍNICAS

- Doença aguda causada por infecção pelo HCV é incomum, mas é tipicamente uma hepatite aguda e causa mal-estar, náuseas, e dor abdominal localizada no quadrante superior direito, seguidos de urina escura e icterícia.
- A ocorrência de hepatite fulminante, em decorrência da infecção pelo vírus HCV, é rara nos países ocidentais.
- A infecção crônica pelo HCV ocorre em aproximadamente 75% dos pacientes após a infecção aguda pelo HCV.
- Uma vez estabelecida, a infecção crônica persiste por décadas e pode estar associada à ocorrência de cirrose, a doenças metabólicas, como resistência à insulina e esteatose, e ao carcinoma hepatocelular (HCC).

DIAGNÓSTICO

- O diagnóstico da infecção pelo HCV é geralmente feito pela dosagem de anticorpos anti-HCV no soro humano, seguida pelo teste que detecta a presença do HCV-RNA.
- Os testes de RNA também são usados para avaliar os efeitos do tratamento.
- A biópsia hepática e os testes hepáticos não invasivos são usados para avaliar o estágio da doença hepática.

TRATAMENTO (VER TABELA 91-1)

- O principal objetivo do tratamento é erradicar o HCV no sangue e no fígado e, assim, prevenir complicações da infecção pelo HCV.

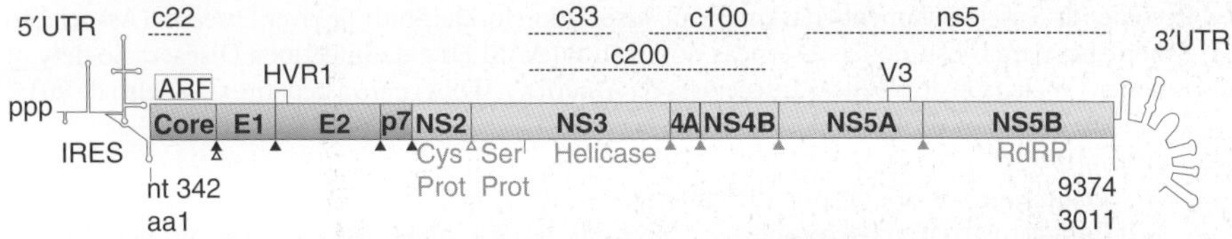

FIGURA 91-1 Organização do genoma e da poliproteína viral do vírus da hepatite C (HCV). As extremidades das estruturas do RNA (curvas) das regiões não traduzidas 5' e 3'UTR, em torno da principal fase de leitura aberta (ORF). Ao contrário do RNA eucarionte, o genoma viral do RNA tem um grupo trifosfato ("ppp") na extremidade 5' e uma extremidade 3' sem poliadenilação. A região 5'UTR contém um sítio de entrada interna para o ribossomo (IRES). Os *triângulos* indicam sítios de clivagem pelas peptidases-sinal das células do hospedeiro (cinza mais escuro, abertura indicando processamento adicional pela de peptidasepeptídeo-sinal) e proteases virais (cinza claro, abertura indicando a clivagem pela cisteína-protease NS2/NS3) são mostradas como triângulos. As supostas proteínas maduras (*quadrados*), estruturais (cinza) e não estruturais (cinza claro) geradas por esses eventos de clivagem estão classificadas, abaixo das quais são as funções enzimáticas virais da cisteína-protease (Cis Prot) NS2/NS3, da serina protease (Ser Prot) NS3, da helicase NS3 e da NS5B RNA-polimerase RNA-dependente (RdRP). As posições dos primeiros e últimos nucleotídeos (nt) e aminoácidos (aa) da poliproteína ORF são mostradas, com base no genoma referência H77 (no número de acesso ao *GenBank* AF009606). Acima da ORF estão as posições da proteína do sistema de leitura alternativa (ARFP), regiões variáveis HVR1 e V3 e (indicado por *linhas horizontais*) os antígenos incluídos no ensaio sorológico enzimaimunoensaio.

TABELA 91-1 Recomendações da AASLD e IDSA para Tratamento de Paciente Virgens com HCV: Janeiro 2015

GENÓTIPO	RECOMENDAÇÃO*
1a	Combinação diária de dose fixa de ledipasvir (90 mg)/sofosbuvir (400 mg) durante 12 semanas Combinação diária de dose fixa de paritaprevir (150 mg)/ ritonavir (100 mg)/ombitasvir (25 mg) mais duas doses diárias de dasabuvir (250 mg) e RBV com base no peso por 12 semanas (sem cirrose) ou 24 semanas (com cirrose) Sofosbuvir diário (400 mg) mais simeprevir (150 mg) com ou sem RBV com base no peso por 12 semanas (sem cirrose) ou 24 semanas (cirrose)
1b	Combinação diária de dose fixa de ledipasvir (90 mg)/sofosbuvir (400 mg) durante 12 semanas Combinação diária de dose fixa de paritaprevir (150 mg)/ritonavir (100 mg)/ombitasvir (25 mg) mais duas doses diárias de dasabuvir (250 mg) por 12 semanas; RBV com base em peso recomendada para pacientes com cirrose Sofosbuvir diário (400 mg) mais simeprevir (150 mg) por 12 semanas (sem cirrose) ou 24 semanas (cirrose)
2	Sofosbuvir diário (400 mg) e RBV com base no peso por 12 semanas (sem cirrose) ou 16 semanas (cirrose)
3	Sofosbuvir diário (400 mg) e RBV baseado em peso por 24 semanas
4	Combinação diária de dose fixa de ledipasvir (90 mg)/sofosbuvir (400 mg) durante 12 semanas Combinação diária de dose fixa de paritaprevir (150 mg)/ritonavir (100 mg)/ombitasvir (25 mg) e RBV com base no peso por 12 semanas Sofosbuvir diário (400 mg) e RBV com base no peso por 24 semanas
5	ofosbuvir diário (400 mg) e RBV com base no peso mais PEG IFN semanal por 12 semanas
6	Ledipasvir diário (90 mg)/sofosbuvir (400 mg) por 12 semanas

*AASLD, American Association for the Study of Liver Diseases; HCV, Vírus da Hepatite C, IDSA, infectious Diseases Society of America; PEG IFN, interferon peguilado, RBV, ribavirina.

Listado em ordem alfabética: Ver www.hcvguidelines.org para tratamentos alternativos, tratamentos em pacientes experimentados e populações especiais.

- Recomendações de tratamento da American Association for the Study of Liver Diseases (Associação Americana para o Estudo das Doenças do Fígado) (AASLD) e da Infectious Diseases Society of America (Sociedade de Doenças Infecciosas da América) (IDSA) para a hepatite C, janeiro de 2015:
  - Veja a Tabela 91-1
  - Genótipo 1a
    - Ledipasvir/sofosbuvir por 12 semanas
    - Paritaprevir/ritonavir/ombitasvir mais dasabuvir e ribavirina com base no peso (RBV) durante 12 semanas (sem cirrose) ou 24 semanas (cirrose)
    - Sofosbuvir mais simeprevir com ou sem RBV durante 12 semanas (sem cirrose) ou 24 semanas (cirrose)
  - Genótipo 1b
    - Ledipasvir/sofosbuvir por 12 semanas
    - Paritaprevir/ritonavir/ombitasvir mais dasabuvir por 12 semanas, mais RBV para pacientes com cirrose
    - Sofosbuvir mais simeprevir durante 12 semanas (sem cirrose) ou 24 semanas (cirrose)
  - Genótipo 2
    - Sofosbuvir e RBV por 12 semanas (sem cirrose) ou 16 semanas (cirrose)
  - Genótipo 3
    - Sofosbuvir e RBV por 24 semanas
  - Genótipo 4
    - Ledipasvir / sofosbuvir por 12 semanas
    - Paritaprevir/ritonavir/ombitasvir e RBV por 12 semanas
    - Sofosbuvir e RBV por 24 semanas
  - Genótipo 5
    - Sofosbuvir e RBV e polietilenoglicol (PEG) por 12 semanas
  - Genótipo 6
    - Ledipasvir/sofosbuvir por 12 semanas

Os médicos são convidados a consultar as diretrizes online para as recomendações mais recentes sobre o tratamento do HCV (www.hcvguidelines.org).

PREVENÇÃO

- As estratégias de prevenção são concebidas, principalmente, para reduzir a exposição ao sangue contaminado, através da seleção de produtos derivados de sangue, de aplicação de medidas preventivas para os cuidados com a saúde e da redução dos riscos no abuso de drogas IV.
- O desenvolvimento de vacinas contra o HCV é um desafio, por causa da sua extensa diversidade viral.

92 Coronavírus, Incluindo a Síndrome Respiratória Aguda Grave (SRAS) e a Síndrome Respiratória do Oriente Médio (MERS)

Kenneth McIntosh e Stanley Perlman

DEFINIÇÃO

- Os coronavírus (CoVs) comumente causam infecções respiratórias leves e, ocasionalmente, infecções respiratórias agudas graves em seres humanos, adquiridas na comunidade. Eles também infectam uma grande variedade de animais, e vários CoVs (p.ex., síndrome respiratória aguda grave [SARS], síndrome respiratória do Oriente Médio [MERS]) cruzaram a barreira das espécies, produzindo surtos de doença respiratória grave. A partir de 11 de maio de 2014, 537 casos de MERS confirmados em laboratório foram relatados à OMS, com 145 mortes.

EPIDEMIOLOGIA

- Infecções por CoV adquiridas na comunidade provocam cerca de 15% dos resfriados comuns. Elas são tipicamente epidêmicas nos meses de inverno. A MERS ocorreu em pacientes da Península Arábica e naqueles que visitaram recentemente essa localidade.

MICROBIOLOGIA

- Os CoVs são membros da ordem de vírus *Nidovirales* de RNA de sentido positivo e fita simples com um grande genoma. Eles sofrem mutação e também se recombinam com frequência.

DIAGNÓSTICO

- O diagnóstico laboratorial é realizado da maneira mais adequada ao encontrar o RNA viral por meio da reação em cadeia da polimerase.

TRATAMENTO

- Não existem drogas antivirais eficazes aprovadas para CoVs.

PREVENÇÃO

- A prevenção é feita por meio de métodos epidemiológicos. A epidemia de SARS foi interrompida pela descoberta cuidadosa do caso, quarentena e uso de barreiras preventivas.

93 Vírus Parainfluenza

Michael G. Ison

DEFINIÇÃO

- O vírus parainfluenza (PIV, do inglês, *parainfluenza virus*) causa infecções respiratórias agudas, tais como resfriados, crupe, bronquiolite e pneumonia.

EPIDEMIOLOGIA

- PIV-1 e PIV-2 causam surtos sazonais no outono, sendo que as do PIV-1 acontecem em anos alternados. Clinicamente, o PIV-1 está mais fortemente associado ao crupe em crianças.
- O PIV-3 provoca epidemias anuais na primavera. Nos anos em que não ocorre a circulação do PIV-1, a temporada é tipicamente mais ativa e prolongada. O PIV-3 está associado a infecções mais graves, especialmente em adultos e crianças imunocomprometidos.
- O PIV-4 está associado a doença mais moderada, tipicamente limitadas às vias aéreas superiores.
- Embora sejam produzidos anticorpos em resposta à doença clínica da doença, é comum haver casos de reinfecção ao longo da vida.
- As doenças, principalmente as causadas pelo PIV-3, frequentemente progridem para as vias aéreas inferiores de adultos e crianças imunocomprometidos e estão associadas a taxas significativas de morbidade e mortalidade.

MICROBIOLOGIA

- O parainfluenza é um vírus de RNA de fita simples, envelopado, e pertence à família Paramyxoviridae. Esta inclui PIV-1, PIV-2, PIV-3 e PIV-4.

DIAGNÓSTICO

- As tendências sobre a atuação do vírus parainfluenza nos Estados Unidos podem ser encontradas em www.cdc.gov/surveillance/nrevss/ human-paraflu.
- O diagnóstico laboratorial pode ser obtido por meio de cultura ou pelo teste de reação em cadeia da polimerase (PCR). Os métodos moleculares apresentam maior sensibilidade diagnóstica.

TRATAMENTO

- Crianças pequenas com crupe são em geral tratadas com glicocorticoides e nebulização de adrenalina.
- Embora a ribavirina e imunoglobulina intravenosa venham sendo administradas em crianças e adultos imunocomprometidos, não há certeza sobre sua eficácia.
- Atualmente, está sendo desenvolvida uma série de novos medicamentos antivirais.

PREVENÇÃO

- Recomenda-se que sejam adotadas precauções-padrão e de contato para evitar a disseminação nosocomial do PIV no cenário de cuidados de saúde.
- Está em fase de desenvolvimento uma série de vacinas vivas atenuadas.

94 Vírus da Caxumba

Nathan Litman e Stephen G. Baum

DEFINIÇÃO

- A caxumba é uma infecção aguda causada pelo vírus da caxumba, que se manifesta em geral como edema não supurativo e sensibilidade das glândulas parótidas ou outras glândulas salivares.
- As manifestações menos comuns da caxumba incluem meningite, encefalite, epididimorquite, ooforite e pancreatite.

EPIDEMIOLOGIA

- A caxumba é endêmica em todo o mundo e os seres humanos são os únicos hospedeiros naturais do vírus.
- O período de incubação geralmente é de 16 a 18 dias, com uma variação de 2 a 4 semanas.
- Antes da introdução da vacina contra caxumba nos Estados Unidos em 1967, a epidemia ocorria a cada 2 a 5 anos, com um pico de incidência entre janeiro e maio.
- Desde 1967, houve um declínio acima de 99% na incidência anual americana de caxumba.
- Surtos de caxumba são relatados mundialmente, incluindo os Estados Unidos, mesmo em populações que receberam a série recomendada em duas doses contra sarampo-caxumba-rubéola (SCR ou tríplice viral).

MICROBIOLOGIA

- O vírus da caxumba é um vírus de RNA de fita simples e envelopado.
- Existe apenas um sorótipo do vírus da caxumba, porém, há 13 genótipos.

DIAGNÓSTICO

- O diagnóstico clínico é feito com base em um histórico de exposição e de edema e sensibilidade da glândula parótida.
- O diagnóstico é confirmado pelo isolamento do vírus da caxumba ou pela detecção do ácido nucleico da caxumba por meio da reação em cadeia da polimerase em espécimes clínicos ou pela presença de anticorpos IgM específicos da caxumba ou um crescimento quadruplicado de anticorpos IgG da caxumba no soro.

TRATAMENTO

- O tratamento para caxumba é sintomático e de suporte.

PREVENÇÃO

- Recomenda-se para todas as crianças a imunização por meio da vacina com vírus vivo atenuado da caxumba como parte da vacina SCR padrão aos 12 meses e aos 4 a 6 anos; aconselha-se uma série em duas doses de SCR para os indivíduos após a infância que não tenham recebido a série quando criança.

95 Vírus Sincicial Respiratório (VSR)

*Edward E. Walsh e Caroline Breese Hall**

DEFINIÇÃO

- O vírus sincicial respiratório (VSR) causa doença aguda do trato respiratório superior e inferior.

EPIDEMIOLOGIA

- VSR circula anualmente durante os meses de inverno em climas temperados.
- VSR é a principal causa de bronquiolite em lactentes.
- A reinfecção é comum ao longo da vida e pode ser grave em pessoas idosas e imunodeprimidos.
- VSR é transmitido principalmente pelo contato direto com as pessoas infectadas ou com suas secreções.

MICROBIOLOGIA

- VSR é um vírus de RNA não segmentado envelopado da família *Paramyxoviridae*.
- Isolados de VSR podem ser classificados em grupos antigenicamente distintos, A e B.

DIAGNÓSTICO

- O diagnóstico clínico em crianças é relativamente preciso durante os meses de inverno; contudo, em crianças mais velhas e adultas, é necessária a confirmação laboratorial por cultura, detecção de antígeno ou reação em cadeia da polimerase (RT-PCR).

TRATAMENTO

- O tratamento para a maioria das crianças e adultos é apenas de suporte.
- Ribavirina em aerossol, um análogo de nucleosídeo, pode ser considerado para administração a recém-nascidos de alto risco. É também usado para o tratamento de VSR em pessoas altamente imunocomprometidas, com ou sem imunoglobulina anti-VSR, mas a sua eficácia não está estabelecida.

MICROBIOLOGIA

- Atenção às medidas de controle de infecção, como higienização das mãos e precauções de contato, reduz a propagação do VSR.
- Palivizumabe, um anticorpo humanizado neutralizante monoclonal para o VSR, é benéfico para bebês de alto risco específico, incluindo aqueles com doença cardíaca e pulmonar subjacente à prematuridade.

---

*Caren Hall faleceu em 2012. Ela foi a autora deste capítulo e de outros capítulos nas edições anteriores deste livro. Este capítulo é dedicado à sua memória.

96 Metapneumovírus Humano

Ann R. Falsey

DEFINIÇÃO

- O metapneumovírus humano (MPVh) é um paramixovírus que provoca infecção aguda do trato respiratório.

EPIDEMIOLOGIA

- A distribuição é mundial.
- A infecção é mais comum no inverno e na primavera em climas temperados.
- O MPVh circula com outros vírus sazonais, incluindo o da gripe (*influenza*) e vírus sincicial respiratório (VSR).
- A infecção é universal aos 5 anos de idade.
- Reinfecções ocorrem ao longo da vida.

MICROBIOLOGIA

- O vírus pertence à família Paramyxoviridae, subfamília Pneumovirinae, gênero *Metapneumovirus*; tem RNA de fita simples e é não segmentado (ssRNA).
- Divergiu dos metapneumovírus aviário 200 a 300 anos atrás.
- Tem dois genótipos principais (A e B) e quatro subgrupos (A1, A2, B1, e B2).

DIAGNÓSTICO

- A síndrome clínica não é distintiva e varia desde um resfriado comum à síndrome da angústia respiratória aguda.
- Bronquiolite, exacerbações de asma e pneumonia ocorrem em crianças.
- O diagnóstico é feito pela reação em cadeia da polimerase (RT-PCR) de secreções respiratórias.
- A análise da imunofluorescência de secreções respiratórias é menos sensível que a RT-PCR, mas é um método aceitável de diagnóstico.

TRATAMENTO

- O tratamento é de suporte.
- Gamaglobulina intravenosa e ribavirina têm sido utilizadas em pacientes imunocomprometidos gravemente doentes, mas a eficácia não é clara.

PREVENÇÃO

- Nenhuma vacina está disponível.
- Medidas de controle de infecção incluem higiene das mãos e uso de máscaras, aventais e luvas em situações de surto.

97 Vírus do Sarampo

Anne A. Gershon

DEFINIÇÃO

- Sarampo é uma infecção viral altamente contagiosa que ocorre em geral na infância.
- A doença apresenta uma erupção cutânea não pruriginosa que começa na cabeça e na face e se espalha pelo corpo associada à febre e ao mal-estar.
- No início, antes de a erupção cutânea aparecer, o sarampo pode se assemelhar à infecção pelo vírus da *influenza* (gripe).
- Em geral também há presença de conjuntivite, tosse e coriza.
- As complicações incluem infecções do trato respiratório e envolvimento do sistema nervoso central.

EPIDEMIOLOGIA

- O sarampo é altamente contagioso mesmo antes de a erupção cutânea aparecer, o que aumenta a chance de disseminação antes da identificação da doença.
- O sarampo também é contagioso durante alguns dias após o início da erupção cutânea.
- O vírus se dissemina através de gotículas de secreções respiratórias de pessoas infectadas e também por via aérea.
- A vacinação maciça da população das américas com duas doses de vacina reduziu a incidência de sarampo, de modo que o vírus não é mais endêmico nessas regiões.
- No entanto, surtos de sarampo continuam a ocorrer nos Estados Unidos (34 surtos em 2013 a 2014 e um grande surto em 2015 relacionado à exposição na Disneylândia na Califórnia).
- Quando as taxas de vacinação se encontram abaixo de 95%, surtos de sarampo podem ocorrer caso o vírus seja reintroduzido em uma população.
- Os pacientes imunossuprimidos têm alto risco de desenvolver sarampo grave sem necessariamente manifestar uma erupção cutânea.
- A vacinação contra o sarampo demonstrou não ter relação com o desenvolvimento de autismo.

MICROBIOLOGIA

- O sarampo é causado por um vírus de RNA classificado como um *Morbillivirus* da família *Paramyxoviridae.*

DIAGNÓSTICO

- Em termos clínicos, o sarampo pode ser confundido com a doença de Kawasaki.
- O vírus do sarampo é difícil de ser cultivado.
- Em geral, o diagnóstico é feito clinicamente, em particular se manchas de Koplik são observadas na mucosa oral.
- O diagnóstico laboratorial pode ser feito por meio da reação em cadeia da polimerase por transcriptase reversa (RT-PCR) em praticamente qualquer fluido ou tecido corporal.

TRATAMENTO

- Nenhum tratamento específico é comprovadamente útil.
- A administração de vitamina A, uma vez ao dia, por via oral, durante 2 dias deve ser considerada para os pacientes com sarampo.
- Acredita-se que o mecanismo de ação da vitamina A ocorra por imunomodulação.

PREVENÇÃO

- A vacina contra sarampo com vírus vivo atenuado é administrada em crianças saudáveis aos 12-15 meses de idade e novamente aos 4 a 6 anos.
- A imunização passiva com imunoglobulina G deve ser administrada em crianças e adultos de alto risco expostos ao sarampo, porém que não tenham histórico da doença.

98 Paramixovírus Zoonóticos: Nipah, Hendra e Menangle

Anna R. Thorner e Raphael Dolin

DEFINIÇÃO

- Os vírus Hendra e Nipah são paramixovírus zoonóticos altamente patogênicos, que surgiram durante a década de 1990 na Austrália e no Sudeste Asiático, respectivamente.

EPIDEMIOLOGIA

- Em 1994, em Queensland, na Austrália, o vírus Hendra causou dois surtos de doença fatal em cavalos e em seus cuidadores humanos. Surtos adicionais envolvendo seres humanos ocorreram em 2004, 2008 e 2009.
- O vírus Nipah foi identificado pela primeira vez quando causou um surto de encefalite grave em criadores de porcos na Malásia e em funcionários de abatedouros em Singapura em 1998 e 1999. Vários surtos foram detectados posteriormente em Bangladesh e na Índia, incluindo casos que envolvem a transmissão entre seres humanos.
- O vírus Menangle, outro paramixovírus, causou redução em ninhadas de leitões, além de ocorrência de natimortos, em porcos, bem como doença em dois seres humanos na Austrália em 1997.
- A espécie *Pteropus* de morcego frugívoro, também conhecido como raposa voadora, é portadora de todos os três vírus.

CLASSIFICAÇÃO

- Os vírus Nipah e Hendra são membros do gênero *Henipavirus* na subfamília *Paramyxovirinae* da família *Paramyxoviridae.*

MANIFESTAÇÕES CLÍNICAS

- O vírus Nipah causa uma meningoencefalite grave e frequentemente fatal. As manifestações clínicas da infecção pelo vírus Hendra variam de uma síndrome gripal autolimitada a uma doença respiratória fatal ou encefalite. O vírus Menangle causou síndrome gripal em duas pessoas.

DIAGNÓSTICO

- Os testes diagnósticos que podem ser usados para a detecção dos vírus Nipah e Hendra incluem cultura, microscopia eletrônica, imuno-histoquímica, sorologia e reação em cadeia da polimerase em tempo real da transcriptase reversa.

TRATAMENTO

- Visto que nenhuma terapia antiviral específica foi avaliada para o tratamento de infecção pelo vírus Nipah ou Hendra, o tratamento envolve apenas cuidados de suporte, tais como hidratação intravenosa e ventilação mecânica, quando indicado.
- Um anticorpo monoclonal humanizado recombinante, m102.4, direcionado contra a glicoproteína de henipavírus, protege os animais da doença após a inoculação com o vírus Hendra ou Nipah.

PREVENÇÃO

- Várias vacinas foram desenvolvidas contra os vírus Nipah e Hendra, mas nenhuma está atualmente disponível para o uso em seres humanos.
- A vacina de subunidade do vírus Hendra demonstrou ser altamente eficiente para prevenir a infecção causada pelo vírus Hendra em cavalos após um estímulo letal; ela está disponível para uso em cavalos na Austrália desde 2012.

99 Vírus da Estomatite Vesicular e Vesiculovírus Relacionados

Steven M. Fine

DEFINIÇÃO

- O vírus da estomatite vesicular (VSV, do inglês, *vesicular stomatitis virus*) é um vesiculovírus que provoca surtos de estomatite, principalmente no gado, mas algumas vezes também em humanos.

EPIDEMIOLOGIA

- Uma grande porcentagem de pessoas que vivem em áreas endêmicas é infectada e, normalmente, teve doença leve ou subclínica.
- Surtos sazonais entre cavalos, gado e outros animais de produção têm o potencial de causar grandes perdas econômicas, principalmente no sudoeste dos Estados Unidos.
- A doença endêmica ocorre em áreas das Américas Central e do Sul.
- O modo de transmissão não é conhecido, embora se acredite que o vírus seja introduzido em um rebanho através de um inseto vetor, podendo, em seguida, se disseminar de animal para animal por contato direto.

MICROBIOLOGIA

- O VSV é um vírus de RNA de fita simples de sentido negativo e membro da família Rhabdoviridae, gênero *Vesiculovirus*.

DIAGNÓSTICO

- Amostras de lesões podem ser testadas por ensaio imunoenzimático, pela fixação do complemento ou pelo isolamento do vírus em cultura de tecidos, bem como por ensaios de reação em cadeia da polimerase.
- O principal objetivo do diagnóstico é distinguir rapidamente a estomatite vesicular da febre aftosa no gado, mais perigosa.

TRATAMENTO

- O tratamento em humanos geralmente não é necessário.
- Não há nenhuma terapia antiviral conhecida, portanto, o tratamento consiste em medidas de suporte.

PREVENÇÃO

- A quarentena de animais de fazendas infectados é comumente instituída.
- Roupas e luvas de proteção devem ser utilizadas ao manusear animais infectados.
- Uma vacina experimental está sendo testada. Foi aprovada uma vacina de vírus mortos para animais, porém, sua eficácia é desconhecida.

100 Raiva (Rhabdovírus)

Kamaljit Singh, Charles E. Rupprecht e Thomas P. Bleck

DEFINIÇÃO

- A raiva é uma encefalite zoonótica causada por diferentes espécies de vírus neurotróficos na família *Rhabdoviridae*.

EPIDEMIOLOGIA

- A raiva é uma das doenças humanas mais antigas, com a maior taxa de mortalidade.
- Aproximadamente 3,3 bilhões de pessoas vivem em regiões onde a raiva é enzoótica.
- Estima-se que 55.000 pessoas morrem de raiva a cada ano.
- Embora todos os grupos etários sejam suscetíveis, a raiva é mais comum em crianças menores de 15 anos.
- Mordidas de cães raivosos causam 99% das mortes em todo o mundo.
- Nos Estados Unidos, os morcegos são responsáveis pela maioria dos casos de raiva humana.
- A transmissão do vírus da raiva também pode ocorrer através de transplante de órgãos ou tecidos.

MICROBIOLOGIA

- Rhabdovírus consiste em vírus de RNA de fita simples em forma de bala da ordem *Mononegavirales*, da família *Rhabdoviridae* e do gênero *Lyssavirus*.
- O vírus da raiva é a espécie tipo do gênero *Lyssavirus*.

DIAGNÓSTICO

- O desenvolvimento de síndrome neurológica aguda após a mordida de um animal raivoso é classicamente reconhecido em países em desenvolvimento.
- Na maioria dos pacientes, a encefalite por raiva inicia-se com febre, hidrofobia, aerofobia, agitação, hiperatividade autonômica com hipersalivação, coma e paralisia.
- A paralisia por raiva caracteriza-se por quadriparesia flácida ascendente e coma.
- O diagnóstico *ante mortem* pode ser feito por coloração de imunofluorescência direta de biópsia da pele, reação em cadeia da polimerase transcriptase reversa da saliva ou biópsia de pele, ou detecção de anticorpos de vírus antirrábicos no fluido sérico ou liquor cerebrospinal.

TRATAMENTO

- Não há tratamento antiviral comprovado.
- A maioria dos pacientes com infecção pelo vírus da raiva morre dentro de poucos dias a 2 semanas após o início do coma.

PREVENÇÃO

- Por ano, mais de 10 milhões de pessoas recebem profilaxia pós-exposição a raiva.
- Após exposição a um animal raivoso, a prevenção consiste principalmente na limpeza imediata da ferida.
- A profilaxia pós-exposição consiste na administração imediata de imunoglobulina antirrábica e da vacina antirrábica, de acordo com o Comitê Consultivo em Práticas de Imunização e as diretrizes da Organização Mundial de Saúde.

- A raiva transmitida por morcegos é responsável pela maioria dos casos humanos nos Estados Unidos, e a profilaxia pós-exposição depende do tipo de exposição e do acesso ao animal para realizar o diagnóstico da raiva.
- A profilaxia pré-exposição deve ser direcionada para grupos de alto risco, incluindo veterinários, técnicos de laboratório e certos viajantes.

101 Febres Hemorrágicas do Marburg e do Ebola (Filovírus)

Thomas W. Geisbert

DEFINIÇÃO

- A febre hemorrágica do Marburg e a febre hemorrágica do Ebola são doenças graves e muitas vezes fatais, caracterizadas por febre, dor de cabeça, mal-estar, mialgia, distúrbios da coagulação e falência de múltiplos órgãos.

EPIDEMIOLOGIA

- Surtos humanos ocorrem esporadicamente em regiões da África Central.
- Em 2014, houve um imenso surto do vírus Ebola, doença endêmica no Oeste da África, e que continuou em 2015.
- Evidências recentes sugerem que os morcegos podem desempenhar o papel de reservatório hospedeiro.
- A maneira como os surtos de filovírus são iniciados é desconhecida; no entanto, sabe-se que os casos iniciais ocorrem como resultado do contato com animal infectado.
- A transmissão nosocomial tem ocorrido com frequência durante os surtos de febre hemorrágica pelo filovírus em áreas endêmicas.

DIAGNÓSTICO

- Os sintomas clínicos são inespecíficos, mas uma constelação de sintomas, incluindo febre, dor de cabeça, mal-estar, mialgia, dor de garganta, vômitos, e, em particular, o aparecimento de uma erupção cutânea maculopapular, pode indicar infecção pelo filovírus.
- ELISA (reação imunoenzimática) e a PCR (reação em cadeia da polimerase) são os exames mais frequentemente utilizados para diagnosticar uma infecção por filovírus.

TRATAMENTO

- Não há tratamentos aprovados pós-exposição para infecções por filovírus.
- O tratamento de pacientes infectados com o vírus Marburg ou Ebola consiste principalmente no cuidado de suporte intensivo, que tem como propósito manter o volume de sangue eficaz e o balanço eletrolítico.
- Diversos tratamentos experimentais para a infecção por filovírus têm se mostrado promissores em modelos de primatas não humanos, incluindo vacinas pós-exposição à base do vírus de estomatite vesicular, RNAs interferentes, terapia antisense com oligonucleotídeos, e *pools* de anticorpos monoclonais.

PREVENÇÃO

- Não existem vacinas aprovadas contra os vírus Marburg ou Ebola, mas houve progresso significativo no desenvolvimento de ChAd3 e vacinas recombinante baseadas no vírus da estomatite vesicular (rVSV).
- Precauções de barreira incluem uso de roupas de proteção, máscaras e protetores oculares.
- O isolamento de pacientes infectados e de contatos íntimos é essencial.
- Evitar o contato com carne de animais selvagens e animais doentes, particularmente primatas não humanos, em regiões endêmicas.

102 *Influenza* (Incluindo *Influenza* Aviária e *Influenza* Suína)

John J. Treanor

DEFINIÇÃO

- Os vírus *influenza* são envelopados, com RNA de fita simples e sentido negativo, cujo genoma é segmentado. Eles causam doença respiratória epidêmica aguda, caracterizada por febre, tosse e sintomas sistêmicos. Três tipos (A, B, e C) são reconhecidos, bem como muitos subtipos dentro dos vírus do tipo A.

EPIDEMIOLOGIA

- Os vírus *influenza* são transmitidos pela via respiratória e causam grandes epidemias, que geralmente ocorrem durante o inverno em climas temperados. Além de infectar humanos, o vírus *influenza* A infecta uma grande variedade de animais, particularmente aves aquáticas migratórias. Novos subtipos de vírus *influenza* A surgem esporadicamente em humanos para causar doença generalizada ou pandemias.

MICROBIOLOGIA

- Os vírus *influenza* são facilmente isolados em ovos ou em cultura de células de mamíferos a 33 °C. Eles sofrem evolução antigênica constante, por mecanismos referidos como *drift* e *shift* antigênicos, que lhes permitem reinfectar indivíduos que tiveram infecções anteriores.

DIAGNÓSTICO

- No contexto de epidemias reconhecidas, a *influenza* costuma ser diagnosticada clinicamente com base nos sintomas característicos da febre e tosse. A rápida detecção do vírus nas secreções respiratórias pode ser obtida, também, por detecção de antígeno ou por técnicas moleculares, tais como ensaio de reação em cadeia da polimerase.

TRATAMENTO

- A terapia antiviral com oseltamivir ou zanamivir está disponível e pode encurtar a duração da doença e reduzir a taxa de complicações. A terapia é mais eficaz quando utilizada no início do curso da doença (Tabela 102-1).

PREVENÇÃO

- As vacinas contra *influenza* são efetivas na prevenção da doença, embora sejam necessárias vacinas aprimoradas.
- As vacinas inativadas e de vírus vivo atenuado estão disponíveis em formulações trivalente e quadrivalente (Tabela 102-2).
- Os objetivos da vacinação incluem a proteção do indivíduo, bem como a proteção da população através de imunidade de grupo. Os medicamentos antivirais podem também ser utilizados profilaticamente, em circunstâncias selecionadas.

TABELA 102-1 Quimioterapia Antiviral e Quimioprofilaxia para a *Influenza*

INFECÇÃO	MEDICAMENTO	VIA	DOSAGEM
Influenza A e B: tratamento	Oseltamivir	Oral	Adultos: 75 mg duas vezes ao dia × 5 dias Crianças com idade entre 1 a 12 anos: 30 a 75 mg duas vezes ao dia, dependendo do peso†, × 5 dias
	Zanamivir	Inalado oralmente	Adultos e crianças com idade ≥ 7 anos: 10 mg, duas vezes ao dia, × 5 dias
Influenza A: tratamento	Amantadina*	Oral	Adultos: 100 mg uma ou duas vezes ao dia, × 5 a 7 dias Crianças de 1 a 9 anos: 5 mg/kg/dia (no máximo, 150 mg/dia) × 5 a 7 dias
	Rimantadina*	Oral	100 mg uma ou duas vezes ao dia × 5 a 7 dias em adultos
Influenza A e B: profilaxia	Oseltamivir	Oral	Adultos: 75 mg/dia Crianças com idade entre ≥ 1 ano: 30 a 75 mg/dia, dependendo do peso†
	Zanamivir	Inalado oralmente	Adultos e crianças com idade ≥ 5 anos: 10 mg/dia
Influenza A: profilaxia	Amantadina* ou Rimantadina*	Oral	Adultos: 200 mg/dia Crianças de 1 a 9 anos: 5 mg/kg/dia (no máximo, 150 mg/dia)

*Amantadina e rimantadina não são consideradas para uso por causa da resistência generalizada nos vírus da *influenza* A/H3N2 e A/H1N1 circulando atualmente (2012– 2013). Elas podem ser consideradas se a sensibilidade se tornar restabelecida.

†Para recomendações de dosagem detalhadas em crianças com idade < 1 ano, consultar: www.cdc.gov/flu.

TABELA 102-2 Vacinas contra *Influenza* Disponíveis nos Estados Unidos, na Temporada de *Influenza* de 2013 e 2014*

VACINA	NOME COMERCIAL®	FABRICANTE	INDICAÇÕES DE IDADE	VIA
Vacina contra *influenza* inativada, trivalente (IIV3), dose-padrão	Afluria®	CSL Limited	≥ 9 anos	IM†
	Fluarix®	GlaxoSmithKline	≥ 3 anos	IM†
	Flucelvax®	Novartis Vaccines	≥ 18 anos	IM†
	FluLaval®	ID Biomedical Corporation of Quebec (distribuição por GlaxoSmithKline)	≥ 3 anos	IM†
	Fluvirin®	Novartis Vaccines	≥ 4 anos	IM†
	Fluzone®	Sanofi Pasteur	≥ 6 meses	IM†
	Fluzone® intradérmico	Sanofi Pasteur	18 a 64 anos	ID
Vacina contra *influenza* inativada, trivalente (IIV3), dose alta	Fluzone® de alta dose	Sanofi Pasteur	≥ 65 anos	IM†
Vacina contra *influenza* inativada, quadrivalente (IIV4), dose-padrão	Fluarix® quadrivalente	GlaxoSmithKline	≥ 3 anos	IM†
	FluLaval® quadrivalente	ID Biomedical Corporation of Quebec (distribuição pela GlaxoSmithKline)	≥ 3 anos	IM†
	Fluzone® quadrivalente	Sanofi Pasteur	≥ 6 meses	IM†
Vacina contra *influenza* recombinante, trivalente (RIV3)	FluBlok®	Protein Sciences	18 a 49 anos	IM†
Vacina contra *influenza* viva atenuada, quadrivalente (LAIV4)	FluMist® quadrivalente	MedImmune	2 a 49 anos	IN

ID, intradérmica; IIV, inativada em vacina da *influenza*; IIV3, vacina contra *influenza* inativada, trivalente; IIV4, vacina contra *influenza* inativada, quadrivalente; IM, intramuscular; IN, intranasal; LAIV, vacina viva atenuada contra *influenza*; RIV, vacina recombinante de *influenza*.

*Prestadores de imunização devem verificar a informação de prescrição da US Food and Drug Administration aprovada para 2013 e 2014 nas vacinas *influenza* para as informações mais completas e atualizadas, incluindo (mas não limitando) as indicações, contraindicações e precauções. Bulas de vacinas licenciadas estão disponíveis em http://www.fda.gov/BiologicsBloodVaccines/Vaccines/ApprovedProducts/ucm093833.htm.

†Para adultos e crianças mais velhas, o local recomendado para a vacinação é o músculo deltoide. O local preferido para lactentes e crianças jovens é o aspecto anterolateral da coxa. Orientações específicas sobre local e comprimento da agulha para a administração intramuscular podem ser encontradas em Advisory Committee on Immunization Practices General Recommendations on Immunization.

Nem todas estas vacinas poderão estar disponíveis.

Modificado de *Centers for Disease Control and Prevention. Summary Recommendations: Prevention and Control of Influenza with Vaccines: Recommendations of the Advisory Committee on Immunization Practices — (ACIP)—United States, 2013-14.*

103 Encefalite da Califórnia, Síndrome Pulmonar por Hantavírus e Febres Hemorrágicas do Buniavírus

Dennis A. Bente

DEFINIÇÃO

- Esta grande família de vírus de RNA tem mais de 350 isolados nomeados que podem ser encontrados em todo o mundo, e seus membros são capazes de infectar invertebrados, vertebrados e plantas.

EPIDEMIOLOGIA

- Múltiplos membros são patógenos humanos significativos com a capacidade de causar doença grave, variando de doença febril, encefalite e hepatite até febre hemorrágica.
- Com exceção do hantavírus, os buniavírus são transmitidos por artrópodes hematófagos, incluindo carrapatos, mosquitos e moscas hematófagos.
- Os hantavírus são mantidos na natureza por meio de infecção persistente de roedores.

DIAGNÓSTICO

- O diagnóstico precoce é baseado no ensaio da transcriptase reversa-reação em cadeia da polimerase de amostras de sangue. Na maioria dos casos, o diagnóstico é baseado em investigação de soros convalescentes agudos e precoces. Testes diagnósticos são realizados, em geral, em laboratórios de referência.

TRATAMENTO

- Nenhuma terapia específica está disponível, e o tratamento é tipicamente de suporte. O tratamento com ribavirina só foi estudado em algumas infecções por Buniavírus, e os dados de modelos *in vitro* e *in vivo* são promissores. A ribavirina mostrou benefício clínico na febre hemorrágica com síndrome renal (FHSR) e na febre hemorrágica da Crimeia-Congo (FHCC). Entretanto, não foram realizados ensaios clínicos abrangentes.

PREVENÇÃO

- Medidas preventivas específicas não estão disponíveis, todavia vacinas experimentais contra alguns buniavírus têm sido desenvolvidas. Medidas individuais de proteção, tais como repelentes de artrópodes e mosquiteiros impregnados com inseticida, são recomendadas em áreas endêmicas.

104 Coriomeningite Linfocitária, Febre de Lassa e Febres Hemorrágicas da América do Sul (Arenavírus)

Alexey Seregin, Nadezhda Yun e Slobodan Paessler

EPIDEMIOLOGIA

- O vírus da coriomeningite linfocitária (VCML) é de distribuição mundial; a febre de Lassa é encontrada na África, e o complexo de vírus do Novo Mundo circula nas Américas do Sul e do Norte e podem causar febres hemorrágicas.
- A transmissão ocorre por meio de roedores, em geral com alta especificidade de espécies de reservatórios vetores.

MICROBIOLOGIA

- Esses vírus pleomórficos têm de 50 a 300 nm em diâmetro e dois segmentos únicos de RNA com organização genética *ambisense*.

MANIFESTAÇÃO CLÍNICA

- *VCML*: A doença febril é acompanhada de dor de cabeça e sintomas sistêmicos; o curso pode ser bifásico, com apresentação de meningite durante a segunda fase, em 5 a 10 dias; a recuperação completa é comum, mas imunossupressão pode resultar em doença disseminada e fatal.
- *Febre de Lassa*: A doença em geral é leve, mas em 5% a 10% pode resultar em doença multissistêmica grave, com letalidade de 15% a 25% dos pacientes hospitalizados; febre, faringite, dor retroesternal e proteinúria são as características mais comuns; casos fatais ocorrem na segunda semana da doença, com hipotensão, vasoconstrição, hemorragias das mucosas e síndrome de extravasamento capilar.
- *Febres hemorrágicas da América do Sul*: Febres hemorrágicas argentinas, bolivianas e venezuelanas apresentam febre progressiva, mal-estar, mialgia e com frequência afetam a parte inferior das costas; petéquias e pequenas vesículas são frequentes; doença vascular (extravasamento capilar), vasoconstrição e choque podem ocorrer; várias anomalias sanguíneas e neurológicas podem ser vistas; a mortalidade global é de 15% a 30%, e a convalescença pode levar semanas, mas a recuperação, em geral, é sem sequelas.

DIAGNÓSTICO

- A detecção do vírus é evidente em amostras agudas no sangue, por ensaio de transcriptase reversa-reação em cadeia da polimerase ou cultura de vírus, dependendo do agente viral em questão.
- Os anticorpos IgM podem ser detectados por sorologia, e o aumento nos graus de anticorpos (soroconversão) pode ser observado através da comparação de amostras de soro aguda e convalescente.

TRATAMENTO

- O tratamento de suporte pode salvar vidas.
- O plasma humano convalescente mostrou-se eficaz na febre hemorrágica argentina, mas não foi tão bem-sucedido na febre de Lassa.
- O tratamento com ribavirina de pacientes hospitalizados com febre de Lassa, bem como em pacientes com febres hemorrágicas da Argentina e da Bolívia, é benéfico.

PREVENÇÃO

- É necessário reduzir a transmissão de roedores para seres humanos.
- A transmissão de pessoa a pessoa em hospitais é um problema em relação à febre de Lassa, e o uso de luvas e aventais e a eliminação cuidadosa dos resíduos e artigos dos pacientes devem ser implementados. Se disponíveis, quartos individuais com pressão negativa devem ser utilizados.
- São necessárias iniciativas para evitar a infecção em trabalhadores de laboratório que examinam amostras que podem conter o arenavírus.
- A vacina viva atenuada está disponível contra febre hemorrágica argentina e é licenciada na Argentina.

105 Vírus Linfotrópico de Células T Humano (HTLV)

Edward L. Murphy e Roberta L. Bruhn

DEFINIÇÃO

- O vírus linfotrópico de células T humano (HTLV) é um retrovírus humano da subfamília Retroviridae e gênero *Deltaretrovirus*.
- Ele causa infecção humana crônica por integração de DNA proviral ao DNA somático dos linfócitos T do hospedeiro, mais através da expansão de carga infecciosa por proliferação de linfócitos infectados do que pela produção de partículas virais livres.
- Até hoje, quatro tipos do vírus foram descobertos: HTLV-1 e HTLV-2, que se estima terem infectado milhões de seres humanos, e HTLV-3 e HTLV-4, que ocorreram em poucos casos isolados desde a sua descoberta na década passada.
- O HTLV-1 causa a leucemia de células T em adulto, e ambos HTLV-1 e HTLV-2 causam mielopatia associada ao HTLV (PET).

EPIDEMIOLOGIA

- O HTLV-1 é endêmico na África Central, bacia do Caribe, partes da América do Sul e sudoeste do Japão, bem como outras áreas geográficas distintas. Existe um número limitado de variações genéticas e homologia próxima do vírus -linfotrópico para células T de primatas, sugerindo vários casos de transmissão interespécies.
- O HTLV-2 é endêmico em tribos ameríndias da América do Norte, América Central e América do Sul, bem como em pigmeus da África Central. É hiperendêmico entre usuários de drogas injetáveis na América do Norte e na Europa.
- Tanto o HTLV-1 quanto o HTLV-2 são predominantemente transmitidos de mãe para filho pela amamentação, sexualmente ou por infecção parentérica.
- Em populações endêmicas, ambos os retrovírus mostram um aumento da prevalência em indivíduos idosos, e a prevalência é frequentemente superior em mulheres do que em homens.

DIAGNÓSTICO E PATOGENIA

- Os anticorpos de HTLV podem ser detectados usando testes imunoenzimáticos e confirmados por testes de Western Blot/imunotransferência recombinante, diferenciando o HTLV-1 do HTLV-2 por meio da utilização de antígenos específicos.
- Testes de reação em cadeia da polimerase (PCR) para detectar DNA proviral do HTLV-1 ou HTLV-2 em células mononucleares do sangue periférico podem ser realizados nos casos em que a sorologia é inconclusiva. Testes de PCR também são úteis para detectar infecção em recém-nascidos que transportam anticorpos maternos passivos.
- A maioria dos indivíduos infectados é assintomática. Cerca de 2 a 4% das pessoas infectadas com HTLV-1 irão desenvolver leucemia/linfoma de células T do adulto/ (LLTA), caracterizado por integração monoclonal de provírus do HTLV-1 em uma neoplasia de linfócitos T.
- Cerca de 1 a 4% das pessoas infectadas com HTLV-I ou HTLV-2 irão desenvolver PET, uma paraparesia espástica que afeta predominantemente os membros inferiores e bexiga hiperativa em uma pessoa infectada com HTLV.

TRATAMENTO

- Nenhum tratamento é atualmente recomendado para pessoas com infecção assintomática por HTLV-1 ou HTLV-2. O acompanhamento periódico deve incluir exame físico e contagem completa das células sanguíneas para detectar LLTA ou PET.
- O tipo de linfoma LLTA é muitas vezes tratado inicialmente com vincristina, ciclofosfamida, prednisolona e doxorrubicina; a sobrevida é baixa. Tipos crônicos, indolentes e leucêmicos de LLTA muitas vezes respondem melhor a uma combinação de zidovudina e interferon-α.
- O tratamento para PET é atualmente insatisfatório. Os corticosteroides podem produzir melhora, mas os efeitos secundários limitam a duração do tratamento. Interferon-α e interferon-1β foram utilizados com algum sucesso. O esteroide anabolizante danazol pode aliviar os sintomas da bexiga.

PREVENÇÃO

- Para interromper a transmissão de mãe para filho, mulheres grávidas infectadas pelo HTLV em países de rendas média e alta não devem amamentar seus filhos, se isso não puder ser feito com segurança. Limitar a duração do aleitamento materno para menos de 6 meses pode ser tentado em países de baixa renda.
- A utilização de preservativos para prevenir a transmissão sexual é recomendada.
- Usuários de drogas injetáveis com infecção por HTLV devem ser instruídos a não compartilhar agulhas.
- A Food and Drug Administration dos Estados Unidos recomenda o teste HTLV de todo o sangue e tecido doado. Nenhuma vacina está disponível atualmente.

106 Vírus da Imunodeficiência Humana

Marvin S. Reitz, Jr. e Robert C. Gallo

DEFINIÇÃO

- O vírus da imunodeficiência humana (HIV) é um *Lentivirus*, da família Retroviridiae, que causa a síndrome da imunodeficiência humana, ou AIDS. Há dois tipos, HIV-1 e HIV-2. O HIV-1 é o mais amplamente disseminado e patogênico.

EPIDEMIOLOGIA

- A infecção por HIV tem distribuição mundial; é transmitida sexualmente e através do uso intravenoso de drogas.

MICROBIOLOGIA

- O HIV é um vírus RNA de cadeia única de sentido positivo que contém três genes estruturais (gag, pol, env) e seis genes regulatórios. O HIV infecta as células T $CD4^+$ e usa sua própria transcriptase reversa para transcrever o genoma de RNA viral em DNA de cadeia dupla, que é integrado ao genoma da célula do hospedeiro.

DIAGNÓSTICO

- O diagnóstico da infecção é estabelecido através da detecção de RNA viral com testes de amplificação de ácido nucleico (NAT) e de imunoensaios que detectam antígeno e/ou anticorpos dirigidos a proteínas virais.

TRATAMENTO E PREVENÇÃO

- A terapia antirretroviral (TARV) é baseada no uso de inibidores da transcriptase reversa nucleosídeos e não nucleosídeos, inibidores da protease, da integrase e de entrada. A TARV pode reduzir também a taxa de transmissão da infecção. O desenvolvimento de uma vacina tem por objetivo estimular a resposta imune a antígenos do HIV para inibir a transmissão e/ou a replicação do vírus.

107 Poliovírus

José R. Romero e John F. Modlin

DEFINIÇÃO

- Os poliovírus são a causa da poliomielite, uma infecção viral sistêmica que afeta, predominantemente, o sistema nervoso central, causando paralisia. Existem apenas três sorotipos (1 a 3). O nome da doença (*polios*: "cinza"; *myelos*: "medula" ou "medula espinhal"), agora comumente abreviado para pólio, descreve as lesões patológicas que envolvem neurônios em substância cinzenta, especialmente nos cornos anteriores da medula espinhal.

EPIDEMIOLOGIA

- O poliovírus selvagem do tipo 2 não está mais presente em escala global. Os sorotipos 1 e 3 foram erradicados da maior parte do mundo. Eles permanecem endêmicos em três países (Afeganistão, Nigéria e Paquistão) e, recentemente, foram reintroduzidos em alguns países do Mediterrâneo oriental e na África subsaariana. Em 2012, o número anual de casos de poliomielite (223) foi o mais baixo desde o início do esforço global de erradicação da doença, em 1988.

MICROBIOLOGIA

- Os poliovírus são membros do gênero *Enterovirus*, da família Picornaviridae. Morfologicamente, eles são pequenos vírus (30 nm de diâmetro), não encapsulados e em forma de icosaédricos, tendo um genoma de RNA de cadeia simples com sentido positivo.

DIAGNÓSTICO

- O poliovírus pode ser isolado a partir de secreções da garganta e das fezes, mas raramente a partir do líquido cefalorraquidiano. A caracterização é realizada através do sequenciamento da proteína principal do capsídeo VP1 e está disponível apenas em laboratórios de referência de saúde pública.

TRATAMENTO

- Não há tratamento específico disponível. As medidas de suporte para garantir a perviedade das vias respiratórias, esforço respiratório adequado e eliminação de secreções são o pilar do tratamento para os casos graves de paralisia.

PREVENÇÃO

- A vacinação feita com vacinas orais inativadas ou vivas atenuadas tem sido essencial para a eliminação dos poliovírus. Medidas de saúde pública, como o fornecimento de água potável e a eliminação adequada de esgotos desempenham um papel importante no controle de toda a comunidade dos poliovírus.

108 Vírus de Coxsackie, Echovírus e Enterovírus Numerados

José R. Romero e John F. Modlin

DEFINIÇÃO

- O vírus de Coxsackie, o echovírus e o enterovírus numerados são membros do gênero *Enterovirus*.
- As quatro espécies (enterovírus [EV] humanos A a D) dentro do gênero contêm mais de 100 sorotipos.
- Os enterovírus são responsáveis por uma grande variedade de síndromes clínicas que envolvem vários sistemas de órgãos, incluindo meningite aguda, encefalite, paralisia, exantemas, doença aftosa, herpangina, miopericardite, pleurodinia e conjuntivite hemorrágica aguda.

EPIDEMIOLOGIA

- Enterovírus são encontrados em todo o mundo.
- Em regiões de clima temperado, a maioria das infecções por enterovírus ocorre durante os meses de verão e do início do outono. Em regiões tropicais, infecções ocorrem ao longo do ano, com frequência maior durante as estações de chuva.
- Ocorreu um grande surto de EV-D68 nos Estados Unidos, em 2014.

MICROBIOLOGIA

- Morfologicamente, são vírus pequenos (30 nm de diâmetro), não envelopados, icosaédricos que possuem um genoma RNA de fita única e sentido positivo.

DIAGNÓSTICO

- Enterovírus podem ser isolados ou ter seu RNA genômico detectado em secreções da garganta, fezes, fluido cerebrospinal, sangue, bem como diferentes tecidos (coração, cérebro) e fluidos (urina, líquido pericárdico, vesícula biliar).
- Testes de ampliação de ácido nucleico demonstram ser mais rápidos e mais sensíveis do que a cultura de células para a detecção de enterovírus.
- A identificação do sorotipo é obtida pelo sequenciamento da principal proteína capsidial VP1.

TRATAMENTO

- O tratamento é de suporte.
- Nenhuma terapia antiviral específica existe atualmente para o tratamento de infecções por enterovírus.
- O composto experimental pleconaril, inibidor da ligação viral e remoção, passou por estudos clínicos de doença com associação por enterovírus, mas deixou de ser desenvolvido.

PREVENÇÃO

- O contágio pode ser prevenido ao lavar as mãos e, no caso de determinados sorotipos, ao evitar fômites contaminados por enterovírus.
- Vacinas experimentais estão em desenvolvimento para a prevenção de infecção EV-A71 humana.

109 Parechovírus Humanos

José R. Romero e John F. Modlin

DEFINIÇÃO

- Os parechovírus humanos (HPeVs) são membros do gênero *Parechovirus*, descoberto recentemente, da família Picornaviridae. Foram identificados, no mínimo, 16 tipos.
- HPeVs são responsáveis por várias síndromes clínicas que envolvem muitos sistemas de órgãos, incluindo doença febril indiferenciada, meningite, encefalite, paralisia e doenças respiratórias.

EPIDEMIOLOGIA

- HPeVs são encontrados em todo o mundo.
- A maioria das infecções por HPeVs ocorre durante os meses de verão e de outono.

MICROBIOLOGIA

- Morfologicamente, são pequenos (28 nm de diâmetro) e não envelopados; vírus em formato icosaédrico que têm uma cadeia simples, de sentido positivo do genoma de RNA.

DIAGNÓSTICO

- HPeVs podem ser isolados, ou o seu RNA genômico pode ser detectado a partir de secreções orais, fezes, fluido cerebrospinal e sangue.
- A amplificação de ácido nucleico foi mais rápida e mais sensível do que a cultura de células para a sua detecção.
- A identificação do tipo é realizada por sequenciamento da principal proteína do capsídeo, VP1.

TRATAMENTO

- O tratamento é de suporte. Não há tratamento antiviral específico disponível.

PREVENÇÃO

- A contaminação pode ser evitada mediante lavagem das mãos.

110 Vírus da Hepatite A

*Francisco Averhoff, Yury Khudyakov e Beth P. Bell**

DEFINIÇÃO

- Hepatite A é uma condição inflamatória aguda do fígado causada pelo vírus da hepatite A e caracterizada por sintomas constitucionais como anorexia, fadiga, perda de peso e icterícia.

MICROBIOLOGIA

- O vírus da hepatite A (HVA) é um vírus RNA não envelopado membro da família picornavírus. Três genótipos infectam humanos (I, II e III).
- HVA é relativamente resistente ao calor, mas pode ser inativado em temperaturas mais altas.
- O HVA é resistente a solventes e detergentes orgânicos e pode sobreviver em ambientes ácidos em pH de 3.
- O HVA pode ser inativado por formulações de hipoclorito (água sanitária) e quaternário de amônia contendo HCI (encontrado em muitos limpadores de vasos sanitários).

EPIDEMIOLOGIA

- A transmissão se dá via fecal-oral com o pico da replicação viral antes do início dos sintomas.
- Humanos são o único reservatório importante para HVA.
- A disseminação ocorre mais comumente de pessoa a pessoa (incluindo contato sexual), mas pode ocorrer em transmissões via alimentos e água, entre usuários de drogas injetáveis, em homens que fazem sexo com homens e, raramente, por produtos sanguíneos contaminados.
- Os fatores de risco mais comuns nos Estados Unidos incluem viagens internacionais e contato próximo (sexual ou doméstico) com uma pessoa infectada por hepatite A.
- Nos Estados Unidos, a incidência de hepatite A teve queda acentuada nos últimos 15 anos, um resultado da implementação da vacinação de rotina em crianças. Grandes epidemias comunitárias, que eram comuns anteriormente, agora são raras.
- Globalmente, a hepatite A é uma das principais causas de mortes evitáveis por vacina. A incidência da doença pode aumentar paradoxalmente à medida que a melhoria das condições de vida adia a infecção para idades mais avançadas, quando é provável que os sintomas sejam mais graves.

DIAGNÓSTICO

- A hepatite A não é clinicamente distinguível de outras formas de hepatite viral.
- O diagnóstico laboratorial é feito através da detecção de anticorpos IgM para HVA em uma única amostra de soro de fase aguda.

TRATAMENTO

- A maioria das doenças são autolimitadas e podem ser gerenciadas com medidas de apoio e sintomáticas.
- Casos fulminantes são raros, mas precisam ser geridos de forma adequada e podem necessitar de transplante em pacientes gravemente doentes.
- A hepatite A crônica não ocorre.

---

*Todo o material deste capítulo é de domínio público, com a exceção de tabelas emprestadas.

PREVENÇÃO

- Nos Estados Unidos, a vacinação contra hepatite A é recomendada para todas as crianças de 12 a 23 meses de idade. A vacinação de crianças mais velhas e adultos pode ser justificada, incluindo pacientes com hepatite B e C crônicas (Tabela 110-1).
- A vacinação de viajantes internacionais e pessoas em determinados grupos de alto risco é recomendada (Tabela 110-1).
- Administrar profilaxia pós-exposição com vacina contra hepatite A (de preferência) ou imunoglobulina se a exposição tiver ocorrido nas 2 semanas anteriores, se o paciente estiver imunossuprimido, ou se o paciente tiver menos de 1 ano (Tabela 110-2).

TABELA 110-1 Recomendações para Uso de Rotina Pré-Exposição da Vacina contra o Vírus da Hepatite A

GRUPO	COMENTÁRIOS
Crianças	A vacina deve ser dada a todas as crianças com idade 1 ano (12-23 meses).* Vacinação das crianças de 2-18 anos também pode ser justificada.†
Viajantes internacionais‡	IG pode ser dada como complemento ou em substituição da vacina; crianças < 12 meses devem receber IG
Contatos próximos de adotados internacionais recém-chegados Homens que fazem sexo com homens	Todas as pessoas que preveem contato pessoal próximo (p.ex., contato doméstico ou babá regular) durante os primeiros 60 dias após a chegada Inclui adolescentes
Usuários de drogas ilícitas	Inclui adolescentes
Pessoas com doença hepática crônica, tal como aquelas com hepatite B ou C	Risco maior de hepatite A fulminante com infecção pelo HVA
Pessoas que receberam concentrados de fator de coagulação	
Pessoas que trabalham com HVA em ambientes de laboratórios de pesquisa	

HVA, vacina contra hepatite A; IG, imunoglobulina.

*Vacina contra hepatite A não está licenciada para crianças < 12 meses.

†Estados e comunidades com programas de vacinação para crianças de 2 a 18 anos são encorajados a manter esses programas. Vacinação para compensar atrasos para essa faixa etária pode ser justificada em qualquer outro lugar no contexto de surtos em curso entre crianças.

‡Pessoas que viajam para o Canadá, Europa Ocidental, Japão, Austrália ou Nova Zelândia não estão sob maior risco que nos Estados Unidos.

Do Centers for Disease Control and Prevention. A prevenção da hepatite A por meio de imunização ativa ou passiva. As recomendações do Comité Consultivo sobre Prática de Imunização. MMWR Morb Mortal Wkly Rep. 2006; 55 (RR-7):1-23; e Centers for Disease Control and Prevention. Recomendações Atualizadas do Comitê Consultivo sobre Práticas de Imunizações (ACIP) para a utilização da vacina contra hepatite A em contatos próximos de adotados internacionais recém-chegados. MMWR Morb Mortal Wkly Rep. 2009;58:1006-1007.

TABELA 110-2 Recomendações para a Profilaxia Pós-Exposição à Hepatite A

GRUPO *	PROFILAXIA RECOMENDADA[†]
Pessoas entre 12 meses e 40 anos	Vacina contra hepatite A antígeno único com dosagem adequada à idade[†]
Pessoas > 40 anos	IG 0,02 ml/kg é preferível; vacina pode ser usada se o IG não puder ser obtido
Crianças < 12 meses	IG 0,02 ml/kg[‡]
Pessoas imunocomprometidas, pessoas que têm doença hepática crônica e pessoas para quem a vacina é contraindicada	IG 0,02 ml/kg[‡]

IG, imunoglobulina.

*Pessoas recentemente expostas ao vírus da hepatite A e que não tenham recebido a vacina contra a hepatite A previamente.

[†]A profilaxia pós-exposição deve ser dada logo que possível após a exposição. A eficácia da imunoglobulina ou vacina administrada mais de 2 semanas após a exposição não foi estabelecida.

[‡]No caso de exposição contínua, pessoas para as quais a imunoglobulina é recomendada devem receber imunoglobulina a 0,06 ml/kg, repetida a cada 5 meses durante a exposição.

111 Rinovírus

Ronald B. Turner

VIROLOGIA E EPIDEMIOLOGIA

- Rinovírus são vírus de RNA não envelopados da família *Picornaviridae.*
- Cento e um sorótipos foram detectados, agora divididos em duas espécies filogenéticas [rinovírus humano (HRV)-A e HRV-B]; uma terceira espécie, HRV-C, também existe.
- Rinovírus estão entre os patógenos mais comuns do homem, com uma incidência de 0,5 infecções por ano em adultos e duas infecções por ano em crianças.
- As infecções ocorrem durante todo o ano, com picos sazonais na primavera e no outono em climas temperados.

DIAGNÓSTICO

- O resfriado comum é a manifestação clínica característica.
- As exacerbações de asma em crianças são associadas com frequência a infecções por rinovírus.
- Rinovírus podem causar bronquiolite em crianças pequenas.
- O diagnóstico virológico específico é mais bem realizado com reação em cadeia da polimerase, mas raramente é útil para o manejo do paciente.

TRATAMENTO

- Apesar de vários estudos, nenhuma terapia antiviral específica foi estabelecida.

PREVENÇÃO

- Não há nenhuma intervenção comprovada para prevenir a infecção por rinovírus.

112 Norovírus e Sapovírus (Calicivírus)

Raphael Dolin e John J. Treanor

DEFINIÇÃO

- Os gêneros *Norovirus* e *Sapovirus*, da família *Caliciviridae*, causam gastroenterite aguda.

EPIDEMIOLOGIA

- Os norovírus são a principal causa mundial de gastroenterite viral, causam surtos tanto de origem alimentar como de pessoa a pessoa, e podem ser transmitidos via fômites.
- Os norovírus são responsáveis por 21 milhões de casos de gastroenterite nos Estados Unidos anualmente e até 200.000 de mortes no mundo em desenvolvimento entre crianças com menos de 5 anos.
- Os sapovírus causam gastroenterite com menos frequência do que os norovírus.

MICROBIOLOGIA

- Os norovírus e sapovírus são vírus de RNA de fita simples, com polaridade positiva. Cada um é dividido em cinco genogrupos e tem múltiplos genótipos.
- Nem o norovírus nem o sapovírus foram cultivados *in vitro*.

MANIFESTAÇÕES CLÍNICAS

- As doenças causadas por norovírus e sapovírus consistem em combinações de vômitos e diarreia, muitas vezes acompanhadas de dor abdominal, cãibras, náuseas e febre baixa.
- A doença geralmente dura de 12 a 60 horas e cessa espontaneamente.
- Doenças mais graves e até mesmo fatalidades podem ocorrem em crianças pequenas e em pessoas idosas. Pacientes imunodeprimidos podem ter disseminação prolongada do vírus, juntamente com doença gastrointestinal grave e persistente.

DIAGNÓSTICO

- Os norovírus podem ser suspeitos de causar surtos de doenças gastrointestinais se as características clínicas previamente relatadas estiverem presentes, em particular se um grande número de indivíduos estiver envolvido. No entanto, a doença não é suficientemente característica em casos individuais de modo a permitir que um diagnóstico clínico seja feito somente com métodos clínicos.
- O diagnóstico específico é feito pela detecção de vírus em amostras de fezes por reação da transcriptase reversa em cadeia da polimerase. Imunoensaios enzimáticos também se encontram disponíveis, mas eles em geral são de baixa sensibilidade, embora de elevada especificidade.

TRATAMENTO

- Apenas o tratamento de suporte está disponível, mantendo particularmente a hidratação, que é tudo o que é necessário.

PREVENÇÃO

- As principais medidas de controle são prevenir a contaminação do abastecimento de alimentos e água através da boa higiene e restringir a manipulação de alimentos por indivíduos doentes até, pelo menos, 2 a 3 dias após a doença gastrointestinal ser resolvida.

- Deve ser mantida a lavagem vigorosa das mãos por indivíduos doentes.
- Descontaminação de superfícies expostas deve ser realizada com desinfetantes recomendados pela Environmental Protection Agency (Agência de Proteção Ambiental); por exemplo, alvejante doméstico deve ser utilizado nas diluições de 1:10 até 1:50.
- Estudos clínicos iniciais com vacinas experimentais de norovírus, que consistem em partículas análogas às virais (VLP), reduziram a gastroenterite induzida experimentalmente em 47%.

113 Astrovírus e Picobirnavírus

Raphael Dolin e John J. Treanor

DEFINIÇÃO

- Astrovírus causa gastroenterite aguda. Picobirnavírus têm sido detectados nas fezes, mas não foram estabelecidos como causas de doença em seres humanos.

EPIDEMIOLOGIA

- Os astrovírus apresentam distribuição mundial, causam doenças com mais frequência em crianças jovens, mas também podem causar gastroenterite em adultos e em pacientes imunossuprimidos. A transmissão é provavelmente pela via fecal-oral.

MICROBIOLOGIA

- Astrovírus são vírus de RNA de fita simples, compreendendo oito sorótipos, com uma morfologia em forma de estrela característica vista em micrografias eletrônicas. Picobirnavírus são vírus de RNA de dupla-hélice com um genoma bissegmentado.

MANIFESTAÇÕES CLÍNICAS

- A doença induzida por astrovírus consiste em diarreia, dor de cabeça, mal-estar, náuseas, febre baixa e, menos comumente, vômitos. A doença pode ser um pouco menos severa do que com rotavírus.

DIAGNÓSTICO

- Astrovírus podem ser detectados nas fezes por microscopia eletrônica, ensaio imunoenzimático e ensaio de reação em cadeia da polimerase transcriptase-reversa, que é a técnica mais sensível.

TRATAMENTO

- O tratamento é de suporte. Tem sido utilizada imunoglobulina intravenosa em pacientes imunossuprimidos, mas sua eficácia ainda não foi estabelecida.

PREVENÇÃO

- Embora partículas semelhantes a vírus Astrovírus tenham sido produzidas, não foram desenvolvidas vacinas.

114 Vírus da Hepatite E

Stephen R. Walsh

DEFINIÇÃO

- O vírus da hepatite E (HEV) pertence à família Hepeviridae, gênero *Hepevirus*, que causa hepatite aguda no hospedeiro normal e hepatite crônica em pacientes imunossuprimidos.

EPIDEMIOLOGIA

- O HEV talvez seja a forma mais comum de hepatite viral aguda e ocorre nas formas esporádicas e epidêmicas.
- O HEV é transmitido por disseminação aquática de água contaminada com fezes ou por infecção zoonótica propagada por resíduos fecais. A transmissão de pessoa para pessoa é incomum.
- O HEV é único entre os vírus das hepatites, devido a sua taxa desproporcionalmente alta de mortalidade em gestantes (25% no terceiro trimestre).
- A infecção pelo HEV é incomum, mas provavelmente subdiagnosticada em países desenvolvidos, e infecções zoonóticas podem ser responsáveis por muitos casos adquiridos localmente em países desenvolvidos.
- A infecção crônica por hepatite E tem sido descrita há pouco tempo em pacientes imunossuprimidos.

MICROBIOLOGIA

- Os vírions HEV são partículas icosaédricas, não envelopadas, de aproximadamente 32 nm de diâmetro.
- O HEV tem um único genoma de RNA de cadeia simples em sentido positivo, que contém três fragmentos de leitura aberta (ORFs).
- Quatro genótipos e 24 subgenótipos foram descritos.

DIAGNÓSTICO

- O diagnóstico de HEV era estabelecido sorologicamente, mas o diagnóstico molecular via reação em cadeia da polimerase apresenta maior sensibilidade e especificidade e é a técnica de escolha quando disponível.

TRATAMENTO

- A infecção aguda de HEV geralmente é autolimitada e requer apenas cuidados de suporte. Casos agudos graves têm sido tratados com sucesso com a ribavirina.
- A monoterapia com ribavirina parece altamente efetiva no tratamento da hepatite E crônica em receptores de transplante de órgãos sólidos.

PREVENÇÃO

- Proteger o abastecimento de água da contaminação por fezes humanas é o principal meio de evitar a infecção pelo HEV.
- Uma vacina usando a proteína do capsídeo ORF2, que agrega partículas semelhantes a vírus, tem se mostrado segura e efetiva, e está licenciada na China.

115 Príons e Doenças do Sistema Nervoso Central Causadas por Príons (Doenças Neurodegenerativas Transmissíveis)

Patrick J. Bosque e Kenneth L. Tyler

DEFINIÇÃO

- As doenças causadas por príons são doenças neurodegenerativas transmissíveis que acometem mamíferos caracterizadas por declínio progressivo rápido das funções cognitiva, motora e de outras funções cerebrais.
- As doenças causadas por príons são bioquimicamente definidas pelo acúmulo anormal de uma proteína do cérebro normalmente expressa, a proteína príon (PrP).

EPIDEMIOLOGIA

- Doença priônica humana é rara; sua incidência é de 1×10^{-6} em todo o mundo.
- Cerca de 90% dos casos são esporádicos.
- Cerca de 10% dos casos são genéticos.
- Transmissão infecciosa corresponde a menos de 1% dos casos em seres humanos.

MICROBIOLOGIA

- O agente causador é composto de um agregado de formas mal dobradas de PrP.
- O agregado funciona como modelo catalisador para agregações adicionais de PrP e, por conseguinte, replicação da proteína.
- O príon não contém ácido nucleico transportador de informação.

DIAGNÓSTICO

- Simulações tratáveis da doença causada por príons devem ser excluídas antes de se estabelecer o diagnóstico.
- Certos diagnósticos só podem ser confirmados pela detecção de agregados de PrP anormais em tecidos, tipicamente no cérebro.
- O diagnóstico geralmente é estabelecido pelo histórico e pelos sinais clínicos e confirmado por exames complementares, incluindo ressonância magnética, eletroencefalografia e análise do líquido cefalorraquidiano.

TRATAMENTO

- Não existe tratamento efetivo para a infecção por príons.

PREVENÇÃO

- Na maioria dos procedimentos, são necessárias somente precauções padrão para evitar a transmissão iatrogênica da doença causada por príons.
- Precauções adicionais são necessárias para casos de neurocirurgia.
- A transfusão de hemácias e produtos de proteína plasmática pode transmitir uma forma da doença causada por príons, a variante da doença de Creutzfeldt-Jakob.
- Tecidos de pessoas com doença causada por príons não devem ser transplantados.
- Exposição alimentar a príons de animais ruminantes deve ser evitada.

C Doenças Clamidiais

116 *Chlamydia trachomatis* (Tracoma, Infecções Genitais, Infecções Perinatais e Linfogranuloma Venéreo)

Byron E. Batteiger e Ming Tan

DEFINIÇÃO

- *Chlamydia trachomatis* é uma bactéria intracelular obrigatória que infecta principalmente os epitélios ocular e geniturinário.
- A doença ocular, tracoma, é a principal causa infecciosa de cegueira em todo o mundo.
- Infecções genitais por clamídia são as infecções bacterianas sexualmente transmissíveis mais comuns no mundo.
- Linfogranuloma venéreo (LGV), causada por sorótipos diferentes de *C. trachomatis*, é uma doença menos comum caracterizada por linfonodos inguinais aumentados ou proctocolite grave.

EPIDEMIOLOGIA

- O tracoma é comum em áreas pobres e rurais de países em desenvolvimento, com um número estimado de 40 milhões de casos ativos em todo o mundo.
- Infecção ativa de tracoma afeta em grande parte crianças, muitas vezes os menores de 1 ano, ao passo que as sequelas de cicatrizes que produzem cegueira ocorrem mais tarde na vida.
- As infecções urogenitais sexualmente transmissíveis são comuns em todo o mundo com uma estimativa de 105,7 milhões de novos casos em 2008.
- Infecções genitais por clamídia são mais prevalentes entre as mulheres e os homens adolescentes, onde repetidas infecções são comuns.
- Infecções genitais por clamídia são muitas vezes assintomáticas, mas podem causar sequelas reprodutivas nas mulheres, incluindo infertilidade involuntária e gravidez ectópica.
- Transmissão durante o parto vaginal pode levar à conjuntivite neonatal e pneumonia.
- Infecções de *C. trachomatis* são reportáveis para Centers for Disease Control and Prevention (CDC) e todos os departamentos estaduais de saúde nos Estados Unidos.

FISIOPATOLOGIA

- Manifestações da doença são, em grande parte, mediadas pela resposta do hospedeiro à infecção, que é iniciada e sustentada por células epiteliais ativamente infectadas não imunes do hospedeiro.
- Em uma minoria significativa de pessoas com tracoma e infecções genitais, a resposta inflamatória do hospedeiro leva à cicatriz tecidual, resultando em disfunção de órgãos-alvo e sequelas.

MICROBIOLOGIA

- *C. trachomatis* é uma bactéria gram-negativa, mas a coloração de Gram não é utilizada para a identificação.
- O organismo é cultivado em cultura de células, porque não cresce e se divide em culturas axênicas.
- A bactéria replica dentro de uma inclusão citoplasmática na célula hospedeira.
- As duas formas morfológicas são o corpo elementar infeccioso mas não divisor e o corpo reticulado, que é uma forma intracelular e replicadora.

DIAGNÓSTICO

- O diagnóstico de tracoma em áreas endêmicas é tipicamente pelo exame físico do olho de acordo com critérios estabelecidos pela Organização Mundial de Saúde.

- O diagnóstico de infecções genitais requer testes microbiológicos, de preferência por meio de testes de amplificação de ácidos nucleicos do primeiro jato de urina em homens e *swab* de secreção vaginal em mulheres.

TRATAMENTO (TABELA 116-1)

- Tratamento de tracoma é geralmente fornecido por tratamento em massa repetido de comunidades hiperendêmicas com azitromicina dose única.
- Tratamento recomendado de infecção urogenital simples é de 1 g de azitromicina por via oral como uma dose única ou doxiciclina 100 mg por via oral, duas vezes por dia, durante 7 dias. Tratamento dos parceiros sexuais é fundamental para prevenir a infecção repetida.
- O tratamento de infecções complicadas requer terapia de maior duração: para salpingite, 14 dias; para epididimite, 10 dias; e para proctite, 7 dias.
- LGV é tratado com doxiciclina durante 21 dias.

PREVENÇÃO

- O tracoma pode ser prevenido pela lavagem de rosto, acesso à água limpa e melhorias no saneamento.
- Nos Estados Unidos e outros países desenvolvidos, a prevenção de infecções e complicações genitais sexualmente transmissíveis é de maneira ampla focada na triagem e tratamento de mulheres sexualmente ativas não grávidas com idade de 25 anos ou menos em uma base anual. A captação da triagem nos Estados Unidos é relativamente baixa.
- Recomenda-se a triagem de todas as mulheres grávidas.
- Triagem e tratamento de mulheres com mais de 25 anos é recomendado se os fatores de risco são identificados, tais como novos ou múltiplos parceiros sexuais.
- Triagem e tratamento concomitante em mulheres diminui o risco de doença inflamatória pélvica sintomática no ano seguinte. Atualmente, não existem informações quanto ao fato dos programas de triagem reduzirem a prevalência de infecção genital por clamídia na população.
- Triagem de homens jovens em contextos de alto risco (doença sexualmente transmissível e clínicas de adolescentes, instalações correcionais) deve ser considerada se os recursos permitirem.
- Nenhuma vacina está atualmente disponível para tracoma ou infecções genitais por clamídia. A indução de imunidade esterilizante parece improvável, e a avaliação da eficácia da vacina futura pode ser baseada na demonstração da redução do risco de sequelas inflamatórias nos olhos e doença inflamatória pélvica sintomática em mulheres.

TABELA 116-1 Características Clínicas de Infecções Comuns por *Chlamydia trachomatis*

	INFECÇÃO	SINTOMAS E SINAIS	DIAGNÓSTICO PRESUNTIVO	DIAGNÓSTICO DEFINITIVO	TRATAMENTO
Homens	Uretrite não gonocócica	Corrimento uretral, disúria	Leucocitose uretral; gonococos não visualizados	NAAT uretral ou urinário	Azitromicina, 1 g VO (dose única) ou Doxiciclina, 100 mg 2 × /dia VO, durante 7 dias
	Epididimite	Sensibilidade epididimal unilateral, inchaço; dor; febre, presença de UNG	NAAT uretral ou urinário	Leucocitose uretral; piúria no exame de urina	DST provável: Ceftriaxona 250 mg IM mais doxiciclina, 100 mg 2 × /dia VO, por 10 dias Histórico de sexo anal insertivo: Ceftriaxona, 250 mg IM, além de levofloxacina, 500 mg 2 × /dia por 10 dias
	Proctite (Não-LGV)	Dor retal, corrimento e sangramento; Histórico de coito anal receptivo	≥ 1 PMN/CIO na coloração de Gram retal; gonococos não visualizados	NAAT uretral ou urinário; cultura ou NAAT retal	Doxiciclina, 100 mg 2 × /dia VO, por 7 dias
	LGV	Linfadenopatia inguinal dolorosa, sensível; febre	"Sinal do sulco"	NAAT urinário, uretral, linfonodal ou retal; cultura retal ou de linfonodo; Teste específico de LGV, se disponível	Doxiciclina, 100 mg 2 × /dia VO, por 21 dias
	Proctite por LGV	Dor retal, corrimento e sangramento no HSH; ausência de linfadenopatia inguinal	≥ 1 PMN/CIO em coloração de Gram retal; gonococos não visualizados	NAAT urinário, uretral ou retal; cultura retal; Teste específico do LGV, se disponível	Doxiciclina, 100 mg 2 × /dia VO, por 21 dias
	Conjuntivite	Dor ocular, vermelhidão, secreção; infecção genital simultânea	Gram de *swab* da conjuntiva negativo para agentes patogênicos bacterianos; PMNs em esfregaços	NAAT ou Cultura retal; NAAT da conjuntiva	Azitromicina, 1 g VO (dose única) ou Doxiciclina, 100 mg 2 × /dia VO, por 7 dias

(Continua)

TABELA 116-1 Características Clínicas de Infecções Comuns por *Chlamydia trachomatis* — (Cont.)

	INFECÇÃO	SINTOMAS E SINAIS	DIAGNÓSTICO PRESUNTIVO	DIAGNÓSTICO DEFINITIVO	TRATAMENTO
Mulheres	Cervicite	Corrimento cervical mucopurulento, ectopia, sangramento induzido facilmente	≥ 20 PMN/CIO sobre coloração de Gram cervical	NAAT cervical ou urinário	Azitromicina, 1 g VO (dose única) ou Doxiciclina, 100 mg 2 × /dia VO, por 7 dias
	Uretrite	Disúria, frequência; sem hematúria	Piúria na análise de urina; cultura e coloração de Gram negativas na urina	NAAT urinário, do colo do útero ou uretral	Azitromicina, 1 g VO (dose única) ou Doxiciclina, 100 mg 2 × /dia VO por 7 dias
	DIP	Dor abdominal baixa, dor anexial, sensibilidade à mobilização do colo uterino	Evidência de cervicite mucopurulenta	NAAT cervical ou urinário	Ambulatório: Ceftriaxona 250 mg IM dose única, mais doxiciclina 100 mg 2 × /dia VO por 14 dias, com ou sem metronidazol, 500 mg 2 × /dia VO
Adultos	Conjuntivite	Dor ocular, vermelhidão, secreção; infecção genital simultânea	Gram de *swab* conjuntival negativo para agentes patogênicos bacterianos; PMNs em esfregaços	IFD ou NAAT em *swab* conjuntival	Azitromicina, 1 g de VO (dose única) ou Doxiciclina, 100 mg 2 × /dia VO por 7 dias
Recém-nascidos	Conjuntivite	Dor ocular, vermelhidão, secreção; infecção genital simultânea	Gram de *swab* conjuntival negativo para agentes patogênicos bacterianos; PMNs em esfregaços	IFD ou NAT em *swab* conjuntival: vagina, reto, faringe também muitas vezes positiva	Eritromicina base 50 mg/kg/dia, por via oral dividida em quatro doses por dia, por 14 dias; avaliar e tratar os pais também
	Pneumonia	Tosse em *staccato*, taquipneia, hiperinflação	Infiltrado intersticial difuso, eosinofilia	Cultura ou NAATs Nasofaríngea; sorologia MIF (IgM)	Eritromicina base de 50 mg/kg/dia, por via oral dividida em quatro doses por dia, por 14 dias; avaliar e tratar os pais também

IFD, imunofluorescência direta; IgM, imunoglobulina M; LGV, linfogranuloma venéreo; MIF, microimunofluorescência; HSH, homens que fazem sexo com homens; NAAT, ensaio de amplificação de ácido nucleico; UNG, uretrite não gonocócica; CIO, campo de imersão em óleo; PMN, neutrófilos polimorfonucleares; DST, doença.

117 Psitacose (Devido a *Chlamydia psittaci*)

David Schlossberg

DEFINIÇÃO

- Uma infecção sistêmica que frequentemente causa pneumonia.

EPIDEMIOLOGIA

- Adquirida por inalação, após exposição a aves infectadas, embora nem todas as aves aparentem a doença, e pacientes ocasionais não forneçam histórico de exposição a aves.

MICROBIOLOGIA

- O agente etiológico é *Chlamydia psittaci,* da família *Chlamydiaceae.*

DIAGNÓSTICO

- O diagnóstico é feito sorologicamente na maioria dos casos; quando disponível, a reação em cadeia da polimerase pode ser positiva. Em razão de os métodos de diagnóstico serem imperfeitos, o tratamento não deve aguardar o diagnóstico definitivo.

TRATAMENTO

- Doxiciclina ou tetraciclina é o tratamento de escolha. Macrolídeos e fluoroquinolonas têm boa atividade *in vitro*, mas a experiência clínica existente é limitada.

PREVENÇÃO

- Tratar aves importadas e aves suspeitas de infecção.

118 Chlamydia pneumoniae

Margaret R. Hammerschlag, Stephan A. Kohlhoff e Charlotte A. Gaydos

MICROBIOLOGIA E EPIDEMIOLOGIA

- É bactéria intracelular obrigatória, deve ser cultivada em cultura de tecidos.
- Capaz de causar infecção persistente, muitas vezes subclínica.
- Tem distribuição mundial, infecta humanos e muitos outros animais.
- É um patógeno predominantemente respiratório em humanos, causando pneumonia adquirida na comunidade.
- Pode causar epidemias em populações institucionalizadas, como bases militares, escolas e casas de repouso.

DIAGNÓSTICO

- A *Chlamydia pneumoniae* causa pneumonia atípica, que não pode ser diferenciada, do ponto de vista clínico, de outras causas, principalmente *Mycoplasma pneumoniae*.
- O método mais preciso para o diagnóstico é a identificação do organismo em amostras respiratórias por cultura ou teste de amplificação de ácido nucleico (NAAT).
- A sorologia é de valor limitado, exige a pesquisa em amostras de soro coletadas consecutivamente e muitos pacientes cuja cultura é positiva, ou que são positivos em NAAT são soronegativos.

TRATAMENTO

- *C. pneumoniae* é suscetível a macrolídeos, quinolonas e tetraciclinas. Dados sobre a eficácia desses medicamentos são escassos, inclusive acerca da dose ideal e da duração do tratamento.
- Dez a 14 dias contínuos de eritromicina, claritromicina, doxiciclina, levofloxacina ou moxifloxacina, ou cinco dias de azitromicina são clinicamente efetivos e, em aproximadamente 80% dos casos, há erradicação microbiológica.

D Doenças Causadas por Micoplasma

119 *Mycoplasma pneumoniae* e Pneumonia Atípica

Robert S. Holzman e Michael S. Simberkoff

DEFINIÇÃO

- Pneumonia atípica causada por *Mycoplasma pneumoniae* é uma síndrome que, em contraste com a pneumonia lobar, é:
  - Mais lenta no início.
  - Em geral mais branda.
  - Não associada a consolidação lobar.
  - Não associada a resolução por crise (subitamente).
- Muitos outros agentes virais e bacterianos podem produzir uma síndrome de pneumonia atípica.

AGENTE ETIOLÓGICO

- *M. pneumoniae*
  - Bactéria sem parede celular.
  - Adesinas e organelas de aderência são importantes na patogenia.
  - Fastidiosa.
  - Pode ser cultivável a partir do escarro após resolução dos sintomas da doença.

LOCAIS EXTRAPULMONARES E MANIFESTAÇÕES DA INFECÇÃO

- Cutâneas (exantema maculopapulares ou vesiculares, síndrome de Stevens-Johnson).
- Cardíacas (pericardite, miocardite).
- Sistema nervoso central (encefalite ou meningite, mielite, radiculopatia).
- Musculoesqueléticas (mialgia e artralgia, rabdomiólise, artrite).
- Fenômeno de Raynaud.
- Renais (glomerulonefrite, síndrome nefrótica).
- Hematológicas.

DIAGNÓSTICO

- Suspeita clínica da síndrome.
- Presença de crioaglutininas(aglutininas frias) na ausência de outra explicação.
- Detecção de títulos crescentes de anticorpos para *M. pneumoniae.*
- Detecção de antígenos específicos de *M. pneumoniae.*
- Detecção de componentes genéticos específicos de *M. pneumoniae.*

TRATAMENTO

- Macrolídeos (p. ex., azitromicina 500 mg no dia 1, 250 mg nos dias 2 a 5).
  - A resistência aos macrolídeos é crescente e pode limitar sua utilidade.
- Tetraciclinas (p. ex., doxiciclina, 100 mg duas vezes ao dia por 14 dias).
- Fluoroquinolonas (p. ex., moxifloxacina, 400 mg ao dia por 14 dias).

120 Micoplasmas Genitais: *Mycoplasma genitalium*, *Mycoplasma hominis* e Espécies de Ureaplasma

David H. Martin

MICROBIOLOGIA E TAXONOMIA

- Os micoplasmas genitais incluem *Mycoplasma hominis, Mycoplasma genitalium, Ureaplasma urealyticum* e *Ureaplasma parvum*. Os dois últimos só foram atribuídos a espécies separadas recentemente.
- Os micoplasmas genitais carecem de paredes celulares e possuem os menores genomas entre os microrganismo de vida livre conhecidos.

EPIDEMIOLOGIA

- Todos esses microrganismo são transmitidos sexualmente, mas podem também ser transmitidos para a criança no momento do nascimento. Há indícios de que eles podem persistir em crianças até a idade adulta.
- A epidemiologia da infecção por *M. genitalium* é bem próxima daquela de *Chlamydia trachomatis* e *Neisseria gonorrhoeae*.

MANIFESTAÇÕES CLÍNICAS

- *U. urealyticum* provoca uretrite, enquanto *U. parvum* parece ser um colonizador. Apenas homens inexperientes sexualmente são suscetíveis à doença por *U. urealyticum*, provavelmente devido ao desenvolvimento de imunidade após exposições múltiplas a este microrganismo uretral comum.
- Embora a patogenia não seja clara, os ureaplasmas são fortemente associados com displasia broncopulmonar em recém-nascidos com muito baixo peso ao nascer.
- *M. hominis* desempenha um papel de menor importância na doença do trato genital, mas está implicado na febre pós-parto, bacteremia e infecções mediastinais e de ferida pós-operatórias.
- *M. genitalium* é uma causa de uretrite em homens e endocervicite em mulheres. É provavelmente a causa da doença pélvica inflamatória, mas parece produzir doença mais branda que *N. gonorrhoeae* e *C. trachomatis*.

DIAGNÓSTICO

- A maioria dos laboratórios clínicos não está equipada para diagnosticar infecções causadas por esses microrganismo. Apenas *M. hominis* é detectável através de métodos utilizados rotineiramente em laboratórios clínicos, mas a sensibilidade é fraca. Os ureaplasmas requerem um meio especial para o crescimento, e *M. genitalium* não pode ser cultivado em todos os laboratórios de pesquisa externos. Ensaios de amplificação de ácido nucleico desse microrganismo foram desenvolvidos, mas não são de uso geral.

TRATAMENTO

- Fármacos da classe da tetraciclina são ativos contra a maioria dos ureaplasmas e *M. hominis*, mas não contra *M. genitalium*. Os macrolídeos são eficazes para os ureaplasmas, mas não para *M. hominis*, e são apenas parcialmente eficazes para *M. genitalium*. As quinolonas, especialmente o moxifloxacino, são ativas contra todos os micoplasmas genitais.

E Riquetioses, Erliquioses e Anaplasmoses

121 *Rickettsia rickettsii* e Outras Riquétsias do Grupo da Febre Maculosa (Febre Maculosa das Montanhas Rochosas e Outras Febres Maculosas)

David H. Walker e Lucas S. Blanton

ETIOLOGIA

- Riquétsias do grupo da febre maculosa (GFM) são bactérias pequenas, Gram-negativas e intracelulares obrigatórias, que causam infecções humanas e são transmitidas por carrapatos, ácaros e pulgas.
- Em humanos, as riquétsias infectam as células endoteliais e exercem seus efeitos fisiopatológicos por meio de lesão endotelial, tendo como resultado o aumento da permeabilidade vascular.

EPIDEMIOLOGIA

- *Rickettsia rickettsii* é o agente etiológico da febre maculosa das Montanhas Rochosas (FMMR). Carrapatos *Dermacentor variabilis*, *Dermacentor andersoni* e *Rhipicephalus sanguineus* transmitem a infecção nos dois terços da região leste, no oeste e no sudoeste dos Estados Unidos, respectivamente. A FMMR também ocorre nas Américas Central e do Sul.
- Nos Estados Unidos, a FMMR é mais prevalente principalmente nas regiões do Atlântico Sul ou Centro-Sul. As infecções, em geral, ocorrem durante o fim da primavera e o verão, quando os carrapatos estão mais ativos. Outras riquétsias do GFM transmitidas por carrapatos e com uma ampla distribuição incluem a *R. conorii* (Europa, África, e sul da Ásia), *R. sibirica* (leste da Rússia e Ásia), *R. africae* (África Subsaariana e Índias Ocidentais), *R. parkeri* (Américas do Norte e Sul), e *R. slovaca* (Europa).
- *Rickettsia felis* causa febre maculosa transmitida por pulgas e tem distribuição mundial.

MANIFESTAÇÕES CLÍNICAS

- A FMMR em geral se manifesta com febre no início do quadro. Outras manifestações incluem cefaleia, mialgia, náusea, vômitos e dor abdominal.
- Exantema é comum, mas pode não ocorrer nos primeiros dias da doença. O exantema se inicia nos punhos e tornozelos e se dissemina centrifugamente. O envolvimento das palmas das mãos e plantas dos pés ocorre em 36% a 82% dos casos, mas é um sinal tardio.
- Necrose cutânea, gangrena de dedos, complicações neurológicas, azotemia, edema pulmonar e síndrome da angústia respiratória aguda são manifestações de infecção severa.
- A taxa de letalidade da FMMR é de 23% quando sem tratamento antimicrobiano adequado e de até 4% mesmo com os antimicrobianos apropriados.
- Outras riquetsioses do GFM se manifestam com um amplo espectro de severidade, mas, em geral, são menos graves do que a FMMR e muitas vezes apresentam uma escara associada no local da picada do carrapato.

DIAGNÓSTICO

- O ensaio de imunofluorescência indireta é o método sorológico de escolha. Um aumento de quatro vezes no título da imunoglobulina G (IgG) entre as amostras da fase aguda da doença para a fase de convalescença confirma o diagnóstico retrospectivamente.
- A detecção imuno-histoquímica de riquétsias do GFM na biópsia de pele pode estabelecer o diagnóstico durante a doença aguda.
- A amplificação por meio da reação em cadeia da polimerase (PCR) dos ácidos nucleicos de riquétsias no sangue, na biópsia de pele ou da escara, ou um *swab* da escara são ferramentas úteis para o diagnóstico e identificação das espécies.
- O tratamento não deve aguardar a confirmação laboratorial.

TRATAMENTO E PREVENÇÃO

- A doxiciclina, 100 mg, duas vezes ao dia, durante 7 a 10 dias, é o tratamento de escolha para FMMR e outras riquetsioses do GFM.
- O cloranfenicol é uma alternativa, mas seu uso está associado a uma maior letalidade nos indivíduos com FMMR.
- A azitromicina e a claritromicina são alternativas terapêuticas para riquetsioses do GFM menos severas.
- Evitar o contato com vetores por meio de repelentes e roupas protetoras é um método de prevenção.

122 *Rickettsia akari* (Riquetsiose Vesiculosa)

Didier Raoult

DEFINIÇÃO

- Febre vesicular com escaras causadas por picadas de ácaro; pode ser confundida com antraz.

EPIDEMIOLOGIA

- Encontrada no mundo todo, mas é particularmente comum na cidade de Nova York.

MICROBIOLOGIA

- Infecção causada por *Rickettsia akari* intracelular.

DIAGNÓSTICO

- Com base na sorologia e no ensaio de reação em cadeia de polimerase de uma amostra de vesícula ou escara.

TRATAMENTO

- Doxiciclina, 100 mg, duas vezes ao dia, durante 7 dias.

PREVENÇÃO

- A erradicação de ratos do interior de prédios prevenirá a transmissão para humanos.

123 *Coxiella burnetii* (Febre Q)

Thomas J. Marrie e Didier Raoult

DEFINIÇÃO

- A febre Q pode se manifestar como uma doença febril autolimitada, pneumonia, endocardite ou hepatite. Há muitas outras manifestações menos comuns, como meningite, encefalite e osteomielite. As infecções são divididas em aguda e crônica.

EPIDEMIOLOGIA

- A febre Q é uma zoonose que é normalmente adquirida por inalação ou, muito mais comumente, ingerindo leite não pasteurizado.
- Gado, ovelhas e cabras são os reservatórios mais comuns. Gatos infectados em trabalho de parto são importantes na disseminação de *Coxiella* em algumas áreas.
- Há um reservatório extenso na vida selvagem.
- O ambiente está contaminado no momento do parto pelo animal infectado.
- A disseminação pelo vento do ambiente contaminado pode ocorrer em uma distância de pelo menos 10 km.
- A distribuição é mundial, com exceção da Nova Zelândia, Antártida e Ártico.

MICROBIOLOGIA

- Cocobacilo pleomórfico Gram-negativo (estruturalmente — não fica colorido com a coloração de Gram).
- *Coxiella burnetii* — única espécie no gênero.
- Patógeno intracelular.
- Formador de esporo.
- Sofre variação de fase; a infecção aguda desencadeia anticorpos predominantemente contra antígenos de fase II, enquanto infecções crônicas, como a endocardite, são caracterizadas por anticorpos tipo imunoglobulina G (IgG) predominantemente contra antígenos de fase I.

DIAGNÓSTICO

- Na maior parte dos casos, um teste sorológico imunofluorescente é a melhor opção.
- Um aumento de quatro vezes na concentração entre as amostras agudas e convalescentes é o diagnóstico da doença aguda.
- A infecção crônica é diagnosticada com base nas manifestações clínicas (p. ex., endocardite), juntamente com uma concentração da fase I de imunoglobulina G (IgG) que seja igual a ou exceda a fase II, e que seja pelo menos 1:1.600.
- Isolamento do *C. burnetii* usando uma técnica *shell vial* pode ser feito em laboratórios com nível de segurança biológica 3.
- O ensaio de reação em cadeia da polimerase pode ser usado para amplificar o DNA de *C. burnetii* proveniente de diversas amostras clínicas, tais como valvas cardíacas e fluido articular. A hibridizaçãao fluorescente *in situ* pode identificar microrganismos no tecido, embora as colorações histopatológicas convencionais sejam negativas.

TRATAMENTO

- Febre Q aguda: 10 dias de doxiciclina, fluoroquinolona respiratória ou macrolídeo.
- Febre Q crônica: Doxiciclina mais hidroxicloroquina até a concentração do anticorpo IgG da fase I cair para 1:800 ou menos.

PREVENÇÃO

- Boas práticas de criação de animais domésticos
- Uso de ovelhas ou cabras soronegativas em instalações de pesquisa.

124 *Rickettsia prowazekii* (Tifo Epidêmico ou Tifo Transmitido pelo Piolho)

Lucas S. Blanton e David H. Walker

MICROBIOLOGIA

- *Rickettsia prowazekii* é um pequeno cocobacilo Gram-negativo intracelular obrigatório.
- Seu genoma 1,1-Mb sofreu redução evolucionária, resultando em dependência do citosol da célula hospedeira para muitas funções biossintéticas.
- Uma forma dormente extracelular permanece infecciosa em fezes de piolho por meses ou mais.

EPIDEMIOLOGIA

- O agente é transmitido entre os pacientes pelo piolho do corpo humano (*Pediculus humanus corporis*).
- Os piolhos são infectados ao se alimentarem de pacientes riquetsêmicos. O organismo é inoculado em um novo hospedeiro ao coçar fezes de piolho apresentando riquétsias na pele picada por piolho ou ao esfregá-las em membranas mucosas.
- Pacientes recuperados permanecem latentemente infectados, são suscetíveis à reativação com riquetsemia e podem ser fonte de epidemias.
- Epidemias estão associadas às condições que promovem as infestações de piolho por meio de má higiene — pobreza, clima frio, prisões e deslocamento de populações em função de guerras e outras calamidades.
- Na América do Norte, existe um reservatório extra-humano de *R. prowazekii* em esquilos voadores (*Glaucomys volans*), com infecções transmitidas para humanos por meio da membrana mucosa ou por exposição inalatória às pulgas do esquilo ou fezes do piolho.

MANIFESTAÇÃO CLÍNICA

- Sintomas frequentes incluem febre, dores de cabeça, calafrios, mialgia e erupção cutânea (Tabela 124-1).
- A doença não tratada pode progredir para edema pulmonar, encefalite e morte.
- O tifo recrudescente e o tifo associado ao esquilo voador manifestam-se de maneira similar, mas são menos graves.

DIAGNÓSTICO

- A reação de imunofluorescência indireta é a base do diagnóstico sorológico. O aumento de quatro vezes de concentração de imunoglobulina G (IgG) de doença aguda para convalescença confirma o diagnóstico.
- O ensaio de reação em cadeia de polimerase e a detecção imuno-histoquímica de *R. prowazekii* em sangue ou tecido, respectivamente, podem estabelecer o diagnóstico durante doença aguda.
- O tratamento não deve ser interrompido durante a espera de confirmação do laboratório.

TRATAMENTO E PREVENÇÃO

- Doxiciclina, 100 mg, duas vezes ao dia, durante 7 a 10 dias, é o tratamento indicado. Cloranfenicol é um tratamento alternativo.
- O controle de piolhos de humanos por meio de trocas de roupas e lavagem delas em água quente é essencial para a prevenção e para o controle de surto.

TABELA 124-1 Manifestação Clínica de Tifo Epidêmico

MANIFESTAÇÃO	LOCAL	
	BURUNDI	ETIÓPIA
Número de casos	102	60
Febre > 39 °C	100%	100%
Dor de cabeça	100%	100%
Qualquer erupção cutânea	25%	38%
Erupção cutânea purpúrica	11%	33%
Estupor	81%	35%
Coma	4%	—
Tosse	70%	38%
Náusea, vômito	57%	43%
Conjuntivite	15%	53%
Diarreia	13%	—
Esplenomegalia	8%	13%
Fotofobia	—	33%
Mialgias	100%	70%

Dados sobre Burundi obtidos de Fournier PE, Ndihokubwayo JB, Guidran J, et al. Human pathogens in body and head lice. Emerg Infect Dis. *2002;8:1515-1518; dados sobre a Etiópia, obtidos de Perine PL, Chandler BP, Krause DK, et al. A clinic-epidemiological study of epidemic typhus in Africa.* Clin Infect Dis. *1992;14:1149-1158.*

125 *Rickettsia typhi* (Tifo Murino)

Lucas S. Blanton, J. Stephen Dumler e David H. Walker

DEFINIÇÃO

- O tifo murino é causado pela *Rickettsia typhi.*
- A *R. typhi* é uma bactéria Gram-negativa intracelular obrigatória.
- O microrganismo infecta células endoteliais em hospedeiros mamíferos e células epiteliais do intestino médio em pulgas hospedeiras.

EPIDEMIOLOGIA

- O tifo de murino é distribuído em todo o mundo e é prevalente em regiões litorâneas tropicais e subtropicais, onde ratos (*Rattus* spp.) e suas pulgas (*Xenopsylla cheopis*) servem como reservatórios e vetores, respectivamente.
- Nos Estados Unidos, a maioria dos casos é notificada no sul do Texas e no sul da Califórnia, onde a pulga do gato (*Ctenocephalides felis*) é o vetor predominante e os gambás são os principais reservatórios suspeitos.
- A doença é transmitida através da inoculação de fezes de pulgas infectadas em um ferimento por picada de pulga.
- O tifo murino é cada vez mais reconhecido como uma doença em viajantes que retornam de regiões endêmicas em todo o mundo.

MANIFESTAÇÕES CLÍNICAS

- Os sintomas mais comuns no início da doença incluem febre, cefaleia, náuseas e vômitos.
- Exantema é comum conforme a doença progride. Ele é geralmente descrito como macular ou maculopapular, sendo mais comumente observado no tronco.
- O curso clínico, em geral, é sem complicações, mas, ocasionalmente, podem ocorrer alterações do sistema nervoso central, insuficiência renal, insuficiência respiratória e até mesmo morte.
- Os aumentos nos níveis séricos das transaminases hepáticas são alterações laboratoriais frequentes. A lesão vascular muitas vezes causa hipoproteinemia, hipoalbuminemia e alterações eletrolíticas (p. ex., hiponatremia e hipocalcemia).

DIAGNÓSTICO

- O diagnóstico precoce de tifo murino é baseado na suspeita clínica e na epidemiologia.
- O teste de imunofluorescência é a base do diagnóstico sorológico, que geralmente é retrospectivo. Um aumento de quatro vezes na titulação IgG da doença aguda para a fase de convalescença confirma o diagnóstico.
- A detecção imuno-histoquímica da *R. typhi* em uma amostra da biópsia de pele ou a amplificação de ácidos nucleicos de riquétsias pelo teste de reação em cadeia da polimerase em amostras de biópsia da pele ou do sangue pode estabelecer o diagnóstico durante a infecção aguda.
- Para evitar infecção grave ou potencialmente fatal, o tratamento não deve ser impedido ou suspenso enquanto se aguarda a confirmação laboratorial.

TRATAMENTO E PREVENÇÃO

- A administração de doxiciclina 100 mg duas vezes por dia, durante 7 a 10 dias, é o tratamento de escolha. O cloranfenicol é uma opção terapêutica alternativa.
- A prevenção é direcionada para o controle de pulgas vetoras e potenciais hospedeiros de pulgas.

126 *Orientia tsutsugamushi* (Tifo Rural)

Didier Raoult

DEFINIÇÃO

- Riquetsiose transmitida por ácaros, apresentando uma ou mais lesões papulares formando escaras no local da mordida, seguidas, após alguns dias, de febre de início súbito, cefaleia, mialgia e adenopatia local e a seguir generalizada, em geral com exantema.

EPIDEMIOLOGIA

- É extremamente comum na região rural da Ásia e na Austrália ocidental.

MICROBIOLOGIA

- É causado pela *Orientia tsutsugamushi* intracelular.

DIAGNÓSTICO

- Imunofluorescência indireta é a sorologia de escolha. A reação em cadeia da polimerase de swab ou tecido da escara antes do tratamento é muito sensível. O teste de Weil-Felix não é confiável, porém é amplamente utilizado.

TRATAMENTO

- Com base na administração de doxiciclina 100 mg, duas vezes ao dia durante 7 dias.

PREVENÇÃO

- Evitar picadas de ácaro na região rual da Ásia com controle de vetores.

127 *Ehrlichia chaffeensis* (Erliquiose Monocítica Humana), *Anaplasma phagocytophilum* (Anaplasmose Granulocítica Humana) e outras Anaplasmataceae

J. Stephen Dumler e David H. Walker

DEFINIÇÃO

- Infecção por bactérias intracelulares da família Anaplasmataceae.

MICROBIOLOGIA

- Os organismos da família Anaplasmataceae da ordem Rickettsiales são bactérias Gram-negativas obrigatoriamente intracelulares.
- *Ehrlichia chaffeensis*, *Ehrlichia canis*, *Ehrlichia muris* e *Neorickettsia helminthoeca* infectam principalmente os monócitos e os macrófagos no sangue e tecidos de hospedeiros mamíferos.
- *Anaplasma phagocytophilum* e a *Ehrlichia ewingii* infectam principalmente neutrófilos e outros granulócitos no sangue de hospedeiros mamíferos.
- A célula-alvo mamífera da *Neoehrlichia mikurensis* ainda não é conhecida.

EPIDEMIOLOGIA

- As infecções por erliquiose monocítica humana (EMH) e *E.ewingii* estão distribuídas predominantemente pelo centro-sul e leste da América do Norte, onde carrapatos *Amblyomma americanum* e veados-de-cauda-branca (*Odocoileus virginianus*) servem como vetores e reservatórios, respectivamente.
- A anaplasmose granulocítica humana (AGH) está distribuída por todo o mundo, especialmente por latitudes ao norte da América do Norte, Europa e Ásia, onde carrapatos *Ixodes persulcatus* ou *Haemaphysalis longicornis* (China) e vários pequenos mamíferos servem como vetores e reservatórios.
- A infecção humana por agentes semelhantes a *E. muris* é distribuída pelo meio-oeste dos Estados Unidos (Wisconsin e Minnesota), onde carrapatos *Ixodes scapularis* e ratos-de-patas-brancas e outros pequenos mamíferos servem como vetores e reservatórios.
- A infecção humana por *N. mikurensis* ocorre na Europa e ao norte da China, onde carrapatos *I. persulcatus* e pequenos mamíferos servem como vetores e reservatórios.
- A neorriquetsiose de sennetsu ocorre no leste e sudeste da Ásia, onde trematódeos digenéticos servem como vetores, e animais aquáticos, principalmente peixes, servem como reservatórios, por meio dos quais a infecção é adquirida por transmissão oral. Todos os membros da Anaplasmataceae são bactérias intracelulares obrigatórias que sobrevivem dentro dos vacúolos de células hospedeiras geralmente derivadas da medula óssea, mas também ocasionalmente de células endoteliais.

MANIFESTAÇÃO CLÍNICA

- As manifestações precoces mais frequentes são febre, cefaleia, mialgia, náuseas e vômitos.
- Erupções cutâneas são pouco frequentes.
- A evolução clínica é em geral favorável, mas complicações graves podem ocorrer, como uma síndrome semelhante ao choque séptico, insuficiência respiratória, meningoencefalite, insuficiência renal e morte, especialmente para a EMH.
- Leucopenia, trombocitopenia e elevações nos níveis de transaminases hepáticas são achados frequentes.

DIAGNÓSTICO

- O diagnóstico precoce de EMH, AGH e outras infecções humanas causadas por bactérias da família Anaplasmataceae é baseado na suspeita clínica e indícios epidemiológicos.
- Uma rápida confirmação laboratorial, às vezes, pode ser obtida por meio de exame de esfregaço de sangue para mórulas (inclusões) em leucócitos circulantes ou por detecção do DNA bacteriano no sangue pelo teste de reação em cadeia da polimerase.
- A soroconversão ou aumento de quatro vezes na titulação de anticorpos de fase aguda para a convalescente confirma o diagnóstico retrospectivamente.
- O tratamento precoce melhora os resultados e evita complicações ou sequelas graves.

TRATAMENTO

- A administração de doxiciclina, 100 mg duas vezes ao dia durante 5 a 10 dias até a resolução da febre é o tratamento de primeira escolha.
- Não se deve utilizar cloranfenicol nestes casos.
- A rifampicina tem sido utilizada com sucesso em crianças.

PREVENÇÃO

- A prevenção tem como objetivo evitar a exposição a carrapatos e picadas e remoção precoce de carrapatos aderidos ao corpo. As neorriquetsiosespodem ser prevenidas evitando-se alimentos que contêm peixe cru ou fermentados em regiões onde ocorre a doença.

F Cocos Gram-positivos

128 *Staphylococcus aureus* (Incluindo a Síndrome do Choque Tóxico Estafilocócico)

Yok-Ai Que e Philippe Moreillon

DEFINIÇÃO

- Patógenos Gram-positivos responsáveis por infecções superficiais e profundas.
- Colonizador frequente de portadores assintomáticos.
- Responsáveis por doenças piogênicas e por doenças relacionadas com toxinas.
- Causa primária de bacteriemia adquirida na comunidade e nosocomial.
- Primeira causa de infecções invasivas, como endocardite infecciosa e osteomielite.
- Frequentemente resistente à meticilina [*S. aureus* resistente à meticilina (MRSA, do inglês *Methicillin-Resistant Staphylococcus aureus*)] e a todos os betalactâmicos (até 50% das amostras hospitalares).
- Geralmente também resistente a diversos antibióticos disponíveis para uso clínico.

EPIDEMIOLOGIA

- Colonizador da parte anterior das narinas em 20% a 40% da população geral.
- Problema de saúde pública número um em infecções nosocomiais resistentes.
- Distribuição clonal do MRSA a partir das unidades de saúde (HCA-MRSA, do inglês *Health Care-MRSA*) e de outros ambientes propícios (Fig. 128-1).
- Disseminação policlonal de cepas sensíveis na comunidade; mas clones bem-sucedidos de MRSA adquiridos na comunidade podem se espalhar por todo o mundo (p. ex., USA300).
- Produtor de superantígeno responsável pela síndrome do choque tóxico e por intoxicação alimentar.

MICROBIOLOGIA

- A maioria das espécies virulentas provenientes de mais de 40 taxônimos de *Staphylococcus* spp.
- Genoma nuclear conservado de aproximadamente 2,8 milhões de bp.
- Múltiplos elementos genéticos móveis (EGMS); ilhas patogênicas e genômicas, transposons e prófagos codificadores de genes de virulência e genes resistentes aos antibióticos (Tabelas 128-1, 128-2 e 128-3).
- Evolução de clones bem-sucedidos através de mutações e aquisição de elementos genéticos móveis.
- Resistência à meticilina conferida por uma família polimorfa de genes cassetes SCC*mec*.

DIAGNÓSTICO

- A cultura convencional é obrigatória e crucial para detectar novos fenótipos de resistência.
- É necessária uma incubação prolongada para as variantes das pequenas colônias responsáveis por infecção crônica.
- Testes moleculares úteis para identificação rápida dos genes de resistência conhecidos.
- Tipagem molecular crítica para administrar as epidemias de MRSA e controlar a infecção.

TRATAMENTO

- Primeira escolha para o *S. aureus* sensível à meticilina: β-lactâmicos resistentes à penicilinase ou cefalosporinas de primeira geração, p. ex., cefalexina ou dicloxacilina oral; nafcilina ou oxacilina venosa; ou, fora dos EUA, flucloxacilina. As alternativas clindamicina, sulfametoxazol-trimetoprima, por via oral ou intravenosa.

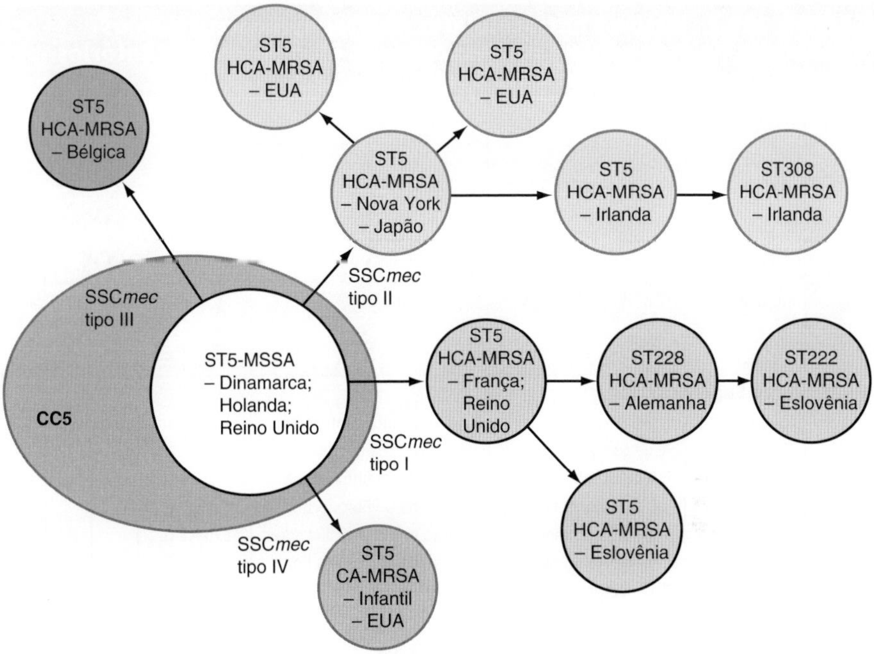

FIGURA 128-1 Evolução do *Staphylococcus aureus* suscetível à meticilina (MSSA, do inglês *Methicillin-Susceptible Staphylococcus aureus*) para *S. aureus* resistente à meticilina (MRSA), exemplificada pela sequência tipo 5 (ST5). A ST5 pertence ao complexo clonal 5 (CC5), que agrega amostras de *S. aureus*, compartilhando homologias em cinco dentre sete genes (*arcC*, *aroE*, *glpF*, *gmk*, *pta*, *tpi* e *yqiL*) comparada ao método de tipagem de sequências de multilócus (MLST, do inglês *MultiLocus Sequence Typing*). A ST5 parental é um MSSA isolado em vários países, como Dinamarca, Holanda e também no Reino Unido. A ST5 adquiriu vários tipos de SCC*mec* em muitas ocasiões diferentes, provavelmente de cepas de doadores de CoNS. Após a aquisição de SCC*mec*, novos clones de MRSA seguiram suas próprias evoluções geográfica e genéticas, se dispersando como HCA-MRSA (SSC*mec* I, II ou III) ou clones de CA-MRSA (SCC*mec* IV) e, algumas vezes, evoluindo para novos tipos de ST (p. ex., ST222, ST228 e ST308). Três complexos clonais (CC5, CC8 e CC30) geraram seis dos mais importantes clones pandêmicos de MRSA descritos nas três últimas décadas (modificado de Robinson DA, Enright MC. Evolutionary models of the emergence of methicillin-resistant Staphylococcus aureus. Antimicrob Agents Chemother. 2003;47:3926-3934).

- A primeira escolha para o MRSA seria a vancomicina ou a daptomicina venosas ou, se houver sensibilidade, sulfametoxazol-trimetoprima ou clindamicina oral ou venosa. As alternativas são ceftarolina, linezolida ou telavancina; ou, em caso de infecção aguda de pele ou partes moles, dalbavancina, oritavancina ou tedizolida.
- Bom adjunto para associações farmacológicas: rifampicina.
- Benefícios dos aminoglicosídeos não foram bem demonstrados.

PREVENÇÃO

- Descolonização dos portadores de estafilococos (Tabela 128-4).
- Detecção das epidemias de HCA-MRSA e CA-MRSA.
- Medidas de higiene hospitalar.
- Vacinas estão em fase experimental.

TABELA 128-1 Fatores Extracelulares do *Staphylococcus aureus* Envolvidos na Patogenia e na Resposta aos Elementos Regulatórios Globais Durante o Crescimento Bacteriano

Gene	Localização	Produto	Atividade e/ou Função	Tempo*	AÇÃO DOS GENES REGULADORES[†]			
					agr	*saeRS*	*rot*	*sarA*
Proteínas de Superfície								
spa	Cromossomo	Proteína A	Anti-imunidade, anti-PMN	Exp	-	±	+	
cna	Cromossomo	PL de colágeno	Ligação de colágeno	Exp	-			
fnbA	Cromossomo	PLA da fibronectina	Ligação da de fibronectina	Exp	-			+
fnbB	Cromossomo	PLB da fibronectina	Ligação da de fibronectina	Exp	-			+
clfA	Cromossomo	Fator de Aglutinação A	Ligação de fibronectina	Exp	0			
clfB	Cromossomo	Fator de Aglutinação B	Ligação da de fibronectina	Exp	0		+	0
lfb	Cromossomo	PL de lactoferrina	Ligação da de lactoferrina	Exp				
Polissacarídeos Capsulares								
cap5	Cromossomo	Polissacarídeo capsular tipo 5	Antifagocitose?	Pxp	+			+
cap8	Cromossomo	Polissacarídeo capsular tipo 8	Antifagocitose?	Pxp	+			
Citotoxinas								
hla	Cromossomo	α-Hemolisina	Hemolisina, citotoxina	Pxp	+	+	−	±
hlb	Cromossomo	β-Hemolisina	Hemolisina, citotoxina	Pxp	+	+	−	±
hld	Cromossomo	δ-Hemolisina	Hemolisina, citotoxina	Pxp	+	0		+
hlg	Cromossomo	γ-Hemolisina	Hemolisina, citotoxina	Pxp	+		−	±
lukS/F	Fagos de LPV	LPV	Leucolisina	Pxp	+		−	
Superantígenos								
sea	Bacteriófago	Enterotoxina A	Intoxicação alimentar, SCT	Xp Pxp	0			
seb	SaPI3[§]	Enterotoxina B	Intoxicação alimentar, SCT	Pxp	+			±
sec	SaPI4[§]	Enterotoxina C	Intoxicação alimentar, SCT	Pxp	+			
sed	Plasmídio	Enterotoxina D	Intoxicação alimentar, SCT	Pxp	+			
eta	Fago ETA	Esfoliatina A	Síndrome da pele escaldada	Pxp	+			
etb	Plasmídio	Esfoliatina B	Síndrome da pele escaldada	Pxp	+			
tst	SaPI1, bov1[§]	Toxina 1 do choque tóxico	Síndrome do choque tóxico	Pxp	+			‡
Enzimas								
SplA-F	Cromossomo	Protease tipo serina	Protease putativa	+		−		
ssp	Cromossomo	Protease V8	Fator de disseminação	Pxp	+	0		−
aur	Cromossomo	Metaloprotease (aureolisina)	Enzima de processamento?	Pxp	+			−
sspB	Cromossomo	Protease da cisteína	Enzima de processamento?	?			−	
scp	Cromossomo	*Staphopain* (protease II)	Disseminação, nutrição	Pxp	+			−
geh	Cromossomo	Glicerol éster hidrolase	Disseminação, nutrição	Pxp	+	0	−	±
lip	Cromossomo	Lipase (butiril esterase)	Disseminação, nutrição	Pxp	+	0		±
fme	Cromossomo	EMAG	Esterificação de ácidos graxos	Pxp	+			±
plc	Cromossomo	Fosfoinositídeo fosfolipase C		Pxp	+			

TABELA 128-1 Fatores Extracelulares do *Staphylococcus aureus* Envolvidos na Patogenia e na Resposta aos Elementos Regulatórios Globais Durante o Crescimento Bacteriano *(Cont.)*

Gene	Localização	Produto	Atividade e/ou Função	Tempo*	AÇÃO DOS GENES REGULADORES†			
					agr	*saeRS*	*rot*	*sarA*
nuc	Cromossomo	Nuclease	Nutrição	Pxp	+	+		
has	Cromossomo	Hialuronidase	Fator de disseminação	Xp	±			
coa	Cromossomo	Coagulase	Coagulação, digestão de coágulos	Exp		+	+	+
sak	Bacteriófago	Estafiloquinase	Ativador de plasminogênio	Pxp	+	0		

PL: proteína de ligação; EMAG: enzima de modificação dos ácidos graxos; PMN: polimorfonucleares.
Modificado de Cheung AL, Projan SJ, Gresham H. The genomic aspect of virulence, sepsis, and resistance to killing mechanisms in Staphylococcus aureus. Curr Infect Dis Rep. 2002;4:400-410; e Novick RP, Geisinger E. Quorum sensing in staphylococci. Ann Rev Genet. 2008;42:541-564.
± Controverso.
*Tempo: Xp: durante a fase exponencial; Exp: fase exponencial precoce; Pxp: fase pós-exponencial; 0: nenhum efeito ativo no gene. Expressão: + : modulação positiva; - : modulação negativa.
†*agr*, gene regulador acessório; LPV: leucocidina de Panton–Valentine; *saeRS*: exoproteínas do *S. aureus*; *rot*: repressor de toxinas; *sarA*: regulador acessório do *Staphylococcus*.
§SaPI: ilha patogênica do *S. aureus* (do inglês Staphylococcus aureus Pathogenic Island).

TABELA 128-2 MSCRAMMS do *Staphylococcus aureus* Pertencentes a Proteínas Mediadas pelas Sortases da Parede Celular

GENE	PROTEÍNA	AA	SORTASE	MOTIVO	ESPECIFICIDADE DO LIGANTE	POTENCIAL IMPLICAÇÃO PATOLÓGICA
Spa	Proteína A	508	SrtA	LPETG	Fragmento Fc DE anticorpos (IgG ou IgM) do fator de von Willebrand, RFNT1, plaquetas	Sepse e osteoartrite experimentais
clfA	Fator de Aglutinação A	933	SrtA	LPDTG	Fibrinogênio, plaquetas	Endocardite experimental
clfB	Fator de Aglutinação B	913	SrtA	LPETG	Fibrinogênio, citoqueratina 10, plaquetas	Colonização da mucosa nasal
cna	Proteína de ligação do colágeno	1183	SrtA	LPKTG	Colágeno	Osteomielite experimental, artrite séptica
fnA	Proteína de ligação da fibronectina A	1018	SrtA	LPETG	Fibronectina, fibrinogênio, elastina, plaquetas	Endocardite experimental, invasão celular, mastite experimental
fnB	Proteína de ligação da fibronectina B	914	SrtA	LPETG	Fibronectina, fibrinogênio, elastina, plaquetas	Mastite experimental
sdrC	Proteína de repetição de aspartato-serina	947	SrtA	LPETG	Indeterminada	–

(Continua)

TABELA 128-2 MSCRAMMS do *Staphylococcus aureus* Pertencentes a Proteínas Mediadas pelas Sortases da Parede Celular *(Cont.)*

GENE	PROTEÍNA	AA	SORTASE	MOTIVO	ESPECIFICIDADE DO LIGANTE	POTENCIAL IMPLICAÇÃO PATOLÓGICA
sdrD	Proteína de repetição de aspartato-serina	1315	SrtA	LPETG	Indeterminada	–
sdrE	Proteína de repetição de aspartato-serina	1166	SrtA	LPETG	Plaquetas	–
pls	Proteína sensível à plasmina	1637	SrtA	LPDTG	Lipídios celulares, gangliosídio M3; células epiteliais nasais	Colonização da mucosa nasal
sraP	Adesina rica em resina para plaquetas	2261	SrtA	LPDTG	Plaquetas	Endocardite experimental
(sasA)						
IsdA	Determinante de superfície A regulado por ferro	354	SrtA	LPKTG	Fibrinogênio, fibronectina	Colonização nasal
(sasE)					Hemoglobina/transferrina	
IsdB	Determinante de superfície B regulado por ferro	645	SrtA	LPQTG	Hemoglobina/hemina	–
(sasJ)						
isdC	Determinante de superfície C regulado por ferro	227	SrtB	NPQTN	Hemina	–
isdH	Determinante de superfície H regulado por ferro	895	SrtA	LPKTG	Haptoglobina	Colonização nasal
(harA)					Complexo de haptoglobina/ hemoglobina	
(sasI)						
sasB	Proteína de superfície B do *S. aureus*	937	SrtA	LPDTG	Indeterminado	–
sasC	Proteína de superfície C do *S. aureus*	2186	SrtA	LPNTG	Indeterminado	–
sasD	Proteína de superfície D do *S. aureus*	241	SrtA	LPAAG	Indeterminado	–
sasF	Proteína de superfície F do *S. aureus*	637	SrtA	LPKAG	Indeterminado	–
sasG	Proteína de superfície G do *S. aureus*	1117	SrtA	LPKTG	Células epiteliais nasais	Associada a doença invasiva
sash (adsA)	Proteína de superfície H do *S. aureus*	308	SrtA	LPKTG	Adenosina associada à parede celular, sintase	Escape da morte por fagocitose
sasK	Proteína de superfície K do *S. aureus*	211	SrtA	LPKTG	Indeterminado	–
fmtB	Formiltransferase B		SrtA	LPXTG	Síntese da parede celular, resistência aos β-lactâmicos	Resistência aos antibióticos

AA: comprimento da proteína nos aminoácidos; Srt: sortase; IgM: imunoglobulina M; MSCRAMMs: componentes da superfície dos micróbios de reconhecimento das moléculas de adesão matricial (do inglês *Microbial Surface Components Recognizing Adhesive Matrix Molecules*); RFNT1: receptor do fator de necrose tumoral 1.

Modificado de Roche FM, Massey R, Peacock SJ, et al. Characterization of novel LPXTG-containing proteins of Staphylococcus aureus identified from genome sequences. Microbiology. 2003;149:643-654; Clarke S, Foster S. Surface adhesins of Staphylococcus aureus. Adv Microb Physiol. 2006;51:187-224; e Dedent A, Marraffini L, Schneewind O. Staphylococcal sortases and surface proteins. In: Fischetti V, Novick RP, Ferretti J, et al, eds. Gram-Positive Pathogens. 2nd ed. Washington, DC: ASM Press; 2006:486-495.

TABELA 128-3 Resumo dos Principais Elementos Genéticos Móveis em Cepas Sequenciais de *Staphylococcus aureus*

	CEPA DE *S. AUREUS*										
	MRSA252	**N213**	**MU50**	**COL**	**8325**	**MW2**	**MSSA476**	**FPR3757**	**JH1/JH9**	**NEWMAN**	**RF122**
Grupo clonal	30	5	5	8	8	1	1	8	5	8	151
Bacteriófagos											
*Φ*Sa1			NI								*lukFM*
*Φ*Sa2	NI				NI (*Φ*12)	PV-*luk*		PV-*luk*	NI		
*Φ*Sa3	*chip scin sak sea*	*chip scin sak sea*	*chip sak sea*		*chip scin Sak*	*scin sak sea seg sek*	*scin sak sea seg sek*	*chip scin sak*	*chip scin sak*	*chip scin sak sea*	
*Φ*Sa4							NI		NI		
*Φ*Sa5					NI (*Φ*11)					NI	
ΦSa6				NI (L54a)					NI	NI	NI
ΦSa7										NI	
ΦSa8											NI
SAPIs											
SAPI1				*seb ear seq sek*				*ear seq sek*			
SAPI2		*sel sec tst*	*sel sec tst*								*Mdr*
SAPI3			*fhuD*			*ear sel sec*					
SAPI4	NI						NI				
SAPIbov											*tst sel*
Plasmídios											
I	*ble kn**	*ble kn**	*ble kn**	*tet*				*tetK; NI*			
II	*cadAC arsBC**	*cadDX arsBC*				*blaZ cadD*	*blaZ cadD*		*blaZ arsR cadD aacl*		
III			*aacl aph qacA*					*erm ileS*	*aph*		
Transpósons											
Tn552	*blaZ*										
Tn554	*erm spc*	*erm spc*	*erm spc*								
Tn5801			*tetM*								
Semelhante ao Tnn976	NI			NI							

(Continua)

TABELA 128-3 Resumo dos Principais Elementos Genéticos Móveis em Cepas Sequenciais de *Staphylococcus aureus* (Cont.)

	CEPA DE *S. AUREUS*										
	MRSA252	N213	MU50	COL	8325	MW2	MSSA476	FPR3757	JH1/JH9	NEWMAN	RF122
SCC											
mec I				*mecA*							
mec II	*mecA*	*mecA*	*mecA*						*mecA*		
mec III											
mec IV						*mecA*		*mecA* *arc*			
								opp			
não-*mec*							*far1*				

aac/aph: resistência a aminoglicosídeos; *arc*: catabolismo de arginina; *arsBC*: genes de resistência ao arsênico; *blaZ*: resistência à penicilina; *bsa*: genes de biossíntese de bacteriocina; *cadACDX*: genes de resistência ao cádmio; *chip*: proteína inibidora de quimiotaxia; *ear*: proteína putativa do tipo β-lactamase; *erm*: resistência à eritromicina; *far1*: resistência ao ácido fusídico; *fhuD*: transportador de sideróforo; *ileS*: resistência à mupirocina; *lukFM*: leucocidina; *mdr*: multirresistência; *opp*: absorção de oligopeptídio; *mecA*: proteína 2A de ligação à penicilina que confere resistência à meticilina; *qacA*: resistência (antisséptica) a composto de amônio quaternário; *PV-luk*: leucocidina de Panton–Valentine; *sak*: estafiloquinase; *SaPI*: ilha de patogenicidade do *S. aureus*; *SCC*: cromossomo cassete estafilocócico; *scin*: proteína inibidora de quimiotaxia estafilocócica; *sea* a *sep*: enterotoxina A a enterotoxina P; *spc*: resistência à espectinomicina; *tst*: síndrome do choque tóxico -1; *tet* e *tetM*: resistência à tetraciclina.

Nota: As famílias de fagos e SaPI baseadas na homologia dos genes da integrase e no sítio de inserção. NI: elemento presente, porém sem gene de virulência ou resistência identificado. SCC*mec* FPR3757 se funde ao elemento ACME; SaPIS pertence à família SaPI1 com base na integrase e no sítio de inserção. RF122 tem dois fragmentos de fagos.

*Plasmídio integrado.

Modificado de Lindsay J. S. aureus evolution: lineages and mobile genetic elements (MGEs). In: Lindsay J, ed. Staphylococcus aureus Molecular Genetics. Norfolk, UK: Casiter Academic Press; 2008:45-69.

TABELA 128-4 Exemplo de Esquema de Descontaminação para Pacientes Colonizados ou Infectados por *Staphylococcus aureus* Resistente a Meticilina (MRSA)

Medidas Protetoras
Colocar o paciente em isolamento (um ou vários pacientes contaminados em quarto individual com acesso restrito). Usar capote e luvas de proteção. Usar máscara e óculos de proteção se houver risco de projeção de secreções contaminadas. Limpar as mãos com solução alcoólica ao retirar as luvas e entre os procedimentos. Deixar qualquer item descartável na sala e fazer o descarte para esterilização em contêineres especiais.
Medidas de Descontaminação
Aplicar mupirocina nasal (2%) de 8/8 h por 5 a 7 dias. Aplicar *spray* oral com clorexidina três a quatro vezes ao dia durante 5 a 7 dias. Tomar banho de chuveiro diariamente ou limpar todo o corpo com sabão contendo clorexidina durante cinco a sete dias. Caso tenha próteses dentárias, limpar e mergulhar a prótese em solução contendo clorexidina, diariamente por 5 a 7 dias.
Culturas de Controle e Decisões
Colher *swabs* de controle dos sítios contaminados entre 48 e 96 horas após o término do tratamento. Manter as medidas de isolamento até que os resultados laboratoriais estejam disponíveis. Se não houver MRSA nas culturas de controle, considerar o paciente como descontaminado. Liberar do isolamento e colher *swabs* semanais para as culturas de acompanhamento. Se houver MRSA nas culturas de controle, manter as medidas de isolamento e repetir todo o esquema de descontaminação.

Modificado das Recomendações Atuais do Hospital Universitário de Lausanne, na Suíça.

129 *Staphylococcus epidermidis* e Outros Estafilococos Coagulase Negativos

Mark E. Rupp e Paul D. Fey

MICROBIOLOGIA

- Mais de 40 espécies de estafilococos coagulase negativos são cocos Gram-positivos que estão estreitamente relacionados com o intrinsecamente mais virulento *Staphylococcus aureus* e diferenciados deste por sua incapacidade de produzir coagulase.
- O *Staphylococcus epidermidis*, a espécie clinicamente mais comum encontrada de estafilococos de coagulase negativa, é uma parte destacada da microbiota comensal normal da pele humana. O *S. epidermidis* deve seu sucesso patogênico a três fatores:(1) seu nicho normal na pele humana, dando-lhe acesso a qualquer dispositivo inserido ou atravessado pela pele; (2) sua capacidade de aderir a biomateriais e elaborar o biofilme; e (3) mudanças na população hospedeira humana resultando em números maiores de pacientes imunossuprimidos e maior uso de dispositivos bioprotéticos.
- Outras espécies importantes de estafilococos coagulase negativos incluem o *S. saprophyticus*, causador comum de infecções do trato urinário não complicadas em mulheres sexualmente ativas; o *S. haemolyticus*, muitas vezes resistente a glicopeptídeos; e *S. lugdunensis*, um estafilococo coagulase negativo mais virulento que imita as infecções por *S. aureus*.

EPIDEMIOLOGIA

- *S. epidermidis* é um importante causador de infecção intravascular relacionada a cateter e também de infecções associadas a uma grande variedade de dispositivos médicos, tais como próteses articulares, válvulas cardíacas artificiais e derivações de cerebrospinais.
- Cepas de *S. epidermidis* podem prevalecer em ambientes hospitalares e o propagar-se de uma unidade para outra, de um hospital para outro, e de um país para outro.

DIAGNÓSTICO

- A diferenciação entre infecções "verdadeiras" causadas por estafilococos coagulase negativos de contaminantes pode, por vezes, ser um desafio para o diagnóstico. O encontro de estafilococos coagulase negativos em altos números ou de modo repetido em situações clinicamente compatíveis com infecção é indicativo de uma infecção verdadeira. Infelizmente, em algumas situações, as infecções devido a estafilococos coagulase negativos podem ser indolentes, e o diagnóstico é difícil.

TRATAMENTO

- A maioria das cepas de *S. epidermidis* nosocomiais são resistentes a múltiplos antimicrobianos, e os glicopeptídeos ou outros antibióticos antiestafilocócicos alternativos direcionados a cepas resistentes a meticilina são utilizados no tratamento. Isolados de *S. epidermidis* com concentração inibitória mínima de oxacilina (MIC) de 0,25 μg/mL ou menos podem ser tratados com oxacilina ou nafcilina. A vancomicina é o fármaco com o qual há mais experiência clínica em infecções estafilocócicas coagulase-negativo, embora relatos de casos suportem o uso de daptomicina e linezolida. A maioria das espécies é susceptível *in vitro* aos novos agentes: telavancina, dalbavancina, oritavancina, ceftarolina e tedizolida, bem como aos agentes mais antigos, quinupristina-dalfopristina e tigeciclina, mas a sua utilidade clínica para infecções por estafilococos coagulase-negativos ainda precisa ser definida.

- Em algumas situações, a rifampicina pode ser adicionada ao regime para uma melhor atividade contra microrganismos causadores de infecções associadas a biofilme.
- Algumas informações estão sendo produzidas no que diz respeito ao tratamento das infecções associadas a biofilmes com o dispositivo *in situ*, mas a maior parte desses dados são relatos de casos anedóticos. Em geral, os dispositivos infectados devem ser removidos sempre que possível. Numerosas modalidades terapêuticas voltadas a biofilmes parecem ser promissoras.

PREVENÇÃO

- Dispositivos médicos invasivos devem ser inseridos ou implantados com atenção escrupulosa às práticas assépticas. Há grande interesse no desenvolvimento de dispositivos biomédicos que sejam menos propensos a aderência bacteriana e infecção.

130 *Streptococcus pyogenes*

Amy E. Bryant e Dennis L. Stevens

DEFINIÇÃO

- *Streptococcus pyogenes* é um importante patógeno humano global que provoca uma grande variedade de infecções agudas, como infecções dos tecidos moles e faringite; infecções graves e potencialmente fatais, tais qual síndrome do choque tóxico estreptocócico; além de devastadoras sequelas pós-infecciosas, como febre reumática e glomerulonefrite.

EPIDEMIOLOGIA

- A infecção mais comum é a faringite estreptocócica.
- Infecções da pele e tecidos moles superficiais incluem impetigo, erisipela e celulite.
- Graves infecções potencialmente fatais incluem febre escarlatina, bacteremia, pneumonia, fasceíte necrotizante, mionecrose e síndrome de choque tóxico estreptocócico.
- Sequelas pós-infecciosas incluem febre reumática aguda e glomerulonefrite estreptocócica.

MICROBIOLOGIA

- *S. pyogenes* é um estreptococo gram-positivo, β-hemolítico, catalase-negativo. Mais de 150 cepas diferentes foram identificadas com base em diferentes tipos de M-proteínas. É um estreptococo do grupo A baseado em sua estrutura de carboidratos, de acordo com a tipagem de Lancefield de cepas β-hemolíticas. Cepas mucoides têm cápsulas ricas em ácido hialurônico, e diversas toxinas extracelulares são produzidas pela maioria das cepas, que incluem estreptolisina O, uma citolisina específica de colesterol, estreptolisina S, uma hemolisina associada a célula, proteínas de ligação a fibrinogênio, estreptoquinase, inúmeras exotoxinas pirogênicas que atuam como superantígenos, e uma protease cisteína denominada exotoxina pirogênica B.

DIAGNÓSTICO

- O diagnóstico de faringite por *S. pyogenes* é suspeito com base em critérios clínicos específicos, e pode ser comprovado por testes rápidos ou cultura.
- Da mesma forma, impetigo, celulite e erisipela são suspeitos com base em apresentações clínicas singulares. Culturas de lesões impetiginosas diferenciarão *Streptococcus* de *Staphylococcus aureus* como a causa. As culturas das lesões associadas a celulite e erisipela são úteis apenas 20% do tempo, e hemoculturas são raramente positivas.
- *S. pyogenes* invasivo é mais difícil de diagnosticar no início do curso, embora as culturas de sangue sejam positivas em mais de 50% dos casos. Em 50% dos pacientes com quadro de fasceíte necrotizante associada a uma porta de entrada como incisão cirúrgica, sepse pós-parto ou picadas de inseto, as culturas desses locais são positivas na grande maioria dos casos. Em 50% dos pacientes sem porta de entrada, a infecção começa profundamente na fáscia e nos músculos, e esses pacientes apresentam um histórico de trauma não penetrante prévio, dores fortes e toxicidade sistêmica. Sinais clássicos de infecções necrotizantes não são aparentes até o final do curso, no momento em que o paciente tem choque sistêmico e falência de órgãos.
- Febre reumática é diagnosticada com base na suspeita clínica de pacientes com faringite anterior que se apresentam com cardite, coreia de Sydenham, artrite migratória e evidências de que a faringite foi devido a *S. pyogenes* pela cultura positiva ou títulos crescentes de antiestreptolisina O, utilizando os critérios de Jones, que são analisados em outra seção.

- Glomerulonefrite estreptocócica é diagnosticada com base em evidências de insuficiência renal com dano glomerular, como indicado pela produção de hematúria e uma infecção estreptocócica anterior, que pode ser ou faringite ou impetigo.

TRATAMENTO

- A penicilina permanece o medicamento de escolha para o tratamento de todas as infecções estreptocócicas.
- A maior parte dos casos de impetigo pode ser tratada com bacitracina, mupirocina ou retapamulina tópicas, e apenas em casos graves ou em epidemias a administração oral ou parenteral de penicilina é necessária.
- Casos graves de infecções por *S. pyogenes*, como fasceíte necrotizante, mionecrose e síndrome do choque tóxico estreptocócico, podem se beneficiar da clindamicina, que suprime produção de toxinas, e, em estudos com animais e estudos limitados em humanos, é superior à penicilina. Suporte de terapia intensiva, ressuscitação agressiva de fluidos, suporte ventilatório e intervenção cirúrgica são normalmente requeridos.

PREVENÇÃO

- Epidemias de faringite estreptocócica têm sido prevenidas em recrutas militares por meio da administração mensal de penicilina benzatina aplicada via intramuscular.
- Febre reumática pode ser prevenida pela administração de penicilina, 9 dias após o início da faringite estreptocócica. A profilaxia secundária deve ser considerada em pacientes com doença cardíaca reumática com base na idade, crianças pequenas nos lares e exposição a casos de infecção estreptocócica.
- Melhores condições de vida, melhor higiene pessoal e tratamento tópico de lesões impetiginosas podem prevenir a propagação a indivíduos suscetíveis.
- A prevenção de casos secundários deve ser considerada em profissionais da saúde e membros da família com contato prolongado e íntimo com pacientes com fasceíte necrosante/síndrome do choque tóxico estreptocócico, particularmente aqueles que estão imunocomprometidos, têm varicela, tiveram cirurgia recente ou puérperas. O risco de infecção secundária grave é baixo, mas a colonização e a faringite estreptocócica podem ocorrer normalmente. Penicilina oral durante 7 a 10 dias é razoável, apesar de não haver estudos definitivos.

131 Sequelas Não Supurativas Pós-Estreptocócicas: Febre Reumática e Glomerulonefrite

Stanford T. Shulman e Alan L. Bisno

DEFINIÇÕES

- Febre reumática aguda (FRA) e glomerulonefrite pós-estreptocócica aguda (GNDA ou GNPE) são doenças imunomediadas que se desenvolvem após algumas infecções por estreptococos do grupo A.
- A FRA afeta predominantemente o coração e articulações e pode levar à cardiopatia reumática crônica, enquanto a GNDA é uma nefrite imunológica complexa.

EPIDEMIOLOGIA

- A FRA pode seguir uma infecção da faringe pelos estreptococos do grupo A, não tratada, em indivíduos que parecem ser geneticamente suscetíveis.
- FRA é mais frequente em crianças de 5 a 15 anos e ocorre mais no inverno ou na primavera.
- Atualmente, em regiões desenvolvidas do mundo, a FRA é muito menos frequente, em comparação à situação de várias décadas atrás. A maioria dos casos atuais ocorre em países em desenvolvimento ou em populações minoritárias na Austrália e Nova Zelândia.
- A GNDA pode ser seguida de infecções estreptocócicas do grupo A da pele ou da garganta.
- A GNDA pós-faríngica ocorre principalmente em crianças em idade escolar, no inverno ou na primavera, enquanto a GNDA pós-pioderma é mais comum em crianças de idade pré-escolar, no final do verão ou no outono.

MICROBIOLOGIA

- Certos tipos M de estreptococos do grupo A (EGA), como o M-1, M-3, M-5, M-6, M-14, M-18 e M-19 são considerados reumatogênicos, isto é, eles têm uma capacidade muito maior de desencadear os eventos imunes que resultam em FRA quando comparados aos tipos não reumatogênicos. A base molecular da reumatogenicidade é desconhecida.
- Tipos M nefritogênicos de EGA são aqueles com grande propensão de levar à GNDA, especificamente o M-1, M-4, M-12 e M-25 após faringite e o M-2, M-9, M-55, M-57, M-59, M-60 e M-61 após o pioderma. O(s) antígeno(s) específico(s) envolvidos nessa nefrite por imunocomplexos ainda não foram totalmente esclarecidos.

DIAGNÓSTICO

- O diagnóstico de FRA é baseado no critério de Jones, compreendendo cinco critérios maiores, quatro critérios menores e evidências de infecção prévia por estreptococos do grupo A.
- Os cinco critérios maiores de Jones são cardite, artrite, coreia, eritema marginado e nódulos subcutâneos. Os quatro critérios menores são febre, artralgia, elevação de reagentes de fase aguda (velocidade de hemossedimentação, proteína C-reativa) e intervalo P-R prolongado. O diagnóstico de FRA requer um critério maior associado a pelo menos dois critérios menores, ou dois critérios maiores junto a evidências de infecção prévia por estreptococos do grupo A.
- O diagnóstico de GNDA é geralmente baseado na ocorrência aguda de hematúria com hipertensão, uremia, hipocomplementenemia e evidências de faringite estreptocócica ou pioderma recentes.

TABELA 131-1 Calendário Sugerido de Terapia Anti-inflamatória na Febre Reumática

GRAVIDADE CLÍNICA	TRATAMENTO
Artralgia ou artrite leve; sem cardite	Analgésicos apenas, como a codeína ou propoxifeno
Artrite moderada ou severa; sem cardite, ou cardite com ou sem cardiomegalia, mas sem insuficiência cardíaca	Aspirina, 50-70 mg/kg/dia por 3 semanas, aumentando se necessário; entre 25-35 mg/kg/dia para as 6 semanas subsequentes
Cardite com insuficiência cardíaca congestiva, com ou sem manifestações articulares	Prednisona, 2 mg/kg, máx. de 60 mg/dia; succinato sódico de metilprednisolona intravenoso em casos fulminantes; após 2-3 semanas, retirada lenta a ser concluída em mais 3 semanas, aspirina deve ser continuada por 1 mês após a descontinuação da prednisona

De Stollerman GH. Febre Rheumatic Fever and Streptococcal Infection New York: Grune & Stratton; 1975.

TABELA 131-2 Prevenção Secundária da Febre Reumática (Prevenção de Episódios Recorrentes)

AGENTE	DOSE	VIA
Penicilina G benzatina	600.000 U para crianças ≤27 kg (60 lb), 1,2 milhões U para aqueles > 27 kg (60 lb) a cada 4 semanas*	Intramuscular
Penicilina V	250 mg duas vezes ao dia	Oral
Sulfadiazina	0,5 g uma vez ao dia para pacientes ≤ 27 kg (60 lb) 1,0 g uma vez por dia para pacientes > 27 kg (60 lb)	Oral
Para os Indivíduos Alérgicos à Penicilina e Sulfadiazina		
Macrolídeo ou azalídeo	Variável	Oral

De Gerber MA, Baltimore RS, Eaton CB, et al. Prevention of rheumatic fever and diagnosis and treatment of acute streptococcal pharyngitis. Circulation. 2009;191:1541-1551.
*Em situações de maior risco, a administração de 3 em 3 semanas é justificada e recomendada.

TRATAMENTO

- O tratamento de FRA inclui um agente anti-inflamatório (aspirina para aqueles com artrite e/ou cardite leve; corticosteroides para aqueles com cardite moderada ou grave [Tabela 131-1]); um agente como fenobarbital, diazepam, haloperidol, ácido valproico ou risperidona para aqueles com coreia; e um antibiótico profilático (ver mais adiante). Indica-se uma única dose de penicilina benzatina intramuscular (IM) (ou um agente alternativo para indivíduos alérgicos à penicilina).
- Tratamento de GNDA inclui correção de sobrecarga circulatória e da hipertensão por restrição de sal e líquidos, diuréticos conforme necessário, anti-hipertensivos somente se houver hipertensão grave ou encefalopatia hipertensiva. Imunossupressores não oferecem benefícios.

PREVENÇÃO

- Devido ao fato de ser frequente a recorrência da FRA, no caso de novos episódios de faringite por EGA, é indicada profilaxia por longo prazo, pelo menos até 21 anos de idade, com penicilina benzatina IM a cada 4 semanas ou penicilina V oral duas vezes ao dia, ou diariamente com sulfadiazina, macrolídeos, ou azalídeos para indivíduos alérgicos à penicilina (Tabela 131-2).
- Tendo em vista que a GNDA recorre muito raramente, nenhuma terapia antibiótica preventiva é indicada.

132 *Streptococcus pneumoniae*

Edward N. Janoff e Daniel M. Musher

EPIDEMIOLOGIA

- *Streptococcus pneumoniae* é a principal causa de pneumonia e meningite bacteriana em crianças menores de 5 anos e adultos em todo o mundo.
- A incidência é mais alta em crianças com até 2 anos de idade e em adultos acima dos 65 anos; a mortalidade é mais alta em adultos mais velhos.
- A colonização assintomática é comum e precede quase todas as infecções clínicas sintomáticas.
- Grandes surtos são incomuns, porém pequenos surtos ocorrem em condições de superlotação (prisões, asilos, serviço militar).
- Grupos com risco elevado de doença pneumocócica grave incluem pessoas no extremo das idades (particularmente, menores de 2 anos e aqueles acima dos 65 anos), aqueles com disfunção orgânica associada (asplenia e disfunção esplênica, doenças do coração, pulmão, fígado e doença renal crônica) e doenças imunossupressoras (particularmente defeitos de anticorpos, deficiências de complemento, neutropenia e doenças malignas).

MICROBIOLOGIA

- *Streptococcus pneumoniae* é um diplococo em forma de lanceta, Gram-positivo, α-hemolítico, e é solúvel na bile e sensível à optoquina.
- *Streptococcus pneumoniae* é catalase-negativo, mas produz peróxido de hidrogênio.
- Existem mais de 92 sorotipos de polissacarídeos capsulares que conferem resistência à fagocitose; o sorotipo é determinado pela reação de Quellung.
- Fagocitose efetiva e morte normalmente exigem anticorpos, na maioria das vezes para polissacarídeos capsulares, complemento e fagócitos (neutrófilos e macrófagos).
- Pneumolisina é a principal toxina de formação de poros e de ligação ao colesterol que provoca dano tanto epitelial quanto endotelial e prejudica a atividade do complemento.

DIAGNÓSTICO

- Deve-se executar a coloração de Gram e cultura de escarro de boa qualidade (<10 células epiteliais, neutrófilos >25/campo de alta potência ou >10 neutrófilos/célula epitelial) em pacientes com pneumonia, em líquido cefalorraquidiano de pacientes com meningite e fluido da orelha média por timpanocentese de pacientes com otite média. Entre adultos com pneumonia, cerca de 10% têm hemoculturas positivas, metade das quais com crescimento de *S. pneumoniae.*
- Deve-se realizar teste para detecção de antígenos na urina de adultos (sensibilidade ≈70% em adultos com bacteriemia, não específica em crianças).

MANIFESTAÇÕES CLÍNICAS

- A otite média é a síndrome clínica mais comum, porém, a pneumonia pneumocócica em crianças e adultos delineia infecções mais graves e morte.
- O espectro de infecção varia de colonização de faringe assintomática até doença na mucosa (otite média, sinusite, pneumonia) para doença invasiva (bactérias em local normalmente estéril; bacteriemia, meningite, empiema, endocardite, artrite).
- A maioria das doenças invasivas resulta de semeadura de bactérias, mas meningite e empiema podem também resultar da extensão da infecção local.

TRATAMENTO

- Antibióticos β-lactâmicos são a base do tratamento da infecção pneumocócica. A redução da sensibilidade à penicilina deriva de modificações estruturais das proteínas de ligação da penicilina, efeitos - que comprometem a eficácia da penicilina no tratamento de meningite e otite média, mas tipicamente não no da pneumonia.
- O tratamento intravenoso, particularmente com ceftriaxona e cefotaxima, é recomendado contra a bacteriemia e, na maioria das vezes, com a adição inicial de vancomicina na meningite.
- Quinolonas respiratórias, linezolida, vancomicina e macrolídeos mostram atividade clínica contra *S. pneumoniae*. O tratamento combinado com um antibiótico β-lactâmico e macrolídeo pode melhorar os resultados.

PREVENÇÃO

- Duas vacinas oferecem proteção contra a doença pneumocócica invasiva: a vacina pneumocócica conjugada polissacarídeo-proteína (PCV13) com os 13 sorotipos capsulares pediátricos mais comuns para crianças (> 90% de proteção) e uma vacina polissacarídica 23-valente para adultos (PPSV23) (54% a 81% de proteção). A PCV13 infantil também previne até um terço da pneumonia bacteriana na infância e uma proporção de meningites e otites. A eficácia da vacina polissacarídica 23-valente contra a pneumonia no adulto é menos clara. Ambas as vacinas, PPSV23 e PCV13, estão aprovadas agora de forma independente para uso em adultos mais velhos. Para os adultos imunocomprometidos, é recomendada a vacinação com a conjugada 13-valente e, após um período maior ou igual a 8 semanas, a vacina polissacarídea-23 valente. A vacinação generalizada contra o pneumococo em crianças reduziu a incidência global da doença invasiva e hospitalização por pneumonia em todos os grupos etários nos Estados Unidos.

133 *Enterococcus*, Grupo *Streptococcus gallolyticus* e *Leuconostoc*

Cesar A. Arias e Barbara E. Murray

MICROBIOLOGIA E TAXONOMIA

- Enterococos são bactérias Gram-positivas, anaeróbios facultativos, que apresentam à microscopia um formato oval, individualmente ou aos pares e em cadeias curtas ou muito longas.
- Os enterococos são capazes de crescer em meio contendo cloreto de sódio a 6,5%, sob temperatura entre 10° e 45 °C e podem hidrolisar a esculina na presença de 40% de sais biliares.
- *Enterococcus faecalis* e *Enterococcus faecium* são as espécies mais importantes, do ponto de vista clínico.
- A maioria dessas espécies de enterococo produz uma leucina aminopeptidase e uma pirrolidonilarilamidase.
- O grupo anteriormente denominado *Streptococcus bovis* é, atualmente, dividido em três espécies principais: *S. gallolyticus, S. pasteurianus* e *S. infantarius.*
- Os microrganismos do gênero *Leuconostoc* são cocos Gram-positivos, normalmente dispostos em pares ou em cadeias, são catalase-negativo e intrinsecamente resistentes à vancomicina.

COLONIZAÇÃO,VIRULÊNCIA E GENÔMICA

- Os enterococos são comensais normais do trato gastrintestinal.
- Os enterococos são capazes de dominar a microbiota intestinal de pacientes internados que recebem antibióticos de amplo espectro.
- Linhagens genéticas específicas de *E. faecium* e *E. faecalis* de origem hospitalar evoluíram para se tornar bem-sucedidas nesse ambiente.
- O grupo *Streptococcus gallolyticus* também carrega genes que codificam determinantes de superfície celular que, potencialmente, interagem com proteínas do hospedeiro.

EPIDEMIOLOGIA

- Os enterococos são organismos conhecidos por causar infecções hospitalares em pacientes gravemente enfermos e imunodeprimidos.
- Os enterococos são causadores típicos de endocardite infecciosa, adquirida tanto no hospital, quanto na comunidade.
- Os enterococos são capazes de se disseminar no hospital, geralmente através das mãos dos profissionais de saúde e do meio ambiente.
- Medidas de controle de infecção são fundamentais para impedir a aquisição desses microrganismos.
- A endocardite infecciosa e a bacteriemia causadas por *S. gallolyticus* são frequentemente associadas a doenças malignas gastrintestinais.

APRESENTAÇÃO CLÍNICA

- Os enterococos são capazes de causar infecções da corrente sanguínea, tanto comunitárias quanto hospitalares.
- A endocardite infecciosa é uma das infecções mais graves e com maior risco de vida causada por enterococos.
- Os enterococos são uma das principais causas de infecções do trato urinário adquiridas no hospital.

- Os enterococos já foram descritos como causa de infecções de partes moles, intra-abdominais e de meningite.
- Os organismos do grupo *S. gallolyticus* têm sido associados à endocardite infecciosa.
- Espécies do gênero *Leuconostoc* causam infecções oportunistas, principalmente em pacientes imunocomprometidos, embora já tenham sido relatados casos em pacientes imunocompetentes.

TERAPIA E RESISTÊNCIA ANTIMICROBIANA

- Enquanto a maioria dos isolados de *E. faecalis* é sensível à ampicilina e vancomicina, o *E. faecium* muitas vezes apresenta concentração inibitória mínima de ampicilina elevada e a maioria dos isolados clínicos nos Estados Unidos é resistente à vancomicina.
- A terapia bactericida contra os enterococos requer, muitas vezes, a utilização de um agente que atue na parede celular,combinado a um aminoglicosídeo ou ceftriaxona.
- O tratamento de escolha para infecções graves causadas por enterococos é a combinação de ampicilina com um aminoglicosídeo (gentamicina ou estreptomicina).
- A ampicilina combinada à ceftriaxona constitui uma terapia alternativa para a endocardite causada por *E. faecalis*.
- A terapia de infecções graves causadas por *E. faecium* é um desafio e não há um tratamento confiável nesses casos.
- A linezolida e quinupristina-dalfopristina são dois fármacos aprovados pela Food and Drug Administration para o tratamento de infecções causadas por *E. faecium* multirresistentes, mas esses compostos têm limitações importantes pela falta de efeito bactericida, toxicidade, efeitos colaterais e resistência.
- A daptomicina é um antibiótico lipopeptídeo com atividade bactericida *in vitro* contra os enterococos, mas o desenvolvimento de resistência durante o tratamento parece ser uma limitação para a utilização deste antibiótico.
- As combinações da daptomicina com β-lactâmicos, aminoglicosídeos e/ou tigeciclina podem representar uma promessa para o tratamento de infecções causadas por enterococos resistentes a múltiplos fármacos.
- O tratamento de eleição para a endocardite provocada por organismos do grupo *S. gallolyticus* é a combinação de um β-lactâmico com um aminoglicosídeo, por pelo menos parte do tempo de tratamento.
- A ampicilina ou a penicilina são os fármacos de escolha para o tratamento de infecções por *Leuconostoc*.

134 *Streptococcus agalactiae* (*Streptococcus* do Grupo B)

Morven S. Edwards e Carol J. Baker

DEFINIÇÃO

- Estreptococos do grupo B (GBS) são bactérias Gram positivas que podem causar infecção hematogênica invasiva em indivíduos de alto risco.

EPIDEMIOLOGIA

- GBS colonizam o trato gastrointestinal inferior ou o trato genital em cerca de 25% a 33% de homens e mulheres adultos.
- A distribuição é mundial, mas as taxas variam geograficamente.
- O risco de infecção invasiva é maior em recém-nascidos e lactentes com idade inferior a 3 meses; mulheres grávidas e adultos com diabetes melito; além de pessoas com doença renal ou hepática, câncer, doença cardíaca ou vascular, ou perturbações neurológicas.

MICROBIOLOGIA

- Estreptococos β-hemolíticos exibem uma zona estreita de hemólise em placas de ágar sangue.
- GBS tem uma cápsula de polissacarídeo com estrutura ciliar que facilita a aderência e invasão tecidual.
- GBS crescem rapidamente em hemoculturas e amostras de líquido cefalorraquidiano e outros locais de infecção.

DIAGNÓSTICO

- Em adultos, o início é agudo, com calafrios e febre, ou agudo-crônico, com sintomas indolentes, especialmente em associação a manifestações na pele e nos tecidos moles.
- Em crianças com menos de 3 meses, ocorrem bacteremia sem foco, meningite ou, com menos frequência, outras infecções focais, como pneumonia ou infecção dos partes moles.
- Crescimento de GBS em hemoculturas ou outro sítio normalmente estéril possibilita o diagnóstico.

TRATAMENTO

- A penicilina é o fármaco de escolha; os isolados são uniformemente suscetíveis a β-lactâmicos, vancomicina e mereopenema.
- A duração do tratamento varia de 10 dias, para a bacteremia não complicada, até no mínimo 4 semanas, para a endocardite.

PREVENÇÃO

- A profilaxia antibiótica intraparto, dada à gestante colonizada durante o trabalho de parto, evita infecções de início precoce em recém-nascidos, reduzindo, assim, a taxa global de sepse neonatal (Tabela 134-1).
- Uma vacina glicoconjugada está em ensaios clínicos e oferece o potencial para a prevenção de infecções em mulheres grávidas e crianças jovens, bem como infecções invasivas em adultos não gestantes.

TABELA 134-1 Indicações e Não Indicações de Profilaxia Antibiótica Intraparto para Prevenir Doença de GBS de Início Precoce

INTRAPARTO GBS PROFILAXIA INDICADA	INTRAPARTO GBS PROFILAXIA NÃO INDICADA
Criança com doença invasiva anterior por GBS	A colonização com GBS durante uma gravidez anterior (a menos que uma indicação para profilaxia para GBS esteja presente na atual gravidez)
Bacteriúria por GBS durante qualquer trimestre da gravidez atual*	Bacteriúria por GBS durante a gravidez anterior (a não ser que haja indicação para profilaxia de GBS na gravidez atual)
Rastreio de cultura vaginal-retal positivo para GBS no final[†] da gestação durante a gravidez atual*	Triagem negativa de GBS em cultura vaginal e retal[†] tarde durante a gestação atual, independentemente de fatores de risco intraparto
Estado desconhecido de GBS no início do trabalho de parto (cultura não foi feita, resultados desconhecidos ou incompletos) e uma das seguintes características: • Parto em < 37 semanas de gestação • Ruptura da membrana amniótica≥ 18 h • Temperatura intraparto≥ 100.4 ° F (≥38,0° C) [‡] • Intraparto NAAT[§] positivo para GBS	Parto cesariana realizado antes do início do trabalho de parto em uma mulher com membranas amnióticas intactas, independentemente do status de colonização do GBS ou idade gestacional

GBS, estreptococos do grupo B / estreptocócica; NASC, ensaio de amplificação de ácido nucleico.

*Profilaxia antibiótica intraparto não é indicada nesta circunstância se uma cesariana for realizada antes do início do trabalho de parto em uma mulher com membranas amnióticas intactas.

[†]O tempo certo para o rastreio de GBS pré-natal é entre 35 e 37 semanas de gestação.

[‡]Se houver suspeita de amnionite, antibioticoterapia de amplo espectro, que inclui um agente conhecido por ser ativo contra GBS, deve-se substituir a profilaxia de GBS.

[§]NAAT para GBS é opcional e pode não estar disponível em todas as configurações. Se o NASC intraparto for negativo para GBS, mas houver qualquer outro fator de risco intraparto (parto em <37 semanas de gestação, ruptura amniótica em ≥18 horas, ou temperatura ≥ 100,4° F [≥ 38.0° C]), então profilaxia antibiótica intraparto é indicada.

De Verani JR, McGee L, Schrag SJ; Division of Bacterial Diseases, National Center for Immunization and Respiratory Diseases, Centers for Disease Control and Prevention. Prevention of perinatal group B streptococcal disease—revised guidelines from CDC, 2010. MMWR Recomm Rep 2010; 59 (RR-10):1-32.

135 Estreptococos Viridans, Estreptococos Nutricionalmente Variantes, Estreptococos dos Grupos C e G e Outros Organismos Relacionados

Scott W. Sinner e Allan R. Tunkel

DEFINIÇÃO

- Neste capítulo discute-se a maioria dos estreptococos viridans, estreptococos dos grupos C e G, *Streptococcus iniae* e *Streptococcus suis*, e os gêneros *Gemella, Abiotrophia, Granulicatella, Rothia* e *Pediococcus*.

EPIDEMIOLOGIA

- Muitos desses estreptococos existem como microbiota normal em várias superfícies mucosas nos seres humanos, em especial na cavidade oral.
- Apesar de, em geral, serem consideradas bactérias de baixa virulência, elas podem causar infecções significativas, muitas vezes resultantes de um sistema imune fraco, de alta inoculação em locais de colonização e de tecidos humanos vulneráveis, que podem estar propensos a infecções após bacteriemia transitória.
- Algumas espécies de estreptococos dos Grupos C e G, juntamente com o *S. iniae*, são, em geral, parasitas ou patógenos de animais, mas podem causar infecções em seres humanos após contato significativo destes com os animais em questão.

MICROBIOLOGIA

- Os estreptococos viridans são geralmente cocos Gram-positivos anaeróbios facultativos, sem motilidade, não formadores de esporos, que são tanto catalase como coagulase negativo, além de α- ou γ-hemolítico em meio ágar sangue.
- Os gêneros nutricionalmente variantes *Abiotrophia* e *Granulicatella* necessitam de piridoxal suplementar ou cisteína para crescer em ágar.
- Estreptococos dos grupos C e G nem sempre se encaixam confiavelmente em esquemas de especiação e formam colônias relativamente grandes que são, em geral, β-hemolíticas.

DIAGNÓSTICO

- Diagnósticos clínicos de infecções causadas por esses organismos dependem do local de infecção e do estado do hospedeiro.
- Algumas das síndromes mais comuns e significativas incluem faringite, infecções de tecido mole, bacteriemia primária em hospedeiros neutropênicos, endocardite e meningite.
- O diagnóstico microbiológico se inicia com métodos típicos de cultura de bactérias em praticamente todos os casos, mas estes podem ser complementados por estudos de aglutinação em látex, técnicas automáticas de identificação de espécie e do padrão de suscetibilidade, culturas em ágar nutriente ou técnicas moleculares, tais como o ensaio de reação em cadeia da polimerase (PCR).

TRATAMENTO

- Se o isolado for suscetível, a penicilina é a primeira linha de terapia para a maioria das infecções causadas por estes organismos.
- Cefalosporinas e vancomicinas são as terapias de segunda linha mais estudadas para casos de resistência, alergia ou intolerância ao fármaco.
- O uso regular, e especialmente o uso abusivo, de β-lactâmicos, macrolídeos e fluoroquinolonas nas últimas décadas levaram a um lento, porém crescente, desenvolvimento de resistência a esses fármacos.

- A via de administração e a duração da terapia dependem em grande parte do local da infecção e do estado do hospedeiro.

PREVENÇÃO

- Uma vez que esses organismos são considerados parte da microbiota humana regular, a prevenção da infecção é obtida, em grande medida, ao se manter o sistema imune fortalecido, bem como as superfícies mucosas saudáveis (p. ex., manter uma boa higiene dental).
- A melhor prevenção contra organismos que podem ocasionalmente ser adquiridos de animais é evitar o contato com o animal específico.
- Alguns grupos de pacientes podem aproveitar-se dos benefícios das seguintes estratégias preventivas adicionais: profilaxia antimicrobiana para determinados procedimentos odontológicos em pacientes com alto risco de endocardite, profilaxia antimicrobiana para pacientes neutropênicos de alto risco submetidos à quimioterapia citotóxica para doença maligna e profilaxia cirúrgica apropriada durante o implante de diversos dispositivos invasivos.

136 Grupo *Streptococcus anginosus*

Cathy A. Petti e Charles W. Stratton IV

DEFINIÇÃO

- O grupo *Streptococcus anginosus* (*milleri*) compreende três espécies distintas: *S. anginosus, S. constellatus e S. intermedius.*

EPIDEMIOLOGIA

- O grupo *Streptococcus anginosus* pertence à microbiota normal do trato gastrintestinal e orofaringe e, quando patogênico, é frequentemente associado à formação de abscessos e endocardite.

MICROBIOLOGIA

- Estes microrganismos são microaerófilos, coco Gram-positivo, catalase-negativo e são facilmente identificados por métodos convencionais. Em geral, são suscetíveis a antibióticos β-lactâmicos.

DIAGNÓSTICO

- Dependendo da apresentação clínica, as infecções costumam ser diagnosticadas por cultura de um espécime da fonte de infecção.

TERAPIA

- Antibióticos β-lactâmicos são geralmente utilizados; abscessos podem exigir incisão e drenagem, bem como terapia antimicrobiana de amplo espectro, como ampicilina/sulbactam ou piperacilina/tazobactam.

PREVENÇÃO

- Não aplicável.

137 *Corynebacterium diphtheriae* (Difteria)

Rob Roy MacGregor

DEFINIÇÃO

- *Corynebacterium diphtheriae*, um bacilo Gram-positivo, classicamente causa infecção respiratória epidêmica das vias respiratórias superiores com alta mortalidade entre as pessoas não imunizadas.

EPIDEMIOLOGIA

- Os humanos são o único reservatório conhecido desse microrganismo, e a doença provocada se dissemina pelo ar e por contato direto. O estado de portador assintomático é importante na sua transmissão. Atualmente, a difteria é rara no ocidente e endêmica no terceiro mundo, especialmente no Sudeste Asiático. Foram notificados menos de 5.000 casos por ano em todo o mundo desde 2000.

MICROBIOLOGIA

- O bacilo é não esporulante, não encapsulado e imóvel. Produz colônias marrons e halos em meio de cultura de telurito e necessita de um fago-β lisogênico para produzir a toxina responsável pela doença. Foram identificados quatro biovares e 86 ribotipos para rastreamento. As cepas não toxigênicas ocasionalmente causam doença, assim como as cepas produtoras de toxinas de *Corynebacterium ulcerans*.

MANIFESTAÇÕES CLÍNICAS

- Infecção faríngea subaguda com febre baixa, rouquidão, dor e pseudomembrana necrótica que pode comprometer a laringe e causar estridor e obstrução fatal. A toxina circulante provoca cardite e neuropatia motora potencialmente fatais. Infecções cutâneas causam úlceras indolentes.

DIAGNÓSTICO

- O diagnóstico é clínico e feito diante de quadro de amigdalite ou faringite com pseudomembrana necrótica, rouquidão, paralisia do véu palatino e febre baixa. Também pode estar relacionado com viagem recente a uma região endêmica. A confirmação é feita mediante a observação de colônias marrons em meio de telurito, coloração de Gram e exames bioquímicos. A reação em cadeia da polimerase revela o gene da toxina, o que é o sinal de alerta para o laboratório proceder à cultura.

TRATAMENTO

- A antitoxina diftérica (ATD), produzida em cavalos e obtida dos *Centers for Disease Control and Prevention* nos Estados Unidos, deve ser administrada por via intravenosa sem aguardar a confirmação diagnóstica. A dose depende da duração e da extensão da doença. Primeiro, o paciente deve ser testado para hipersensibilidade à proteína equina. Considerar a traqueostomia para proteção das vias respiratórias. O monitoramento eletrocardiográfico é importante por causa da cardiotoxicidade da toxina. Os antibióticos são administrados por via oral ou parenteral durante 14 dias para interromper a produção de toxinas e erradicar o estado de portador faríngeo. Os adultos podem receber penicilina procaína 600.000 unidades por via intramuscular de12/12 horas até que a medicação oral seja tolerada, seguidas de penicilina V 250 mg ou eritromicina 500 mg a cada 6 horas.

PREVENÇÃO

- A imunização por toxoide é feita com cinco doses da vacina acelular contra difteria, tétano e coqueluche (dTpa) até os 7 anos. Os reforços de dT devem ser administrados a cada 10 anos. Prescrever penicilina ou eritromicina por 14 dias aos portadores a fim de evitar doença clínica ou propagação. Nos casos de contatos próximos, é necessário fazer cultura, profilaxia antimicrobiana e, se não estiverem totalmente imunizados, vacinar.

138 Outras Bactérias Corineformes e *Rhodococci*

Rose Kim e Annette C. Reboli

DEFINIÇÃO

- Bactérias corineformes compreendem vários gêneros, dos quais *Corynebacterium bacterium* é o mais encontrado nas infecções clínicas.
- Bactérias corineformes são caracterizadas como bastonetes Gram-positivos aeróbicos, não formadores de esporos, de forma irregular.

EPIDEMIOLOGIA

- Bactérias corineformes são biquatários no meio ambiente, colonizadoras comensais da pele e membranas mucosas em seres humanos, e comensais em animais.
- As infecções causadas por bactérias corineformes são amplamente classificadas como adquiridas na comunidade ou nosocomiais; casos esporádicos de zoonoses têm sido relatados.
- *Rhodococcus equi*, em geral, ocorre em indivíduos com deficiência imunecelular, particularmente com infecção pelo vírus da imunodeficiência humana, com ou sem história de exposição animal.

MICROBIOLOGIA

- Bactérias corineformes crescem facilmente em meios de cultura padronizados. Para cepas lipofílicas, o crescimento é intensificado com a adição de Tween 80.
- A identificação das espécies e testagem antimicrobiana de bactérias corineformes é recomendada quando as amostras são coletadas de locais estéreis, há presença de altas contagens de colônias com uma forte reação de leucócitos, ou há recuperação da contagem de colônias elevadas de *Corynebacterium urealyticum* na cultura de urina.
- Os testes moleculares, tais como sequenciamento de RNA ribossômico 16S e MALDI-TOF (*matrix-assisted laser desorption ionization time-of-flight mass spectrometry*), são utilizados para a identificação de espécies de bactérias corineformes, incluindo *Rhodococcus, Gordonia* e *Tsukamurella*.

DIAGNÓSTICO

- Bactérias corineformes são consideradas clinicamente significativas quando os doentes apresentam sintomas consistentes com a infecção, junto com a recuperação de bactérias, tal como descrito anteriormente ("Microbiologia").

TRATAMENTO

- Bactérias corineformes são uniformemente suscetíveis a glicopeptídeos, tais como vancomicina e teicoplanina, e a maioria das cepas é suscetível a daptomicina e linezolida.
- *Rhodococcus equi*, em geral, é suscetível a vancomicina, teicoplanina, eritromicina, fluoroquinolonas, rifampicina, carbapenêmicos, aminoglicosídeos e linezolida.

PREVENÇÃO

- A prevenção de infecções causadas por bactérias corineformes inclui antissepsia adequada da pele antes de procedimentos invasivos e cuidado na manipulação de animais.

139 *Listeria monocytogenes*

Bennett Lorber

DIAGNÓSTICO

- Os quadros clínicos em que a listeriose deve ser fortemente considerada incluem imunossupressão e gravidez (Tabela 139-1).
- Cultura de sangue, líquido cefalorraquidiano ou de outro fluido corporal normalmente estéril, ou, no caso de gastrenterite, de fezes.
- A sorologia não é útil para a doença invasiva.

MICROBIOLOGIA

- Bastonete Gram-positivo curto; cresce rapidamente em ágar-sangue; motilidade por flagelo.
- Pode ser confundido com difteroides contaminantes.
- Pode crescer em alimentos refrigerados.

EPIDEMIOLOGIA

- Zoonoses, particularmente animais de rebanho.
- Transmissão humana a partir de alimentos contaminados ou da mãe para o feto ou recém-nascido.
- Altos riscos alimentares em carnes e queijos não pasteurizados das lojas estilo "*delicatessen*" (com risco de contaminações cruzadas por manipulação dos mesmos).
- A maioria dos casos ocorre em recém-nascidos, mulheres grávidas, pessoas com 60 anos ou mais e aquelas com imunidade celular comprometida resultante da condição subjacente (neoplasia hematológica, transplante de órgãos ou de medula óssea, síndrome da imunodeficiência adquirida) ou terapia (corticosteroides, agentes anti-TNF - fator de necrose tumoral). Notificar laboratório para realização de culturas de fezes especiais no caso de surtos de gastrenterite febril.

MANIFESTAÇÕES CLÍNICAS

- Sepse ou meningite neonatal.
- Meningite ou lesões focais do sistema nervoso central (SNC) em pacientes imunodeprimidos ou naqueles com mais de 50 anos.
- Rombencefalite ocorre em pacientes previamente saudáveis que desenvolvem febre, paralisia de nervos cranianos, sinais cerebelares e hemiparesia, déficits hemissensoriais, ou ambos.
- Febre durante a gravidez, especialmente no terceiro trimestre.
- Surto de gastrenterite febril de origem alimentar.

TRATAMENTO

- Ampicilina (2 g IV 4/4h). Adicionar gentamicina (5 mg/kg por dia) para a infecção do SNC ou endocardite.
- Sulfametoxazol-trimetropima (SMZ/TMP) (5/25 1/5 mg/kg IV 8/8hs) para alérgicos a penicilina.
    - Adicionar um dos acima ao regime de vancomicina e ceftriaxona em caso de suspeita de meningite bacteriana em pessoas com mais de 50 anos, porque a vancomicina e ceftriaxona são inadequadas para meningite por listéria.

TABELA 139-1 Manifestações Clínicas em que a Listeriose Deve Ser Fortemente Considerada no Diagnóstico Diferencial

- Sepse ou meningite neonatal
- Meningite ou infecção do parênquima cerebral em:
    - Pacientes com doenças malignas hematológicas, AIDS, transplante de órgãos, imunossupressão por corticosteroide e aqueles que recebem agentes anti-TNF
    - Pacientes com uma apresentação subaguda de meningite
    - Adultos acima de 50 anos
- Infecção simultânea das meninges e parênquima cerebral
- Abscesso cerebral subcortical
- Sintomas na coluna vertebral no cenário de meningite bacteriana aguda de etiologia incerta
- Febre durante a gravidez, em particular no terceiro trimestre
- Sangue, LCR ou outro espécime normalmente estéril relatados como tendo "difteroides" na coloração Gram ou em cultura
- Surto alimentar de gastrenterite febril, quando as culturas de rotina não conseguem identificar um agente patogênico

AIDS, síndrome da imunodeficiência adquirida; LCR, líquido cefalorraquidiano; TNF, fator de necrose tumoral.

PREVENÇÃO

- O isolamento não é necessário.
- Recomendações de segurança alimentar para as pessoas de risco (Tabela 139-2).
- A profilaxia de *Pneumocystis* com SMZ/TMP combate a listeriose.

TABELA 139-2 Recomendações Dietéticas para Prevenir Listeriose Alimentar

Recomendações Gerais

Lavagem e Manipulação de Alimentos

Enxaguar produtos agrícolas completamente em água corrente antes de comer, cortar ou cozinhar. Mesmo se o produto for descascado, ele deve ser lavado primeiramente.
Esfregar firmemente produtos como melões e pepinos, com uma escova limpa.
Secar o produto com um pano limpo ou papel-toalha.

Mantenha a sua Cozinha mais Limpa e Segura

Lavar as mãos, facas, bancadas e tábuas de corte após o manuseio e preparo de alimentos crus.
Esteja ciente de que a *Listeria monocytogenes* pode crescer em alimentos na geladeira. O refrigerador deve estar a 4,4 °C ou inferior e o congelador a 0 °C ou inferior.
Limpar todos os respingos em sua geladeira imediatamente, especialmente molhos de cachorro-quente e pacotes de lanches com carne, carne crua e carne de aves crua.

Cozinhe Carnes e Aves Completamente

Cozinhar bem os alimentos crus de origem animal, como carne bovina, suína, ou aves a uma temperatura interna segura.
Usar alimentos pré-cozidos ou prontos para comer o mais rapidamente possível. Não armazene o produto na geladeira além da data de validade.
Usar as sobras dentro de 3 a 4 dias.

Escolha Alimentos mais Seguros

Não beber leite cru (não pasteurizado), e não comer alimentos que contêm leite não pasteurizado.

Recomendações para Pessoas de Maior Risco*

Carnes

Não comer cachorros-quentes, carnes para lanches, frios, outros produtos de delicatessen (p. ex., embutidos de carnes tipo salsichões ou bolonhas), ou salsichas fermentadas ou secas, a menos que eles sejam aquecidos a uma temperatura interna de 74 °C ou sejam cozidos em vapor quente antes de servir. Bolonhas são as "Bolognas" italianas, carnes de sabores variados, embutidas prontas para consumo, como salsichões.
Evitar deixar a água do cachorro-quente e embalagens de carnes em outros alimentos, utensílios e superfícies de preparação de alimentos e lavar as mãos após manusear os cachorros-quentes, carnes para lanches ou carnes de delicatessen.
Não comer patês refrigerados ou carnes espalhadas de uma delicatessen ou de fatiador de carne ou da seção refrigerada de uma loja. Os alimentos que não precisam de refrigeração, tais como patês em conserva de carnes enlatadas são seguros para comer. Levar à geladeira depois de abertos.

Queijos

Não comer queijo pastoso, como feta, queijo fresco, queijo branco, brie, camembert, de faixa azul, ou panela (queijo de panela ou foundue), a menos que seja rotulado como "FEITO COM LEITE PASTEURIZADO".

Frutos do Mar

Não comer frutos do mar defumados e refrigerados, a menos que sejam contidos em um prato cozido, como uma caçarola, ou um produto enlatado ou em conserva.
Enlatados e conservas de atum, salmão e outros produtos da pesca são seguros para comer.

Melões

Lavar as mãos com água morna e sabão durante pelo menos 20 segundos antes e depois de manusear qualquer melão inteiro.
Esfregar a superfície dos melões com uma escova com água corrente e secá-los com um pano limpo ou papel-toalha antes de cortar. Certifique-se de que a escova esteja higienizada após cada utilização.
Consumir prontamente o melão cortado ou refrigerá-lo prontamente. Manter o melão cortado no refrigerador por até 7 dias.
Descartar melões deixados em temperatura ambiente por mais de 4 horas.

*Recomendações para pessoas com maior risco, como mulheres grávidas, pessoas com sistemas imunológicos debilitados, idosos, além das recomendações listadas em Recomendações Gerais.

140 *Bacillus anthracis* (Antraz)

Gregory J. Martin e Arthur M. Friedlander[1]

EPIDEMIOLOGIA E MICROBIOLOGIA

- Esporádico em todo o mundo, o antraz é mais comum na África, no Oriente Médio e na América Latina.
- Casos humanos adquiridos naturalmente são, em geral, associados a produtos de origem animal.
- Bacilos Gram-positivos formadores de esporos que crescem rapidamente em laboratório.
- Os esporos, quando protegidos da luz ultravioleta, permanecem viáveis durante décadas ou mais.
- A patogenicidade está associada à formação de edema, produção de toxinas letais e ao encapsulamento do bacilo.

MANIFESTAÇÕES CLÍNICAS E DIAGNÓSTICO

- *Antraz cutâneo*: 95% dos casos adquiridos naturalmente têm esta apresentação. Após a inoculação na pele, uma pápula pruriginosa é formada em 2 a 5 dias. As vesículas se rompem, o que leva à formação de uma crosta negra sobre uma úlcera rasa. Uma forma por meio de injeção foi descrita recentemente entre usuários de heroína e está associada a um curso mais agressivo. O desbridamento cirúrgico pode ser necessário. A coloração pelo Gram do líquido de vesícula, o raspado da base da úlcera ou biópsia por saca-bocado podem revelar bacilos gram-positivos e poucos neutrófilos maduros. A cultura do material costuma ser positiva. Também pode-se fazer imunofluorescência direta (IFD) e reação em cadeia da polimerase (PCR, do inglês, Polymerase Chain Reaction).
- *Antraz por inalação*: resulta de manipulação de produtos de origem animal, como lã, couro ou ossos, após a liberação intencional de esporos por bioterrorismo. Essa é a forma mais perigosa, quase 100% fatal sem o uso precoce de antibióticos. Trata-se de um processo primariamente mediastinal (não de espaço aéreo). As hemoculturas e as culturas do líquido pleural são positivas. A coloração de Gram do líquido pleural pode ser positiva. A imunofluorescência direta ou a reação em cadeia da polimerase podem prover resultados mais rápidos.
- *Antraz gastrointestinal*: responsável por cerca de 1% dos casos humanos e ocorre tipicamente um a cinco dias após a ingestão de carne contaminada. Coletar sangue, fezes e líquido ascítico para cultura, imunofluorescência direta e reação em cadeia da polimerase. A coloração de Gram do líquido ascítico pode revelar bacilos Gram-positivos.
- *Meningite por antraz*: A contaminação secundária das meninges ocorre durante a bacteriemia na doença fulminante. A morte advém em até 24 horas em 75% dos casos. O liquor revela bacilos Gram-positivos, e as culturas são positivas. A imunofluorescência direta e a reação em cadeia da polimerase podem fechar o diagnóstico mais rapidamente.

TRATAMENTO

- O início imediato dos antibióticos é crucial para todas as fases (Tabela 140-1).
- No antraz cutâneo, monoterapia com ciprofloxacino ou doxiciclina.
- O antraz por inalação, gastrointestinal, injetado e na meningite por antraz devem ser tratados com dois agentes bactericidas, de preferência uma quinolona, como o ciprofloxacino, e um

[1]As opiniões e afirmações neste documento são de responsabilidade dos autores e não devem ser interpretadas como oficiais ou representando os pontos de vista do Office of Medical Services of the Department of State, o Department of Defense, ou o governo norte-americano.

TABELA 140-1 Tratamento Triplo Intravenoso[a] para Antraz Grave[b] com Meningite, Suspeita ou Confirmada

1. Um Agente Bactericida (Fluoroquinolona)	***b. Alternativas para as Cepas Sensíveis à Penicilina***
Ciprofloxacino 400 mg de 8/8h *ou* Levofloxacino 750 mg a cada 24h *ou* Moxifloxacino 400 mg a cada 24h *mais*	Penicilina G 4 milhões de unidades de 4/4h *ou* Ampicilina 3 g de 6/6h *mais*
2. Um agente bactericida (β-lactâmico)	**3. Um Inibidor da Síntese de Proteínas**
a. Para Todas as Cepas, Independentemente da Sensibilidade à Penicilina ou Se Esta for Desconhecida	**Linezolida[d] 600 mg de 12/12h** *ou* Clindamicina 900 mg de 8/8h *ou* Rifampicina[e] 600 mg de 12/12h *ou* Cloranfenicol[f] 1 g a de 6/6h ou 8/8h
Meropenema 2 g de 8/8h *ou* Imipenem-cilastatina[c] 1 g de 6/6h *ou* Doripenema 500 mg de 8/8h *ou*	**Duração do Tratamento** Por duas a três semanas ou mais, até ficar clinicamente estável. Será necessário fazer profilaxia no intuito de perfazer um curso de antibiótico de até 60 dias a partir do início da doença.

[a]Os nomes dos medicamentos em **negrito** são os agentes de escolha. As alternativas são listadas em ordem de preferência para os pacientes que não conseguem tolerar o tratamento de primeira linha ou se o tratamento de primeira linha não estiver disponível.

[b]O antraz grave evolui com meningite; por inalação, injeção e via gastrointestinal; e cutâneo com envolvimento sistêmico, grande edema, ou lesões da cabeça e pescoço.

[c]Aumento do risco de convulsões associado ao tratamento com imipenem-cilastatina.

[d]A linezolida pode exacerbar a trombocitopenia; seu uso por > 14 dias representa toxicidade hematopoiética adicional.

[e]A rifampicina não é um inibidor da síntese de proteína, mas pode ser utilizada por sua sinergia *in vitro*

[f]Só deve ser utilizado se as outras opções não estiverem disponíveis, devido a questões de toxicidade.

(Dados de Hendricks KA, Wright ME, Shadomy SV, et al; Workgroup on Anthrax Clinical Guidelines. Centers for Disease Control and Prevention expert panel meetings on prevention and treatment of anthrax in adults. Emerg Infect Dis. 2014;20. doi: 10.3201/eid2002.130687.)

β-lactâmico, como o meropenema, associados a um inibidor de síntese de proteína, como linezolida, clindamicina, rifampicina ou cloranfenicol. Considerar a penetração dos antibióticos no sistema nervoso central para tratamento de provável meningite.

- Os imunoterápicos como a imunoglobulina de antraz e o raxibacumabe devem ser considerados como adjuvantes aos antibióticos nos casos graves e em algumas exposições a esporos.

PREVENÇÃO

- As vacinas atuais são sobrenadantes acelulares do antígeno protetor adsorvido em hidróxido de alumínio.
- Vacinação pós-exposição deve ser feita de acordo com o protocolo de *Investigational* New Drug do Centers for Disease Control and Prevention (nos Estados Unidos) nas semanas 0, 2 e 4, e a administração deve ser subcutânea.

ANTRAZ COMO AGENTE DE BIOTERRORISMO

- O antraz costuma ser considerado o agente mais provável de bioterrorismo via aerossol.
- Alguns gramas de esporos estáveis são fáceis de transportar e podem causar milhares de casos.
- A identificação precoce dos primeiros casos é difícil por sua apresentação com sintomas gripais inespecíficos.
- O *swab* nasal é utilizado para identificar as regiões de exposição, *não* para determinar exposições individuais.
- Os pacientes expostos devem receber profilaxia com antibióticos durante 60 dias com ciprofloxacino ou doxiciclina e imunização para antraz nas semanas 0, 2 e 4.
- Os pacientes expostos devem ser descontaminados com água e sabão. As superfícies podem ser limpas por meio de diferentes compostos contendo cloro, como a água sanitária doméstica.
- O antraz *não* é transmissível pelos pacientes após terem sido descontaminados e o seu isolamento não é necessário.

141 *Bacillus* spp. e Gêneros Relacionados, Exceto o *Bacillus anthracis*

Thomas Fekete

DEFINIÇÃO

- Bacilos Gram-positivos formadores de esporos.

EPIDEMIOLOGIA

- Distribuição mundial.
- Comumente encontrados no solo e na água.
- Principais patógenos de insetos.
- Causa infrequente de infecção em mamíferos (incluindo humanos).
- Parte da flora normal de crianças e adultos.

MICROBIOLOGIA

- Aeróbios ou anaeróbios facultativos.
- Cultivados facilmente pela técnica de cultura convencional.
- Muitos gêneros (> 56) e espécies (> 545).
- Frequentemente produtores da toxina e suas toxinas contribuem para várias manifestações clínicas de doença.
- Os testes de sensibilidade não são padronizados, mas podem ser úteis.

DIAGNÓSTICO

- Cultura em meios de rotina à temperatura normal (25 °C a 37 °C).
- Pode ser difícil diferenciar o bacilo patogênico do contaminante.
- Propriedades características na coloração pelo Gram, mas podem ser confundidos com *Clostridium* spp.
- Na intoxicação alimentar, podem ser isolados dos alimentos.
- Deve-se suspeitar quando a esterilização do equipamento for inadequada.
- A infecção pode ser consequente a uma lesão traumática.

TRATAMENTO

- A intoxicação alimentar costuma ser autolimitada e requer apenas tratamento de suporte.
- A infecção profunda exige o uso de antibióticos.
- A vancomicina e as fluoroquinolonas geralmente têm boa atividade.
- Pode ser necessária a remoção do corpo estranho, como no caso de cateter vascular contaminado.

PREVENÇÃO

- Manuseio e armazenamento dos alimentos em condições ideais.
- Atenção especial às técnicas de esterilização.
- Remoção precoce de dispositivos desnecessários.

142 *Erysipelothrix rhusiopathiae*

Annette C. Reboli

DEFINIÇÃO

- *Erysipelothrix rhusiopathiae* é um bacilo Gram-positivo não esporulante pleomorfo.
- Causa três formas principais de doença em humanos: erisipeloide (infecção cutânea localizada), infecção cutânea difusa e infecção sistêmica (bacteremia com ou sem endocardite).

EPIDEMIOLOGIA

- Como zoonose, que é amplamente distribuída na natureza e infecta animais selvagens e domésticos, como suínos, aves, ovinos e peixes.
- A infecção em humanos, em geral, decorre da exposição ocupacional.
- A porta de entrada costuma ser por meio de abrasão ou ferida na pele, contudo a infecção também pode ocorrer pela ingestão de carne de porco malcozida ou de frutos do mar.

MICROBIOLOGIA

- É um organismo aeróbio ou anaeróbio facultativo.
- A maioria das cepas produz sulfato de hidrogênio, reação importante para seu diagnóstico.
- Às vezes é confundido com outros bacilos Gram-positivos.
- Os sistemas Vitek 2 e API Coryne são confiáveis para a sua identificação.

DIAGNÓSTICO

- Um diagnóstico provisório muitas vezes pode ser feito por meio de uma história epidemiológica adequada de exposição; no caso do erisipeloide os achados físicos são patognomônicos.
- O diagnóstico definitivo exige a identificação do organismo no sangue, em outros líquidos fisiológicos estéreis ou em uma amostra de biópsia.
- Os métodos convencionais de hemocultura ou biópsia de tecido são suficientes.
- A reação em cadeia de polimerase foi utilizada para o diagnóstico rápido em suínos e tem sido aplicada com sucesso em amostras humanas e ambientais.

TRATAMENTO

- O *E. rhusiopathiae* é muito sensível a penicilina, cefalosporina, clindamicina, imipenem-cilastatina, linezolida, daptomicina e ciprofloxacino.
- A maioria das cepas é resistente à vancomicina, derivados da sulfa e aminoglicosídeos.
- O erisipeloide pode se resolver mesmo sem tratamento; no entanto, o tratamento adequado encurta a duração da doença e diminui o risco de recidiva.
- A penicilina é o medicamento de escolha para todos os tipos de infecção. Quando os β-lactâmicos forem contraindicados, pode ser considerada a utilização de fluoroquinolonas, daptomicina, linezolida ou clindamicina.

PREVENÇÃO

- Higiene das mãos, uso de equipamentos de proteção individual (p. ex., luvas) e desinfecção das superfícies contaminadas são essenciais.
- Há vacinas disponíveis comercialmente para uso veterinário.

143 Doença de Whipple

Thomas Marth e Thomas Schneider

DEFINIÇÃO

- A doença de Whipple (DW) é uma doença infecciosa sistêmica rara causada pelo actinomiceto *Tropheryma whipplei.*

EPIDEMIOLOGIA

- A doença de Whipple clássica é rara, sendo encontrada em pessoas de meia-idade, cerca de três vezes mais em homens do que em mulheres.
- O *T. whipplei* é encontrado frequentemente nas fezes de crianças com diarreia aguda.
- O *T. whipplei* pode causar endocardite com cultura negativa.

MICROBIOLOGIA E PATOGÊNESE

- O *T. whipplei* é uma bactéria Gram-positiva com alto teor de guanina e citosina.
- O *T. whipplei* é resistente ao glutaraldeído.
- O sinal patognomônico da doença de Whipple é a invasão da mucosa intestinal por macrófagos incapazes de degradar o *T. whipplei.*
- Um defeito imunitário é evidente na patogênese da doença de Whipple abrangendo macrófagos, células T e o comprometimento da resposta da imunidade humoral.

CARACTERÍSTICAS CLÍNICAS E DIAGNÓSTICO

- A doença de Whipple ocorre como doença transitória aguda (p. ex., apresentando febre e diarreia em crianças).
- A doença de Whipple ocorre de forma localizada (p. ex., endocardite ou doença no sistema nervoso central).
- A doença de Whipple ocorre em várias manifestações clínicas associadas a imunossupressão.
- A doença de Whipple ocorre como doença sistêmica clássica com perda ponderal, artralgia, diarreia e um possível amplo espectro de sinais e sintomas clínicos.
- O diagnóstico costuma ser firmado por biópsia duodenal revelando células positivas por coloração de ácido periódico-Schiff típicas na lâmina própria.
- O diagnóstico deve ser confirmado por reação em cadeia da polimerase ou imuno-histoquímica, que pode ser feita, alternativamente, a partir de amostras de vários órgãos ou secreções fisiológicas.

TRATAMENTO

- Tratamento de indução intravenoso (IV) com ceftriaxona durante 2 a 4 semanas.
- Seguido de tratamento prolongado com sulfametoxazol-trimetoprima por via oral durante um ano.
- Acompanhamento de perto do sucesso terapêutico durante alguns anos.
- Complicações: recidivas, distúrbios neurológicos, destruição de válvulas cardíacas, síndrome inflamatória de reconstituição imunitária.

PREVENÇÃO

- Bactéria ubíqua, sua prevenção ainda não é possível.

144 *Neisseria meningitidis*

David S. Stephens e Michael A. Apicella

DEFINIÇÃO

- *Neisseria meningitidis*, a causa da epidemia de meningite (descrita pela primeira vez em 1805), é uma bactéria patogênica humana obrigatória, que na maioria das vezes causa meningite bacteriana aguda, de bacteremia leve a septicemia fulminante, e pneumonia.

MICROBIOLOGIA

- *N. meningitidis* é um diplococo Gram-negativo ($0{,}6 \times 0{,}8\ \mu m$) e membro da família bacteriana *Neisseriaceae* que contém o patógeno humano *Neisseria gonorrhoeae*.

BIOLOGIA E PATOGÊNESE

- A biologia e a patogenicidade do meningococo são definidas pela (1) colonização pela *N. meningitidis* e fatores de virulência, (2) transmissão e aquisição entre seres humanos e (3) suscetibilidade humana à doença meningocócica invasiva. Esses fatores influenciam a incidência e a gravidade da doença e determinam as estratégias de prevenção.

EPIDEMIOLOGIA

- A doença ocorre em todo o mundo, sua incidência é variável. Complexos clonais ST-5 e ST-7 (sorogrupo capsular A); ST-41/44, ST-32, ST-18, ST-269, ST-8 e ST-35 (sorogrupo B); ST-11 (sorogrupos C ou W-135); ST-23 e ST-167 (sorogrupo Y); e ST-181 (sorogrupo X) de meningococos atualmente causam quase todas as doenças meningocócicas invasivas (Fig. 144-1).

MANIFESTAÇÕES CLÍNICAS E FISIOPATOLOGIA

- Apresentações comuns das doenças meningocócicas invasivas são a meningococcemia e a meningite aguda. Apresentações menos comuns são: pneumonia primária (até 10%, especialmente pelo sorogrupo Y), artrite séptica (2%), pericardite purulenta, meningococcemia crônica, conjuntivite, epiglotite, sinusite, otite, uretrite e proctite.
- *Meningococcemia*: em 20% a 30% dos casos, a septicemia com choque é o achado clínico dominante com início súbito de febre, mal-estar generalizado, fraqueza, extremidades frias e palidez cutânea, leucocitose ou leucopenia, exantema, cefaleia e/ou sonolência e hipotensão.
- *Meningite*: a meningite é a apresentação mais comum da doença meningocócica invasiva e ocorre em 40% a 65% dos casos, o que reflete o tropismo *N. meningitidis* pelas meninges. Os achados são cefaleia de início súbito, febre, vômitos, mialgia, fotofobia, irritabilidade, diminuição da capacidade de concentração, agitação, sonolência e sinais meníngeos (rigidez de nuca, sinal de Kernig ou de Brudzinski), e líquido cefalorraquidiano turvo. Pode haver ou não lesão cutânea.
- *Lesões cutâneas*: de 28% a 77% dos pacientes com doença meningocócica invasiva têm lesões cutâneas ao chegar ao hospital, mas nem sempre são do tipo petequial ou purpúrico.
- Deficiências no sistema do complemento aumentam o risco de doença meningocócica, em particular, as deficiências da via terminal C5-C9, a deficiência de properdina e a deficiência de C3.
- A meningococcemia crônica se manifesta com febre intermitente (muitas vezes baixa), artralgia ou artrite migratória, e um exantema inespecífico, com frequência maculopapular.

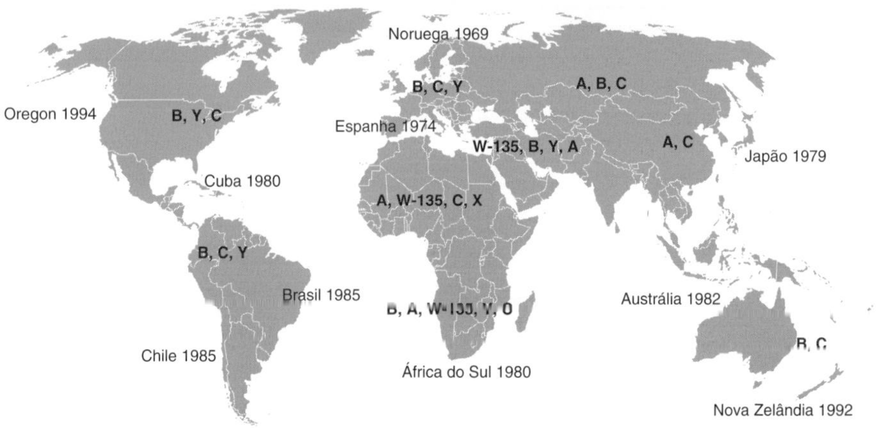

FIGURA 144-1 Epidemiologia da doença meningocócica por sorogrupo. Os surtos do grupo B estão marcados por país e ano de início. Complexos clonais ST-5 e ST-7 (sorogrupo A); ST-41/44, ST-32, ST-18, ST-269, ST-8 e ST-35 (sorogrupo B); ST-11 (sorogrupos C ou W-135); ST-23 e ST-167 (sorogrupo Y); e ST-181 (sorogrupo X), atualmente, os meningococos causam quase todas as doenças invasivas por *Neisseria*. (Modificado de Stephens DS, Greenwood B, Brandtzaeg P. Epidemic meningitis, meningococcaemia, and Neisseria meningitidis. Lancet. 2007;369:2196-2210.)

TABELA 144-1 Tratamento Antibiótico da Meningite Meningocócica e da Meningococcemia

Ceftriaxona*: crianças com > 3 meses de idade: 50 mg/kg IV a cada 12 h; adultos: 1 a 2 g IV a cada 12 h
ou
Cefotaxima 50 a 75 mg/kg a cada 6 a 8 h, dose máxima 12 g/dia
ou
Penicilina G 50.000 U/kg a cada 4 h IV, até 4 milhões de unidades a cada 4 h
ou
Meropenema 2 g IV a cada 8 h, dose máxima 6 g/dia
Se o paciente for alérgico à penicilina e às cefalosporinas, usar cloranfenicol 25 mg/kg IV a cada 6 h, até 1 g a cada 6 h.

Modificado de Shin SH, Kwang Kim SK. Treatment of bacterial meningitis: an update. Exp Opin Pharmacother. 2012;13:2189-2206.
*Devido a questões da interação cálcio/precipitados da ceftriaxona e o deslocamento da bilirrubina a partir da albumina pela ceftriaxona em recém-nascidos, os lactentes com menos de 3 meses de idade devem iniciar com cefotaxima 50 mg/kg a cada 6 a 8 horas.

COMPLICAÇÕES

- Complicações mediadas por imunocomplexos podem acompanhar a doença meningocócica.
- Em 11% a 19% dos casos ocorrem sequelas no longo prazo.
- O impacto da doença na família e na comunidade é significativo.

DIAGNÓSTICO

- O diagnóstico definitivo da doença meningocócica invasiva é feito pelo isolamento bacteriológico, ou pela identificação do DNA do antígeno (por ensaio de reação em cadeia de polimerase) da *N. meningitidis* em líquido corporal geralmente estéril, como sangue, liquor, líquido sinovial, líquido pleural, urina ou líquido pericárdico.

TRATAMENTO

- A doença meningocócica invasiva é uma emergência médica e o principal objetivo deve ser a instituição precoce da antibioticoterapia (Tabela 144-1).
- É necessário fazer tratamento adjuvante e de suporte.

TABELA 144-2 Quimioprofilaxia Antimicrobiana para Contatos Domiciliares ou Íntimos*

ANTIBIÓTICO	DOSE	COMENTÁRIO
Rifampicina	Adultos: 600 mg a cada 12 h por 2 dias Crianças < 1 mês: 5 mg/kg a cada 12 h durante 2 dias Crianças > 1 mês: 10 mg/kg a cada 2 h (no máximo 600 mg) VO durante 2 dias	A rifampicina pode interferir na eficácia dos contraceptivos orais, de alguns anticonvulsivantes e anticoagulantes; pode manchar lentes de contato. Não é recomendada para gestantes.
Ceftriaxona	Crianças < 15 anos: 125 mg IM em dose única Crianças > 15 anos e adultos: 250 mg IM em dose única	A ceftriaxona é recomendada para a profilaxia nas gestantes.
Ciprofloxacino	Adultos: 500 mg em dose única	Não é recomendado de rotina para as pessoas < 18 anos, mas o uso em lactentes e crianças (20 mg/kg) pode ser justificado após uma avaliação criteriosa dos riscos e benefícios. Não é recomendado para gestantes ou lactantes. Há relato de casos de resistência ao ciprofloxacino e seu uso para profilaxia deve ter como base o perfil de sensibilidade local do meningococo.
Azitromicina	10 mg/kg (no máximo, 500 mg) em dose única	Equivalente à rifampicina para a erradicação de meningococos da nasofaringe, mas os dados são limitados.

*Grupos com recomendação de quimioprofilaxia,[265,401,402] de acordo com a história de exposição ao paciente índice na semana anterior ao início da doença:

- Os contatos domiciliares e as pessoas que compartilham as mesmas acomodações, especialmente as crianças pequenas
- Creche, escola primária ou contatos que cuidam de crianças, crianças que brincam com outras crianças
- Contatos sociais próximos expostos a secreções orais na semana anterior ao início do quadro, seja por beijo ou por compartilhar utensílios alimentares ou escovas de dentes
- Nas viagens de avião com duração superior a oito horas, os passageiros que estiverem sentados junto a uma pessoa infectada devem fazer a profilaxia.
- A profilaxia de rotina não é recomendada para os profissionais de saúde, a menos que tenham tido exposição direta às secreções respiratórias de uma pessoa infectada.
- Pelo fato de o risco de casos secundários ser maior durante os primeiros dias após a exposição, a quimioprofilaxia deve ser iniciada o mais cedo possível, de preferência menos de 24 horas após a identificação do caso índice.
- Se tiverem transcorrido mais de 14 dias desde o último contato com o paciente índice, não é provável que a quimioprofilaxia traga nenhum benefício
- Culturas da faringe não são úteis para determinar a necessidade da quimioprofilaxia e podem retardar desnecessariamente o uso de uma quimioprofilaxia eficaz.
- A quimioprofilaxia também tem sido recomendada para pacientes que receberam penicilina ou cloranfenicol para o tratamento, visto que a colonização da faringe pode não ter sido eliminada por esses antibióticos e o paciente pode permanecer colonizado com uma cepa virulenta.
- A ceftriaxona é recomendada para gestantes.
- Evitar o ciprofloxacino ou a azitromicina em pessoas com risco de prolongamento do intervalo QT.

PREVENÇÃO

- A quimioprofilaxia elimina os meningococos dos contatos próximos de casos confirmados, protege as pessoas suscetíveis e interrompe a propagação do meningococo. Os antibióticos recomendados são rifampicina, ceftriaxona, ciprofloxacino e azitromicina (Tabela 144-2).
- Foram aprovadas vacinas polissacarídeas-meningocócicas conjugadas para a prevenção da doença meningocócica (Tabela 144-3) e são recomendadas para adolescentes e outros com risco de doença meningocócica.

TABELA 144-3 Vacinas Conjugadas contra a *Neisseria meningitidis*: Estados Unidos, 2015

Menveo (Novartis)	Meningocócica (grupos A, C, Y e W-135) Vacina conjugada com oligossacarídeo CRM197 de *Corynebacterium diphtheriae*
Menactra (Sanofi Pasteur)	Meningocócica (grupos A, C, Y e W-135) Vacina conjugada de polissacarídeo de toxoide diftérico
MenHibrix (GlaxoSmithKline)	Meningococos (grupos C e Y) e *Haemophilus b*, vacina conjugada de toxoide tetânico
Brexero (Novartis)	Meningocócica (grupo B), vacina de proteína recombinante
Trumenba (Pfizer)	Meningocócica (grupo B), vacina de proteína recombinante

145 *Neisseria gonorrhoeae* (Gonorreia)

Jeanne M. Marrazzo e Michael A. Apicella

DEFINIÇÃO

- A gonorreia é uma infecção sexualmente transmissível causada pela bactéria *Neisseria gonorrhoeae.*

EPIDEMIOLOGIA

- A gonorreia ocorre mais comumente em adolescentes e adultos jovens em todo o mundo.
- No geral, sua incidência tem diminuído; no entanto, uma exceção ocorre entre homens que fazem sexo com homens.
- *N. gonorrhoeae* é o agente etiológico a considerar na avaliação genital das síndromes inflamatórias, como cervicite e uretrite, e na doença inflamatória pélvica.
- A maioria das infecções, no entanto, é assintomática; assim, recomendam-se exames de rotina para mulheres jovens ($\leq$ 25 anos) ou mulheres idosas com os principais fatores de risco.
- Infecção materna não tratada pode resultar em oftalmia neonatal, o que pode ser evitada pela profilaxia neonatal.

MICROBIOLOGIA

- Este diplococo Gram-negativo intracelular é um microrganismo fastidioso que cresce somente *in vitro*, numa estreita faixa de temperaturas (35 °C a 38 °C) em meios complexos.
- Tem grande capacidade de desenvolver resistência a antibióticos; recentemente, houve o surgimento global de cepas com o aumento da resistência às cefalosporinas de terceira geração.
- O gonococo é naturalmente competente. Este é um fator que tem levado à rápida aquisição de resistência antimicrobiana.
- *N. gonorrhoeae* é um patógeno humano exclusivo. Utiliza diferentes mecanismos patogênicos para infectar o epitélio de homens e mulheres. Nos homens, o receptor asialoglicoproteína presente no epitélio uretral interage com a galactose terminal da lipo-oligossacarídeo (LOS) para entrar nas células humanas. Nas mulheres, ocorre uma interação cooperativa entre o C3b com ligação covalente ao LOS, a porina gonocócica e o *pilus*, e o receptor 3 do complemento (CR3, do inglês *Complement Receptor 3*) na superfície da célula epitelial do colo do útero.

DIAGNÓSTICO

- A cultura ou os testes de ampliação de ácido nucleico são sensíveis e específicos e podem ser realizados em todos os sítios anatômicos potencialmente infectados.

TRATAMENTO

- As opções são limitadas, dada a resistência generalizada a inúmeras classes de antibióticos.
- É recomendado o tratamento parenteral com uma cefalosporina de terceira geração que deve ser acompanhado do tratamento com azitromicina ou doxiciclina para cobertura adicional (Tabela 145-1).
- Parceiros sexuais de pessoas infectadas devem ser tratados presuntivamente, independentemente dos resultados dos exames diagnósticos.

TABELA 145-1 Opções para o Tratamento da Gonorreia*
Infecção Cervical, Uretral e Retal sem Complicações
Ceftriaxona 250 mg IM em dose única
Infecção Faríngea
Ceftriaxona 250 mg IM em dose única
Conjuntivite (Exceto Oftalmia Neonatal)
Ceftriaxona 1 g IM em dose única
Infecção Disseminada
Ceftriaxona 1 g IM ou IV a cada 24 h por 24 h a 48 h** após a melhora, trocar para tratamento oral até completar uma semana de antibioticoterapia com cefixima 400 mg VO de 12/12 h
Meningite e Endocardite
Ceftriaxona 1 a 2 g IV de 12/12 h durante 10 a 14 dias (meningite) ou ≥ 4 semanas (endocardite)
Oftalmia Neonatal
Ceftriaxona 25 a 50 mg/kg IV ou IM em dose única, não ultrapassar 125 mg***

IM, intramuscular; IV, intravenoso; VO, por via oral.
Ao usar um esquema sem ceftriaxona, é recomendado fazer o controle de cura 7 dias depois.
*O tratamento da gonorreia no adulto deve ser sempre acompanhado do tratamento de infecção por clamídia e os pacientes devem se abster de manter relações sexuais durante o tratamento. A azitromicina, administrada em dose única de 1 g por via oral, é a escolha.
**A ceftriaxona IM pode ser reconstituída em uma solução contendo 1% de lidocaína para diminuir a dor da injeção. Os esquemas parenterais alternativos são com cefotaxima, ceftizoxima e espectinomicina. Ver www.cdc.gov/std/treatment para cada esquema.
***A antibioticoterapia tópica isolada não constitui tratamento adequado da oftalmia neonatal.
Modificado de: Centers for Disease Control and Prevention. Update to CDC's sexually transmitted Diseases treatment guidelines, 2010: oral cephalosporins no longer a recommended treatment for gonococcal infections. *MMWR Morb Mortal Wkly Rep*. 2012;61:590-594; e www.cdc.gov/std/treatment

- Os pacientes com falha terapêutica dos esquemas convencionais farão a avaliação de reinfecção; se a reinfecção for improvável, deve-se considerar possível resistência aos antibióticos.

PREVENÇÃO

- Devido à natureza assintomática da maioria das infecções, recomenda-se o rastreamento de rotina de mulheres jovens (≤ 25 anos) e gestantes.
- Os preservativos são muito eficazes na prevenção da transmissão.

146 *Moraxella catarrhalis, Kingella* e Outros Cocos Gram-negativos

Timothy F. Murphy

DEFINIÇÃO

- *Moraxella catarrhalis* é um diplococo Gram-negativo que coloniza o trato respiratório superior das crianças.
- É causa comum de otite média em crianças e de exacerbações da doença pulmonar obstrutiva crônica (DPOC) em adultos.
- *Kingella kingae* é cada vez mais reconhecida como agente etiológico de infecções osteoarticulares e bacteriemia em crianças pequenas.

EPIDEMIOLOGIA

- A *M. catarrhalis* é recuperada exclusivamente nos seres humanos.
- A colonização nasofaríngea é comum na infância e diminui com a idade.
- *K. kingae* coloniza a orofaringe de crianças, sendo mais comumente isolada entre as que frequentam creches. As infecções ocorrem esporadicamente, mas ocasionais agrupamentos são observados.

MICROBIOLOGIA

- A *M. catarrhalis* passa facilmente despercebida na cultura por ser fenotipicamente idêntica à *Neisseria* na coloração de Gram e nas placas de cultura.
- A *M. catarrhalis* produz oxidase, catalase e DNAse, os quais são utilizados para a determinação da espécie.

DIAGNÓSTICO

- O diagnóstico etiológico das manifestações clínicas mais comuns da *M. catarrhalis* (otite média nas crianças e exacerbações da DPOC nos adultos) não é feito de rotina na prática clínica. Em vez disso, essas infecções costumam ser tratadas empiricamente, com base em um diagnóstico presuntivo de acordo com as manifestações clínicas.
- O diagnóstico da infecção por *K. kingae* é feito ao recuperar o organismo em cultura de líquidos fisiológicos normalmente estéreis, como sangue e aspirado de líquido sinovial. Ensaios de reação em cadeia da polimerase são mais sensíveis que a cultura para a detecção desse organismo no líquido sinovial.

TRATAMENTO

- A maioria das amostras de *M. catarrhalis* produz β-lactamase e é, portanto, resistente à ampicilina. As amostras são sensíveis a amoxicilina/ácido clavulânico, macrolídios, fluoroquinolonas e cefalosporinas de amplo espectro.
- A otite média e as exacerbações da DPOC são tratadas com antimicrobianos por via oral, com a escolha geralmente guiada por diretrizes de consenso.
- As amostras de *K. kingae* são sensíveis a penicilinas e cefalosporinas.

PREVENÇÃO

- Não há vacinas disponíveis atualmente, mas há pesquisas em andamento para criar vacinas para a prevenção da infecção por *M. catarrhalis*, inclusive a otite média e as exacerbações da DPOC.

147 *Vibrio cholerae*

Matthew K. Waldor e Edward T. Ryan

MICROBIOLOGIA E EPIDEMIOLOGIA

- O *Vibrio cholerae* é um bacilo Gram-negativo curvo e móvel.
- O *V. cholerae* é um patógeno intestinal não invasivo.
- O *V. cholerae* dos sorogrupos O1 e O139 são as causas da cólera epidêmica.
- O *V. cholerae* não O1 e não O139 pode causar casos isolados de gastroenterite, em geral leve.
- A cólera é uma diarreia secretória causada pelas ações da toxina colérica (TC) nas células do epitélio intestinal.
- A toxina colérica é uma enzima de ribosilação do difosfato de adenosina que leva à perda de cloreto, sódio e água pelas células do epitélio intestinal.
- O reservatório do *V. cholerae* é aquático, principalmente em água salobra de estuários.
- A transmissão fecal-oral está associada a água imprópria para consumo e saneamento inadequado.
- Estima-se que haja de três a cinco milhões de casos de cólera, resultando em cerca de 100.000 mortes a cada ano.
- A atual pandemia global de cólera começou em 1961 e representa a sétima no registro histórico.
- A cólera é hoje endêmica em mais de 50 países.
- A cólera pode provocar epidemias e surtos explosivos.
- A atual pandemia é causada por organismos *V. cholerae* O1 *El Tor*, com as maiores incidências no Sul da Ásia, na África subsaariana e no Haiti.

MANIFESTAÇÕES CLÍNICAS

- A diarreia aquosa aguda grave pode levar à morte por desidratação em 6 a 12 horas a partir do aparecimento dos sintomas.
- As fezes podem se tornar progressivamente mais aquosas durante a cólera, eventualmente se assemelhando à água de arroz com odor de peixe.
- Vômitos, íleo paralítico e cãibras musculares são comuns.
- A ocorrência de febre deve ensejar a consideração de outros diagnósticos.
- As complicações da cólera refletem em grande medida as que resultam da hipotensão e da hipoperfusão e podem ser necrose tubular renal aguda e acidente vascular encefálico, geralmente em indivíduos mais velhos. Pneumonia por aspiração de vômitos também pode ocorrer. A morte por cólera quase sempre é decorrente da desidratação.

DIAGNÓSTICO

- Considerar o diagnóstico de cólera quando um adulto ou criança de cinco anos ou mais apresentar desidratação grave ou morrer de diarreia aquosa aguda em qualquer região, ou quando algum paciente com dois anos de idade ou mais apresentar diarreia aguda em uma região conhecida como endêmica de cólera.
- Testes rápidos de antígeno estão disponíveis, como exame de fezes por fitas reagentes.
- A cultura microbiológica confirmatória permite a identificação e a avaliação definitivas dos perfis de resistência antimicrobiana.

CONDUTA

- A pedra fundamental da conduta é a avaliação rápida do grau de desidratação, seguida de rápida reposição volêmica (Tabela 147-1), bem como do monitoramento rigoroso e da reposição das perdas contínuas de líquidos.
- Desidratação grave (>10% de perda de líquidos) pode exigir mais de 100 mL/kg de reposição volêmica para restaurar a euvolemia, administrada idealmente nas primeiras 3 a 4 horas da apresentação clínica.
- Perdas fecais adicionais devem ser repostas em torno de 10 a 20 mL/kg por episódio de diarreia ou vômitos.
- A desidratação moderada (5% a 10% de perda de líquidos) pode exigir 75 a 100 mL/kg de hidratação em três a quatro horas da apresentação clínica. Os pacientes com desidratação leve ou inexistente podem ser tratados com solução de reidratação oral (SRO) apenas, ou tomar líquidos à vontade.
- A hidratação venosa é indicada na desidratação grave e para os pacientes incapazes de fazer uma ingestão oral de líquidos adequada. A solução de Ringer lactato complementada com soro

TABELA 147-1 Composição das fezes e reidratação na cólera

		CONCENTRAÇÃO (MMOL/L)					
		NA+	K+	CL−	HCO_3^-	CARBOIDRATO	COMENTÁRIOS
Hidratação venosa	Ringer lactato	130	4	109	28	– (278 se houver soro glicosado disponível)	O Ringer lactato contém potássio e bicarbonato, sendo preferível ao soro fisiológico isotônico. Tanto o Ringer como o soro fisiológico podem ser complementados com glicose. A solução de Dhaka se aproxima mais das perdas durante a cólera, mas não está disponível imediatamente.
	Soro fisiológico a 0,9%	154	0	154	0	–	
	Soro fisiológico para cólera ("solução de Dhaka")	133	13	154	48	140	
Solução de reidratação oral	Tratamento de reidratação oral (OMS, 2002)*	75	20	65	10 (citrato)	75 (glicose)	A solução de reidratação oral da OMS utiliza glicose como fonte de carboidratos. Ensaios clínicos randomizados observaram que as soluções de reidratação oral contendo xarope de arroz reduzem a duração da diarreia e as perdas fecais na cólera grave.[57] Uma preparação caseira de solução de reidratação oral pode ser usada em situação de emergência.
	Solução de reidratação oral com xarope de arroz (p. ex. CeraSRO75)	75	20	65	10 (citrato)	27 g de xarope de arroz	
	Solução de reidratação oral caseira: ½ colher de sopa de sal de mesa e 6 colheres de sopa de açúcar em 1 L de água potável	≈75	0	≈75	0	≈75	
Perdas de eletrólitos nas fezes (estimativas compostas)	Fezes em caso de cólera, adulto	130	20	100	45	–	A média da taxa máxima de eliminação na cólera grave pode ultrapassar 10 mL/kg/h. As perdas de sódio nas fezes nos casos de cólera ultrapassam as observadas nas doenças diarreicas por outras causas.
	Fezes em caso de cólera, criança	100	30	90	30	–	
	Fezes sem cólera, criança (ETEC)	50	35	25	20	–	

Cl^-, íon cloreto; ETEC, *Escherichia coli* enterotoxigênica; $HCO3^-$, íon bicarbonato; K^+, íon potássio; NA^+, íon sódio; OMS, Organização Mundial da Saúde.

*No ano de 2002, a OMS substituiu sua formulação anterior de solução de reidratação oral com a atual formulação de menor osmolaridade de modo a refletir o amplo uso da solução de reidratação oral para tratar a desidratação da gastroenterite de qualquer etiologia.

Modificado de Harris JB, Larocque RC, Qadri F, et al. Cholera. Lancet. *2012;379:2466-2476.*

TABELA 147-2 Opções de Antimicrobianos para o Tratamento dos Pacientes com Cólera

CLASSE	ANTIBIÓTICO	DOSE INFANTIL*	DOSE ADULTA	COMENTÁRIOS
Macrolídios	Eritromicina	12,5 mg/kg/dose de 6/6 h × 3 dias	250 mg de 6/6 h × 3 dias	A azitromicina em dose única muitas vezes é a melhor opção, especialmente para crianças, e tem se mostrado mais eficaz do que o ciprofloxacino em ensaios randomizados nas regiões onde é comum haver diminuição da sensibilidade às fluoroquinolonas. Há raros relatos de resistência aos macrolídios.
	Azitromicina	20 mg/kg em dose única	1 g em dose única	
Fluoroquinolonas	Ciprofloxacino	15 mg/kg/dose de 12/12 h × 3 dias	500 mg de 12/12 h × 3 dias	Com cepas muito sensíveis, uma dose única de ciprofloxacino compara-se favoravelmente à eritromicina e à doxiciclina em ensaios clínicos randomizados. A diminuição da sensibilidade às fluoroquinolonas tornou-se comum nas regiões endêmicas e está associada à falha terapêutica.
Tetraciclinas	Tetraciclina	12,5 mg/kg/dose de 6/6 h × 3 dias	500 mg de 6/6 h × 3 dias	A resistência a todas as tetraciclinas é comum. O uso empírico muitas vezes é reservado para os surtos causados por amostras comprovadamente sensíveis. As tetraciclinas não são recomendadas para gestantes ou crianças com menos de 8 anos.
	Doxiciclina	4 a 6 mg/kg em dose única	300 mg em dose única	

*Doses para crianças, com base no peso; não devem ultrapassar a dose máxima para adultos.
Modificado de Harris JB, Larocque RC, Qadri F, et al. Cholera. Lancet. *2012;379:2466-2476.*

glicosado a 5% (idealmente com acréscimo de potássio) é a escolha ideal para os pacientes com cólera, embora o soro fisiológico a 0,9% intravenoso ou soro fisiológico isotônico suplementado com soro glicosado (e potássio) também possam ser usados.

- O tratamento de reidratação oral deve ser encorajado para todos os pacientes que conseguem ingerir, independentemente do grau de desidratação, e independentemente da possível vigência de reidratação venosa.
- A reidratação oral pode ser feita em locais com recursos limitados ao adicionar ½ colher de sopa de sal e seis colheres de sopa de açúcar a 1 L de água potável, idealmente complementando com fontes de potássio disponíveis no local, como leite de coco, bananas ou suco de laranja.
- Os antibióticos desempenham um papel secundário no tratamento dos pacientes com cólera, e geralmente é utilizado um macrolídio ou uma fluoroquinolona. As tetraciclinas podem ser usadas para as pacientes que não são gestantes com mais de sete anos de idade nas regiões com sensibilidade confirmada a essa classe (Tabela 147-2).
- Os antibióticos diminuem a duração da diarreia e podem limitar a transmissão secundária.

PREVENÇÃO

- O controle se concentra principalmente em vigilância, detecção de casos, reanimação volêmica e hidratação continuada, vacinação e fornecimento de água potável e saneamento adequado.
- Duas vacinas inativadas orais de cólera já foram aprovadas pela Organização Mundial de Saúde e estão disponíveis comercialmente (Tabela 147-3).
- Outras vacinas contra a cólera estão sendo pesquisadas.

TABELA 147-3 Vacinas Inativadas Orais contra Cólera Pré-qualificadas pela OMS e Disponíveis Internacionalmente

VACINA	DOSES*	POSOLOGIA*	VOLUME DA DOSE*	REFORÇOS*	EFICÁCIA PROTETORA	COMENTÁRIOS	REFERÊNCIAS
Shanchol (Shantha Biotechnics-Sanofi Pasteur)							
≥1 ano de idade	2	14 dias (7 a 42 provavelmente admissível)	1,5 mL	A cada 2 anos	60% a 70% de eficácia protetora voltando ao estado inicial em 36 a 60 meses nas crianças mais velhas e nos adultos; 40% de eficácia protetora com menor duração nas crianças mais novas	Possível proteção mais prolongada do que a Dukoral. Não requer solução tampão para administrar a vacina. Atualmente mais barata que a Dukoral. Atualmente passando por estudos de campo em Calcutá/Orissa Índia, e Dhaka Bangladesh, e com implantação piloto em diversos países, incluindo o Haiti.	82-88
Dukoral[†] (Crucell)							
Crianças de 2 a < 6 anos de idade	3	14 dias (7 a 42 admissível)	3 mL de vacina e 75 mL de solução-tampão	A cada 6 meses	60% a 85% de eficácia de proteção dentro de 6 meses da vacinação, voltando ao estado inicial em 24 a 36 meses	Aprovada em vários países. Foi administrada com segurança em pacientes infectados pelo HIV.	89-96
≥ 6 anos de idade	2	14 dias (7 a 42 admissível)	3 mL de vacina e 150 mL de solução-tampão	A cada 2 anos		Oferece proteção de curto prazo contra a diarreia causada pela toxina termolábil das cepas de ETEC.	

ETEC, *Escherichia coli* enterotoxigênica; HIV, vírus da imunodeficiência humana; OMS, Organização Mundial da Saúde.
*Por fabricante
[†]Estudos de campo foram feitos com a apresentação atual da vacina WC-rBS, complementada com subunidade B recombinante (rBS) da toxina da cólera e uma apresentação inicial da WC-BS contendo a subunidade B não recombinante (BS).
Modificado de Harris JB, Larocque RC, Qadri F, et al. Cholera. Lancet. *2012;379:2466-2476*.

148 Outros *Vibrio* Patogênicos

Marguerite A. Neill e Charles C. J. Carpenter

DEFINIÇÃO

- *Vibrio* são bastonetes Gram-negativos cujo nicho ecológico encontra-se principalmente em águas marinhas e estuarinas.
- Os *Vibrio* também podem ser encontrados em fontes de água doce.
- Os *Vibrio* halófilos precisam de concentrações mais elevadas de sal para o seu crescimento.

EPIDEMIOLOGIA

- As espécies de *Vibrio* mais comuns que causam doenças em humanos são o *Vibrio parahaemolyticus* e o *Vibrio vulnificus*.
- A incidência de vibriose nos Estados Unidos tem aumentado nos últimos 15 anos, indicando que os esforços atuais de prevenção não são eficazes.
- A doença é mais comum nos meses mais quentes do verão quando as populações de *Vibrio* são maiores e há maior exposição humana por consumo de mariscos e exposição à água em atividades de lazer.
- As espécies de *Vibrio* a princípio provocam diarreia de intensidade variável, infecções de partes moles e/ou bacteriemia.
- O *V. vulnificus* causa uma infecção distinta de partes moles com bolhas hemorrágicas de desenvolvimento rápido.
- As infecções por *Vibrio* são mais graves e mais fatais nas pessoas com cirrose ou doença hepática subjacente.

MICROBIOLOGIA

- Os principais *Vibrio* patogênicos crescem bem em meio de cultura de sangue e meios não seletivos comuns usados para culturas de lesões.
- Meios seletivos como ágar tiossulfato-citrato-sais biliares-sacarose facilitam o reconhecimento de amostras fecais.

DIAGNÓSTICO

- Deve haver suspeita de infecção por *Vibrio* em pessoas com diarreia, sepse ou infecção de ferida após consumo de frutos do mar ou exposição à água do mar.

TRATAMENTO

- O rápido reconhecimento da possível infecção pelo *V. vulnificus* é fundamental para aumentar as chances de sobrevivência e exige tratamento antimicrobiano, bem como desbridamento cirúrgico.
- A sobrevivência é maior na infecção por *V. vulnificus* quando uma cefalosporina de terceira geração é adicionada à doxiciclina ou a uma quinolona, contanto que o desbridamento do tecido necrosado seja realizado.

- O tratamento com doxiciclina ou uma quinolona pode reduzir os sintomas e a excreção nas fezes em pessoas com diarreia persistente por cinco dias.

PREVENÇÃO

- Não existe vacina disponível para o *Vibrio*, exceto a do *Vibrio cholerae*.
- O cozimento completo de mariscos e o consumo ou a refrigeração imediatos são necessários para diminuir o risco de infecção por *Vibrio*.

149 *Campylobacter jejuni* e Espécies Relacionadas

Ban Mishu Allos, Nicole M. Iovine e Martin J. Blaser

DEFINIÇÃO

- *Campylobacter spp.* são pequenos bastonetes, curvos, gram-negativos que causam doença gastrointestinal aguda, normalmente com 1 a 7 dias de duração. A diarreia costuma ter sangue e está associada a dores abdominais. O *C. jejuni* é o isolado clínico mais comum em humanos, mas muitos outros *Campylobacter* spp. foram identificados

EPIDEMIOLOGIA

- *Campylobacter* spp. são encontrados em uma grande variedade de animais e são uma causa comum de doença diarreica humana em todo mundo. Nos países desenvolvidos, o pico da incidência ocorre no final do verão e no outono, mas as infecções ocorrem durante o ano todo nos países em desenvolvimento. A transmissão para humanos é mais comum pelo consumo ou pela manipulação de aves domésticas.

MICROBIOLOGIA

- Muitos, mas não todos, *Campylobacter* spp. vivem a 42 °C. Os organismos são bem pequenos (0,3 a 0,6 μm em diâmetro) e móveis. São microaerofílicos e crescem melhor em uma concentração de oxigênio de 5% a 10%.

DIAGNÓSTICO

- O padrão ouro do diagnóstico é o isolamento do organismo das fezes ou, ocasionalmente, da hemocultura.

TRATAMENTO

- O princípio mais importante do tratamento é a reposição de líquidos e eletrólitos para prevenir a desidratação. Os antibióticos podem reduzir a duração dos sintomas. Eritromicina 250 mg de 6/6 h por 5 a 7 dias trata a maioria das infecções. Os macrolídios de amplo espectro são igualmente eficazes.

PREVENÇÃO

- A melhor maneira de prevenir a infecção é pelo cozimento completo de aves e outros alimentos de origem animal antes de seu consumo. O cuidado rigoroso para evitar a contaminação cruzada durante o preparo dos alimentos também pode prevenir algumas infecções. Não existe vacina eficaz disponível atualmente.

150 *Helicobacter pylori* e Outras Espécies Gástricas de *Helicobacter*

Timothy L. Cover e Martin J. Blaser

DEFINIÇÃO

- *Helicobacter pylori* é uma bactéria Gram-negativa que coloniza persistentemente o estômago humano.
- A maioria das pessoas colonizadas pela bactéria *H. pylori* permanece assintomática, mas sua presença está associada a aumento do risco de úlcera péptica e câncer gástrico.

EPIDEMIOLOGIA

- *H. pylori* está presente em seres humanos em todo o mundo, mas a prevalência é variável e depende de idade e localização geográfica.
- A prevalência do *H. pylori* nos países desenvolvidos tem diminuído ao longo das últimas décadas.

MICROBIOLOGIA

- *H. pylori* é uma bactéria espiralada, Gram-negativa e produtora de urease.

DIAGNÓSTICO

- As abordagens não invasivas são a sorologia, o teste respiratório com ureia marcada e o teste do antígeno fecal.
- As abordagens invasivas são a endoscopia e análise do tecido gástrico.

TRATAMENTO

- Não há indicação de tratamento, exceto para os pacientes com úlcera péptica ou com alto risco relativo de câncer gástrico.

PREVENÇÃO

- A prevenção da aquisição do *H. pylori* por meio de imunização não é praticada de rotina.

151 Enterobacteriaceae

Michael S. Donnenberg

DEFINIÇÃO

- Família de bactérias Gram-negativas, não formadoras de esporos, anaeróbias facultativas, que fermentam a glicose, reduzem o nitrato a nitrito e produzem catalase.

EPIDEMIOLOGIA

- As bactérias dessa família causam uma grande variedade de doenças em seres humanos de todas as idades, cujo espectro varia conforme o organismo e subtipo.

MICROBIOLOGIA

- Inclui Escherichia coli, Proteus spp., Klebsiella spp., Citrobacter spp., entre outros.
- *Salmonella* spp., *Shigella* spp. e *Yersinia* spp. (ver discussões em outros capítulos).

DIAGNÓSTICO

- Técnicas de cultura usuais.
- Subtipos específicos identificados por provas imunológicas para a produção de toxinas ou por reação em cadeia da polimerase para genes de virulência.
- Genotipagem por eletroforese em gel de campo pulsado é útil para a identificação de surtos.

TRATAMENTO

- Varia de acordo com o organismo, local da infecção e padrão de suscetibilidade. Na vasta gama de tratamentos, há situações extremas, como a contraindicação de antibióticos (p. ex., *E. coli* O157H7) e até microrganismos com padrões de resistência a todos os antibióticos existentes no mercado.

PREVENÇÃO

- Adesão rigorosa às medidas de controle de infecção para prevenir disseminação hospitalar de cepas altamente resistentes.
- Reduzir o risco de infecções transmitidas por alimentos, atentando para uma boa higiene alimentar.
- Não há, atualmente, vacina licenciada.

152 *Pseudomonas aeruginosa* e Outras Espécies de Pseudomonas

Erika D'Agata

EPIDEMIOLOGIA

- *Pseudomonas* spp são bactérias Gram-negativas que habitam diversos ambientes, incluindo solo, água, plantas, insetos e animais.
- *P. aeruginosa* é a principal espécie de *Pseudomonas* que afeta seres humanos, causando infecções graves associadas a importantes morbidade e mortalidade.
- Outras espécies de *Pseudomonas*, incluindo *P. fluorescens*, *P. luteola*, *P. putida* e *P. stutzeri*, são menos virulentas, mas ainda estão implicadas numa grande variedade de infecções, principalmente em pacientes imunocomprometidos.
- *P. aeruginosa* tem muitos fatores de virulência, incluindo pili, flagelos, sistemas de secreção de enzimas e moléculas de percepção de quórum.
- *P. aeruginosa* é um dos mais frequentes patógenos implicados nas infecções hospitalares, incluindo pneumonia associada à ventilação mecânica e infecções do trato urinário associadas a cateter. Hospitais de cuidados prolongados têm taxas muito elevadas de infecções causadas por *P. aeruginosa*.
- Infecções características causadas por *P. aeruginosa* incluem ectima gangrenoso, otite externa maligna, síndrome mão-pé quentes e foliculite associada a banheiras.
- A resistência única e a múltiplos antimicrobianos está aumentando rapidamente.

MICROBIOLOGIA DE *P. AERUGINOSA*

- *P. aeruginosa* é uma bactéria aeróbia em forma de bastonete.
- Cresce em diversos meios de cultura formando colônias redondas e lisas, com um odor característico semelhante ao de uva ou "*corn-taco*" (tortilha) e coloração verde-azulada.
- A identificação é baseada na morfologia da colônia, sua coloração, positividade da oxidase e crescimento a 42 °C.

TRATAMENTO

- A eficácia superior do tratamento com dois agentes antimicrobianos antipseudomonas *versus* monoterapia não foi definitivamente demonstrada.
- A maioria das evidências sugere que o tratamento empírico com terapia combinada é indicado se as taxas de resistência aos antimicrobianos são elevadas.
- Uma vez que o perfil de suscetibilidade aos antimicrobianos esteja disponível, deve-se considerar simplificar o tratamento a um único agente antimicrobiano.

153 *Stenotrophomonas maltophilia* e *Burkholderia cepacia*

Amar Safdar

MICROBIOLOGIA E EPIDEMIOLOGIA

- *Stenotrophomonas maltophilia* e *Burkholderia cepacia* são bactérias Gram-negativas que adquirem motilidade por meio de flagelos polares multitríquios. Esses organismos não fermentam a glicose e várias amostras clínicas tendem a dar uma reação fraca de oxidase.
- Podem surgir morfotipos de crescimento lento, conhecidos como variantes de colônias pequenas de *B. cepacia* e *S. maltophilia*, exibindo alto grau de resistência aos antimicrobianos e que podem não ser detectados nas culturas de rotina.
- Estes organismos de vida livres estão presentes na maioria dos ambientes aquáticos e úmidos, inclusive na água potável nos hospitais.
- *Burkholderia cenocepacia* e *Burkholderia multivorans* são as cepas proeminentes de bactérias isoladas de pacientes com fibrose cística. Acredita-se que a transmissão entre os pacientes contribua para a colonização.
- A pneumonia comunitária causada por *S. maltophilia* surgiu como uma preocupação séria em pacientes sem fatores de risco conhecidos, como ter estado em unidade de tratamento intensivo, ter feito ventilação mecânica ou ter tido neutropenia induzida por tratamento prolongado, ter história de tratamento recente com carbapenêmicos, cefalosporina de nova geração ou fluoroquinolonas ou de hospitalização prolongada.

MANIFESTAÇÕES CLÍNICAS

- A *S. maltophilia* pode acometer qualquer órgão. O pulmão é um sítio frequente de infecção. A infecção pulmonar geralmente é precedida pela colonização do trato respiratório. A consolidação lobular ou lobar é comum, ao passo que raramente é observado derrame pleural.
- A maior parte das infecções hematogênicas por *S. maltophilia* ocorre a partir de dispositivos intravenosos de demora infectados. Bacteriemia não relacionada com cateter é observada frequentemente em pacientes com neutropenia prolongada.
- As infecções de ferida por *S. maltophilia* nos pacientes com queimaduras estão sendo descritas como o segundo tipo mais comum de infecção por bactérias Gram-negativas após a causada por *Aeromonas hydrophila*. Lesões de pele na maioria dos pacientes com neutropenia são difíceis de diferenciar de piodermite gangrenosa, *leucemia cutis*, vasculite, infecção disseminada por *Pseudomonas*, *Fusarium* e *Candida*, e infecção por micobactérias de crescimento rápido.
- Nos pacientes com fibrose cística, após a infecção inicial por *B. cepacia*, 50% daqueles com *B. multivorans* podem evoluir com colonização bacteriana crônica assintomática, considerando que quase todos (94%) os pacientes com *B. cenocepacia* conservam a bactéria após o episódio infecção inicial.

COMPLICAÇÕES

- A ausência de inflamação aguda pode prejudicar a apresentação clínica inicial da pneumonia por *S. maltophilia* no paciente imunodeprimido. Os pacientes podem apresentar hemorragia pulmonar grave no momento do diagnóstico devido à alta propensão de necrose tecidual e hemorragia.
- A bacteremia não-relacionada com cateter por *S. maltophilia* é uma complicação grave associada a altos índices de falha terapêutica e morte. Os pacientes muitas vezes têm neutropenia profunda com duração superior a 10 dias; e em quase 70% dos casos a disseminação hematogênica ocorre a

partir de um foco pulmonar ou da infecção de partes moles. Indicadores de prognóstico reservado para os pacientes com câncer são: neutropenia por mais de 10 dias, pneumonia bacteriana, síndrome do choque, trombocitopenia grave e atraso na instituição do tratamento adequado.

- *B. cenocepacia* está associada à colonização prolongada do trato respiratório e o risco de morte com doença invasiva é mais de cinco vezes maior em comparação às infecções por outros oito complexos genomovares de *B. cepacia*.
- A infecção pelo complexo *B. cepacia* de pacientes com fibrose cística com diminuição do volume expiratório forçado em 1 segundo tem sido associada a prognóstico reservado. A infecção em pacientes críticos, a existência de choque séptico e as doenças subjacentes avançadas também pressagiam uma mortalidade mais elevada.

DIAGNÓSTICO

- O diagnóstico precoce requer um alto nível de suspeita de infecção pulmonar por *S. maltophilia*.
- Até 36% das espécies de *Burkholderia* podem ser identificadas erroneamente pelos sistemas automatizados como outras bactérias não fermentativas, como *Achromobacter* ou *Ralstonia*.
- Métodos moleculares rápidos e precisos utilizando o sequenciamento do gene do RNA ribossomal 16S ou 23S podem substituir os métodos convencionais.
- A espectrometria de massa com analisador do tempo de fuga por ionização e dessorção a laser assistida por matriz de células inteiras promete ser um método de identificação rápido e preciso de *B. cepacia* e *S. maltophilia*.

TRATAMENTO

- A monoterapia não é recomendada devido à alta frequência de falha terapêutica e recidiva da infecção.
- Sulfametoxazol-trimetoprima (SMX-TMP) tem a atividade mais potente e confiável *in vitro* contra amostras clínicas de *S. maltophilia*; no entanto, a resistência farmacológica aumentou entre 30% a 40% em amostras da doença em todo o mundo.
- As fluoroquinolonas mais recentes, como o moxifloxacino, exibem melhor atividade contra a *S. maltophilia*. No entanto, houve desenvolvimento de resistência após monoterapia, que pode ser evitada por meio da associação de medicamentos, com ticarcilina-ácido clavulânico e/ou SMX-TMP.
- Carbapenêmicos, SMX-TMP, cloranfenicol e tetraciclina são ativos contra a maioria das amostras do complexo *B. cepacia*. O tratamento aguardando o resultado dos testes de sensibilidade dependerá da experiência da instituição.
- Os medicamentos mais ativos contra a *B. cepacia* são minociclina (38%), meropenema (26%) e ceftazidima (23%). Ceftazidima, tobramicina e ciprofloxacino retêm atividade antimicrobiana contra organismos planctônicos e envoltos em biofilme.

PREVENÇÃO

- Surtos nosocomiais destacam a atual prática de medidas rigorosas de prevenção da infecção com ênfase na diminuição da transmissão pelas mãos dos profissionais de saúde e a segregação de coorte dos pacientes hospitalizados infectados ou colonizados com bactérias multirresistentes.
- A supervisão contínua do abastecimento de água do hospital permanece crítica na prevenção da aquisição iatrogênica e hospitalar relacionada com essas bactérias quase ubíquas de vida livre.
- Imunização: experimentos pré-clínicos com proteínas da membrana externa de epítopos imunogênicos contra *B. multivorans* e *B. cenocepacia* parecem promissores.
- Imunoterapia: várias estratégias para aumentar a resposta imunitária inata contra as bactérias Gram-negativas estão sendo investigadas.

154 *Burkholderia pseudomallei* e *Burkholderia mallei*: Melioidose e Mormo

Bart J. Currie

DEFINIÇÃO

- A melioidose é uma doença que ocorre em seres humanos e animais resultante da infecção do solo e da água pela bactéria *Burkholderia pseudomallei*.
- Mormo é uma doença predominantemente equina resultante da infecção pela bactéria *Burkholderia mallei*.

EPIDEMIOLOGIA: MELIOIDOSE

- As principais regiões endêmicas da melioidose são o Sudeste Asiático e o norte da Austrália.
- Ocorreram casos em outras localidades tropicais e subtropicais, como o subcontinente indiano, China, África, Caribe, América Central e América do Sul.
- A maioria dos casos ocorre durante a estação chuvosa, e os aglomerados de casos podem ser consequentes a eventos climáticos graves.
- A exposição ocorre por inoculação percutânea, inalação e ingestão (mais comum no mormo).
- As infecções zoonóticas nosocomiais são extremamente raras na melioidose (mais comum no mormo).
- A doença e os resultados estão intimamente ligados a fatores de risco, especialmente o diabetes (Tabela 154-1).

MICROBIOLOGIA

- *B. pseudomallei* é um pequeno bacilo Gram-negativo, aeróbio, móvel e produtor de oxidase.
- *B. mallei* é um pequeno bacilo Gram-negativo, aeróbio, imóvel e produtor de oxidase.
- *B. mallei* não subsiste no ambiente fora do seu hospedeiro equino, e estudos genéticos sugerem que o *B. mallei* evoluiu para infectar os animais sendo proveniente do patógeno ambiental *B. pseudomallei*.

DIAGNÓSTICO: MELIOIDOSE

- A maioria das infecções por *B. pseudomallei* é assintomática.
- Em cerca de 85% dos casos, a doença é aguda após a infecção recente; 11% são infecções crônicas (mais de 2 meses de doença) e a reativação após a latência é rara (a mais longa ocorreu 62 anos após a infecção).
- Mais da metade dos casos apresenta bacteriemia e até um quarto apresenta choque séptico com alta mortalidade.
- Em cerca de metade dos casos, a apresentação é a pneumonia, mas existem várias outras apresentações (Tabela 154-2).
- É necessário fazer cultura de sangue, saliva, urina e pus para o diagnóstico; a cultura facilitada pela inoculação de *swabs* de pus, da orofaringe e do reto diretamente no meio seletivo.
- A identificação de *B. pseudomallei* e *B. mallei* por vários métodos pode ser difícil.
- Existem técnicas próprias de detecção do antígeno e do DNA disponíveis em algumas regiões. A sorologia tem pouca especificidade, por causa da positividade inerente aos locais de endemia.

TABELA 154-1 Fatores de Risco de Melioidose

FATOR DE RISCO*	TAILÂNDIA (% DE CASOS)	AUSTRÁLIA (% DE CASOS)
Diabetes	23 a 60	37
Uso excessivo de bebidas alcoólicas	12	39
Doença renal	20 a 27	10
Doença pulmonar crônica	NI	27
Talassemia	7	0
Sem fatores de risco	24 a 36	20

NI, não informado.
Dados da Austrália de Currie BJ, Fisher DA, Howard DM, et al. *Endemic melioidosis in tropical northern Australia*: a 10-year prospective study and review of the literature. Clin Infect Dis. 2000;31:981-986.
*Não listados: neoplasia, tratamento com esteroides, sobrecarga de ferro e insuficiência cardíaca.
Dados da Tailândia de Punyagupta S. Melioidosis: review of 686 cases and presentation of a new clinical classification In: Punyagupta S, Sirisanthana T, Stapatayavong B, eds. *Melioidosis*. Bangkok: Bangkok Medical; 1989:217- 229; Chaowagul W, White NJ, Dance DA, et al. Melioidosis: a major cause of community-acquired septicemia in northeastern Thailand. *J Infect Dis*. 1989;159:890-899; Suputtamongkol Y, Chaowagul W, Chetchotisakd P, et al. Risk factors for melioidosis and bacteremic melioidosis. *Clin Infect Dis*. 1999;29:408-413; and Limmathurotsakul D, Chaowagul W, Chierakul W, et al. Risk factors for recurrent melioidosis in northeast Thailand. *Clin Infect Dis*. 2006;43:979-986.

TABELA 154-2 Apresentação Clínica e Desfecho da Melioidose no Norte da Austrália

	TOTAL		BACTERIÊMICA		NÃO BACTERIÊMICA	
	NÚMERO	MORTES (LETALIDADE)	NÚMERO	MORTES (LETALIDADE)	NÚMERO	MORTES (LETALIDADE)
Com choque séptico	116 (21%)	58 (50%)	103	48 (47%)	13	10 (77%)
Pneumonia	88	43 (49%)	78	35 (45%)	10*	8 (80%)
Foco indeterminado	13	8 (62%)	12	7 (58%)	1†	1 (100%)
Geniturinária	10	5 (%)	9	4 (44%)	1‡	1 (100%)
Osteomielite/ artrite séptica	4	2 (50%)	4	2 (50%)	0	0 (0%)
Abscesso de partes moles	1	0 (0%)	0	0	1	0 (0%)
Sem choque séptico	424 (79%)	19 (4%)	195	13 (7%)	229	6 (3%)
Pneumonia	190	12 (6%)	89	9 (10%)	101	3 (3%)
Infecção de pele	68	0 (0%)	1	0 (0%)	67	0 (0%)
Geniturinária	66	2 (3%)	41	2 (5%)	25	0 (0%)
Foco indeterminado	52	2 (4%)	47	2 (4%)	5	0 (0%)
Abscesso de partes moles	18	0 (0%)	4	0 (0%)	14	0 (0%)
Osteomielite/ artrite séptica	16	0 (0%)	10	0 (0%)	6	0 (0%)
Neurológica	14	3 (21%)	3	0 (0%)	11	3 (27%)
Total	540	77 (14%)	298 (55%)	61 (20%)	242 (45%)	16 (7%)

*Sete hemoculturas não foram feitas; três hemoculturas foram negativas.
†A cultura só foi positiva para *Burkholderia pseudomallei* no *swab* retal, apesar do choque séptico fatal.
‡Hemocultura não realizada.
De Currie BJ, Ward L, Cheng AC. The epidemiology and clinical spectrum of melioidosis: 540 cases from the 20-year Darwin prospective study. *PLoS Negl Trop Dis*. 2010;4:e900.

TABELA 154-3 Antibioticoterapia para Tratar a Melioidose

Tratamento intensivo inicial (mínimo de 10 a 14 dias)
Ceftazidima (50 mg/kg até 2 g) a cada 6 horas
ou
Meropenema (25 mg/kg até 1 g) a cada 8 horas
ou
Imipenem-cilastatina (25 mg/kg até 1 g) a cada 6 horas
Qualquer um dos três pode ser combinado com SMX-TMP (30/6 mg/kg, até 1.600/320 mg) a cada 12 horas (recomendado para melioidose neurológica, cutânea, óssea, articular e prostática)
Tratamento de Erradicação (mínimo de três meses)
SMX-TMP (30/6 mg/kg, até 1.600/320 mg) a cada 12 horas

SMX-TMP, sulfametoxazol-trimetoprima.

TABELA 154-4 Duração da Antibioticoterapia para Tratar a Melioidose

DURAÇÃO DO ANTIBIÓTICO DE ACORDO COM O FOCO		DURAÇÃO MÍNIMA DA FASE INTENSIVA (EM SEMANAS) *	DURAÇÃO DA FASE DE ERRADICAÇÃO (EM MESES)
Abscesso cutâneo		2	3
Bacteriemia sem foco		2	3
Pneumonia	Sem linfadenopatia[†] ou admissão na UTI	2	3
	Com linfadenopatia[†] ou admissão na UTI	4	3
Coleção profunda[‡]		4[§]	3
Osteomielite		6	6
Infecção no SNC		8	6
Infecção arterial[‖]		8[§]	6

SNC, sistema nervoso central; UTI, unidade de tratamento intensivo.
*A avaliação clínica deve guiar o prolongamento da fase intensiva se a melhora for lenta ou se as hemoculturas permanecerem positivas após sete dias.
[†]Definida como aumento de qualquer linfonodo hilar ou mediastinal acima de 10 mm de diâmetro.
[‡]Definida como abscesso em qualquer outro lugar exceto pele, pulmões, ossos, sistema nervoso central ou vasos; a artrite séptica é considerada uma coleção profunda.
[§]A duração da fase intensiva é cronometrada desde a data da drenagem ou da ressecção mais recente, da qual na cultura da amostra de drenagem ou do material ressecado cresceu *Burkholderia pseudomallei* ou não tendo sido enviada amostra para cultura; a contagem não é reiniciada se a amostra da cultura for negativa.
[‖]A apresentação mais comum é o aneurisma micótico.

TRATAMENTO

- Ceftazidima ou carbapenêmico ± sulfametoxazol-trimetoprima (SMX-TMP) administrados inicialmente, seguidos de SMX-TMP (Tabelas 154-3 e 154-4).
- O tratamento do mormo é o mesmo indicado para a melioidose, embora a gentamicina, a azitromicina ou a claritromicina possam desempenhar algum papel.

PREVENÇÃO

- Melioidose: é necessário haver orientação nas regiões endêmicas para tentar minimizar a exposição aos solos úmidos da estação chuvosa, à água de superfície e a potenciais aerossóis durante as chuvas das monções, especialmente para os diabéticos.
- Os pacientes com fibrose cística devem considerar evitar viajar para áreas de alto risco.
- Mormo: o controle do mormo nos equinos e precauções rigorosas para prevenir a aquisição da infecção no laboratório são cruciais.
- Há vacinas em desenvolvimento para ambos, melioidose e mormo.

155 *Acinetobacter* spp.

Michael Phillips

DEFINIÇÃO E EPIDEMIOLOGIA

- O *Acinetobacter* spp. está associado a nichos ecológicos específicos.
- O *A. baumannii* e os intimamente relacionados e fenotipicamente indiferenciáveis *A. pittii* e *A. nosocomialis* causam a maior parte das infecções em humanos e normalmente são adquiridos no contexto do atendimento em saúde.
- As espécies de *Acinetobacter* incorporam rapidamente vários mecanismos de resistência, e têm surgido cepas panresistentes.

TRATAMENTO

- O tratamento antimicrobiano é feito de acordo com os resultados dos testes de sensibilidade aos antimicrobianos. As possíveis opções, com posologia para adultos com função renal normal, são:
  - Cefepima 2 g IV a cada 8 horas.
  - Imipenem-cilastatina 1 g IV a cada 6 horas.
  - Meropenema 1 g IV a cada 8 horas.
  - Ampicilina/sulbactam, 3 g/1,5 g cada 6 horas (sulbactam é o componente ativo).
  - Tigeciclina 100 mg IV em dose de ataque, a seguir 50 mg IV a cada 12 horas.
  - Colistina (colistimetato de sódio) 5 mg/kg de dose de carga, a seguir 2,5 mg/kg a cada 12 horas.
  - Polimixina B 2,5 mg/kg no primeiro dia, a seguir, 2,5 mg/kg por dia ou 1,25 mg/kg a cada 12 horas (1 mg polimixina B = 10.000 unidades).

PREVENÇÃO

- A prevenção da transmissão do *Acinetobacter* no contexto do atendimento em saúde exige uma abordagem multifatorial, com a desinfecção do ambiente e a higiene das mãos sendo sua pedra angular.
- O surgimento de cepas de *A. baumannii* resistentes a praticamente todos os antimicrobianos potentes, juntamente com a escassez da pesquisa e desenvolvimento de antibióticos específicos, constitui uma ameaça importante à saúde pública.

156 *Salmonella* spp.

David A. Pegues e Samuel I. Miller

DEFINIÇÃO

- O quadro de salmonelose abrange a gastroenterite e outras infecções causadas por *Salmonella* não tifoide.

EPIDEMIOLOGIA

- Há cerca de um milhão de casos de infecção por *Salmonella* não tifoide por ano nos Estados Unidos.
- A salmonelose não-tifoide tem vários reservatórios, como alimentos frescos e preparados, e outras fontes animais.

MICROBIOLOGIA

- Existem mais de 2.500 sorotipos de salmonela.
- As cepas multirresistentes e com diminuição da sensibilidade às fluoroquinolonas são cada vez mais prevalentes.

DIAGNÓSTICO

- Fezes recém-coletadas devem ser semeadas diretamente em ágar MacConkey ou meio mais seletivo.
- Obter hemoculturas dos pacientes com suspeita de bacteriemia ou infecção vascular.
- A determinação do sorogrupo é feita com antissoros disponíveis comercialmente.

TRATAMENTO

- O tratamento antimicrobiano não é indicado para a gastroenterite por salmonela sem complicações e prolonga o tempo do trânsito fecal.
- A ceftriaxona ou as fluoroquinolonas devem ser administradas empiricamente para o tratamento da gastroenterite grave ou quando ocorrer em pacientes de alto risco, e para o tratamento direcionado da bacteriemia ou de infecções focais por *Salmonella* não tifoide.

PREVENÇÃO

- O controle dos surtos de *Salmonella* não tifoide de fonte alimentar depende de uma resposta coordenada da saúde pública e da identificação dos riscos controláveis, da fazenda até a mesa.

157

Disenteria Bacilar: *Shigella* e *Escherichia coli* Enteroinvasiva

Herbert L. DuPont

DEFINIÇÃO

- A doença diarreica causada por cepas das formas invasivas de *Shigella* ou de *Escherichia coli* engloba a disenteria bacilar.

EPIDEMIOLOGIA

- A *Shigella* é a mais infectante (transmissível de pessoa para pessoa) das bactérias entéricas patogênicas.

MICROBIOLOGIA

- *Shigella* spp. são pequenos bastonetes Gram-negativos da família *Enterobacteriaceae*.
- De modo semelhante às cepas de *Shigella*, a *E. coli* enteroinvasiva têm antígenos somáticos e um plasmídeo que controla a sua capacidade de invasão.

DIAGNÓSTICO

- Os pacientes eliminando fezes com sangue ou aqueles associados a outros casos de shigelose deveriam ter suas fezes testadas para *Shigella*.
- Quanto mais cedo a amostra de fezes for cultivada, maior o número de *Shigella* encontrado.
- Quando as amostras são colocadas em placas de cultura em meio para Gram-negativos a 37 °C e incubadas durante a noite, as colônias que não produzem lactose são submetidas a testes bioquímicos e sorológicos para a identificação da *Shigella*.

TRATAMENTO

- Os antibióticos ajudam no tratamento da shigelose e podem salvar uma vida em caso de infecção causada pelo bacilo *Shiga* (*S. dysenteriae* 1).
- O tratamento de escolha para os adultos é uma fluoroquinolona, administrada durante três dias.
- Para as crianças, pode-se usar cefalosporinas, ciprofloxacino ou azitromicina.

PREVENÇÃO

- Como a propagação interpessoal é tão importante na infecção por *Shigella*, a lavagem das mãos e outros métodos de higiene devem ser usados para evitar sua disseminação.
- Existem vacinas atualmente em desenvolvimento para prevenir a infecção por *Shigella*.

158 *Haemophilus* spp., Incluindo *H. influenzae* e *H. ducreyi* (cancro mole)

Timothy F. Murphy

DEFINIÇÃO

- Cocobacilos Gram-negativos fastidiosos com exigências para o seu crescimento.
- O *Haemophilus influenzae* não tipável (não encapsulado) é uma causa comum de otite média em crianças e de exacerbações da doença pulmonar obstrutiva crônica (DPOC) em adultos.
- O *H. influenzae* tipo b encapsulado causa infecção invasiva, como meningite e epiglotite, nas crianças com menos de 6 anos.
- O *Haemophilus ducreyi* causa cancro mole, uma úlcera genital que facilita a transmissão do vírus da imunodeficiência humana.
- Outras espécies de *Haemophilus* são causas pouco comuns de doenças humanas.

EPIDEMIOLOGIA

- O nicho ecológico é o trato respiratório humano.
- A colonização da nasofaringe por *H. influenzae* não tipável começa nos lactentes, é comum durante a infância e persiste, com menor incidência, nos adultos.
- As infecções invasivas por *H. influenzae* tipo b são raras nas regiões do mundo onde as vacinas conjugadas contra o *H. influenzae* tipo b são amplamente utilizadas, mas são prevalentes nas regiões onde a vacina não é utilizada.
- A prevalência do cancro mole parece estar diminuindo, de acordo com o número de casos notificados, mas a dificuldade no diagnóstico pode levar a subestimativas da sua prevalência.

MICROBIOLOGIA

- Muitos membros do gênero *Haemophilus* são parte da flora bacteriana normal do trato respiratório superior humano.
- As exigências do seu crescimento fastidioso são usadas para diferenciar as espécies no laboratório.

DIAGNÓSTICO

- O diagnóstico etiológico da maioria das manifestações clínicas comuns das cepas não tipáveis (otite média em crianças e exacerbação da DPOC em adultos) não costuma ser feito de rotina na prática clínica. Em vez disso, essas infecções são geralmente tratadas empiricamente, de acordo com o diagnóstico presuntivo baseado nas suas manifestações clínicas.
- As infecções invasivas causadas por *H. influenzae* tipo b são confirmadas pelo isolamento do organismo ou pela detecção do antígeno capsular em líquidos fisiológicos normalmente estéreis, como o líquido cefalorraquidiano ou o sangue.

TRATAMENTO

- A otite média e as exacerbações da DPOC são tratadas com antimicrobianos orais, com sua escolha geralmente guiada pelas orientações dos especialistas.
- Meningite por *H. influenzae* tipo b: ceftriaxona 75 a 100 mg/kg/dia fracionadas de 12/12 horas; ou cefotaxima 200 mg/kg/dia fracionados de 6/6 h. Também administrar dexametasona 0,6 mg/kg/dia IV, fracionado de 6/6 h por quatro dias para as crianças com mais de dois meses de idade.
- Cancroide: azitromicina 1 g por via oral (dose única) ou ceftriaxona 250 mg IM (dose única).

PREVENÇÃO

- Todas as crianças devem receber a série da vacina conjugada contra o *H. influenzae* tipo b, iniciando aos 2 meses como parte do calendário vacinal infantil de rotina.
- Nos casos de meningite, os contatos domésticos com imunização incompleta devem fazer a profilaxia com rifampicina [20 mg/kg uma vez ao dia (máximo de 600 mg) por 4 dias].
- Os contatos sexuais dos pacientes com cancro mole devem ser tratados, mesmo quando assintomáticos.

159 Brucelose (*Brucella* spp.)

H. Cem Gul e Hakan Erdem

DIAGNÓSTICO

- A brucelose é diagnosticada pelo seu isolamento no sangue, na medula óssea ou nos tecidos ou pela sorologia, embora o ensaio de reação em cadeia da polimerase esteja disponível em alguns laboratórios. A sorologia de escolha são os testes de aglutinação de anticorpos com um título mínimo de 1:160. O teste de aglutinação em placa com antígeno de rosa bengala é útil para a triagem. A *Brucella canis* requer sorologia separada.

MICROBIOLOGIA

- *Brucella melitensis, Brucella suis, Brucella abortus* e, raramente, *B. canis* causam brucelose e são cocobacilos Gram-negativos imóveis.

EPIDEMIOLOGIA

- Embora seja incomum nos Estados Unidos, a brucelose é uma zoonose de animais selvagens e domésticos, principalmente bovinos, suínos, caprinos e ovinos, no mundo todo. A infecção é adquirida pelo contato com animais infectados, seus tecidos, ou pela ingestão de leite ou derivados lácteos não pasteurizados de vacas, cabras e ovelhas infectadas.

QUADRO CLÍNICO

- Febre, sudorese, mialgia, perda ponderal, cefaleia e mal-estar, sem sinais evidentes de localização. Podem ocorrer linfadenopatia e hepatoesplenomegalia. O início pode ser agudo ou insidioso e persistir por semanas ou meses, quando não tratada.
- As principais lesões focais são osteomielite (particularmente sacroileíte), orquite, epididimite, endocardite, meningite, meningoencefalite e mielorradiculite.

TRATAMENTO

- A doxiciclina com estreptomicina é o esquema convencional. Para os esquemas alternativos e o tratamento da neurobrucelose, consulte a Tabela 159-1.

TABELA 159-1 Tratamento da Brucelose

APRESENTAÇÃO	ESQUEMA DE ESCOLHA	ESQUEMA ALTERNATIVO
Sem complicações	Doxiciclina 100 mg VO de 12/12 h no mínimo por 6 semanas e Estreptomicina 1 g IM uma vez ao dia por 2 a 3 semanas	Doxiciclina 100 mg VO de 12/12 h no mínimo por 6 semanas e Gentamicina 5 mg/kg IM uma vez ao dia durante 1 semana *ou* Doxiciclina 100 mg VO de 12/12 h no mínimo por 6 semanas e Rifampicina 600 a 900 mg (15 mg/kg), uma vez ao dia no mínimo por 6 semanas.
Neurobrucelose	Ceftriaxona 2 mg IV de 12/12 h no mínimo por 1 mês e Doxiciclina 100 mg VO de 12/12 h por 4 a 5 meses e Rifampicina 600 a 900 mg (15 mg/kg) VO uma vez ao dia por 4 a 5 meses	Sulfametoxazol-trimetoprima 800/160 mg VO duas vezes ao dia por 5 a 6 meses e Doxiciclina 100 mg VO de 12/12 h por 5 a 6 meses e Rifampicina 600 a 900 mg (15 mg/kg) VO uma vez ao dia por 5 a 6 meses

160 *Francisella tularensis* (Tularemia)

Robert L. Penn

DEFINIÇÃO

- A tularemia é uma zoonose causada pela *Francisella tularensis*.

EPIDEMIOLOGIA

- A tularemia tem ampla distribuição, mas é primordialmente uma doença do Hemisfério Norte.
- Nos Estados Unidos, a maioria dos casos notificados em 2010 ocorreu em Arkansas, Missouri, Kansas, Dakota do Sul, Califórnia e Oklahoma.
- A tularemia atinge sua incidência máxima no final da primavera e no verão nos Estados Unidos.
- Lagomorfos e outros roedores são importantes reservatórios animais.
- Grandes vetores da sua transmissão são carrapatos e moscas que picam nos Estados Unidos e mosquitos na Europa.
- Outras vias de transmissão são gotículas de aerossol, lama ou água contaminadas e mordidas de animais.
- As profissões com maior risco de adquirir tularemia são os profissionais de laboratórios, fazendeiros, paisagistas, veterinários, criadores de ovinos, caçadores e cozinheiros ou trabalhadores que lidam com carne.
- A tularemia dispersada por aerossol é uma potencial arma de bioterrorismo.

MICROBIOLOGIA

- Os organismos *Francisella* são pequenos cocobacilos, Gram-negativos, aeróbios e pleomórficos.
- *F. tularensis* requer cisteína ou cistina (ou outra fonte de sulfidrila) para crescer, portanto não cresce bem na maioria dos meios sólidos de rotina.
- Embora existam três espécies no gênero *Francisella* e quatro subespécies de *F. tularensis* (Tabela 160-1), somente a *F*. tularensis subespécie tularensis e *a F. tularensis* subespécie holarctica são relativamente comuns.
- As infecções causadas pela *F. tularensis* subespécie tularensis geralmente são mais graves do que as causadas pela *F. tularensis* subespécie *holarctica*.
- O inóculo necessário para causar infecção em humanos é de 10 a 50 organismos por injeção intradérmica ou por inalação.
- A *F. tularensis* é um patógeno intracelular facultativo que sobrevive nos macrófagos do hospedeiro comprometendo a fusão do fagossomo ao lisossomo, e pode suprimir ou evitar muitas outras defesas humorais e celulares do hospedeiro.
- A recuperação da infecção depende da resposta da imunidade celular do hospedeiro.

MANIFESTAÇÃO CLÍNICA

- A tularemia tem início súbito com febre, calafrios, cefaleia, anorexia e fadiga após um período médio de incubação de 3 a 5 dias.
- Existem seis padrões principais da doença: ulceroglandular (Fig. 160-1), glandular, oculoglandular, faríngea, tifoide e pneumônica (Fig. 160-2); as tularemias tifoide ou pneumônica são as esperadas como as manifestações primárias resultante de um ataque de bioterrorismo.

TABELA 160-1 Caracterização de *Francisella* spp.

CARACTERÍSTICAS	SUBESPÉCIES DE F. TULARENSIS*			*F. PHILOMIRAGIA*	*F. HISPANIENSIS*
	tularensis	holarctica	novicida		
Exigência de crescimento de cisteína	+	+	-	-	-
Crescimento em meio nutritivo mais 6% de NaCl	-	-	+[†]	+*	ND
Mobilidade	-	-	-	-	ND
Oxidase	-	-	-	+*	+
Redução de nitrato	-	-	-	-	ND
Ácido de:					
Glicose	+[†]	+[†]	+[†]	+[†]	+
Glicerol	+	-	+	+	+
Hidrólise de gelatina	-	-	-	t	ND
Virulência relativa					
Humanos	Alta	Média	Baixa	Baixa	Baixa
Coelhos	Alta	Baixa	Baixa	ND	ND

ND: não disponível; NaCl; cloreto de sódio.
*Variável ou retardada.
[†]Usando teste Kovacs; negativa usando teste citocromo-oxidase.
Dados das referências 8 até 10 e 18. Retirado de Huber B, Escudero R, Busse HJ, et al. Description of Francisella hispaniensis sp. nov., isolated from human blood, reclassification of Francisella novicida (Larson et al. 1955) Olsufiev et al. 1959 as Francisella tularensis subsp. novicida comb. nov. and emended description of the genus Francisella. Int J Syst Evol Microbiol. 2010;60 (pt 8):1887-1896; Petersen JM, Schriefer ME, Araj GF. Francisella and Brucella. In: Versalovic J, Carroll KC, Funke G, et al, eds. Manual of Clinical Microbiology. Vol 1. 10th ed. Washington, DC: ASM Press; 2011:751-769; Sjöstedt AB. Francisella. In: Brenner DJ, Krieg NR, Staley JT, et al, eds. Bergey's Manual of Systematic Bacteriology. Vol 2. 2nd ed. New York: Springer-Verlag; 2005:200-210; and Escudero R, Elia M, Saez-Nieto JA, et al. A possible novel Francisella genomic species isolated from blood and urine of a patient with severe illness. Clin Microbiol Infect. 2010;16:1026-1030.

- Erupções cutâneas secundárias são relativamente comuns.
- As complicações mais comuns da tularemia são a supuração do linfonodo e a persistência da debilidade.

DIAGNÓSTICO

- O diagnóstico é feito pela suspeita clínica e, devido ao perigo potencial, a equipe do laboratório deve ser notificada sempre que houver suspeita de tularemia.
- *F. tularensis* é uma substância classificada como Tier 1 nos Estados Unidos (tem ação em humanos), e sua posse e remessa são sujeitas a grandes restrições.
- As culturas e os exames de rotina costumam ser negativos e o diagnóstico, em geral, é confirmado pela sorologia; os laboratórios especializados dispõem de testes de reação em cadeia da polimerase e testes de anticorpos fluorescentes diretos para diagnóstico rápido.

TRATAMENTO

- A estreptomicina e a gentamicina são os antibióticos de escolha para todas as formas de tularemia, exceto a meningite (Tabela 160-2).
- Alguns adultos e crianças com doença leve a moderada podem ser tratados com antibioticoterpia oral (Tabela 160-2).
- A intervenção cirúrgica limita-se à drenagem dos linfonodos supurados ou de empiemas.

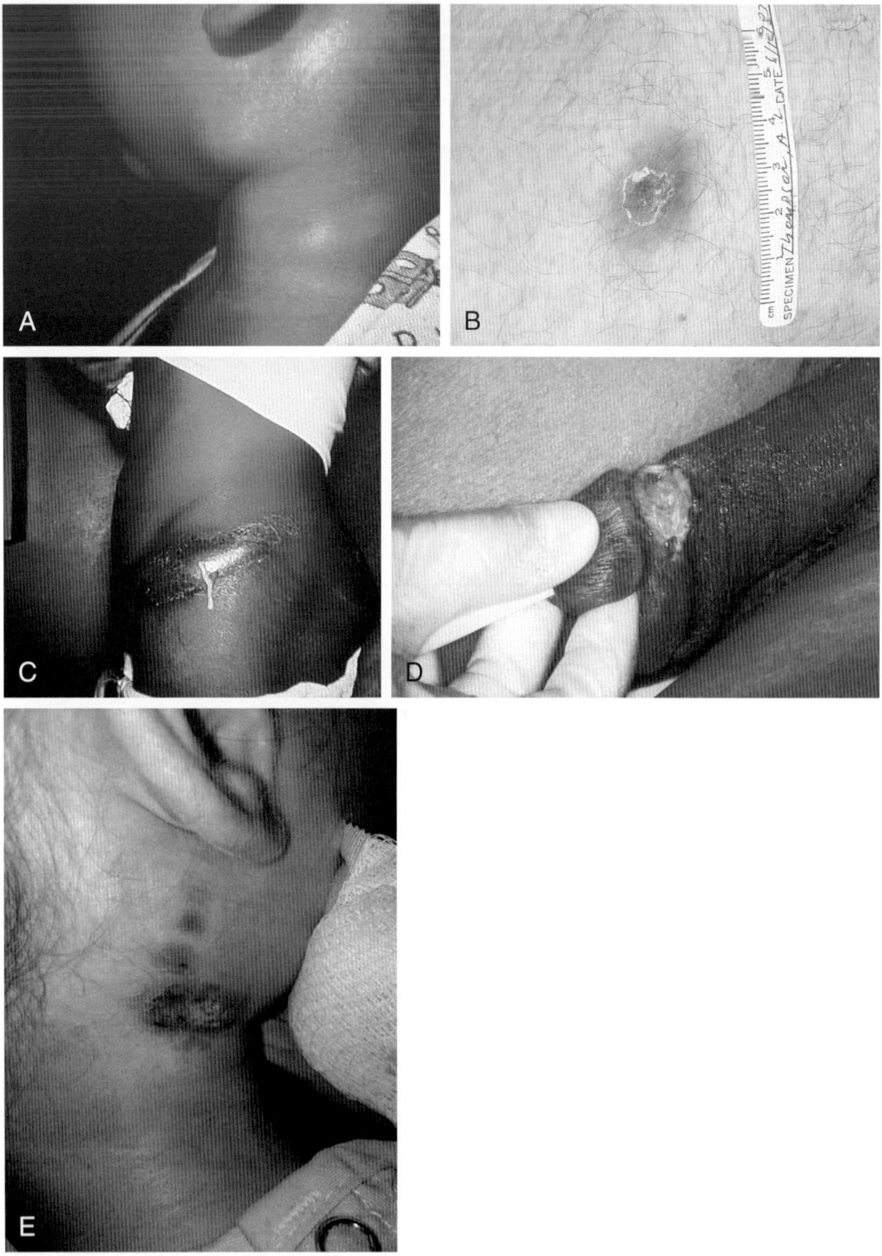
A
B
C
D
E

FIGURA 160-1 Exemplos de lesões primárias vistas na tularemia ulceroglandular. A, Grandes linfonodos cervicais e submandibulares em uma criança pesquena; foi encontrada uma úlcera na testa embaixo da linha do cabelo no local da picada do carrapato. **B,** Pápula com necrose central e descamação na coxa de um homem de meia idade. **C,** Adenopatia inguinal e massa supurada em um jovem caçador que carregou uma lebre morta no flanco. **D,** Úlcera peniana com suspeita de sífilis ou outra doença sexualmente transmissível até o infectologista descobrir a história de uma picada recente de carrapato. **E,** Úlcera cervical e adenopatia nodular com aparência esporotricoide em uma menina de 6 anos que teve um carrapato removido da área da lesão 2 semanas antes da apresentação do quadro. Os linfonodos coalesceram, supuraram e precisaram ser drenados após 3 dias da antibioticoterapia com gentamicina. Cresceu F. tularensis tanto nas culturas da úlcera como na drenagem do linfonodo. *(**A** e **C** cortesia do Dr. Joseph A. Bocchini do Louisiana State University Health Sciences Center, Shreveport, LA; D cortesia do Dr. John W. King da Louisiana State University Health Sciences Center, Shreveport, LA; e E cortesia do Dr. Robin Trotman da CoxHealth Infectious Diseases Specialty Clinic, Springfield, MO.)*

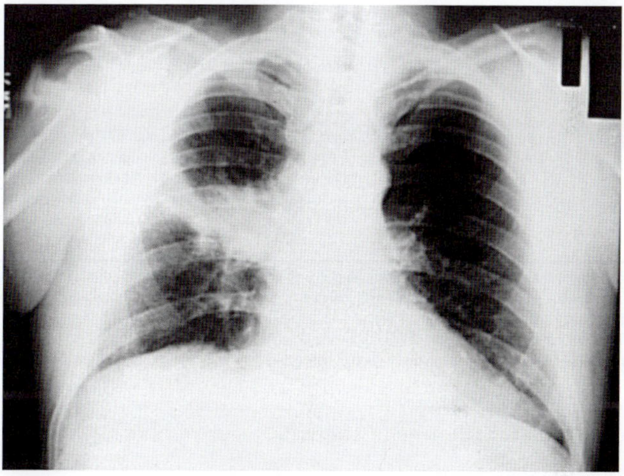

FIGURA 160-2 Radiografia de tórax de pneumonia por tularemia não tratada. Este paciente ficou sintomático por mais de 3 meses. O diagnóstico foi firmado pela sorologia quando foram encontrados pequenos granulomas em uma amostra de biópsia transbrônquica, outras etiologias foram excluídas, e a história de exposição foi por fim obtida. (De Penn RL, Kinasewitz GT. Factors associated with a poor outcome in tularemia Arch Intern Med. 1987;147:265-268.)

PREVENÇÃO

- A melhor prevenção é evitar a exposição ao microrganismo; não existe vacina contra a tularemia.
- Os pacientes com tularemia não precisam de isolamento especial, pois não ocorre transmissão interpessoal. As precauções universais para a manipulação das secreções contaminadas são adequadas.
- A profilaxia com antibióticos após potenciais exposições a riscos desconhecidos, como picadas de carrapatos, não é recomendada.
- Há indicação de ciprofloxacino 500 mg ou doxiciclina 100 mg por via oral de 12/12 h durante 14 dias para adultos com suspeita ou comprovação de exposição de alto risco à *F. tularensis*.
- A observação sem profilaxia com antibióticos é adequada para as crianças expostas (exceto durante um ataque bioterrorista) e para os adultos com exposições de risco menores.

TABELA 160-2 Antibioticoterapia para tularemia

INDICAÇÃO E GRUPOS DE PACIENTE	ANTIBIÓTICOS RECOMENDADOS E POSOLOGIA
Doença moderada a grave	
Adultos	Estreptomicina* 10 mg/kg IM de 12/12 h por 7 a 10 dias (não exceder 2 g/dia) ou Gentamicina* 5 mg/kg/dia IM ou IV dividido de 8/8 h por 7 a 10 dias
Crianças	Estreptomicina* 15 mg/kg IM de 12/12 h por 7 a 10 dias (não exceder 2 g/dia) ou Gentamicina* 2,5 mg/kg IM ou IV de 8/8 h ou de 12/12 h por 7 a 10 dias
Doença leve	
Adultos	Ciprofloxacino[†] 500 mg VO de 12/12 h por 14 dias ou Doxiciclina 100 mg VO de 12/12 h por 14 dias
Crianças	Doxiciclina[‡] 2 a 4 mg/kg/dia VO dividido de 12/12 h ou uma vez ao dia por 14 dias (não exceder 200 mg/dia)
Meningite	
Adultos	Estreptomicina ou gentamicina nas doses administradas para doença moderada a grave, junto com cloranfenicol 15 a 25 mg/kg IV de 6/6 h (não exceder 4 g/dia), ou doxiciclina 100 mg IV díade 12/12 h por 14 a 21 dias
Crianças	Estreptomicina ou gentamicina nas doses administradas para doença moderada a grave mais cloranfenicol, 15 a 25 mg/kg IV a cada 6h (não exceder 4 g/dia), ou doxiciclina, 2 a 4 mg/kg/dia IV dividido de 12/12 h ou uma vez ao dia (não exceder 200 mg/dia) por 14 a 21 dias

*As doses de estreptomicina e gentamicina listadas são para os pacientes com função renal normal, e precisam ser ajustadas em caso de comprometimento renal. Para adultos com função renal normal, também é aceitável a administração de gentamicina uma vez ao dia.

[†]Uma dose de ciprofloxacino de 750 mg de 12/12 h também foi usada em alguns trabalhos.

[‡]A doxiciclina só deve ser usada para os pacientes com menos de oito anos de idade se os riscos forem compensados pelos benefícios.

161 *Pasteurella* spp.

John J. Zurlo

DEFINIÇÃO

- Causa frequente de infecção de pele e partes moles provocada por mordida ou arranhadura animal.
- Geralmente, parte de infecção bacteriana mista.
- As complicações são artrite séptica e osteomielite.
- Menos frequentemente, causa pneumonia nos pacientes com doença pulmonar subjacente.
- Outras complicações maiores são incomuns, porém implicam altas morbidade e mortalidade.

EPIDEMIOLOGIA

- Distribuição global.
- Seu principal reservatório é animal.
- As infecções ocorrem com mais frequência depois de mordidas ou arranhões de cachorros e, especialmente, de gatos.
- Há registro de infecções depois de mordidas e arranhões de vários outros animais.
- Também ocorrem infecções em pessoas que tiveram contato com animais sem mordidas nem arranhões.

MICROBIOLOGIA

- Cocobacilos Gram-negativos imóveis, anaeróbios facultativos.
- Crescem melhor em ágar sangue de ovelhas e ágar chocolate, mas não em ágar MacConkey.
- Ligeiramente fastidiosas.
- O isolamento de amostras não estéreis pode ser de difícil, especialmente de escarro.
- *P. multocida* tem três subespécies: *multocida*, *septica*, *gallicida* (a menos comum) (Tabela 161-1).
- Várias outros espécies relacionadas com o gênero *Pasteurella* causam doença em humanos.

DIAGNÓSTICO

- Inflamação progressiva da pele e partes moles decorrente de lesões por mordidas de animais, especialmente decorrente de lesões perfurantes.
- Isolamento do organismo de cultura da lesão e/ou tecido, em geral como parte de infecção bacteriana mista.
- Amostra de escarro e de líquido pleural de pacientes com doença pulmonar apresentando infecção no trato respiratório inferior.

TRATAMENTO

- Tratar empiricamente as feridas infectadas decorrentes de mordidas com antibióticos de amplo espectro até a identificação do agente etiológico: ampicilina/sulbactam 3 g IV de 6/6 h ou piperacilina/tazobactam 3,375 g IV de 6/6 h.
- Para os pacientes alérgicos aos β-lactâmicos, usar fluoroquinolonas, doxiciclina ou sulfametoxazol-trimetoprima junto com cobertura de anaeróbios (metronidazol ou clindamicina).
- Uma vez identificada a *Pasteurella* spp. como agente etiológico, a penicilina é o medicamento de escolha.
- A resistência aos β-lactâmicos é rara, geralmente identificada em amostras respiratórias.
- É indicado o desbridamento cirúrgico agressivo das infecções de partes moles.

TABELA 161-1 *Pasteurella* spp.
Pasteurella sensu stricto
P. multocida
Subespécie multocida Subespécie septicum Subespécie gallicida
P. canis
P. dagmatis
P. stomatis
Espécies relacionadas com a Pasteurella
P. aerogenes
P. bettyae
P. caballi
P. pneumotropica

Dados de Versalovic J, Carroll KC, Jorgensen JH, et al, eds. *Manual of Clinical Microbiology*, 10th ed. Washington, DC: ASM Press; 2011:574-587.

PREVENÇÃO

- Profilaxia antimicrobiana de feridas por mordidas, em geral com amoxicilina/clavulanato 875 mg VO de 12/12 h ao dia durante 5 dias.

162 *Yersinia* spp. (inclusive Y. pestis)

Paul S. Mead

DEFINIÇÃO

- Três patógenos humanos: Yersinia enterocolitica, Y. pseudotuberculosis e Y. pestis.
- Zoonoses com vários animais hospedeiros, disseminadas no meio ambiente.
- Todos têm tropismo pelos linfonodos, porém a doença clínica e a ecologia diferem.

EPIDEMIOLOGIA

- Encontradas no mundo inteiro, porém a *Y. pestis* costuma ser encontrada em nichos ecológicos diferenciados
- *Y. enterocolitica* e *Y. pseudotuberculosis:* transmissão fecal-oral, patógenos entéricos, mais comuns em crianças, a doença geralmente é autolimitada
- *Y. pestis:* transmitida por vetores, muito invasiva, todas as idades, frequentemente fatal, potencial agente de bioterrorismo

MICROBIOLOGIA

- Aeróbios, Gram-negativos, membros da família *Enterobacteriaceae.*
- Crescem à temperatura de 37 °C em ágar MacConkey com sangue de ovelha (*Y. pestis* e *Y. pseudotuberculosis),* meios para *Salmonella-Shigella (Y. enterocolitica)* e infusão cérebro/coração.
- Sistemas automatizados de identificação podem falhar na identificação do organismo.

MANIFESTAÇÕES CLÍNICAS E DIAGNÓSTICO

- Linfadenite supurativa regional, sepse ou pneumonia fulminante provocada pela peste.
- Exposição em massa por bioterrorismo: pneumonia fulminante.
- Enterite e pseudoapendicite causadas por *Y. enterocolitica* e *Y. pseudotuberculosis.*
- Artrite reativa ou eritema nodoso podem aparecer depois da diarreia; HLA-B27 predispõe a isso.
- Cultura de sangue, fezes, bubão ou escarro.
- Sorologia de fase aguda e convalescente.

TRATAMENTO

- O uso imediato de antimicrobianos salva vidas em caso de peste ou bacteremia por *Yersinia.*
- Peste: estreptomicina, 1 g dia de 12/12 h; gentamicina 5 mg/kg a cada 24 h; ou levofloxacino 500 a 750 mg dia de 12/12 h, de preferência (Tabela 162-1, alternativas).
- *Y. enterocolitica* e *Y. pseudotuberculosis:* ver o texto (aminoglicosídeos, tetraciclina e fluoroquinolonas).
- Os antimicrobianos geralmente não são necessários em caso de enterite ou linfadenite mesentérica.

PREVENÇÃO

- Segurança no manuseio e preparo dos produtos suínos.
- Evitar leite e derivados lácteos não pasteurizados.
- Reduzir abrigo de roedores; controlar as pulgas nos animais domésticos.
- Evitar contato com roedores e animais doentes.
- Exposição ao bioterrorismo: doxiciclina 100 mg dia de 12/12 h ou levofloxacino 500 mg a cada 24 h.

TABELA 162-1 Recomendações do *Working Group on Civilian Biodefense* para tratamento de adultos com peste pneumônica

Poucos casos da doença
Primeira escolha
Estreptomicina 1 g IM de 12/12 h
Gentamicina, 5 mg/kg IM ou IV a cada 24 h ou 2 mg/kg em dose de ataque seguida de 1,7 mg/kg IM ou IV de 8/8 h
Alternativas
Doxiciclina, 100 mg IV de 12/12 h ou 200 mg IV a cada 24 h*
Ciprofloxacino 400 mg IV de 12/12 h†
Cloranfenicol 25 mg/kg IV de 6/6 h
Grande volume de casos ou profilaxia pós-exposição
Primeira escolha
Doxiciclina 100 mg VO de 12/12 h*
Ciprofloxacino 500 mg VO de 12/12 h†
Alternativa
Cloranfenicol 25 mg/kg VO de 6/6 h

*Doxiciclina e ciprofloxacino são categorias D e C de gestação, respectivamente.

†O ciprofloxacino não foi aprovado pela *Food and Drug Administration* (FDA) para esta indicação. Desde a publicação das *Working Group Recommendations*, o levofloxacino foi aprovado pela FDA para o tratamento da peste. No entanto, o levofloxacino, na dose de 500 a 750 mg a cada 24 h para adultos deve ser considerado a fluoroquinolona de escolha para o tratamento e a profilaxia da peste.

Modificado de Inglesby TV, Dennis DT, Henderson DA, et al. Plague as a biological weapon: medical and public health management. Working Group on Civilian Biodefense. JAMA. 2000;283:2281-2290.

163 *Bordetella Pertussis*

Valerie Waters e Scott A. Halperin

DEFINIÇÃO

- *Pertussis* ou coqueluche ou tosse comprida, infecção causada pela *Bordetella pertussis,* é dividida em três estágios:
  - Estágio catarral: rinorreia, conjuntivite não purulenta, tosse ocasional e febre baixa.
  - Estágio paroxístico: paroxismos ou acessos de tosse e estridor inspiratório.
  - Estágio da convalescença: diminuição gradual da tosse com duração de até 8 semanas.
- Definição de caso: tosse por 14 dias ou mais e um ou mais dos seguintes sinais: tosse paroxística, estridor inspiratório ou vômitos após a tosse

EPIDEMIOLOGIA

- Com a introdução da vacina de células inteiras contra a coqueluche em 1940, os índices da doença diminuíram drasticamente.
- Picos da doença continuam a ocorrer a cada 3 a 5 anos.
- Na maioria dos casos, hospitalizações e mortes ocorrem entre os lactentes não imunizados com menos de 6 meses.
- Surtos em crianças com altas taxas de imunização podem ocorrer parcialmente em decorrência da perda da imunidade da vacina acelular da coqueluche.

MICROBIOLOGIA

- *Bordetella* spp. são pequenos cocobacilos Gram-negativos; seu crescimento é fastidioso.
- Os filamentos de hemaglutinina e as fímbrias são suas duas principais adesinas.
- A toxina *Pertussis* (PT) ajuda o organismo a evitar as defesas do hospedeiro e causa manifestações sistêmicas; também age como adesina.

DIAGNÓSTICO

- Tradicionalmente o diagnóstico é feito por cultura de amostras ou aspirados nasofaríngeos; devem ser usados *swabs*, meios de transporte e meios de crescimento específicos para facilitar a recuperação do organismo.
- Ensaios mais recentes de reação em cadeia da polimerase são mais sensíveis à detecção da *B. Pertussis* e são os procedimentos mais comuns.
- Anticorpos contra *B. Pertussis* PT podem ser usados para o diagnóstico.
- Há anticorpos por fluorescência direta disponíveis, porém, não são recomendados.

TRATAMENTO

- Eritromicina, 40 a 50 mg/kg/dia em quatro doses fracionadas, é recomendada para crianças (máximo 2 g/dia) ou claritromicina 15 mg/kg/dia em duas doses fracionadas por 7 a 14 dias (máximo 1 g/dia). A azitromicina é recomendada para os lactentes com menos de 1 mês. Cinco dias de azitromicina provavelmente bastam para o tratamento ou a profilaxia de adultos (500 mg no primeiro dia, a seguir 250 mg/dia), sendo mais bem tolerados e com menos interações farmacológicas graves do que o esquema com eritromicina 500 mg de 6/6 h por 14 dias.
- O tratamento de suporte é fundamental na coqueluche, especialmente para os lactentes.

PREVENÇÃO

- A imunização é o único meio eficaz de prevenir a coqueluche.
- Calendário vacinal contra a coqueluche nos Estados Unidos e no Canadá para crianças e adolescentes: DTaP (toxoide diftérico, toxoide tetânico, vacina acelular contra a coqueluche, apresentação infantil) 2, 4, 6 e 18 meses de idade, com renovação em 4 a 6 anos; e Tdap (toxoide tetânico, toxoide diftérico, vacina acelular contra a coqueluche, apresentação para adultos (doses reduzidas de componentes "d" e "ap") para pré-adolescentes/adolescentes.
- Nos Estados Unidos e no Canadá, é recomendado que todos os adultos a partir de 19 anos recebam uma dose única de Tdap. Com exceção das gestantes que, pelas recomendações norte-americanas, devem receber Tdap a cada gestação, de preferência entre a 27ª e a 36ª semana gestacional.
- Todos os profissionais de saúde que têm contato com pacientes devem receber uma dose única de Tdap se não tiverem sido imunizados na idade adulta, independentemente de quando foi sua última dose de toxoide tetânico.
- Pode-se considerar fazer profilaxia para os contatos íntimos com exposição até 21 dias do início da tosse do caso índice. Adultos e adolescentes devem receber eritromicina 500 mg de 6/6 h por 7 a 14 dias, azitromicina 500 mg no primeiro dia e 250 mg por mais 4 dias ou claritromicina 500 mg duas vezes ao dia por 7 dias.

164 Febre da mordida do rato: *Streptobacillus moniliformis* e *Spirillum minus*

Ronald G. Washburn

DEFINIÇÃO

- A febre da mordida do rato é uma doença febril aguda caracterizada por erupção cutânea e febre recorrente.

EPIDEMIOLOGIA

- A infecção é transmitida por mordidas ou arranhões de roedores ou carnívoros que se alimentam de roedores, ou pela ingestão de leite ou água contaminados. A febre da mordida do rato geralmente não é notificada, e sua incidência provavelmente é maior do que a refletida na literatura.

MICROBIOLOGIA

- Nos Estados Unidos e na Europa, a febre da mordida do rato é causada pelo *Streptobacillus moniliformis*, bacilo Gram-negativo fastidioso. Na Ásia, o agente etiológico é o *Spirillum minus*, uma espiroqueta que nunca cresceu em meios de cultura.

DIAGNÓSTICO

- O *S. moniliformis* é diagnosticado pelo quadro clínico e por cultura em meio enriquecido ou por reação da cadeia de polimerase. A *S. minus* é diagnosticada pelo quadro clínico e exame direto ou por xenodiagnóstico.

TRATAMENTO

- A penicilina é o tratamento mais comum dos dois tipos de febre da mordida do rato.

PREVENÇÃO

- As medidas preventivas são a erradicação dos ratos, prevenção contra leite não pasteurizado e água não potável, e o uso de luvas pelos profissionais dos laboratórios ao manusear ratos.

165 Doença dos Legionários e Febre de Pontiac

Paul H. Edelstein e Craig R. Roy

DEFINIÇÃO

- A doença dos legionários é um tipo de pneumonia bacteriana não contagiosa causada por bactérias *Legionella* spp., a mais comum sendo a *L. pneumophila.*
- A febre de Pontiac é uma síndrome gripal, febril, não pneumônica, com alguns dias de duração, associada à exposição a *Legionella* spp. e que tem remissão espontânea.
- A legionelose compreende a doença dos legionários, a febre de Pontiac é a infecção extrapulmonar por *Legionella* spp. não associada à pneumonia.

EPIDEMIOLOGIA

- A doença dos legionários é adquirida pela inalação de gotículas de água (em aerossóis) contendo bactérias *Legionella* spp. e, possivelmente, por microaspiração de água contendo *Legionella* spp.
- Ocorrem cerca de 20 a 80 casos anualmente por milhão de habitantes nos países desenvolvidos, com risco maior para pacientes idosos, do sexo masculino, fumantes e com comprometimento imunitário.
- Cerca de 1% a 5% dos pacientes hospitalizados por pneumonia adquirida na comunidade têm doença dos legionários.
- A febre de Pontiac está associada à inalação de água contendo *Legionella* spp., mas não é causada necessariamente pela bactéria. Ocorre de forma esporádica e epidêmica com incidência aparentemente baixa, mas pode ser mais comum do que o descrito.

MICROBIOLOGIA

- Formadas por mais de 58 espécies conhecidas, as bactérias *Legionella* são ubíquas no ambiente aquático e provavelmente nos solos úmidos.
- O crescimento bacteriano ideal exige meios especializados contendo cisteína e ferro.
- Essas bactérias são parasitas intracelulares facultativas de amebas de vida livre e de monócitos e macrófagos humanos, que usam proteínas semelhantes às do hospedeiro para se mascararem como hospedeiras, beneficiando-se dos recursos intracelulares.

DIAGNÓSTICO

- Geralmente não é possível fazer a diferenciação clínica e radiológica entre a doença dos legionários e as causas comuns de pneumonia.
- Exames laboratoriais específicos e especializados podem auxiliar no diagnóstico da doença, mas sua sensibilidade não é alta em todos os casos. O teste de antígenos urinários, exame mais comumente usado, tem sensibilidade de cerca de 70% e 30% na doença adquirida na comunidade e na doença nosocomial, respectivamente.

TRATAMENTO

- Antimicrobianos macrolídios, tetraciclinas e quinolonas podem ser usados para tratar a doença com sucesso, os mais ativos sendo a azitromicina e o levofloxacino.

- Para a cura, é necessário tratar de 3 a 14 dias, dependendo da gravidade da doença, dos fatores do hospedeiro e do tipo de tratamento usado.

PREVENÇÃO

- Não há vacina disponível.
- O projeto e a manutenção adequados do ambiente reduzem o risco da doença.

166 *Capnocytophaga*

J. Michael Janda

DEFINIÇÃO

- Têm sido descritas Infecções endógenas ou zoonoses, dependendo das espécies de *Capnocytophaga* em questão.
- Os sintomas variam desde sepse (mais frequentemente) com e sem comprometimento do sistema nervoso central até doença ocular, doenças associadas à gestação, e doenças que atingem os ossos, as articulações e as partes moles.

EPIDEMIOLOGIA

- As infecções endógenas ocorrem em crianças ou adultos com discrasias sanguíneas e neutropenia importante.
- A sepse é decorrente de espécies humanas disseminadas no sistema circulatório através de abrasões ou lesões ou bolsas gengivais na cavidade oral.
- A mortalidade é baixa (< 5%) com o tratamento adequado.
- As zoonoses provenientes da mordida do cão ou do contato íntimo com cães ocorrem principalmente entre os homens.
- As pessoas com maior risco são os proprietários de cães, criadores, veterinários, assistentes de canis ou caçadores.
- As pessoas com maior risco de evoluir com infecções graves e potencialmente fatais, com coagulação intravascular disseminada, são as que fizeram esplenectomia ou os pacientes com asplenia funcional, bem como as pessoas que consomem grandes quantidades de bebidas alcoólicas ou têm comprometimento imunitário.
- A mortalidade descrita varia de 20% a 33%.

MICROBIOLOGIA

- Os bacilos são Gram-negativos com extremidades afiladas.
- São de crescimento lento e fastidioso, exigindo de 3 a 10 dias de incubação nos meios de cultura.
- Não existe nenhum método padronizado para determinar o padrão de sensibilidade; mas o teste deve ser feito, quando possível.

DIAGNÓSTICO

- O histórico é compatível com infecção por *Capnocytophaga* (mordida de cão)?
- As colorações de Gram ou Wright-Giemsa de lâminas de sangue ou outras amostras estéreis mostram bacilos com extremidades afiladas, algumas vezes, no interior de leucócitos polimorfonucleares?
- Os exames convencionais com catalase, oxidase e arginina deidrolase são lentos, porém confiáveis.
- Testes moleculares rápidos são o sequenciamento do gene 16S rRNA para o diagnóstico rápido das amostras ou a identificação de organismos isolados e espectroscopia assistida por matriz de detecção a laser de ionização de tempo de voo (MALDI-TOF) para a futura caracterização do organismo.

TRATAMENTO

- A infecção é amplamente sensível a muitos antimicrobianos.
- A associação de penicilina com inibidores da β-lactamase ou uma cefalosporina de amplo espectro são os medicamentos de escolha.
- Há relatos de resistência farmacológica adquirida em algumas amostras.

PREVENÇÃO

- Os médicos devem se lembrar destes organismos, as doenças que causam e os pacientes em risco.
- Os laboratórios podem precisar de mais tempo de incubação, uma atmosfera de incubação especializada e meios mais ricos para isolar esses organismos.
- Usar métodos de testagem rápida a fim de diminuir o tempo de diagnóstico.

167 *Bartonella*, Incluindo a Doença da Arranhadura do Gato

Tejal N. Gandhi, Leonard N. Slater, David F. Welch e Jane E. Koehler

EPIDEMIOLOGIA E MICROBIOLOGIA

- Bacilos intracelulares facultativos, pleiomórficos, Gram-negativos e fastidiosos.
- Transmissão por fezes de artrópodes vetores ou pela inoculação direta na pele não íntegra.
- *Bartonella bacilliformis*: endêmica somente nas montanhas dos Andes; reservatórios — humanos e, possivelmente, algum reservatório animal.
- *Bartonella henselae*: endêmica no mundo inteiro; reservatório — gatos; vetor — pulga do gato; transmitida aos seres humanos geralmente pela arranhadura do gato.
- *Bartonella quintana*: surtos esporádicos em todo o mundo; associada a população de rua e outras situações de má higiene; reservatório — humanos; vetor — piolhos.

QUADRO CLÍNICO

- A infecção crônica da corrente sanguínea (por meses) é uma marca das bartoneloses.
- *B. bacilliformis*: doença bifásica; febre de Oroya (fase aguda), caracterizada por febre, anemia hemolítica, e alta mortalidade quando não tratada; verruga peruana (fase tardia) caracterizada por lesões cutâneas angioproliferativas com evolução em estágios.
- *B. henselae*: doença da arranhadura do gato: linfadenopatia regional autolimitada.
- *B. henselae*: angiomatose bacilar: doença proliferativa vascular observada nos pacientes com infecção avançada pelo HIV e outras doenças com comprometimento imunitário; angiomatose bacilar cutânea, hepática e peliose bacilar esplênica.
- *B. henselae*: endocardite com hemoculturas negativas, geralmente em pacientes com lesões valvulares preexistentes.
- *B. henselae*: causa de febre de origem obscura em crianças imunocompetentes e em pacientes imunocomprometidos [infectados pelo vírus da imunodeficiência humana (HIV) e pacientes transplantados].
- *B. quintana*: febre das trincheiras: geralmente doença febril autolimitada.
- *B. quintana*: endocardite com hemoculturas negativas; podem ocorrer em pacientes com válvulas cardíacas normais.
- *B. quintana*: angiomatose bacilar (cutânea, subcutânea e/ou óssea).
- *B. quintana*: causa de febre de origem obscura em pacientes infectados pelo HIV.

DIAGNÓSTICO

- Crescimento difícil nos meios de cultura.
- Sorologia: base do diagnóstico, porém, é comum haver reação cruzada entre as espécies de *Bartonella*.
- Histopatologia: doença da arranhadura do gato — inflamação granulomatosa; angiomatose bacilar — proliferação vascular; a coloração por Warthin-Starry ou Steiner mostra os bacilos de *Bartonella* nos tecidos.
- Teste de reação em cadeia da polimerase em tecidos ou sangue.

TRATAMENTO

- Doença da arranhadura do gato: sem tratamento (autolimitada); possivelmente azitromicina nos casos graves.

- Endocardite: doxiciclina durante seis semanas e gentamicina nas 2 primeiras semanas; a insuficiência renal é comum na endocardite por *Bartonella*, assim a gentamicina pode ser substituída pela rifampicina no caso de insuficiência renal.
- Bacteremia: doxiciclina por 4 semanas e gentamicina nas 2 primeiras semanas.
- Angiomatose bacilar e/ou peliose bacilar: a doxiciclina é a primeira escolha e a eritromicina ou a azitromicina são a segunda escolha; nas pessoas infectadas por HIV ou transplantadas, a doxiciclina é a escolha por questões de tolerabilidade e pelo potencial de interação farmacológica da eritromicina; duração de 3 meses ou mais na doença cutânea e 6 meses ou mais na infecção grave por *Bartonella* (p. ex., peliose bacilar ou comprometimento do sistema nervoso central).
- Neurorretinite: doxiciclina e rifampicina durante 4 a 6 semanas.

PREVENÇÃO

- Evitar vetores artrópodes; erradicar os piolhos para diminuir o risco de *B. quintana*.
- Evitar arranhões, mordidas, lambidas e pulgas de gato para diminuir o risco de *B. henselae*; é importante manter o controle das infestações de pulgas nos gatos.

168 *Klebsiella granulomatis* (Donovanose, Granuloma Inguinal)

Ronald C. Ballard

DEFINIÇÃO

- A donovanose é uma infecção sexualmente transmissível ulcerativa causada por uma bactéria intracelular, a *Klebsiella granulomatis*.

EPIDEMIOLOGIA

- A donovanose é, em grande medida, confinada a regiões geográficas espalhadas pelos trópicos.
- A donovanose é sexualmente transmissível, porém de baixa infecciosidade.

MICROBIOLOGIA

- A *Klebsiella granulomatis* é uma bactéria Gram-negativa, intracelular, encapsulada, exibindo densidades bipolares.

DIAGNÓSTICO

- Para o exame microscópico, são obtidas biópsias ou amostras da margem das lesões ativas para a identificação dos "corpúsculos de Donovan".

TRATAMENTO

- O tratamento de escolha é a azitromicina 1 g por semana durante 4 a 6 semanas.
- O tratamento deve ser mantido até ocorrer epitelização completa.

169 Outros Bacilos Gram-Negativos e Gram-Variáveis

James P. Steinberg e Eileen M. Burd

DEFINIÇÃO

- Aqui são abordados os bacilos aeróbios Gram-negativos e Gram-variáveis menos comumente identificados como causas de infecção e não discutidos em outros capítulos.
- A taxonomia de muitos desses organismos tem sido, e continua sendo, incerta.
- Os organismos discutidos são genericamente divididos entre os que fermentam glicose e os que fermentam pouco ou que não fermentam glicose. Os gêneros específicos discutidos são *Aggregatibacter*, *Aeromonas*, *Cardiobacterium*, *Chromobacterium*, *Dysgonomonas*, *Plesiomonas*, *Achromobacter*, *Alcaligenes*, *Chryseobacterium*, *Elizabethkingia*, *Comamonas*, *Delftia*, *Eikenella*, *Flavobacterium*, *Myroides*, *Ochrobactrum*, *Oligella*, espécies menos comuns de *Pseudomonas*, *Ralstonia*, *Cupriavidus*, *Rhizobium*, *Roseomonas*, *Shewanella*, *Sphingobacterium*, *Sphingomonas*, *Bergeyella*, *Weeksella*, *Gardnerella*, *Mobiluncus*, espécies incomuns de *Neisseria*, e os grupos NO-1, WO-1, WO-2, O-1 dos *Centers for Disease Control and Prevention* norte-americanos.

EPIDEMIOLOGIA

- Alguns desses bacilos Gram-negativos são ubíquos no ambiente.
- Muitos costumam ser considerados de baixa virulência, mas podem ser patógenos oportunistas em certas circunstâncias.
- Algumas infecções têm sido consideradas de origem hospitalar, particularmente de fontes de água contaminada, superfícies não esterilizadas no ambiente ou soluções contaminadas.

MICROBIOLOGIA

- Muitos desses organismos são fastidiosos e difíceis de cultivar.
- A identificação de bacilos Gram-negativos não fermentadores de glicose lança um desafio aos laboratórios de análises clínicas, dado que os sistemas bioquímicos convencionais frequentemente não podem identificar esses organismos com precisão. Sua identificação precisa, especialmente a nível de espécie, em geral requer a análise dos ácidos graxos da parede celular, tecnologias baseadas no sequenciamento do gene rRNA 16S ou na espectrometria de massa pela análise do tempo de voo por ionização e dessorção a laser assistida por matriz.

DIAGNÓSTICO

- Os tipos de infecção causada por esses organismos variam muito e os agentes etiológicos são diagnosticados pela análise das culturas das amostras provenientes do sítio da infecção.
- Como esses organismos raramente são encontrados e geralmente têm baixa virulência, a interpretação dos resultados da cultura deve ser correlacionada aos achados clínicos.

TRATAMENTO

- O pequeno número de pacientes descritos e a variedade de esquemas antibióticos utilizados não permitem a identificação do esquema terapêutico ideal contra a maioria desses organismos.
- Os métodos de testes de sensibilidade aos antimicrobianos de muitos desses organismos não são padronizados e pode não haver os pontos de corte para fins de interpretação do *Clinical and Laboratory Standards Institute*.

- Algumas das bactérias ambientais são motivo de preocupação, porque portam genes de resistência em elementos genéticos transferíveis e podem servir de reservatório de genes de resistência quando introduzidas no cenário clínico.
- Algumas dessas infecções podem ser difíceis de erradicar quando o agente etiológico existe em biofilmes bem desenvolvidos.

PREVENÇÃO

- Deve-se dar atenção às práticas de prevenção de infecções relacionadas com dispositivos, particularmente nos pacientes imunocomprometidos.
- Deve-se implementar programas de vigilância nos hospitais, bem como métodos de prevenção e controle, visando eliminar as infecções relacionadas com a assistência médica.

170 Sífilis (*Treponema pallidum*)

Justin D. Radolf, Edmund C. Tramont e Juan C. Salazar

DEFINIÇÃO

- A sífilis é uma doença crônica sexualmente transmissível com vários estágios causada pelo espiroqueta *Treponema pallidum*.

EPIDEMIOLOGIA

- Segundo a Organização Mundial de Saúde, ocorrem 11 milhões de novos casos de sífilis venérea por ano em todo o mundo.
- Globalmente, estima-se que 1,5 milhão de gestantes serão infectadas a cada ano; aproximadamente um terço dessas infecções resultará em morte fetal ou outros desfechos gestacionais adversos.
- Nos países em desenvolvimento, a transmissão é em maior parte heterossexual, enquanto a transmissão entre homens que fazem sexo com homens predomina nas nações industrializadas.
- As úlceras genitais causadas pela sífilis são um importante cofator de transmissão bidirecional do vírus da imunodeficiência humana (HIV).

MICROBIOLOGIA

- As subespécies *T. pallidum pallidum, T. pallidum pertenue* e *T. pallidum endemicum* causam sífilis venérea, bouba e sífilis endêmica, respectivamente. O *Treponema carateum* causa pinta.
- Os treponemas patogênicos não são cultiváveis e são indiferenciáveis pelos exames laboratoriais de rotina.
- Os humanos são os únicos hospedeiros naturais do *T. pallidum* subespécie *pallidum.*
- O *T. pallidum* tem membrana interna e externa; sua membrana externa é desprovida de lipopolissacarídios e contém uma pequena quantidade de proteínas integrais de membrana e de superfícies expostas das lipoproteínas, daí a sua designação como "patógeno furtivo".
- O *T. pallidum* precisa obter praticamente todos os nutrientes do seu hospedeiro obrigatório humano e só produz trifosfato de adenosina por glicólise.
- O *T. pallidum* se dissemina logo no início da infecção e invade o sistema nervoso central em um percentual considerável de pessoas com sífilis precoce.

DIAGNÓSTICO

- Como o *T. pallidum* não pode ser cultivado *in vitro*, o diagnóstico da sífilis depende da visualização direta dos treponemas nas amostras ou da reação positiva à sorologia, ou ambas.
- A microscopia de campo escuro e a reação em cadeia da polimerase são úteis para detectar os treponemas nas lesões exsudativas, principalmente nos cancros.
- O diagnóstico sorológico da sífilis é feito com dois tipos de sorologia: não treponêmica e treponêmica. A primeira detecta anticorpos contra antígenos lipoides (principalmente a cardiolipina), enquanto a segunda detecta anticorpos contra proteínas do *T. pallidum*.
- A sorologia não treponêmica é usada como indicador de atividade da doença; as concentrações não treponêmicas tendem a diminuir com o tratamento. As sorologias treponêmicas permanecem reativas durante toda a vida.
- Os testes treponêmicos são usados para confirmar que a reatividade dos testes não treponêmicos é pela sífilis e não apenas uma cicatriz sorológica.

TRATAMENTO

- A penicilina G é o tratamento de escolha em todas as fases e tipos de infecção.
- 2,4 milhões de unidades de penicilina benzatina IM são o esquema de tratamento recomendado pelos Centros de Controle e Prevenção de Doenças para a sífilis precoce *independentemente* de haver ou não infecção concomitante pelo HIV.
- A doxiciclina é a alternativa preferencial para todos os pacientes não gestantes alérgicos à penicilina.
- As gestantes alérgicas à penicilina devem ser dessensibilizadas.

PREVENÇÃO

- O tratamento profilático é indicado para os parceiros expostos nos últimos 90 dias aos casos ativos conhecidos, independentemente da existência de lesões ou do resultado das sorologias.
- A identificação e o tratamento precoce da sífilis gestacional previnem a infecção congênita.

171 Treponematoses Endêmicas

Edward W. Hook III

DEFINIÇÃO

- As treponematoses endêmicas são a bouba, a sífilis endêmica e a pinta. Todas são doenças cutâneas mais comuns em crianças, causadas por treponemas próximos do *Treponema pallidum*, o agente etiológico da sífilis.

EPIDEMIOLOGIA

- As treponematoses endêmicas são disseminadas apenas entre humanos, por contato direto. As infecções são mais usuais em crianças, mas, sem tratamento, podem evoluir até causar doença crônica na pele e nos ossos. Ao longo das duas últimas décadas, a incidência de bouba aumentou em todo o mundo. A sífilis endêmica e a pinta permanecem sendo muito pouco comuns.

MICROBIOLOGIA

- As espécies de treponema que causam as treponematoses endêmicas não podem ser facilmente cultivadas para diagnóstico. O diagnóstico microbiológico costuma ser baseado na sorologia treponêmica e não treponêmica nos exames destinados ao diagnóstico de sífilis.

DIAGNÓSTICO

- O diagnóstico das treponematoses endêmicas se baseia no reconhecimento clínico de lesões dermatológicas compatíveis, confirmado pela sorologia.

TRATAMENTO

- Até o momento, a penicilina benzatina era o pilar do tratamento de treponematoses endêmicas. Recentemente, foi comprovado que a azitromicina é uma alternativa de fácil administração às injeções de penicilina para o tratamento da bouba.

PREVENÇÃO

- Aparentemente a bouba pode ser objeto de tratamento em massa como medida de controle e prevenção. Em 2012, a Organização Mundial de Saúde divulgou planos de implementar iniciativas de tratamento em massa destinadas a erradicar a bouba até 2020.

172 *Leptospira* spp. (Leptospirose)

David A. Haake e Paul N. Levett

DEFINIÇÃO

- A leptospirose é causada pela infecção com espiroquetas patogênicos do gênero *Leptospira*.

EPIDEMIOLOGIA

- A leptospirose é uma zoonose de distribuição mundial.
- A *Leptospira* se mantém na natureza através da infecção renal crônica nos animais portadores, especialmente os roedores.
- Tipicamente, a infecção ocorre após exposição ocupacional ou de lazer à água ou ao solo contaminados com urina de roedores.
- Nos países em desenvolvimento com baixos índices de qualidade habitacional, os surtos de leptospirose ocorrem com regularidade nos centros urbanos após chuvas intensas e enchentes.

MICROBIOLOGIA

- Foram descritas 21 espécies de *Leptospira*, das quais 11 são reconhecidas como patogênicas (Tabela 172-1).

DIAGNÓSTICO

- O diagnóstico clínico exige alto índice de suspeita, com base na epidemiologia da exposição.
- As sorologias podem auxiliar quando positivas, mas podem ter baixa sensibilidade durante a primeira semana da doença.
- Os sinais e sintomas iniciais da leptospirose são inespecíficos.

TRATAMENTO

- A antibioticoterapia (Tabela 172-2) deve ser iniciada assim que a suspeita permitir. Em caso de doença leve, a indicação é doxiciclina, amoxicilina ou ampicilina oral. Na doença grave, utilizar ceftriaxona, ampicilina ou penicilina.
- Pacientes com doença renal inicial e disfunção renal com poliúria e hipopotassemia devem receber hidratação venosa vigorosa com reposição de potássio.
- Pacientes que evoluem para insuficiência renal oligúrica devem fazer hemodiálise ou diálise peritoneal imediata, geralmente necessária somente por curtos períodos.

PREVENÇÃO

- A estratégia preventiva mais eficaz é a redução do contato direto com animais potencialmente infectados e do contato indireto com solo e água contaminados por urina.
- Recomenda-se quimioprofilaxia com doxiciclina 200 mg uma vez por semana, para as pessoas cuja exposição é inevitável nos locais de endemia.

TABELA 172-1 *Leptospira* spp. e alguns sorovares patogênicos

ESPÉCIE	ALGUNS SOROVARES PATOGÊNICOS
L. interrogans	Icterohaemorrhagiae, Copenhageni, Canicola, Pomona, Australis, Autumnalis, Pyrogenes, Bratislava e Lai
L. noguchii	Panama e Pomona
L. borgpetersenii	Ballum, Hardjo e Javanica
L. santarosai	Bataviae
L. kirschneri	Bim, Bulgarica, Grippotyphosa e Cynopteri
L. weilii	Celledoni e Sarmin
L. alexanderi	Manhao 3
L. alstonii	Sichuan
L. meyeri	Sofia
L. wolffii	Khorat
L. kmetyi	Manilae
L. wolbachii	Não patogênico
L. biflexa	Não patogênico
L. vanthielii	Não patogênico
L. terpstrae	Não patogênico
L. yanagawae	Não patogênico
L. idonii	Não patogênico
L. inadai	Indeterminado
L. fainei	Indeterminado
L. broomii	Indeterminado
L. licerasiae	Indeterminado

TABELA 172-2 Antimicrobianos recomendados para o tratamento e a profilaxia da leptospirose

INDICAÇÃO	ANTIMICROBIANO	POSOLOGIA
Profilaxia	Doxiciclina	200 mg VO uma vez por semana
Tratamento da leptospirose leve	Doxiciclina	100 mg VO de 12/12 h,
	Ampicilina	500 a 750 mg VO de 6/6 h
	Amoxicilina	500 mg VO de 6/6 h
Tratamento da leptospirose moderada a grave	Penicilina	1,5 MU IV de 6/6 h
	Ceftriaxona	1 g IV a cada 24 horas
	Ampicilina	0,5 a 1,0 g IV de 6/6 h

173 Febre Recorrente Causada por *Borrelia* spp.

James M. Horton

DEFINIÇÃO

- A febre recorrente é causada por espiroquetas do gênero *Borrelia.*
- A doença se caracteriza por febre recorrente com espiroquetas visíveis ao exame direto da amostra de sangue.

AGENTE ETIOLÓGICO

- *Borrelia* spp. se divide em *B. burgdorferi*, que causa a doença de Lyme e *Borrelia* spp. que causa febre recorrente.
- As espécies responsáveis pela febre recorrente são divididas entre as espécies e transmitida por piolhos e por carrapatos.

EPIDEMIOLOGIA

- A febre recorrente transmitida por carrapatos ocorre em quase todos os continentes, mas nos Estados Unidos é endêmica nas Montanhas Rochosas.

FISIOPATOLOGIA

- As espiroquetas alteram os antígenos de superfície a cada sete dias, causando febre cíclica, recorrente.

MANIFESTAÇÕES CLÍNICAS

- O paciente apresenta febre durante 3 dias, alternando com períodos afebris de aproximadamente 7 dias.

DIAGNÓSTICO

- As espiroquetas podem ser vistas na lâmina de sangue periférico durante os períodos febris.

TRATAMENTO

- A doxiciclina ou a penicilina tratam com eficácia.
- Reações de Jarisch-Herxheimer são comuns, e o paciente deve ser observado em uma clínica ou hospital durante cerca de 3 horas após o início da antibioticoterapia.

PREVENÇÃO

- O tratamento pós-exposição com doxiciclina previne a doença.

174 Doença de Lyme (Borreliose de Lyme) por *Borrelia burgdorferi*

Allen C. Steere

DEFINIÇÃO

- Infecção transmitida por carrapatos, causada pelo espiroqueta *Borrelia burgdorferi lato sensu*, causando doença multissistêmica principalmente em pele, articulações, sistema nervoso, coração ou uma combinação destes.

EPIDEMIOLOGIA

- Os vetores da doença de Lyme são 14 espécies de carrapatos ixodídeos, estreitamente relacionados, que fazem parte do complexo *Ixodes ricinus*.
- A doença ocorre em partes da América do Norte, Europa e Ásia.
- Nos Estados Unidos, a doença está presente principalmente em três regiões distintas: no Nordeste, do Maine até a Carolina do Norte; no Centro-Oeste, em Wisconsin, Minnesota e Michigan; e no Oeste, principalmente no norte da Califórnia.
- O pico da infecção inicial começa nos meses de verão.
- Cerca de 30.000 casos por ano são notificados nos Estados Unidos, na maior parte do nordeste do país.

MICROBIOLOGIA

- Atualmente, o gênero *Borrelia* engloba 13 espécies estreitamente relacionadas, conhecidas coletivamente como *Borrelia burgdorferi lato sensu (B. burgdorferi* em sentido amplo).
- A infecção humana é causada principalmente por três espécies patogênicas: a *B. burgdorferi stricto sensu* (*B. burgdorferi* em sentido estrito) é o único agente etiológico nos Estados Unidos, enquanto a *Borrelia afzelii* e a *Borrelia garinii* são as principais causas da infecção na Europa.

DIAGNÓSTICO

- A cultura de *B. burgdorferi* no meio de Barbour-Stoenner-Kelly (BSK) permite o diagnóstico definitivo, mas possivelmente só é confiável quando proveniente de biópsias de lesões cutâneas do *eritema migrans*, manifestação inicial da doença.
- O diagnóstico é geralmente feito pelos achados clínicos característicos e pela sorologia IgG positiva, usando dois imunoensaios enzimáticos e o *Western blot*.

TRATAMENTO

- Na infecção inicial, a antibioticoterapia oral adequada (geralmente com doxiciclina 100 mg de 12/12 h ou amoxicilina 500 mg de 8/8 h durante 14 a 21 dias) costuma ser bem-sucedida.
- Em caso de comprometimento neurológico ou em alguns casos de artrite, pode ser necessário fazer antibioticoterapia intravenosa (p. ex., ceftriaxona 2 g/dia por 28 dias).

PREVENÇÃO

- Métodos de proteção individual para evitar picadas de carrapatos a verificação em busca de carrapatos após a exposição nas regiões endêmicas são as principais estratégias de prevenção.
- A vacina contra a doença de Lyme feita com OspA recombinante com adjuvante mostrou-se segura e eficaz, porém, essa vacina não está disponível atualmente.

175 Infecção por *Clostridium difficile*

Dale N. Gerding e Vincent B. Young

DEFINIÇÃO

- A infecção por *Clostridium difficile* causa um quadro agudo de diarreia e colite, mais frequentemente precedida pelo uso de antimicrobianos, sendo causada por uma bactéria anaeróbia produtora de toxina e formadora de esporos.

EPIDEMIOLOGIA

- O *C. difficile* é encontrado na água, no solo, em carnes e legumes, sendo particularmente comum nas unidades de saúde, onde é difícil erradicar os esporos. Os pacientes são expostos e ingerem esporos da *C. difficile* nas unidades de saúde pelo contato com o ambiente ou com profissionais de saúde que não fazem boa higiene das mãos.
- Se o paciente tiver feito uso recente de antibióticos, é provável que sua microbiota normal esteja alterada; e nesta microflora modificada, os esporos ingeridos, que são resistentes ao ácido gástrico, podem germinar e proliferar no cólon, produzindo duas toxinas principais: a TcdA e a TcdB.
- As duas toxinas promovem uma resposta inflamatória neutrofílica acentuada no cólon, o que resulta em diarreia, ulceração da mucosa e formação de pseudomembrana composta de células necrosadas e material proteico recobrindo a superfície mucosa.
- A recidiva da diarreia após o tratamento ocorre em 25% dos casos e requer novo tratamento.

MICROBIOLOGIA

- O *C. difficile* é uma bactéria Gram-positiva anaeróbia estrita que pode sobreviver em ambientes de aerobiose pela formação de esporos.
- A maioria das cepas produz ambas as toxinas A e B. Uma terceira toxina, a toxina binária, é produzida por cepas de epidemias recentes que causaram surtos de maior gravidade e mortalidade.
- Algumas cepas de *C. difficile* não têm os genes para a produção de toxinas e são não toxigênicas, acredita-se que não causem infecção.

DIAGNÓSTICO

- O diagnóstico da infecção pelo *Clostridium difficile* se baseia nos sinais e sintomas clínicos (geralmente definidos como mais de três deposições líquidas, pastosas ou não moldadas em um período menor ou igual a 24 horas) associados a um exame complementar (geralmente amostra de fezes) que detecta a presença do *C. difficile* ou os genes de suas toxinas, ou detecta as toxinas do *C. difficile* pelo teste imunoenzimático ou teste de citotoxina celular.

TRATAMENTO

- Os primeiros passos para um tratamento eficaz são evitar a administração do antibiótico que deflagrou o quadro e o suporte hidroeletrolítico, se necessário.
- O tratamento específico é feito com metronidazol ou vancomicina por via oral na doença leve ou moderada, vancomicina por via oral na doença grave (leucometria > 15.000 células/mL ou creatinina > 1,5 vez o valor inicial), e vancomicina por via oral ou por sonda nasogástrica associada a metronidazol intravenoso na infecção grave (também denominada fulminante) que apresenta hipotensão, choque, íleo paralítico ou megacólon.

- Os pacientes com infecção recorrente por *C. difficile* podem se beneficiar do tratamento com fidaxomicina, e os casos de recorrências múltiplas da infecção são tratados com eficácia pelo transplante de microbiota fecal.

PREVENÇÃO

- A prevenção nas unidades de saúde se concentra em evitar a exposição do paciente aos esporos do *C. difficile* por isolamento de contato, agrupamento dos profissionais de saúde, uso de luvas, capotes e lavagem das mãos (a limpeza com álcool é ineficaz contra os esporos). A água sanitária é usada para erradicar os esporos do ambiente.
- É extremamente difícil impedir a exposição aos esporos, assim, os programas de supervisão do uso dos antimicrobianos para reduzir sua utilização desnecessária são extremamente eficazes na limitação do número de pacientes suscetíveis.
- Existem pesquisas em andamento sobre uma série de novas abordagens preventivas, como vacinas para induzir anticorpos contra as toxinas A e B, anticorpos monoclonais para prover imunidade passiva e bioterapia feita com bactérias vivas, como no transplante de microbiota fecal ou esporos de *C. difficile* não toxigênico.

176 Tétano (*Clostridium tetani*)

Aimee Hodowanec e Thomas P. Bleck

DEFINIÇÃO

- Tétano é uma doença do sistema nervoso causada por uma toxina (tetanospasmina) que é produzida pelo *Clostridium tetani*.
- Tétano é dividido em quatro formas clínicas: *generalizado, localizado, cefálico e neonatal.*

EPIDEMIOLOGIA

- Ferimentos e uso de drogas injetáveis são fatores de risco para o tétano.
- O tétano é raro em países desenvolvidos devido à disponibilidade de vacinas eficazes.
- Nos países em desenvolvimento, o tétano neonatal pode ocorrer quando há falha na técnica de assepsia e as mães são imunizadas de forma inadequada.
- Nos Estados Unidos, o tétano é mais comum em indivíduos acima de 60 anos, provavelmente devido à redução da imunidade.

MICROBIOLOGIA

- O *C. tetani* é um bacilo anaeróbio obrigatório.
- O tétano produz duas toxinas: tetanospasmina e tetanolisina.
- Desenvolve um esporo terminal que é extremamente estável no ambiente, mantendo a capacidade de germinar e causar a doença indefinidamente.

DIAGNÓSTICO

- O diagnóstico do tétano se baseia na história clínica e nos achados do exame físico.
- A cultura de *C. tetani* é difícil e tem pouca utilidade.

TRATAMENTO

- As vias respiratórias devem ser asseguradas quando da admissão.
- Benzodiazepínicos proporcionam o suporte para o tratamento sintomático.
- A imunização passiva com imunoglobulina humana antitetânica (IGAT) reduz o tempo da doença e pode diminuir a sua gravidade.
- O tratamento antibiótico com metronidazol (Flagyl®) pode melhorar o prognóstico.

PREVENÇÃO

- Todas as crianças devem ser vacinadas contra o tétano por meio de uma série de vacinas DTP.
- Os adultos devem receber uma dose de reforço contra o tétano (DT) a cada 10 anos. Uma das doses Td deverá ser substituída por DTP.
- O tratamento de feridas pequenas e limpas deve incluir a conclusão da imunização, se incompleta, ou uma dose de reforço da vacina (DTd), se a última dose tiver sido administrada há mais de 10 anos. Os pacientes com lesões graves contaminadas também devem receber a IGAT.)

177 Botulismo (*Clostridium botulinum*)

Aimee Hodowanec e Thomas P. Bleck

DEFINIÇÃO

- O botulismo é uma doença paralisante causada pelas toxinas da bactéria *Clostridium botulinum*. É classificada como botulismo alimentar, botulismo infantil, botulismo por ferimentos, botulismo iatrogênico, botulismo de etiologia indeterminada ou botulismo inalatório.

EPIDEMIOLOGIA

- O botulismo alimentar ocorre em surtos, ao passo que as demais formas são esporádicas.
- O botulismo alimentar está associado aos alimentos enlatados ou fermentados domésticos.
- O botulismo infantil está historicamente associado à ingestão de mel.
- O botulismo por ferimentos está associado ao uso de drogas injetáveis ou heroína "alcatrão negro".
- As toxinas botulínicas A e B são utilizadas para fins terapêuticos e cosméticos, e podem causar botulismo iatrogênico.
- O botulismo é um potencial agente de bioterrorismo propagado por aerossol ou ingestão.

MICROBIOLOGIA

- *C. botulinum* é um bacilo Gram-positivo estritamente anaeróbio formador de esporo subterminal.
- O *C. botulinum* produz sete toxinas distintas, identificadas como tipos de A a G.

DIAGNÓSTICO

- Diagnóstico presuntivo se baseia na apresentação clínica: neuropatia craniana bilateral aguda com fraqueza simétrica descendente.
- O bioensaio em camundongos é o padrão-ouro para a identificação da toxina botulínica.
- A cultura de sangue, fezes e amostras do ambiente exige anaerobiose estrita e dá poucos resultados.
- Achados eletrofisiológicos característicos sugerem botulismo.

TRATAMENTO

- O tratamento de suporte continua a ser o pilar terapêutico do botulismo.
- A antitoxina botulínica heptavalente está disponível para o botulismo nos Estados Unidos, exceto o infantil.
- A imunoglobulina botulínica humana (BabyBIG) está disponível para o tratamento do botulismo infantil (lactentes com menos de um ano). Para obtê-la, entre em contato com o *California Department of Health Services, Infant Botulism Treatment and Prevention Program* (510-540-2646; www.infantbotulism.org).

PREVENÇÃO

- A preparação adequada dos alimentos previne o botulismo alimentar.
- Atualmente, não existe vacina disponível.

178 Gangrena Gasosa e Outras Doenças Associadas ao *Clostridium*

Andrew B. Onderdonk e Wendy S. Garrett

CARACTERÍSTICAS DE *CLOSTRIDIUM* SPP

- Membro do filo Firmicutes.
- Bastonetes anaeróbios Gram-positivos capazes de formar endósporos.
- Ubíquos na natureza.
- Os métodos de classificação fenotípica incluem fermentação de carboidratos, detecção de produtos finais da fermentação de ácidos graxos de cadeia curta, morfologia pela coloração de Gram, morfologia de colônia e detecção de toxinas específicas.
- Várias espécies associadas a doenças humanas (Tabela 178-1).

CLOSTRIDIUM PERFRINGENS E MIONECROSE CLOSTRÍDICA (GANGRENA GASOSA)

- O *C. perfringens* produz uma variedade de toxinas (Tabela 178-2).
- Mais comumente se segue a lesões traumáticas por esmagamento que resultam em diminuição dos níveis de oxigenação nos tecidos, de trauma penetrante envolvendo corpos estranhos contaminados pelo solo, de cirurgia gastrintestinal ou do trato biliar, e de aborto séptico.
- Diagnóstico: Os sintomas iniciais incluem dor intensa, vermelhidão na região da lesão seguida de uma rápida descoloração de marrom a roxo, e exsudação serossanguinolenta com um odor dedesagradável. As infecções em estágio avançado ocorrem rapidamente com hipotensão, insuficiência renal e acidose metabólica.
- O tratamento envolve desbridamento cirúrgico imediato dos tecidos infectados, incluindo amputação de extremidades ou histerectomia em caso de gangrena gasosa uterina. O tratamento antibiótico também é importante e a maioria das cepas é sensível à penicilina, ao metronidazol, à clindamicina e aos carbapenêmicos.

INTOXICAÇÃO ALIMENTAR CAUSADA POR *CLOSTRIDIUM PERFRINGENS*

- O *C. perfringens* do tipo A está envolvido na maioria dos casos.
- Envolve a ingestão de, pelo menos, 10^8 de células produtoras de enterotoxinas.
- O período de intoxicação é de 7 a 15 horas. Há casos solucionados espontaneamente entre 24 e 48 horas.

OUTRAS INFECÇÕES CLOSTRÍDICAS

- Bacteriemia — os clostrídios compõem 1% de todas as hemoculturas positivas. Os fatores de risco são hemodiálise, piora no funcionamento intestinal e doença inflamatória intestinal.
- Infecções do trato biliar — os clostrídios podem estar presentes em mais de 20% de casos de doenças na vesícula biliar, dos quais 50% são *C. perfringens*.
- Infecções do trato genital feminino — os clostrídios estão presentes em até 20% das infecções genitais causadas por doenças não sexualmente transmissíveis e podem estar presentes como parte de uma vaginose bacteriana. *C perfringens* e *C. sordellii* podem estar presentes em infecções pós-parto e pós-aborto.
- Infecções pleuropulmonares — os clostrídios são encontrados em até 10% das infecções pulmonares, sendo a maioria *C. perfringens*.

TABELA 178-1 Espécies Clostrídicas Comumente Associadas a Doenças Humanas

ESPÉCIES	LOCALIZAÇÃO DO ESPORO	LECITINASE PRODUZIDA	LIPASE	ENTEROTOXINAS PRODUZIDAS	SUBSTÂNCIAS TÓXICAS, HEMOLISINAS, PROTEASES	NEUROTOXINAS PRODUZIDAS
Infecções do Tecido						
C. perfringens	ST, C	+	–	Sim	Sim	Não
C. ramosum	T	–	–	Não	Sim	Não
C. septicum	ST	–	–	Não	Sim	Não
C. sordellii	ST	+	–	Não	Sim	Não
C. bifermentans	ST	+	–	Não	Sim	Não
C. tertium	T	–	–	Não	Sim	Não
C. sphenoides	ST	–	–	Não	Sim	Não
C. baratii	ST	–	–	Não	Sim	Não
C. novyi	ST	+	+	Não	Sim	Não
C. histolyticum	ST	–	–	Não	Sim	Não
Intoxicações						
C. difficile	ST	–	–	Sim	Sim	Não
C. botulinum	ST, T	–	+	Não	Sim	Sim
C. tetani	T	–	–	Não	Sim	Sim

C, centralmente; ST, subterminalmente; T, terminalmente.

TABELA 178-2 Toxinas Produzidas por *Clostridium perfringens*

TOXINA	TIPOS DE CEPA	ATIVIDADE BIOLÓGICA
α	Todas as cepas	Lecitinase
β	B e C	Necrotoxina, necrose intestinal
ε	B e D	Letal, hemorrágica
ι	E	Difosfato de adenosina ribose, letal
Enterotoxina *ECP*	A, C e D	Citopática
Neuraminidase	Todas as cepas	Hidrolisa o ácido *N*-acetilneuramínico
δ	B e C	Hemolisinas
κ	Todas as cepas	Colagenase
λ	B, D e E	Protease
μ	Todas as cepas	Hialuronidase
ν	Todas as cepas	DNAase

179 *Bacteroides, Prevotella, Porphyromonas* e *Fusobacterium* spp. (e Outros Bacilos Gram-negativos Anaeróbios de Relevância Clínica)

Wendy S. Garret e Andrew B. Onderdonk

DEFINIÇÃO

- *Bacteroides, Porphyromonas, Prevotella* e *Fusobacterium* spp. respondem pela maioria das infecções causadas por bastonetes anaeróbios Gram-negativos. *Bilophila* e *Sutterella* spp. também causam infecção em humanos, embora sejam encontradas com menos frequência.

EPIDEMIOLOGIA

- Esses organismos fazem parte da microbiota normal dos humanos e podem ser isolados da cavidade oral, do trato gastrointestinal e da vagina.

MICROBIOLOGIA

- Os organismos são bastonetes anaeróbios estritos, Gram-negativos e não formadores de esporos. Os membros desse grupo podem ser proteolíticos, sacarolíticos ou ambos. Algumas espécies produzem baixas concentrações de catalase e superóxido dismutase. Algumas espécies têm polissacarídeos capsulares que têm se mostrado potentes imunomoduladores, enquanto outras espécies produzem abundantes proteases que podem degradar o tecido.

DIAGNÓSTICO

- A identificação no laboratório de análises clínicas é feita pela morfologia de colônias, coloração de Gram, produção de pigmentos visualizada em iluminação natural e com emissão fluorescente após a exposição à luz ultravioleta e vários testes bioquímicos (p. ex., Vitek).

TRATAMENTO

- O tratamento é orientado pelos resultados dos testes de cultura e sensibilidade (Tabela 179-1).

TABELA 179-1 Sensibilidade de bacilos Gram-negativos aos antimicrobianos de relevância clínica

	PENICILINA	BETALACTÂMICOS	PIPERACILINA/ TAZOBACTAM	AMOXICILINA / ÁCIDO CLAVULÂNICO	CLINDAMICINA	CARBAPENÊMICOS	METRONIDAZOL	MOXIFLOXACINO
Grupo do *Bacteroides fragilis*	R	V	S	S	V	S	S	S
Prevotella	R	V	S	S	S	S	S	S
Porphyromonas	R	V	S	S	S	S	S	S
Fusobacterium	S	V	S	S	S	S	S	S

R: resistente > 30%; S: sensível < 5%, V: variável > 5%.

180 *Mycobacterium tuberculosis*

Daniel W. Fitzgerald, Timothy R. Sterling e David W. Haas

MICROBIOLOGIA

- Os seres humanos são os únicos reservatórios de *Mycobacterium tuberculosis.*
- O microrganismo é um bacilo álcool-acidorresistente, aeróbico, com uma parede celular com alto peso molecular de lipídeos.
- Seu crescimento visível demora de 3 a 8 semanas em meios sólidos.
- Estima-se que 10.000 organismos/mL são necessários para uma baciloscopia positiva.
- Necrose incompleta pode produzir material acelular semelhante a queijo (*i.e.*, necrose caseosa).
- Cavidades pulmonares contêm um grande número de organismos.

EPIDEMIOLOGIA

- *M. tuberculosis* infecta um terço da população mundial, com 8,7 milhões de novos casos reportados anualmente..
- Quase todas as infecções são decorrentes da inalação de gotículas.
- Os principais determinantes da infecção de pessoas com reação negativa ao teste de tuberculina são a proximidade de contato e a infectividade da fonte.
- O fator de risco mais importante para a progressão da tuberculose ativa é síndrome de imunodeficiência adquirida (AIDS).
- As maiores taxas de casos estão em países com alta prevalência da AIDS.
- A resistência aos medicamentos pode ser primária ou secundária.
- A tuberculose multirresistente (MDR-TB, do inglês, *multidrug-resistant tuberculosis*) apresenta resistência tanto à isoniazida quanto à rifampicina.
- A tuberculose extensivamente resistente aos medicamentos (XDR-TB, do inglês, *extensively drug-resistant tuberculosis*) apresenta resistência a isoniazida, rifampicina, fluoroquinolona e a fármacos injetáveis de segunda linha.
- A transmissão da XDR-TB é uma grande preocupação.

IMUNOLOGIA E PATOGENIA

- A infecção requer uma resposta imunológica celular.
- Núcleos de gotículas atingem os alvéolos pulmonares, onde são ingeridos por macrófagos alveolares e, em seguida, transportados por vasos linfáticos para os linfonodos regionais.
- Disseminação linfo-hematogênica pré-alérgica oculta ocorre nos ápices pulmonares e em outros locais.
- Granulomas se formam quando a carga de antígenos é pequena e a hipersensibilidade do tecido é alta.
- A idade influencia a probabilidade e o padrão da doença.
- A tuberculose em AIDS avançada é caracterizada pela localização no campo pulmonar médio ou inferior, ausência de cavitação, aumento da doença extrapulmonar, e um teste de tuberculina negativo.

TESTE TUBERCULÍNICO E TESTES DE INTERFERON-γ

- Para detectar infecção latente por *M. tuberculosis*, o teste cutâneo positivo é definido por uma enduração.
- O teste cutâneo é recomendado para pessoas com alto risco de desenvolver tuberculose e aquelas com possível infecção latente, que podem ser tratadas se o teste for positivo.

- O teste cutâneo é negativo em pelo menos 20% dos casos de tuberculose ativa.
- Os testes de interferon-γ podem ser utilizados em vez do teste cutâneo.

DIAGNÓSTICO

- A cultura é o padrão-ouro.
- Culturas em meio líquido necessitam de 1 a 3 semanas para detectar organismos.
- Testes de amplificação de ácidos nucleicos têm sensibilidades e especificidades que se aproximam às da cultura.
- Três amostras de escarro aumentam a sensibilidade.
- Uma radiografia mostrando um infiltrado irregular ou nodular nos ápices pulmonares é altamente sugestiva, especialmente se o infiltrado é uma cavitação.
- A tuberculose pulmonar pode ocorrer em pessoas com radiografia de tórax normal.

TRATAMENTO (TABELAS 180-1 E 180-2)

- Regimes multifármacos são recomendados, normalmente começando com pelo menos quatro fármacos ativos.
- Pelo menos 6 meses de tratamento são recomendados.
- A isoniazida (INH) é a base do tratamento; rifampicina, o segundo maior agente antituberculoso, apresenta muitas interações medicamentosas; pirazinamida é essencial para regimes de 6 meses.
- Tratamento diretamente observado é crucial.
- Testes de sensibilidade são importantes para guiar a terapia.
- Com terapia adequada, os pacientes tornam-se não bacilíferos dentro de 2 semanas.
- Tratamento de XDR-TB é geralmente associado a maus resultados.
- Bedaquilina é um fármaco recentemente aprovado para MDR-TB.

TRATAMENTO PARA A INFECÇÃO LATENTE

- Nos Estados Unidos, 9 meses de INH é a prescrição comumente usada para a infecção latente.
- Doze semanas de terapia diretamente observada, INH uma vez por semana mais rifapentina é tão eficaz quanto 9 meses de INH. Para os adultos com peso superior a 50 kg, a dose de ambos os fármacos é de 900 mg uma vez por semana.

PREVENÇÃO

- Identificação e tratamento de casos constituem o método mais eficaz de controle da tuberculose.
- Pacientes positivos para o vírus da imunodeficiência humana hospitalizados com sintomas respiratórios devem ser admitidos em quartos de isolamento de pressão negativa. Máscaras N95 são usadas pelos profissionais de saúde.
- A vacinação com BCG (bacilo Calmette Guérin) em países com alta carga diminui a incidência de tuberculose.

TABELA 180-1 Regimes de Fármacos para Culturas Positivas de Tuberculose Pulmonar Causada por Organismos Suscetíveis a Fármacos

FASE INICIAL			FASE DE CONTINUAÇÃO			
REGIME	FÁRMACOS	INTERVALO E DOSES* (DURAÇÃO MÍNIMA)	REGIME	FÁRMACOS	INTERVALO E DOSES*† (DURAÇÃO MÍNIMA)	VARIAÇÃO DE DOSES TOTAIS (DURAÇÃO MÍNIMA)
1	INH RIF PZA EMB	7 dias/semana por 56 doses (8 semanas) ou 5 dias/semana durante 40 doses (8 semanas) ‡	1a	INH/RIF	7 dias/semana para 126 doses (18 semanas) ou 5 dias/semana durante 90 doses (18 semanas) ‡	182-130 (26 semanas)
			1b	INH/RIF	Duas vezes por semana, durante 36 doses (18 semanas)§	92-76 (26 semanas)
			1c‖	INH/RPT	Uma vez por semana durante 18 doses (18 semanas)	74-58 (26 semanas)
2	INH RIF PZA EMB	7 dias/semana, durante 14 doses (2 semanas), depois duas vezes por semana, durante 12 doses (6 semanas) ou 5 dias/semana, durante 10 doses (2 semanas),‡ depois duas vezes por semana, durante 12 doses (6 semanas)	2a	INH/RIF	Duas vezes por semana, durante 36 doses (18 semanas)§	62-58 (26 semanas)
			2b‖	INH/RPT	Uma vez por semana durante 18 doses (18 semanas)	44-40 (26 semanas)
3	INH RIF PZA EMB	Três vezes por semana durante 24 doses (8 semanas)	3a	INH/RIF	Três vezes por semana durante 54 doses (18 semanas)	78 (26 semanas)
4	INH RIF EMB	7 dias/semana por 56 doses (8 semanas) ou 5 dias/semana durante 40 doses (8 semanas) §	4a	INH/RIF	7 dias/semana para 217 doses (31 semanas) ou 5 dias/semana para 155 doses (31 semanas)§	273-195 (39 semanas)
			4b	INH/RIF	Duas vezes por semana, durante 62 doses (31 semanas)§	118-102 (39 semanas)

EMB, etambutol; INH, isoniazida; PZA, pirazinamida; RIF, rifampicina; RPT, rifapentina.

*Quando se utiliza o tratamento de observação direta, os fármacos são fornecidos 5 dias/semana, e o número necessário de doses é ajustado em conformidade. Embora não existam estudos que comparem cinco com sete doses diárias, uma vasta experiência indica ser uma prática eficaz.

†Os pacientes com cavitação em uma radiografia de tórax inicial e culturas positivas na conclusão de 2 meses de tratamento devem receber 7 meses (31 semanas; 217 doses [diárias] ou 62 doses [duas vezes por semana]) de fase de manutenção.

‡A administração de 5 dias por semana é sempre fornecida por tratamento de observação direta.

§Não recomendado para pacientes infectados pelo HIV com contagens de células $CD4^+$ <100 células/mm^3.

‖As opções 1c e 2b devem ser usadas apenas em pacientes HIV-negativos que apresentem baciloscopia negativa no momento da conclusão dos 2 meses de tratamento e ausência de cavitação em uma radiografia de tórax inicial. Para pacientes que começaram neste regime e apresentaram uma amostra de cultura positiva de 2 meses, estende-se o tratamento por um adicional de 3 meses.

Modificada de Centers for Disease Control and Prevention. Treatment of tuberculosis.American Thoracic Society, CDC and Infectious Diseases Society of America. MMWR Recomm Rep.2003;52(RR-11):1-88.

TABELA 180-2 Medicamentos de Primeira Linha para Tuberculose*

DOSE DO FÁRMACO (MÁXIMA)	PRINCIPAIS REAÇÕES ADVERSAS	MONITORAMENTO RECOMENDADO	FORMAS DE DOSAGEM	COMENTÁRIOS
Isoniazida* (INH)				
Diariamente C: 10-15 mg/kg (300 mg) A: 5 mg/kg (300 mg) *Uma vez por semana* C: Não recomendada A: 15 mg/kg (900 mg) *Duas vezes por semana* C: 20-30 mg/kg (900 mg) A: 15 mg/kg (900 mg) *Três vezes por semana* C: Não recomendada A: 15 mg/kg (900 mg)	Elevação das enzimas hepáticas, neuropatia periférica, hepatite, erupção cutânea, efeitos no SNC, aumento da fenitoína, e níveis de dissulfiram (Antabuse)	Enzimas hepáticas basais. Repetir mensalmente, se os níveis basais estão anormais e se há fatores de risco para hepatite ou sintomas de reações adversas.	*Comprimidos marcados*: 50 mg, 100 mg e 300 mg *Xarope*: 50 mg/5 mL *Solução aquosa (IV/IM)*: escassa e pode não estar disponível	Risco de hepatite aumenta com a idade e consumo de álcool. *Overdose* pode ser fatal. Antiácidos contendo alumínio reduzem a absorção. Piridoxina (vitamina B_6) pode diminuir a neurite periférica e os efeitos sobre o SNC.
Rifampicina* (RIF)				
Diariamente C: 10-20 mg/kg (600 mg) A: 10 mg/kg (600 mg) *Uma vez por semana* C: Não recomendada A: Não recomendada *Duas vezes por semana* C: 10-20 mg/kg (600 mg) A: 10 mg/kg (600 mg) *Três vezes por semana* C: Não recomendada A: 10 mg/kg (600 mg)	Hepatite, febre, trombocitopenia, síndrome *flu like*, erupção cutânea, desconforto gastrintestinal, insuficiência renal. Reduz os níveis de muitos fármacos, incluindo metadona, warfarina (Coumadin), pílulas anticoncepcionais, teofilina, dapsona, cetoconazol, IPs, e alguns NNRTIs. Coloração laranja de secreções (escarro, urina, suor, lágrimas) que mancham permanentemente lentes de contato gelatinosas.	CDC não recomenda testes de monitoramento de rotina. No entanto, muitos médicos continuam a pedir CBC, plaquetas, enzimas hepáticas basais. Repetir se o basal for anormal, fatores de risco para hepatite ou sintomas de reações adversas.	*Cápsulas*: 150 mg e 300 mg *Xarope*: pode ser formulado a partir de cápsulas de farmácia *Solução aquosa de (IV/IM)*: escassa e pode não estar disponível	Pacientes em metadona vão precisar de uma dose maior de metadona (média de 50%) para evitar a retirada de opiáceos. Interação com muitos fármacos leva à diminuição dos níveis de um ou de ambos. Pode tornar o controle de glicose em diabéticos mais difícil. Contraindicada para pacientes que tomam IPs e alguns NNRTIs. Mulheres tomando pílulas anticoncepcionais precisam de um método de barreira, enquanto fazem uso da rifampicina.

Pirazinamida (PZA)				
Diariamente C: 15-30 mg/kg (2 g) A: 15-30 mg/kg (2 g) *Uma vez por semana* C: Não recomendada A: Não recomendada *Duas vezes por semana* C: 50 mg/kg (2 g) A: 50-70 mg/kg (4 g) *Três vezes por semana* C: Não recomendada A: 50-70 mg/kg (3 g)	Desconforto gastrintestinal, hepatotoxicidade, hiperuricemia, artralgias, exantema, gota (rara)		*Comprimidos marcados*: 500 mg	Pode complicar o manejo de diabetes melito. Tratar elevação do ácido úrico apenas se sintomático. Razão mais comum para pacientes com TB que experimentam incômodos GI.
Etambutol[†] (EMB)				
Diariamente C: 15-20 mg/kg (1.000 mg) R: 15-25 mg/kg (1.600 mg) *Uma vez por semana* C: Não recomendado A: Não recomendado *Duas vezes por semana* C: 50 mg/kg (2,5 g) A: 50 mg/kg (4 g) *Três vezes por semana* C: Não recomendado A: 25-30 mg/kg (2.400 mg)	Diminuição da discriminação das cores vermelho-verde, diminuição da acuidade visual (neurite óptica), erupção cutânea	Testes de acuidade visual e visão de cores. Teste mensal para os pacientes que tomam > 15-25 mg/kg, para aqueles que tomam EMB por > 2 meses e para pacientes com insuficiência renal	*Comprimidos*: 100 mg e 400 mg	Neurite óptica pode ser unilateral; verificar cada olho separadamente. Não recomendado para crianças muito novas para monitorar visão, a menos que resistentes aos medicamentos. Usar a menor dose possível na faixa (exceto para pacientes resistentes a fármacos). EMB deve ser interrompido imediata e permanentemente se houver quaisquer sinais de toxicidade visual.
Rifabutina (RBT)				
Diariamente C: Não recomendada A: 5 mg/kg (300 mg) *Uma vez por semana* C: Não recomendada A: Não recomendada *Duas vezes por semana* C: Não recomendada A: 5 mg/kg (300 mg) *Três vezes por semana* C: Não recomendada A: 5 mg/kg (300 mg)	Febre, hepatite, trombocitopenia, neutropenia, leucopenia, *flu like*, hiperuricemia. Coloração laranja de secreções (escarro, urina, suor, lágrimas) manchando permanentemente lentes de contato gelatinosas. Reduz os níveis de muitos fármacos, incluindo metadona, warfarina (Coumadin), pílulas anticoncepcionais, teofilina, dapsona, cetoconazol, IPs e NNRTIs. Com o aumento dos níveis de rifabutina, ocorrem artralgias graves, uveíte, leucopenia.	Enzimas hepáticas basais. Repetir se presença de valores de base anormais, fatores de risco para hepatite ou sintomas de reações adversas.	*Cápsulas*: 150 mg	Pacientes em metadona podem precisar de uma dose aumentada para evitar a privação de opiáceos. Interação com muitos fármacos leva à diminuição dos níveis de um ou de ambos. Pode tornar o controle de glicose em diabéticos mais difícil. Mulheres em pílulas anticoncepcionais precisam usar um método de barreira durante o tratamento com rifabutina. Em combinação com NNRTIs ou IPs, as dosagens se alteram significativamente.

(Continua)

TABELA 180-2 Medicamentos de Primeira Linha para Tuberculose *(Cont.)*

DOSE DO FÁRMACO (MÁXIMA)	PRINCIPAIS REAÇÕES ADVERSAS	MONITORAMENTO RECOMENDADO	FORMAS DE DOSAGEM	COMENTÁRIOS
Rifapentina (RPT)				
Somente uma vez por semana C: Não é aprovada para uso em crianças A: 10 mg/kg (600 mg) *(Os dados indicam que 900 mg de RPT são bem tolerados e o CDC está indicando a dose mais elevada para a tuberculose latente.)*	Hepatite, trombocitopenia, neutropenia, leucopenia, hiperuricemia, *flu like*. Reduz os níveis de muitos fármacos, incluindo metadona, warfarina (Coumadin), pílulas anticoncepcionais, teofilina, dapsona, cetoconazol, IPs e NNRTIs. Coloração laranja de secreções (escarro, urina, suor, lágrimas) manchando permanentemente lentes de contato gelatinosas.	Enzimas hepáticas basais, HC e plaquetas. Repetir se os valores de base forem anormais, fatores de risco para hepatite estiverem presentes, ou se houver sintomas de reações adversas.	*Comprimidos (revestidos por película)*: 150 mg *Indicações*: pacientes com tuberculose pulmonar que são HIV-negativos, não cavitários, não grávidas, com organismos pansensíveis e a cultura negativa aos 2 meses (duas culturas negativas consecutivas). Administrada uma vez por semana com INH durante a fase de manutenção do tratamento.	Veja interações medicamentosas com a rifampicina.

A, adulto; C, criança; CDC, Centers for Disease Control and Prevention; HC, hemograma completo; HIV, vírus da imunodeficiência humana; IM, intramuscular; IP, inibidores de protease; IV, intravenoso; NNRTIs, inibidores da transcriptase reversa não nucleosídeos; SNC, sistema nervoso central; VO, via oral.

*Dose fixa combinada de fármacos é recomendada no caso raro em que um paciente autoadministra o tratamento: IsonaRif contém INH, 150 mg, RIF, 300 mg; Rifamate contém INH, 150 mg, RIF, 300 mg; Rifater contém INH, 50 mg, RIF, 120 mg, e PZA, 300 mg. Nem sempre todas estas associações são disponíveis.

†Em 2003, o CDC recomendou que a dose fosse baseada em faixas de peso para PZA e EMB. Após revisão dos dados disponíveis, o grupo de especialistas de TB de Maryland recomendou que mantivessem as faixas de dosagem anteriormente recomendadas, aconselhando a utilização da menor dose possível na faixa de doses.

Modificada de the 2007 Maryland Guidelines for Prevention and Treatment of Tuberculosis. Disponível em http://phpa.dhmh.maryland.gov/OIDPCS/CTBCP/CTBCPDocuments/tbguidelines.pdf

181 *Mycobacterium leprae* (hanseníase)

Cybèle A. Renault e Joel D. Ernst

MICROBIOLOGIA E EPIDEMIOLOGIA

- O *Mycobacterium leprae* corado pelo Gram e pela pesquisa de bacilo álcool-ácido resistente (BAAR) não pode ser cultivado *in vitro*.
- O modo predominante de transmissão é provavelmente por meio de gotículas respiratórias ou secreções nasais, embora também possa ocorrer transmissão por contato com a pele, por via transplacentária, pelo leite materno e por exposição zoonótica (particularmente ao tatu).
- Os fatores de risco de doença clínica são idade (distribuição bimodal: adolescentes e adultos com mais de 30 anos correm maior risco), sexo (sem diferenças observadas nas crianças, embora os homens adultos tenham o dobro do risco em comparação às mulheres adultas) e grau de contato (pessoas em contato com os pacientes com doença multibacilar estão em maior risco).
- A incidência e a prevalência da hanseníase são subestimadas devido à dificuldade de diagnosticar a doença subclínica (a maioria das pessoas infectadas) e à luz do estigma associado às pessoas infectadas.

MANIFESTAÇÕES CLÍNICAS E ESPECTRO IMUNOLÓGICO DA DOENÇA

- As manifestações clínicas e patológicas surgem em um espectro distinto e bem caracterizado de acordo com a resposta imunitária do hospedeiro ao organismo. O espectro varia da hanseníase tuberculoide (pequeno número de lesões cutâneas, poucos bacilos nas lesões e resposta significativa dos linfócitos T) à hanseníase lepromatosa (maior número de lesões cutâneas, infiltrado clinicamente aparente dos nervos periféricos, grande número de bacilos e baixa resposta dos linfócitos T).
- Dependendo do subtipo da doença, as manifestações clínicas variam significativamente. Existem dois sistemas de classificação clínica: o da Organização Mundial da Saúde (OMS) (usado nos locais com poucos recursos) e o de Ridley-Jopling (usado quando a histopatologia está disponível).
- As lesões cutâneas são hipopigmentadas, eritematosas ou infiltrantes com ou sem sinais ou sintomas neurológicos, como hipoestesia, fraqueza, disfunção autonômica ou espessamento dos nervos periféricos.
- A lesão dos nervos sensitivos periféricos (mediada diretamente pelo *M. leprae* ou pela resposta imunitária do hospedeiro) é a principal causa de morbidade funcional, sendo observada em todo o espectro da doença.
- As reações são a reversa, que apresenta mais frequentemente aumento do eritema das lesões de pele preexistentes e neuropatia periférica progressiva, e o eritema nodoso hansênico (ENH), que apresenta sinais sistêmicos e nódulos cutâneos eritematosos dolorosos.

DIAGNÓSTICO

- A hanseníase é diagnosticada pela combinação do exame clínico e de amostras de raspado cutâneo ou biópsia da pele.
- Raspado cutâneo: a fixação por calor e a coloração de Ziehl-Neelsen ou Fite são utilizadas para avaliar a carga bacilar coletada, tipicamente, de seis locais.
- Biópsia de pele: a histopatologia é o padrão ouro para a comprovação definitiva do diagnóstico e para classificar com precisão o subtipo da doença, mas costuma não estar disponível nos países endêmicos.

TABELA 181-1 Esquemas Recomendados para o Tratamento da Hanseníase em Adultos

		Recomendação da OMS		Recomendação do NHDP	
Estágio da Doença	**Medicamento**	**Dose**	**Duração**	**Dose**	**Duração**
Doença paucibacilar ou "tuberculoide" (TT, BT)	Dapsona Rifampicina	100 mg/dia 600 mg/mês	6 meses	100 mg/dia 600 mg/dia	12 meses
Doença multibacilar ou "lepromatosa" (BB, BL, LL)	Dapsona	100 mg/dia	12 meses	100 mg/dia	24 meses
	Rifampicina	600 mg/mês		600 mg/dia	
	Clofazimina	50 mg/dia, 300 mg/mês		50 mg/dia	

BB, limítrofe; BL, limítrofe lepromatosa; BT, limítrofe tuberculoide; LL, hanseníase lepromatosa; NHDP, *National Hansen's Disease Program*; TT, tuberculoide; OMS, Organização Mundial da Saúde.

- A reação em cadeia da polimerase para *M. leprae* não está disponível atualmente para uso comercial, mas pode ser feita nos centros de referência (p. ex., *National Hansen's Disease Program* [NHDP]) para identificar o organismo em amostras de pele positivas para organismos acidorresistentes, mas com cultura negativa.

TRATAMENTO (Tabela 181-1)

- Dapsona, rifampicina e clofazimina são os três antimicrobianos com eficácia comprovada. As alternativas são o ofloxacino, a minociclina e a claritromicina. O tratamento convencional usa vários medicamentos para aumentar o índice de cura e evitar o surgimento de resistência farmacológica e falha terapêutica.
- Os cursos de tratamento recomendados variam por subtipo da doença e recursos disponíveis. Embora tanto a OMS como o NHDP sugiram o tratamento com vários medicamentos, as recomendações norte-americanas preconizam a rifampicina diária (em contraste à administração mensal) e indicam duração mais longas do tratamento em comparação às recomendações da OMS.
- A escolha do tratamento das reações adversas deve ser feita de acordo com a gravidade da doença. O tratamento de escolha para as reações reversa e do ENH, particularmente nos casos de neurite aguda, é com corticosteroides. A talidomida (somente para o ENH) e a clofazimina são os medicamentos que podem ser usados nos casos crônicos. O tratamento farmacológico múltiplo deve sempre ser mantido nos pacientes que apresentam reação.

182 *Mycobacterium avium* Complexo

Fred M. Gordin e C.Robert Horsburgh Jr.

MICROBIOLOGIA E EPIDEMIOLOGIA

- O *Mycobacterium avium* e o *Mycobacterium intracellulare* têm uma relação próxima e formam um complexo (MAC).
- O MAC é encontrado na água, no solo e nos animais, mas não se dissemina de pessoa para pessoa.
- A fonte de onde os pacientes contraem a doença geralmente é desconhecida.
- O MAC causa doença pulmonar, linfadenite e doença disseminada.
- A doença pulmonar ocorre nos pacientes mais velhos com doença pulmonar obstrutiva crônica, histórico de pneumonia e uso de esteroides, bem como em mulheres mais velhas sem nenhum fator predisponente.
- Na maioria das vezes, a linfadenite ocorre em crianças com menos de 5 anos.
- Na maioria das vezes, a doença disseminada ocorre em pacientes com síndrome da imunodeficiência adquirida e contagem de células $CD4^+$ abaixo de 50 células/mm^3.

MANIFESTAÇÕES CLÍNICAS E DIAGNÓSTICO

- A doença pulmonar pode ser infiltrativa com ou sem cavidades, nodular (solitária ou multinodular), pleural ou como pneumonite de hipersensibilidade. Pode ser bastante similar à tuberculose. O diagnóstico requer a existência de sintomas clínicos, alterações radiográficas e cultura.
- A linfadenite costuma ser cervicofacial, unilateral e indolor. O diagnóstico é por meio de aspiração ou excisão dos linfonodos.
- A doença disseminada costuma ser acompanhada de febre, perda ponderal e sudorese noturna. Em mais de 90% dos pacientes, o diagnóstico é feito por hemocultura para o complexo *M. avium* (MAC).

TRATAMENTO (TABELAS 182-1 E 182-2)

- Doença pulmonar:
  - Iniciar o tratamento da doença pulmonar com claritromicina ou azitromicina, etambutol e rifampicina ou rifabutina. A doença mais avançada pode requerer o acréscimo de aminoglicosídeos.
  - Tratar a doença pulmonar durante pelo menos 12 meses até que as culturas tenham sido negativadas; a duração total costuma ser de 18 a 24 meses.
  - A pneumonite de hipersensibilidade pode ser tratada evitando-se a exposição ou o uso de corticosteroides inalatórios em curto prazo, ou ambos.
- A linfadenite pode ser tratada com excisão cirúrgica ou claritromicina mais etambutol até a resolução dos linfonodos.
- Os pacientes infectados com o vírus da imunodeficiência humana (HIV) e com doença disseminada devem ser tratados com claritromicina mais etambutol, e possivelmente uma rifamicina. Deve-se iniciar o tratamento antirretroviral para esses pacientes após 2 a 4 semanas. A antibioticoterapia para MAC disseminado deve ser mantida por 1 ano e então pode ser suspensa se a contagem de células $CD4^+$ estiver acima de 100 células/mm^3. A síndrome inflamatória de reconstituição imunitária pode complicar a recuperação.

PREVENÇÃO

- Para a profilaxia do MAC disseminado, deve-se administrar azitromicina 1.200 mg uma vez por semana nas pessoas infectadas pelo HIV com contagem de células $CD4^+$ abaixo de 50 células/mm^3. É possível suspender a profilaxia quando a contagem de células $CD4^+$ estiver mantida acima de 100 células/mm^3.

TABELA 182-1 Medicamentos Utilizados no Tratamento da Doença pelo Complexo *Mycobacterium avium*

MEDICAMENTO	DOSE DIÁRIA HABITUAL*	DOSE INTERMITENTE HABITUAL	EFEITOS ADVERSOS FREQUENTES
Claritromicina	500 mg duas vezes ao dia	1 g três vezes por semana	Desconforto GI, gosto amargo, prurido, perda da audição, interações medicamentosas
Azitromicina	250 mg uma vez ao dia	500 a 600 mg três vezes por semana	Desconforto GI, perda da audição
Etambutol	15 mg/kg uma vez ao dia	25 mg/kg três vezes por semana	Em altas doses: neurite óptica, desconforto GI
Rifabutina	300 mg uma vez ao dia	300 mg três vezes por semana	Desconforto GI, hepatite, neutropenia, interações medicamentosas; em altas doses: uveíte, artralgia
Rifampicina	600 mg uma vez ao dia	600 mg três vezes por semana	Desconforto GI, hepatite, neutropenia, interações medicamentosas
Amicacina	Não recomendada	15 mg/kg IV três vezes por semana	Alterações auditivas e vestibulares, nefrotoxicidade
Estreptomicina	Não recomendada	15 mg/kg IM (máximo de 1 g três vezes por semana)	Alterações auditivas e vestibulares, nefrotoxicidade

GI: gastrointestinal; IM, intramuscular; IV, intravenoso.
*Dose por via oral, exceto quando indicado de outra forma.

TABELA 182-2 Esquemas para Doença Pulmonar pelo Complexo *Mycobacterium avium*

TRATAMENTO INICIAL DA DOENÇA NODULAR/ BRONQUIECTASIA	TRATAMENTO INICIAL DA DOENÇA CAVITÁRIA	DOENÇA PREVIAMENTE TRATADA OU AVANÇADA (GRAVE)
Claritromicina 1.000 mg três vezes por semana *ou* Azitromicina 500 a 600 mg três vezes por semana *mais*	Claritromicina 500 a 1.000 mg/ dia *ou* Azitromicina 250 a 300 mg/dia *mais*	Claritromicina 500 a 1.000 mg/ dia *ou* Azitromicina 250 a 300 mg/ dia *mais*
Etambutol 25 mg/kg três vezes por semana *mais*	Etambutol 15 mg/kg/dia *mais*	Etambutol 15 mg/kg/dia *mais*
Rifampicina 600 mg três vezes por semana	Rifampicina 600 mg/dia *com ou sem*	Rifabutina 300 mg/dia *ou* Rifampicina 600 mg/dia *mais*
	Estreptomicina *ou* Amicacina	Estreptomicina *ou* Amicacina

Adaptado de An Official ATS/IDSA Statement: diagnosis, treatment, and prevention of nontuberculous mycobacterial diseases. *Am J Respir Crit Care Med.* 2007;175:367-416.

183 Infecções Causadas por Micobactérias Não Tuberculosas Exceto o Complexo *Mycobacterium avium*

Barbara A. Brown-Elliott e Richard J. Wallace Jr.

DEFINIÇÃO

- Compostas de espécies de micobactérias exceto o complexo *Mycobacterium tuberculosis* (MTBC).
- Previamente conhecidas como "micobactérias atípicas" ou "micobactérias exceto *M. tuberculosis*".
- Mais de 150 espécies de micobactérias não tuberculosas (MNT).
- Divididas em espécies de crescimento rápido, intermediário e lento.

EPIDEMIOLOGIA

- A maioria das espécies encontra-se no mundo todo sendo ubíqua no meio ambiente, inclusive na água de uso doméstico, no solo de jardinagem, na matéria vegetal, nos animais e nos pássaros.
- As MNT contêm espécies patogênicas e não patogênicas.
- Os casos de infecções crônicas (p. ex., pulmonar) ocorrem nos pacientes com doença subjacente, como bronquiectasia e fibrose cística.
- Outros casos são extrapulmonares, incluindo sítios como pele e tecidos moles, ossos, articulações, bursa, bainhas tendíneas, linfonodos, olhos, orelhas, sangue, cérebro e líquido cefalorraquidiano.

MICROBIOLOGIA

- Os bacilos álcool-ácido resistentes (BAAR) coram-se insatisfatoriamente pelo Gram.
- Atualmente, a identificação definitiva da espécie é obtida apenas por métodos proteômicos ou moleculares.

Micobactérias de Crescimento Rápido

- As micobactérias de crescimento rápido (MCR) produzem colônias maduras em meios sólidos em 7 dias.
- Os meios de cultura comum, como ágar sangue, ágar chocolate, ágar triptona de soja, a maioria dos meios MTBC (ágar Middlebrook 7H10 ou 7H11 e ágar Lowenstein-Jensen), e vários caldos nutritivos, inclusive os sistemas de detecção de caldo nutritivo rápido, sustentam o crescimento da maioria das espécies.
- Algumas espécies geralmente crescem a 28 °C a 30 °C, embora muitas outras também cresçam a 35 °C.
- Algumas MCR, principalmente o *Mycobacterium abscessus,* são afetadas adversamente pelos rigorosos métodos de descontaminação usados para o isolamento de MTBC.
- Atualmente, seis grupos de espécies patogênicas são definidos de acordo com a presença ou a ausência de pigmentos e a relação genética.

Micobactérias de Crescimento Intermediário

- A maioria dos meios MTBC, como o ágar Middlebrook 7H10 ou 7H11 e o ágar Lowenstein-Jensen, propicia o crescimento das espécies.
- São necessários 7 a 10 dias para alcançar o crescimento pleno.
- Primariamente, há duas espécies pigmentadas:
  - *Mycobacterium marinum* (patogênico) cresce idealmente a 28 °C a 30 °C, estando associado à água do mar e aos animais marinhos.
  - *Mycobacterium gordonae* (não patogênico) cresce idealmente a 35 °C a 37 °C, sendo um contaminante comum da água de torneira.

Micobactérias de Crescimento Lento

- Produzem colônias maduras em mais de 7 dias nos meios sólidos.
- A maioria dos meios MTBC, como o ágar Middlebrook 7H10 ou 7H11 e o ágar Lowenstein-Jensen, o caldo nutritivo Middlebrook e os sistemas de caldos nutritivos de detecção rápida, propicia o crescimento das espécies, exceto as espécies fastidiosas como o *Mycobacterium haemophilum* (precisa de hemina ou ferro) e o *Mycobacterium genavense* (precisa de micobactina J).
- A maioria das espécies, exceto o *M. haemophilum* (28 °C a 30 °C), o *Mycobacterium xenopi* (42 °C a 45 °C) e algumas espécies ambientais, cresce idealmente a 35 °C a 37 °C.

DIAGNÓSTICO

Pulmonar

- Os sinais e sintomas da doença pulmonar por MNT são variáveis e inespecíficos.
- Frequentemente, os pacientes apresentam tosse crônica ou pigarro, com ou sem produção de escarro, e grande fadiga. Com menor frequência, pode ocorrer mal-estar, dispneia, febre, hemoptise e perda ponderal.
- O diagnóstico clínico depende de culturas microbiológicas de várias amostras respiratórias positivas para BAAR.
- Seguir as diretrizes da Sociedade Americana do Tórax para o diagnóstico.
- A tomografia computadorizada de alta resolução do tórax é útil.
- Recomenda-se radiografias de tórax de rotina.
- As culturas positivas de escarro isoladas não fecham o diagnóstico de doença por MNT.
- A consulta com especialistas é necessária para os pacientes com espécies de MNT raramente encontradas.

Extrapulmonar

- Dependendo do local da infecção, esta pode apresentar febre, secreção, bacteriemia, infecção granulomatosa sistêmica e necrose, entre outros.
- O diagnóstico clínico depende da coloração microbiológicas e das culturas positivas para micobactérias obtidas de secreções, biópsia de tecido ou líquidos corporais, o que leva ao isolamento de alguma MNT específica.

TRATAMENTO

Micobactérias de Crescimento Rápido

- *Doença pulmonar*
  - A maioria das doenças pulmonares é causada por *M. abscessus ou M. abscessus* subespécie *massiliense.*
  - O tratamento antimicrobiano isolado não costuma ser bem-sucedido na erradicação microbiológica do *M. abscessus.*
  - Rifampicina, rifabutina, etambutol, isoniazida, estreptomicina e pirazinamida não são eficazes.
  - Os esquemas com vários medicamentos contendo macrolídeos (azitromicina ou claritromicina), altas doses de cefoxitina IV (8 a 12 g/dia em doses fracionadas) ou imipenem-cilastatina (1 g duas vezes ao dia) e baixas doses de amicacina parenteral (concentração máxima na faixa de 20 a 25 μg/mL em administração única diária) provavelmente são o ideal para o *M. abscessus.* A tigeciclina IV diariamente costuma estar inclusa; o ajuste da dose geralmente é necessário para melhora clínica, não cura. O papel de amicacina inalatória ainda não foi estabelecido.
  - Os pacientes com *M. abscessus* são tratados durante vários meses até a melhora clínica e podem precisar de vários cursos de tratamento.
  - Os macrolídeos podem não ser úteis para as amostras de *M. abscessus* (mas não *M. massiliense*), *Mycobacterium fortuitum* e *Mycobacterium smegmatis* que contêm genes *erm* induzíveis funcionais.
  - Outros antimicrobianos costumam ser usualmente úteis para espécies que não sejam *M. abscessus (*minociclina, doxiciclina, sulfametoxazol-trimetoprima [SMX-TMP], quinolonas, linezolida e, para *Mycobacterium chelonae,* tobramicina].
- *Doença extrapulmonar*
  - Geralmente, os médicos prescrevem um esquema com vários medicamentos de acordo com os resultados dos testes de sensibilidade *in vitro*, inclusive um macrolídeo (exceto no caso das espécies positivas para *erm*).

- Rifampicina, rifabutina, etambutol e isoniazida não são eficazes.
- Os pacientes com doença grave são tratados por 6 meses, dependendo da gravidade da infecção.
- Outros antimicrobianos frequentemente úteis para espécies do grupo *M. fortuitum* são minociclina, doxiciclina, SMX-TMP quinolonas, linezolida e, para *M. chelonae*, tobramicina.

Micobactérias de Crescimento Intermediário

- O *M. marinum* é encontrado na pele e em infecções de tecidos moles (geralmente mãos).
- As opções de tratamento são macrolídeos, rifampicina, SMX-TMP ou uma combinação de rifampicina e etambutol.

Micobactérias de Crescimento Lento

- *Doença pulmonar*
  - A antibioticoterapia geralmente segue o esquema para o complexo *Mycobacterium avium*: rifampicina, etambutol e um macrolídeo (claritromicina ou azitromicina) com ajustes dependendo do teste de sensibilidade antimicrobiana *in vitro*.
  - Os pacientes geralmente são tratados durante 12 meses após cultura negativa.
- *Doença extrapulmonar*
  - O tratamento é o mesmo que para a doença pulmonar, exceto por geralmente durar 6 meses, dependendo da gravidade da infecção.

PREVENÇÃO

- Não existe nenhuma evidência de transmissão interpessoal de MNT.
- A água de torneira (doméstica) é considerada o maior reservatório das espécies mais comuns de MNT.
- Os biofilmes podem tornar a MNT menos sensível aos desinfetantes e antimicrobianos.
- A preocupação em termos de saúde pública é cada vez maior.

184 *Nocardia* spp.

Tania C. Sorrell, David H. Mitchell, Jonathan R. Iredell e Sharon C-A. Chen

DEFINIÇÃO

- A nocardiose resulta da infecção por organismos do gênero *Nocardia*, saprófitas ambientais ubíquos que causam doença localizada ou disseminada em humanos e animais.

MICROBIOLOGIA E EPIDEMIOLOGIA

- Na microscopia a *Nocardia* aparece como bastonetes ramificados, Gram-positivos, em aspecto de contas, com baixa acidorresistência.
- A determinação molecular das espécies revolucionou a taxonomia com a identificação de várias novas espécies e a redesignação das espécies, principalmente do grupo patogênico mais comum, o antigo complexo *N. asteroides*.
- A infecção surge por inoculação direta através da pele ou por inalação.
- Os micetomas da *Nocardia* spp., mais frequentemente causados por *N. brasiliensis*, acometem hospedeiros imunocompetentes nos países tropicais.
- Comprometimento imunológico, alcoolismo e certas doenças pulmonares predispõem os pacientes à nocardiose, pulmonar e disseminada, mais frequentemente por *N. cyriacigeorgica*, *N. nova* ou *N. farcinica*.

MANIFESTAÇÕES CLÍNICAS

- A infecção cutânea primária pode causar lesões esporotricoides e levar a abscessos piogênicos ou a doença crônica progressiva e destrutiva com formação de fístula (micetoma), em geral na parte distal de um dos membros.
- A apresentação da doença pulmonar pode ser subaguda ou crônica com tosse produtiva ou não produtiva, dispneia, hemoptise e febre e outros sintomas sistêmicos. A formação de cavidade na pneumonia ou a propagação para o sistema nervoso central (SNC), ou ambas, são indicativos de nocardiose. Também ocorrem lesões isoladas no SNC e sua apresentação pode ser insidiosa.

DIAGNÓSTICO

- Preferivelmente, devem ser realizados exames de imagem do cérebro por ressonância magnética em todos os casos de nocardiose pulmonar e disseminada, para descartar doença insidiosa do SNC.
- O laboratório de microbiologia deve ser informado da suspeita de nocardiose, pois o organismo pode não ser detectado pelos métodos laboratoriais de rotina. Secreções respiratórias, biópsias cutâneas ou aspirados de coletas profundas têm mais utilidade e são tipicamente positivos na coloração pelo Gram. A coloração ácido-álcool resistente modificada de escarro ou pus é útil para sugerir o diagnóstico. O crescimento de espécies de *Nocardia* pode levar de 48 horas a várias semanas, mas geralmente ocorre em 3 a 5 dias.
- A identificação da espécie prevê a sensibilidade aos antimicrobianos; isso requer testes de identificação molecular com base em tecnologia de ácido nucleico (TAN).
- Recentemente, a análise por espectometria de massa usando MALDI-TOF (ionização e dessorção a *laser* assistida por matriz de tempo de voo) tem sido descrita como uma alternativa confiável e mais rápida que a TAN.

TRATAMENTO E ACOMPANHAMENTO

- A associação sulfametoxazol-trimetoprima (SMX-TMP) é o pilar do tratamento, sendo geralmente bem-sucedida para os pacientes com infecção cutânea isolada ou micetomas que não são extensos (Tabela 184-1).
- Nas doenças sistêmicas, os resultados dos testes de sensibilidade e/ou a especiação devem orientar o tratamento de combinação definitivo.
- Recomenda-se tratamento empírico com amicacina e imipenem-cilastatina ou meropenema ou amicacina e SMX-TMP em pacientes imunocomprometidos ou nos pacientes com doença disseminada sem comprometimento cerebral.
- Na doença cerebral isolada, a associação de SMX-TMP empírico ao imipenem-cilastatina ou meropenema é adequada.
- Quando outros locais estão envolvidos ou o paciente tem uma doença com risco de vida, são preferíveis esquemas empíricos com três fármacos como SMX-TMP, imipenem-cilastatina ou meropenema, e amicacina (ou ceftriaxona, nos pacientes com insuficiência renal). O tratamento adjuvante inicial com linezolida é uma opção, especialmente se alguma dessas classes farmacológicas for contraindicada.
- Costuma haver melhora clínica evidente em 3 a 5 dias ou, no máximo, 7 a 10 dias após o início do tratamento apropriado.
- O tratamento prolongado é necessário para evitar a recidiva.
- Pode ser necessário fazer excisão cirúrgica, dependendo da extensão e do local das lesões ou da resposta ao tratamento clínico, ou de ambas.
- Pacientes com infecção profunda devem ser monitorados clínica e radiologicamente durante até 12 meses após o término do tratamento.

TABELA 184-1 Sensibilidade aos antimicrobianos de algumas espécies de *Nocardia*

	N. CYRIACIGEORGICA	*N. FARCINICA*	COMPLEXO *N. NOVA*	COMPLEXO *N. TRANSVALENSIS*	*N. BRASILIENSIS*
Sulfametoxazol-trimetoprima	S	R	S	S	S
Amoxicilina/clavulanato	R	V	R	V	S
Ceftriaxona	S	R	S	S	R
imipenem-cilastatina	S	S	S	S	R
Amicacina	S	S	S	R	S
Linezolida	S	S	S	S	S
Moxifloxacino	V	S	R	SD	R
Claritromicina	R	R	R	S	R
Minociclina	V	R	V	R	R
Tigeciclina	V	R	V	SD	S

SD: sem dados; R: geralmente inativo; S: geralmente ativo (algumas amostras podem ser resistentes); V, pode ser ativo, mas a resistência é comum.

Dados obtidos de várias fontes publicadas.

185 Agentes Etiológicos da Actinomicose

Thomas A. Russo

DEFINIÇÃO

- Infecção indolente.
- Cronicidade, ultrapassa os limites do tecido, formação de massa.
- Simula neoplasia.
- Pode fistulizar, com resolução e recidiva.
- Infecção refratária ou recidivante pode ocorrer após um tratamento curto.

MICROBIOLOGIA

- Principalmente causada por *Actinomyces* spp.
- Bactérias primariamente filamentosas, Gram-positivas.
- A maioria é anaeróbia, poucas são microaerofílicas.
- Normalmente há "comensais associados".

EPIDEMIOLOGIA/PATOGÊNESE

- Comensal humano da mucosa oral, gastrintestinal e pélvica.
- A perda da integridade da mucosa é o fator deflagrador.
- Presente em hospedeiros hígidos de todas as idades.
- Associação aos dispositivos intrauterinos e aos bisfosfonatos.

MANIFESTAÇÕES CLÍNICAS

- Pode acometer todos os órgãos e locais anatômicos.
- A região orocervicofacial é a mais comumente atingida.
- Apresentação clássica como massa indolor no ângulo da mandíbula.
- Inúmeras apresentações alternativas.

DIAGNÓSTICO

- Desafiador, muitas vezes o diagnóstico não é feito, sendo confundido com câncer.
- Grânulos de enxofre.
- Informar o laboratório sobre a suspeita de actinomicose.
- O uso prévio de antibióticos pode inibir o crescimento na cultura.
- A reação em cadeia de polimerase tem tido um papel cada vez maior.
- Frequentemente patológico após uma cirurgia potencialmente desnecessária.

TRATAMENTO

- De acordo com a experiência clínica, individualizado.
- Antibioticoterapia em altas doses e curso prolongado.
- O tratamento habitual é feito em 2 a 6 semanas com antibióticos intravenosos, seguidos de 6 a 12 meses de tratamento oral.
- Os exames complementares de imagem ajudam a definir sua duração.
- Penicilina, tetraciclinas, eritromicina e clindamicina apresentam melhor resultado.
- Um curso de tratamento curto direcionado contra "organismos comensais" pode ser justificado.
- O tratamento clínico costuma ser curativo, até nos casos de doença extensa.
- Radiologia intervencionista para drenagem de abcesso acessível.
- A cirurgia é reservada para os locais críticos (p. ex., sistema nervoso central) e na doença refratária.

186 *Aspergillus* spp.

Thomas F. Patterson

DEFINIÇÃO

- A aspergilose é causada por espécies do fungo *Aspergillus*.
- As síndromes variam de colonização; bolas fúngicas de *Aspergillus* (aspergiloma); reações alérgicas ao *Aspergillus*, como a aspergilose broncopulmonar alérgica; a infecções invasivas ou semi-invasivas, da pneumonia necrotizante crônica até a aspergilose pulmonar invasiva e outras síndromes invasivas.

EPIDEMIOLOGIA

- A maior incidência de infecção ocorre nos pacientes submetidos ao transplante de células-tronco hematopoiéticas ou ao transplante de órgãos sólidos (Tabela 186-1).
- A infecção é mais provável nos pacientes com extensa imunossupressão ou naqueles com recidiva ou recorrência de câncer.
- Foi observada melhora da sobrevida com o diagnóstico precoce e os tratamentos mais recentes, mas a mortalidade dos pacientes graves ou com comprometimento imunitário persistente é significativa.

MICROBIOLOGIA

- A cultura ajuda a fazer o diagnóstico específico.
- Os complexos das espécies de *Aspergillus* apresentam diferente sensibilidade aos antifúngicos, de modo que o diagnóstico pela cultura tem importância clínica (Tabela 186-2).
- É necessário fazer análise molecular para a identificação das espécies.
- O aumento da resistência aos antifúngicos é notificado em alguns contextos com um clone global de espécies resistentes aos antifúngicos.

DIAGNÓSTICO

- A infecção é comprovada pela cultura do organismo.
- Os marcadores biológicos, como galactomanana, β-D-glucano, e o ensaio de reação em cadeia da polimerase ajudam a determinar a provável etiologia.
- A avaliação seriada dos biomarcadores pode ser útil para acompanhar a resposta ao tratamento.

TRATAMENTO

- O voriconazol é recomendado para o tratamento primário na maioria dos casos (Tabela 186-3).
- A anfotericina B lipossomal pode ser usada como tratamento primário nos pacientes em que o voriconazol não seja tolerado ou seja contraindicado por causa de interações farmacológicas ou por outras razões.
- Agentes alternativos para o tratamento de resgate são a anfotericina B em complexo lipídico, as equinocandinas (caspofungina, micafungina ou anidulafungina), o posaconazol ou o itraconazol.
- O tratamento combinado não é recomendado para uso de rotina, mas alguns subgrupos de pacientes (p. ex., aqueles com diagnóstico precoce de infecção pela detecção de galactomanana ou aqueles com falha no tratamento primário com um único agente) podem se beneficiar com esta abordagem.

TABELA 186-1 Incidência e Mortalidade da Aspergilose Invasiva nos Transplantes

	INCIDÊNCIA (%)		
Tipo de Transplante	**Extensão**	**Média**	**Mortalidade em 12 Semanas (%)**
Células-tronco alogênicas	2,3 a 11	7	40 a 75
Células-tronco autólogas	0,5 a 2	1	50
Pulmão	2,4 a 9	6	5 a 21
Fígado	1 a 8	4	45 a 59
Coração	0,3 a 6	2	15 a 21
Rim	0,1 a 2	0,5	25 a 48

Dados retirados das seguintes referências:

Kontoyiannis DP, Marr KA, Park BJ, et al. Prospective surveillance for invasive fungal infections in hematopoietic stem cell transplant recipients, 2001-2006: overview of the Transplant-Associated Infection Surveillance Network (TRANSNET) Database. Clin Infect Dis. 2010;50:1091-1100.
Neofytos D, Treadway S, Ostrander D, et al. Epidemiology, outcomes, and mortality predictors of invasive mold infections among transplant recipients: a 10-year, single-center experience. Transpl Infect Dis. 2013;15:233-242.
Steinbach WJ, Marr KA, Anaissie EJ, et al. Clinical epidemiology of 960 patients with invasive aspergillosis from the PATH Alliance registry. J Infect. 2012;65:453-464.
Pappas PG, Alexander BD, Andes DR, et al. Invasive fungal infections among organ transplant recipients: results of the Transplant-Associated Infection Surveillance Network (TRANSNET). Clin Infect Dis. 2010;50:1101-1111.
Singh N, Paterson DL. Aspergillus infections in transplant recipients. Clin Microbiol Rev. 2005;18:44-69.
Neofytos D, Fishman JA, Horn D, et al. Epidemiology and outcome of invasive fungal infections in solid organ transplant recipients. Transpl Infect Dis. 2010;12:220-229.
Baddley JW, Andes DR, Marr KA, et al. Factors associated with mortality in transplant patients with invasive aspergillosis. Clin Infect Dis. 2010;50:1559-1567.

PREVENÇÃO

- Profilaxia antifúngica com posaconazol ou possivelmente voriconazol é recomendada para os pacientes de alto risco.
- A relação de risco-benefício da profilaxia em pacientes em risco deve ser considerada em cada caso.
- O controle da infecção é importante para reduzir riscos nos pacientes hospitalizados, mas a longa duração do risco (> 180 dias) para os pacientes de transplante de células-tronco hematopoiéticas ou transplante de órgãos sólidos de alto risco tornam a infecção adquirida em comunidade mais provável.

TABELA 186-2 Características das Espécies de Aspergillus Associadas às Infecções Invasivas

ESPÉCIE DE *ASPERGILLUS*	FREQUÊNCIA DO COMPLEXO DE ESPÉCIES ISOLADAS NAS INFECÇÕES CLÍNICAS (%)	CARACTERÍSTICAS DAS COLÔNIAS	CARACTERÍSTICAS MICROSCÓPICAS	IMPORTÂNCIA CLÍNICA
A. fumigatus	50 a 67	Coloração cinza-esverdeada fosca, pode ser amarelo pálido ou lavanda reverso; cresce a 50 °C	Colunar, unisseriado, conídios lisos a finamente rugosos de 2 a 3,5 μm	Espécie invasiva mais comum; a mais patogênica
A. flavus	8 a 14	Verde oliva a limão	Irradiada a colunar esparsa; unisseriado ou bisseriado; áspera conidióforo; conídios a 3 a 6 μm	Sinusite; infecção da pele; produz aflatoxina
A. terreus	3 a 5	Bege a cor de canela	Colunar, bisseriado, globoide; conídio pequeno a 2 a 2,5 μm, conídio acessório globoso ao longo das hifas	Cada vez mais detectado; resistente à anfotericina B; mais suscetíveis aos azois mais recentes
A. niger.	5 a 9	Inicialmente branco, rapidamente tornando-se preto com amarelo reverso	Irradiado; bisseriado; globoso, preto, muito áspero conídio de 4 a 5 μm	Pouco frequente nas infecções invasivas; agente superficial da doença ótica; colonização

Dados retirados das seguintes referências:

Patterson TF, Kirkpatrick WR, White M, et al. Invasive aspergillosis: disease spectrum, treatment practices, and outcomes. I3 Aspergillus Study Group. Medicine (Baltimore). 2000;79:250-260.
Alastruey-Izquierdo A, Mellado E, Cuenca-Estrella M. Current section and species complex concepts in Aspergillus: recommendations for routine daily practice. Ann N Y Acad Sci. 2012;1273:18-24.
Balajee SA, Kano R, Baddley JW, et al. Molecular identifi cation of Aspergillus species collected for the Transplant-Associated Infection Surveillance Network. J Clin Microbiol. 2009;47:3138-3141.
Sutton DA, Fothergill AW, Rinaldi MG, eds. Guide to Clinically Signifi cant Fungi. Baltimore: Williams & Wilkins; 1998.

TABELA 186-3 Antifúngicos para Aspergilose Invasiva

AGENTE	CLASSE	VIA DE ADMINISTRAÇÃO	DOSE	COMENTÁRIOS
Tratamento Primário				
Voriconazol	Azol	IV/ oral	6 mg/kg (IV) de 12/12 h × 2 doses, a seguir 4 mg/kg (IV) de 12/12 h ou 200 mg (VO) de 12/12 h. Alguns especialistas indicam a dose oral de 4 mg/kg de 12/12 h.	Recomendado para o tratamento primário para a maioria dos pacientes devido a estudo randomizado demonstrando melhora da sobrevida, em comparação à anfotericina B desoxicolato; cautela no uso em pacientes com potencial de toxicidade hepática e com as interações farmacológicas; a dosagem dos níveis séricos é preconizada para avaliar a eficácia e evita a toxicidade (controversa)
Tratamento Primário Alternativo				
Anfotericina B lipossomal	Polieno	IV	3 mg/kg/dia	Bem tolerado; mínimas reações à infusão ou nefrotoxicidade; as doses iniciais de 10 mg/kg/dia são mais tóxicas e não são mais eficazes
Outros Agentes				
Anfotericina B	Polieno	IV	1 a 1,5 mg/kg/dia	Antigo padrão-ouro; toxicidade importante em doses mais elevadas; eficácia limitada para os pacientes de alto risco
Anfotericina B complexo lipídico	Polieno	IV	5 mg/kg/dia	Indicado para os pacientes intolerantes ou refratários ao tratamento convencional; dados de estudos de casos-controle sugerem melhor eficácia do que com a anfotericina B desoxicolato
Anfotericina B dispersão coloidal	Polieno	IV	3 a 6 mg/kg/dia	Mais efeitos tóxicos relacionados com a perfusão do que com outras apresentações lipídicas; eficácia semelhante à da anfotericina B no tratamento primário
Posaconazol	Azol	Oral	Experimental nos Estados Unidos para tratamento do *Aspergillus*: 400 mg (oral) de 12/12 h; profilaxia 200 mg (VO) de 8/8 h	Apresentação oral; eficácia no tratamento de resgate e na profilaxia
Itraconazol	Azol	Oral	200 mg de 12/12 h (VO)	Biodisponibilidade errática melhorada com a solução oral; eventos adversos cardíacos graves com doses mais elevadas, interações farmacológicas comuns; não há apresentação intravenosa disponível
Caspofungina	Equinocandina	IV	50 a 70 mg/dia	Aprovado para infecção refratária e intolerância ao tratamento convencional; bem tolerada; eficácia limitada como monoterapia para a infecção primária; dados pré-clínicos e informais mostrando maior eficácia em combinação com azois
Micafungina	Equinocandina	IV	Experimental nos Estados Unidos para tratamento do *Aspergillus* (50 a 100 mg/dia)	Tratamento eficaz de prevenção e resgate da aspergilose
Anidulafungina	Equinocandina	IV	Experimental nos Estados Unidos para tratamento do *Aspergillus* (100 mg/dia)	Combinação de dados de ensaios mostrando melhores resultados para os pacientes com diagnóstico de aspergilose pulmonar invasiva por galactomanana

187 Agentes da Mucormicose e da Entomoftoromicose

Dimitrios P. Kontoyiannis e Russell E. Lewis

DEFINIÇÃO

- A mucormicose é uma infecção fúngica angioinvasiva agressiva provocada por um fungo filamentoso do subfilo Mucormicotina, que acomete pacientes com hiperglicemia grave ou comprometimento imunitário. As infecções de pele e partes moles em pacientes imunocompetentes podem ser encontradas entre aqueles que sofreram algum tipo de trauma de partes moles (p. ex.: lesões em decorrência de tornados ou na guerra).
- A entomoftoromicose é uma infecção rara que atinge os seios paranasais, os tecidos subcutâneos ou o trato gastrintestinal, causada por um fungo filamentoso do subfilo entomoftoromicotina, encontrado principalmente nos trópicos.

EPIDEMIOLOGIA

- A mucormicose é adquirida principalmente pela inalação de esporangiosporos ambientais por hospedeiros imunocomprometidos. A infecção pode passar pelos esquemas de profilaxia antifúngica utilizados para reduzir o risco de aspergilose.
- A entomoftoromicose geralmente causa infecção subcutânea indolente localizada nos seios paranasais, na cabeça e na face (conidiobolomicose), ou no tronco e nos braços (basidiobolomicose) pela inalação ou por traumas menores. Já houve registros de basidiobolomicose gastrintestinal no Arizona e no Oriente Médio, talvez adquirida por ingestão.

MICROBIOLOGIA

- Os casos confirmados mais comuns encontrados na literatura são por *Rhizopus* spp. (47%), *Mucor* spp. (18%), *Cunninghamella bertholletiae* (7%), *Apophysomyces elegans* (5%), *Lictheimia (Absidia)* spp. (5%), *Saksenaea* (5%) spp. e *Rhizomucor pusillus* (4%); outras espécies (8%) respondem pelos demais casos.
- A espécie *Conidiobolus coronatus* e a *Conidiobolus incongruus* causam a conidiobolomicose. A espécie *Basidiobolus ranarum* causa a basidiobolomicose.

DIAGNÓSTICO

- Um alto índice de suspeita em pacientes imunocomprometidos é essencial porque a maioria dos sinais e sintomas radiográficos não é específica. As culturas têm pouca sensibilidade. O diagnóstico é geralmente confirmado pela identificação histopatológica de uma hifa angioinvasiva em forma de tira nos tecidos, apesar de ser um método sujeito a erro.

TRATAMENTO

- As apresentações lipídicas da anfotericina B são os medicamentos de escolha. Alguns pacientes podem então trocar para o posaconazol oral se a absorção for adequada.

PREVENÇÃO

- Dada a raridade da mucormicose e da entomoftoromicose, a profilaxia primária não é recomendada. A profilaxia secundária ou potencialmente indefinida deve ser considerada para os pacientes imunocomprometidos que tenham apresentado episódios de mucormicose, dependendo do quadro da imunossupressão subjacente.

188 *Sporothrix schenckii*

John H. Rex e Pablo C. Okhuysen

MICROBIOLOGIA E EPIDEMIOLOGIA

- Um fungo dismórfico com levedura com brotamentos no tecido e forma filamentosa em cultura.
- Distribuição mundial, principalmente em regiões tropicais e subtropicais.
- A infecção está associada à exposição ao solo, plantas, produtos vegetais (feno, palha, musgo de esfagno), e a uma variedade de animais (principalmente gatos).
- Desenvolve-se lentamente em cultura para fungos dos tecidos envolvidos.

DIAGNÓSTICO

- Doença linfocutânea: a apresentação com uma lesão papulonodular indolente, às vezes ulcerante, deve sugerir o diagnóstico. Lesões secundárias ao longo dos canais linfangíticos são características. A biópsia mostrará piogranulomas sem organismos visíveis; a cultura será positiva.
- A forma extracutânea mais comum é a osteoarticular. Doenças pulmonares (geralmente cavitárias) e meníngeas também são bem descritas. Todas elas são diagnosticadas por meio da cultura com organismos, geralmente não vistos ao exame de tecidos e fluidos, exceto na doença pulmonar cavitária.
- A disseminação multifocal também pode ocorrer em pacientes imunocomprometidos: culturas das lesões de pele e articulares geralmente são positivas, enquanto as culturas da medula óssea e do sangue apenas ocasionalmente são positivas.
- Os métodos diagnósticos sorológicos continuam sendo experimentais.

TRATAMENTO

- Itraconazol 200 mg/dia via oral é o tratamento de escolha para a doença linfocutânea, sendo necessários 3 a 6 meses de terapia para a resolução completa.
- O tratamento com solução saturada de iodeto de potássio também é efetivo na doença linfocutânea, apesar de estar associado a muitos efeitos colaterais.
- Itraconazol também é ativo na doença extracutânea, porém terapia estendida pode ser necessária. Em cenários difíceis, a anfotericina B também é usada. A melhora no *status* imunológico (p. ex., introdução do tratamento antirretroviral em pacientes com infecção pelo vírus da imunodeficiência humana; redução dos agentes imunossupressores) é útil.

189 Agentes da Cromoblastomicose

Duane R. Hospenthal

DEFINIÇÃO

- Infecção fúngica crônica limitada à pele e ao tecido subcutâneo.
- Lesões nodulares escamosas, tumorais, verrucosas, cicatriciais e crostosas, geralmente comprometendo os membros inferiores.
- Definida pela presença de células muriformes ao microscópio.

EPIDEMIOLOGIA

- A difusão é mundial, com a maioria dos casos ocorrendo nas regiões tropicais e subtropicais.
- A maioria dos casos foi notificada em Madagascar, no Brasil, no México, na Venezuela e na Costa Rica.
- Predomínio no sexo masculino, entre 40 e 69 anos; comumente associada às atividades ao ar livre, como a agricultura ou o corte de lenha, bem como a não utilização decalçados.

MICROBIOLOGIA

- Provocada mais comumente por *Fonsecaea pedrosoi.*
- Menos comumente provocada por *Cladophialophora carrionii, Fonsecaea monophora, Fonsecaea nubica, Phialophora verrucosa,* ou *Rhinocladiella aquaspersa.*
- Outros fungos de parede escura raramente são considerados agentes etiológicos.

DIAGNÓSTICO

- Presença de células muriformes patognomônicas (também chamadas de escleróticas, moedas de cobre ou corpos de Medlar).
- Células muriformes observadas por microscopia no raspado de pele em hidróxido de potássio ou em amostras de biópsia corada da pele.
- A cultura em meio micológico convencional é possível, porém, nem sempre necessária.

TRATAMENTO

- Não foi identificado nenhum tratamento comprovado.
- Pequenas lesões são tratadas com sucesso através de excisão cirúrgica, nitrogênio líquido ou aplicação tópica de calor, ou fotocoagulação; o uso de curetagem e eletrocauterização é desencorajado por relatos de disseminação da doença após o procedimento.
- O itraconazol ou a terbinafina por via oral associados ao nitrogênio líquido são o tratamento mais eficaz.
- O posaconazol foi usado com sucesso em um pequeno grupo de pacientes refratários ao itraconazol ou terbinafina.

PREVENÇÃO

- Não existe nenhuma vacina disponível.
- Necessidade de uso de calçados e roupas protetoras adequadas.

190 Agentes de Micetoma

Duane R. Hospenthal

DEFINIÇÃO

- O micetoma é uma infecção da pele e do tecido subcutâneo caracterizada pela tríade de edema localizado, secreção dos seios paranasais e grãos (agregados de organismos infectantes).
- Esta infecção atinge um único local, geralmente no membro inferior, e principalmente no pé.
- O eumicetoma (micetoma eumicótico) é um micetoma causado por um fungo, mais comumente o *Madurella mycetomatis*.
- O actinomicetoma (micetoma actinomicótico) é um micetoma causado por uma bactéria, mais comumente a *Nocardia brasiliensis*.

EPIDEMIOLOGIA

- A difusão é mundial e a maioria dos casos acontece nas regiões tropicais e subtropicais.
- A maioria dos casos ocorre na África, na América Latina e no subcontinente indiano.
- O micetoma acomete predominantemente os homens, entre 20 e 40 anos, geralmente durante atividades onde se expõem ao meio ambiente.

MICROBIOLOGIA

- O *M. mycetomatis*, o *Madurella grisea* e o *Pseudallescheria boydii* são as causas mais comuns do eumicetoma, embora tenham ocorrido casos com outros gêneros e espécies como agentes etiológicos.
- *N. brasiliensis*, *Actinomadura madurae*, *Streptomyces somaliensis* e *Actinomadura pelletieri* são as causas mais comuns do actinomicetoma, embora haja relatos de casos da doença secundária atribuída a outras espécies de *Actinomadura*, *Nocardia* e *Streptomyces*.

DIAGNÓSTICO

- A apresentação clínica da tríade clássica de edema de partes moles crônico e indolor junto com secreção dos seios paranasais com eliminação de grãos é patognomônica.
- O exame microscópico dos grãos pode diferenciar o eumicetoma do actinomicetoma.
- A cultura do agente etiológico recuperado nos grãos pode direcionar melhor a escolha do tratamento antimicrobiano.
- As técnicas radiográficas (radiografias, ultrassonografia, tomografia computadorizada e ressonância magnética) podem ser usadas como complemento para fazer (ou excluir) o diagnóstico e determinar a extensão da doença.

TRATAMENTO

- Pequenas lesões podem ser tratadas com sucesso por excisão cirúrgica.
- O actinomicetoma geralmente é tratado somente com medicamentos.
- O eumicetoma exige tratamento farmacológico e cirúrgico.
- Nenhum tipo de tratamento comprovou eficácia para nenhuma forma de micetoma.
- A maioria dos tratamentos contra o actinomicetoma é feita com o uso de aminoglicosídeos parenterais e medicamentos orais contendo sulfa.

- O actinomicetoma menos grave pode ser tratado por 6 a 24 meses com sulfametoxazol-trimetoprima.
- O eumicetoma geralmente é tratado com antifúngicos azois por 6 a 24 meses em conjunto com a cirurgia com técnica de citorredução.

PREVENÇÃO

- Não existe nenhuma vacina disponível.
- O uso de calçados e roupas protetoras adequadas deve prevenir a infecção.

191 Criptococose (*Cryptococcus neoformans* e *Cryptococcus gattii*)

John R. Perfect

HISTÓRICO

- O ciclo de vida representa os estágios de reprodução assexuada (clínica) e sexuada (recombinação genética), com o impacto desta última na patogenia.

TAXONOMIA

- Existem 19 espécies do gênero *Cryptococcus* com duas grandes espécies patogênicas, *C. neoformans* e *C. gattii.*
- Atualmente, as seguintes divisões taxonômicas foram propostas: *Cryptococcus neoformans var. grubii* (sorotipo A), com três genótipos (VNI, VNII, VNB); *Cryptococcus neoformans var. neoformans* (sorotipo D ou VNIV); e outras cinco espécies críticas: *Cryptococcus gattii, Cryptococcus bacillisporus, Cryptococcus deuterogattii, Cryptococcus tetragattii e Cryptococcus decagatt*ii (sorotipos B/C ou VGl-IV).

IDENTIFICAÇÃO

- Exames bioquímicos, incluindo o de urease, produção de melanina e aparecimento de cápsulas.
- Culturas ou testes baseados em DNA.

ECOLOGIA

- *C. neoformans* (sorotipos A e D) é encontrado em excretas de pombos e em madeira em decomposição.
- *C. gattii* é encontrado em eucaliptos e em árvores coníferas (a paisagem do nicho é passível de mudança).

EPIDEMIOLOGIA

- Componente não rotineiro da biota humana, mas pode colonizar seres humanos que não apresentam a doença.
- Infecções assintomáticas disseminadas em populações expostas.
- Fatores de risco para a doença (síndrome da imunodeficiência adquirida [AIDS]; tratamento com corticosteroides; transplantes; câncer, anticorpos monoclonais; sarcoidose); principalmente deficiência na imunidade celular (Tabela 191-1).
- A adesão à terapia antirretroviral (TAR, do inglês, *antiretroviral therapy*) impacta positivamente na criptococose clínica em pacientes com AIDS.
- Um milhão de novos casos de criptococose ocorrem por ano, com mais de 600 mil mortes em todo o mundo.

PATOGENICIDADE

- Fatores de virulência (presença de cápsula, melanina, alta temperatura de crescimento, urease, fosfolipase).
- Compreensão do nível molecular e genético.

TABELA 191-1 Condições Conhecidas ou Possivelmente Associadas à Predisposição para Infecções por *C. neoformans*
Infecção pelo HIV
Distúrbios linfoproliferativos
Sarcoidose
Tratamento com corticosteroide
Síndrome de hiper-IgM
Síndrome de hiper-IgE
Anticorpos monoclonais (p. ex., infliximab intercept, adalimumabe, alentuzumab)
Lúpus eritematoso sistêmico*
Linfocitopenia de células $CD4^+$ HIV-negativas
Diabetes melito[†]
Transplante de órgãos[†]
Diálise peritoneal[†]
Cirrose

GM-CSF, fator estimulador de colônias de granulócitos e macrófagos; HIV, vírus da imunodeficiência humana.

*O tratamento imunossupressor pode contribuir para a predisposição.

[†]Diabetes melito tem sido historicamente considerado como um fator de risco para a infecção. No entanto, o diabetes é uma doença comum, e não está claro se esta condição é verdadeiramente um fator de risco para desenvolver a criptococose.

Modificada de Casadevall A, Perfect JR. *Cryptococcus neoformans*. Washington: ASM Press; 1998:410.

RESPOSTAS DOS HOSPEDEIROS

- Uma defesa eficiente é mediada por células intactas, inatas e imunidade humoral.

PATOGENIA

- Três fatores: (1) defesas do hospedeiro, (2) virulência da cepa, e (3) tamanho do inóculo.
- A criptococose é considerada essencialmente como uma patologia de reativação.

MANIFESTAÇÕES CLÍNICAS (TABELA 191-2)

- Os principais locais de ocorrência são o sistema nervoso central e o pulmão.
- Outros locais com manifestações específicas são a pele, a próstata, o peritônio e o olho.
- A criptococose pode infectar qualquer órgão do corpo humano.
- A evolução da doença depende essencialmente da imunidade do hospedeiro (alta ou baixa [síndrome inflamatória da reconstituição imune, SIRI]).

DIAGNÓSTICO LABORATORIAL

- Microscopia (nanquim e estudos histopatológicos da coloração, com o uso de mucicarmim).
- Cultura do líquido cefalorraquidiano (LCR), sangue e lavado broncoalveolar.
- O antígeno criptocócico no LCR e no soro é sensível e específico, sendo detectado mediante a técnica por aglutinação em látex, realização de ensaio de imunossorção ligado à enzima (ELISA) e teste rápido imunocromatográfico denominado *lateral flow*.

MANEJO

- No ano de 2010, a Infectious Diseases Society of America (IDSA) estabeleceu diretrizes para o manejo do tratamento (www.idsociety.or/Organism/#Fungi).
- Resistência a fármacos antifúngicos raramente surge durante o tratamento.
- O tratamento para a meningite criptocócica é estudado minuciosamente em pacientes infectados pelo vírus da imunodeficiência humana (diretrizes do ano de 2013 no site http://aidsinfo.nih.gov/guidelines/html/4/adult-and-adolescent-oi-prevention-and-treatment-guidelines/333/cryptococcosis). O tratamento é iniciado com anfotericina B, preferencialmente com a formulação lipossomal, com a administração de 3 a 4 mg/kg diariamente. Como alternativa a esta substância, podem ser administrados o complexo lipídico na dose de 5 mg/kg ou a anfotericina B convencional com a dose de 0,7 mg/kg por dia. Qualquer um desses medicamentos pode ser utilizado com a 5-fluorocitosina de 25 mg/kg, a cada 6 horas (100 mg/kg diariamente) por pelo menos 2 semanas e até que seja observada uma melhora clínica. Em pacientes gravemente doentes ou naqueles com pressão intracraniana elevada, o adiamento da TAR durante essas 2 semanas pode evitar complicações no gerenciamento da SIRI. Os pacientes que respondem à anfotericina B podem utilizar o fluconazol,

TABELA 191-2 Manifestação Clínica da Criptococose

Sistema Nervoso Central	**Trato Geniturinário**
Meningite aguda, subaguda e crônica	Prostatite
Criptococomas do cérebro (abscessos)	Abscesso cortical renal
Granuloma medular	Cultura de urina positiva de origem desconhecida
Demência crônica (causada por hidrocefalia)	Lesões genitais
Pulmão	**Ossos e Articulações**
Nódulos (únicos ou múltiplos)	Lesões osteolíticas (um ou vários locais)
Infiltrado lobar	Artrite (aguda/crônica)
Infiltrados intersticiais	**Músculo**
Cavidades	Miosite
Massas endobronquiais	**Coração, Vasos Sanguíneos**
Colonização endobronquial	Criptococcemia
Síndrome do desconforto respiratório agudo	Endocardite (nativa e protética)
Adenopatia mediastinal	Aneurisma micótico
Adenopatia hilar	Miocardite
Pneumotórax	Pericardite
Derrame/empiema pleural	Enxerto vascular infectado
Padrão miliar	**Trato Gastrintestinal**
Pele	Nódulo esofágico
Pápulas e exantema maculopapular	Lesões nodulares ou ulceradas no estômago ou intestino (podem assemelhar-se com a doença de Crohn)
Abscesso subcutâneo	Hepatite
Vesículas	Peritonite
Placas	Massa pancreática
Celulites	**Mama**
Púrpura	Abscesso mamário
Acne	Gânglios linfáticos
Drenagem dos seios paranasais	Linfadenopatia
Úlceras	**Tireoide**
Bolhas	Tireoidites
Similar a herpetiforme	Massa tireoidiana
Similar a molusco contagioso	**Glândula Adrenal**
Olho	Insuficiência adrenal
Papiledema	Massa adrenal
Paresia do músculo extraocular	**Cabeça e Pescoço**
Ceratite	Gengivite
Coriorretinite	Sinusite
Endoftalmite	Aumento da glândula salivar
Atrofia do nervo óptico	

Modificada de Casadevall A, Perfect JR. *Cryptococcus neoformans*. Washington: ASM Press; 1998:409.

400 a 800 mg/dia, por 8 a 10 semanas, configurando-se como uma fase de consolidação. Por último, a fase supressiva é iniciada com fluconazol 200 mg, administrado uma vez ao dia. O tratamento antifúngico pode ser interrompido após 1 ou 2 anos em pacientes que respondem à TAR com uma contagem de células CD4 acima de 100/μL por, no mínimo, 3 meses, que apresentam uma carga viral não detectável, e naqueles uma taxa baixa ou negativa de antígeno criptocócico no soro.

- As complicações de meningite criptocócica que requerem atenção especial são: (1) aumento da pressão intracraniana, o que pode levar à cegueira permanente, demência e morte; (2) hidrocefalia, que pode requerer colocação de uma derivação ventriculoperitoneal; e (3) síndrome de reconstituição imune, que pode ser confundida com falha no tratamento.

192 *Histoplasma capsulatum* (Histoplasmose)

George S. Deep Jr.

DEFINIÇÃO

- A histoplasmose é a causa mais frequente de infecção respiratória por fungos e tem um amplo espectro de manifestações clínicas, que vão desde a síndrome gripal aguda e autolimitada até infecção disseminada progressiva e potencialmente fatal.

EPIDEMIOLOGIA

- O fungo é encontrado normalmente no Centro-Oeste e no Sudeste dos Estados Unidos, na América Central e na América do Sul.
- Casos autóctones têm sido descritos no mundo inteiro.
- O fungo se desenvolve em guano em decomposição das aves (estorninhos e melros) e em guano de morcego.
- Pacientes com síndrome da imunodeficiência adquirida (aids) ou que recebem imunossupressores, como os inibidores do fator-α de necrose tumoral, estão predispostos à infecção disseminada.

MICROBIOLOGIA

- Na natureza, o fungo existe na forma miceloide.
- O micélio produz dois tamanhos de conídios—micro e macro. No primeiro caso, é possível que induzam doença, em função das suas dimensões suficientemente pequenas para chegar aos bronquíolos e aos alvéolos.
- A conversão para a fase de levedura é acionada pela temperatura.

DIAGNÓSTICO

- A sorologia é útil para quase todos os pacientes, menos aqueles com aids.A fixação de complemento com títulos $\geq$ 1:32 é indicativa de doença ativa. A presença da banda H na imunodifusão indica doença ativa. A banda M não diferencia entre infecção atual ou pregressa.
- O teste de antígeno do histoplasma na urina ou no sangue é particularmente útil para o diagnóstico da doença extrapulmonar. É útil também para acompanhar a resposta ao tratamento.
- A análise do tecido e da camada leucoplaquetária é útil para detectar o organismo.
- Ver Tabela 192-1 para os exames diagnósticos.

TRATAMENTO

- Histoplasmose pulmonar: leve a moderada—não tratar ou itraconazol 200 mg de 12/12 h, a seguir 200mg/dia por um período de 6 a 12 semanas; moderada a grave—apresentação lipídica de anfotericina B 3 a 5 mg/kg/dia ou anfotericina B desoxicolato 0,5 a 1,0 mg/kg/dia por 1 a 2 semanas, seguida de itraconazol por um período total de 10 a 11 semanas; cavitária—itraconazol, como descrito acima.
- Doença disseminada: moderada a grave—mesma orientação para os casos moderados a graves da doença pulmonar; em crianças, utilizar anfotericina B desoxicolato 1 mg/kg/dia por um período de 4 a 6 semanas.
- Manifestações reumatológicas—anti-inflamatórios não esteroides.
- Linfadenite mediastinal—não tratar ou, quando sintomática, itraconazol, como descrito acima.
- Ver Tabela 192-2 para as opções terapêuticas.

PREVENÇÃO

- Profilaxia para os pacientes imunossuprimidos—itraconazol 200 mg/dia.
- Evitar locais de construção, espeleologia e restauração de casas desocupadas ou ambientes rurais.

TABELA 192-1 Diagnóstico de Histoplasmose

LOCAL DA INFECÇÃO	GRAVIDADE DA DOENÇA	DIAGNÓSTICO
Pulmão		
Aguda	Leve a moderada	Bandas H e M de fixação de complemento
	Moderada a grave	Como acima. Antígeno sérico ou urinário, ou ambos, também pode ser positivo em até 70%. O antígeno do lavado broncoalveolar pode ser útil. Cultura do lavado broncoalveolar e coloração pela prata do lavado concentrado. Cultura de escarro.
Cavitária crônica		Bandas H e M de fixação de complemento. Cultura do lavado broncoalveolar e coloração pela prata do lavado concentrado. Cultura de escarro.
Disseminada	Aguda	Antígeno sérico ou urinário, ou em ambos. Bandas H e M de fixação do complemento. Não são úteis para os pacientes com aids. Análise da camada leucoplaquetária para células de levedura em fagócitos. Biópsia da medula óssea ou hepática com coloração pela prata e cultura. Hemocultura
	Crônica	Antígeno sérico ou urinário, ou em ambos. Bandas H e M e fixação de complemento. Biópsia do tecido com coloração pela prata e cultura.
Sistema nervoso central		Antígeno sérico ou urinário, ou ambos. Antígeno no liquor. Cultura do liquor. Bandas H e M e fixação de complemento não são tão úteis.
Mediastino		
	Linfadenite	Bandas H e M e fixação de complemento
	Granuloma	Bandas H e M e fixação de complemento
	Fibrose	Bandas H e M e fixação de complemento
Reumatológica	Artralgia	Bandas H e M e fixação de complemento
Pericárdio		Bandas H e M e fixação de complemento
Endocardite/ intravascular		Bandas H e M e fixação de complemento. Antígeno sérico ou urinário, ou ambos. Cultura e coloração pela prata da válvula.

Síndrome da imunodeficiência adquirida, aids; líquido cefalorraquidiano, LCR.

TABELA 192-2 Tratamento da Histoplasmose

LOCAL DA INFECÇÃO	GRAVIDADE DA DOENÇA	TRATAMENTO
Pulmão Aguda	Leve a moderada	Nenhum ou itraconazol 200 mg de 12/12h durante 3 dias, a seguir 200 mg/dia por 6 a 12 semanas.
	Moderada a grave	Apresentação lipídica da anfotericina B 3 a 5 mg/kg/dia ou anfotericina B desoxicolato 0,5 a 1,0 mg/kg/dia por 1 a 2 semanas seguida de itraconazol 200 mg de 12/12h durante 3 dias consecutivos seguidos de 200 mg/dia por um período total de 12 semanas. Para as crianças, itraconazol 5 a 10 mg/kg ou anfotericina B desoxicolato 1 mg/kg/dia.
Cavitária crônica		Itraconazol 200 mg de 12/12h durante um período de 3 dias, a seguir 200 mg/dia durante pelo menos 1 ano e até 2 anos
Disseminada	Aguda	Apresentação lipídica da anfotericina B 3 a 5 mg/kg/dia ou anfotericina B desoxicolato 0,5 a 1 mg/kg/dia por 1 a 2 semanas, a seguir itraconazol 200 mg de 12/12h por 3 dias, a seguir 200 mg/dia por pelo menos 12 meses. Para as crianças, a anfotericina B desoxicolato (1 mg/kg/dia) por 4 a 6 semanas ou 2 a 4 semanas, a seguir itraconazol 5 a 10 mg/kg/dia. Duração total = 3 meses.
	Crônica	Itraconazol 200 mg de 12/12h por 3 dias, a seguir 200 mg/dia por pelo menos 1 ano. Níveis séricos devem ser monitorados para assegurar as concentrações adequadas.
Sistema nervoso central		Anfotericina B lipossomal 5 mg/kg/dia por 4 a 6 semanas, a seguir itraconazol como descrito acima durante pelo menos 1 ano e até a resolução dos sintomas e exame negativo de antígeno no liquor.
Mediastino	Linfadenite	Não tratar. Se sintomática (p. ex., disfagia), itraconazol 200 mg de 12/12h durante 12 semanas. Os corticosteroides (60 mg com desmame rápido) podem ser utilizados para diminuir o tamanho do linfonodo.
	Granuloma	Como para a linfadenite; corticosteroides não são necessários.
	Fibrose	Intervenção cirúrgica Intervenção cirúrgica com endopróteses. Antifúngicos não são indicados.
Reumatológica	Artralgia, etc.	Analgésicos não esteroides
Pericárdio		Analgésicos não esteroides ou corticosteroides. Se for este o caso, tratamento com itraconazol (200 mg de 12/12h × 3 dias e, a seguir, uma vez ao dia) até a suspensão dos corticosteroides.
Endocardite/ intravascular		Remoção cirúrgica da válvula associada à apresentação lipídica da anfotericina B 5 mg/kg diariamente por 6 semanas. Supressão contínua pode ser considerada em pacientes sem indicação de cirurgia com itraconazol 200 mg uma ou duas vezes ao dia.

Dados retirados e modificados de Wheat LJ, Freifeld AG, Kleiman MB, et al. Clinical practice guidelines for the management of patients with histoplasmosis: 2007 update by the Infectious Diseases Society of America. Clin Infect Dis. *2007;45:807-825.*

193 Blastomicose

Robert W. Bradsher Jr.

DEFINIÇÃO

- Infecção pelo *Blastomyces dermatitidis.*

MICROBIOLOGIA E EPIDEMIOLOGIA

- Levedura de brotamento único com base larga.
- *Blastomyces dermatitidis*: dismórfico; cresce de 25° a 28° C como micélio e a 37 °C como levedura.
- Visível em preparações úmidas do hidróxido de potássio ou calcoflúor branco pela microscopia de fluorescência.
- Principalmente na América do Norte — Mississipi, Ohio, Vales do Rio São Lourenço e na região dos Grandes Lagos.
- Pontos de origem de surtos, frequentemente ao redor de lagos ou rios, com exposições ocupacionais ou recreativas.
- Casos endêmicos ou esporádicos em hospedeiros normais, embora hospedeiros imunossuprimidos possam ser infectados e possam reativar a infecção a partir da infecção subclínica anterior.
- A imunidade celular é a principal defesa do hospedeiro para controlar a infecção.

MANIFESTAÇÕES CLÍNICAS

- Infecção pulmonar, com a pneumonia sendo o achado mais comum.
- As infecções extrapulmonares na pele e no tecido subcutâneo são as mais comuns, mas também podem atingir o osso, a próstata, o sistema nervoso central (SNC), ou qualquer órgão.

DIAGNÓSTICO

- Diagnóstico por visualização do organismo com colorações fúngicas ou pela cultura de amostras. Sem colonização ou contaminação com este fungo
- Testes de anticorpos com falta de sensibilidade.
- O teste do antígeno urinário pode ser útil para o diagnóstico, mas ocorrem reações cruzadas com outras infecções fúngicas dismórficas.

TRATAMENTO (TABELA 193-1)

- O itraconazol é o fármaco de escolha para infecção pulmonar leve a moderada ou para infecção extrapulmonar, exceto do sistema nervoso central.
- A anfotericina B (geralmente lipídica) é o tratamento para infecção severa até a melhora e, em seguida, itraconazol.
- Infecção do SNC com anfotericina B lipídica seguida pelo voriconazol ou fluconazol.

TABELA 193-1 Tratamento da Blastomicose*

INDICAÇÃO	TRATAMENTO
Blastomicose pulmonar moderadamente grave ou grave ou pacientes imunossuprimidos	Anfotericina B lipossomal de 3-5 mg/kg, ou anfotericina B convencional de 0,7-1 mg/kg uma vez por dia, de 6 a 8 semanas. Após a melhora, considere mudar para o itraconazol oral de 200 mg uma ou duas vezes por dia.†
Grávidas	Anfotericina B lipossomal de 3-5 mg/kg, ou anfotericina B convencional de 0,7-1 mg/kg uma vez por dia, de 6 a 8 semanas.
Abscesso cerebral ou meningite	Anfotericina B como dito anteriormente até melhorar. Após, considere o itraconazol oral de 200 mg de duas a três vezes por dia, fluconazol de 800 mg por dia ou voriconazol de 6 mg/kg por duas doses, e então 4 mg/kg a cada 12h, intravenoso ou oral.
Blastomicose pulmonar leve a moderada	Itraconazol oral de 200 mg uma ou duas vezes por dia.†

*Duração total do tratamento de pelo menos 6 meses. Manifestações disseminadas, do sistema nervoso central, osteoarticulares ou pulmonares cavitárias podem exigir mais tempo de tratamento.

†Considere monitorar os níveis mínimos do medicamento em pacientes que não respondem ao itraconazol. Níveis acima de 1 µg/mL pela cromatografia líquida de alto desempenho são considerados desejáveis, embora os dados sejam escassos.

194 Coccidioidomicose (*Coccidioides* spp.)

John N. Galgiani

DEFINIÇÃO

- Os fungos dimórficos *Coccidioides immitis e Coccidioides posadasii* causam infecção fúngica sistêmica; a coccidioidomicose é também conhecida como *febre do Vale de San Joaquin.*

EPIDEMIOLOGIA

- A coccidioidomicose é endêmica em regiões áridas do Hemisfério Ocidental.
- Aproximadamente 150 mil novas infecções ocorrem anualmente nos Estados Unidos, sendo 60% no Arizona e 30% na Califórnia. Dessas, 50 mil causam doença importante.
- As infecções ocorrem mais frequentemente durante as estações secas, e o período de incubação até os primeiros sintomas varia de 1 a 3 semanas.
- A doença mais comum é a pneumonia adquirida na comunidade, durando semanas ou meses, e sendo tratada ou não com antifúngicos. A pneumonia progressiva ou a disseminação hematogênica para outros órgãos é uma complicação séria que requer tratamento.
- Os pacientes com diabetes são os mais propensos a sofrer complicações pulmonares.
- A disseminação é frequente nos pacientes com comprometimento da imunidade celular.

MICROBIOLOGIA

- O *Coccidioides* foi encontrado no solo do deserto e associado a tocas de animais, mas sua distribuição é esparsa, mesmo nas regiões mais endêmicas.
- Ao longo do século XX, a coccidioidomicose foi reconhecida como sendo causada por uma determinada espécie de fungo, o *C. immitis.* Essa população contém dois clados genética e geograficamente distintos, agora reconhecidos como diferentes espécies: *C. immitis*, predominantemente encontrado na Califórnia; e *C. posadasii*, em todas as outras regiões endêmicas.
- Na maioria dos laboratórios, o crescimento micelial pelo alongamento apical é visível em 1 semana.
- A autólise alternativa das células das hifas deixa para trás células isoladas de 3 μm a 5 μm (artroconídios) que podem se espalhar pelo ar e podem ser inaladas profundamente nas vias respiratórias.
- Nos tecidos dos mamíferos, o artroconídio se remodela em uma célula esférica que se amplia de modo isotrópico para formar grandes esférulas maduras com dezenas de endósporos em seu interior.
- Os endósporos, quando liberados durante a ruptura da esférula, podem criar uma nova esférula dentro do tecido hospedeiro ou reverter para o crescimento micelial se removidos da infecção.
- Não foi observada uma fase sexuada, mas a genética da população sugere que exista. A análise das sequências indica que o *Coccidioides* é um ascomiceto.

DIAGNÓSTICO

- O isolamento do *Coccidioides* em cultura de uma amostra clínica é o diagnóstico da infecção.
- Também é fundamental reconhecer no exame a fresco ou cortes histológicos as esférulas contendo endósporos.
- Na maioria dos pacientes, o diagnóstico é presuntivo por meio da detecção de anticorpos anticoccidioides no soro ou no líquido cefalorraquidiano.

- Os anticorpos anticoccidioides de fixação de complemento são quantificados por meio da titulação por diluição seriada. As infecções mais extensas estão frequentemente associadas a títulos mais altos, e a melhora clínica está associada à diminuição dos títulos.
- Técnicas de imunodifusão são utilizadas de rotina para proporcionar uma imitação qualitativa do teste de anticorpos de fixação de complemento e também para detectar outros anticorpos específicos contra o *Coccidioides*, frequentemente a IgM, que é produzida mais cedo.
- *Kits* comerciais de imunoensaio enzimático que dosam os anticorpos anticoccidioides IgM e IgG são amplamente utilizados. São mais sensíveis para detectar a infecção inicial por coccidioides, mas podem não ser tão específicos.
- Um teste para antígenos de coccidioides está disponível comercialmente e é mais frequentemente positivo em pacientes com infecção extensa.

TRATAMENTO

- Os pacientes saudáveis com pneumonia por coccidioides sem complicações geralmente melhoram com a administração de tratamento de suporte, com ou sem antifúngicos. Se o tratamento antifúngico for iniciado para esses pacientes, geralmente é feito com fluconazol por via oral na dose de 400 mg por dia por períodos que variam de 3 meses a 1 ano.
- Os pacientes com pneumonia inicial suficientemente grave para indicar hospitalização com tratamento intensivo costumam ser tratados inicialmente com anfotericina B intravenosa até o quadro respiratório se estabilizar ou melhorar.
- Quando a infecção causa pneumonia fibrocavitária crônica ou disseminação extrapulmonar, o tratamento antifúngico é feito com fluconazol oral (400 mg por dia ou mais) ou o itraconazol (200 mg de 8/8 h ou de 12/12 h). O tratamento normalmente continua por 1 ano pelo menos. Nesses pacientes, não é raro o tratamento continuar por vários anos porque a recidiva sem tratamento é comum.
- Em alguns pacientes, a cirurgia é essencial além dos antifúngicos para controlar a infecção.
- O tratamento da meningite por coccidioides é mais frequentemente feito com fluconazol oral em doses diárias de 400 mg a 800 mg. Esse tratamento é vitalício para todos os pacientes. Os pacientes que evoluem com hidrocefalia geralmente precisam colocar derivação ventrículo-peritoneal interna.

PREVENÇÃO

- Não existe nenhuma vacina contra a coccidioidomicose.

195

Dermatofitose (*Tinea*) e Outras Micoses Superficiais

Roderick J. Hay

DEFINIÇÃO

- Dermatofitoses são infecções superficiais do estrato córneo da pele ou dos anexos queratinizados, como, por exemplo, pelos ou unhas. Outras infecções superficiais são causadas por *Candida* e *Malassezia* spp. ou por microrganismos menos comuns (p. ex., *Piedraia*).

EPIDEMIOLOGIA

- No mundo todo, as infecções fúngicas superficiais da pele atingem mais de 900 milhões de pessoas. A maioria dessas pessoas não tem nenhuma anomalia oculta; no entanto, alguns quadros, como a dermatite seborreica e a candidíase orofaríngea, podem ser sinais precoces da infecção pelo vírus da imunodeficiência humana.

MICROBIOLOGIA

- Os principais fungos são as espécies dermatófitas dos gêneros *Trichophyton*, *Microsporum* e *Epidermophyton*, e também as leveduras como *Candida* ou *Malassezia* spp. Outros tipos de fungos, como o *Scytalidium*, são menos comuns.

DIAGNÓSTICO

- O diagnóstico é feito por microscopia direta na pele, bem como pela cultura. Técnicas moleculares de diagnósticos estão em desenvolvimento.

TERAPIA

- Os tratamentos tópicos são feitos com antifúngicos azólicos e terbinafina. O sulfeto de selênio e o piritionato de zinco têm atividade específica para combater a *Malassezia*. Os tratamentos orais são: itraconazol e fluconazol; a terbinafina por via oral é utilizada principalmente para infecções por dermatófitos (Tabela 195-1).

PREVENÇÃO

- Não existem grandes programas de prevenção, embora o diagnóstico precoce da infecção limite a disseminação nas comunidades, como nas escolas.

TABELA 195-1 Tratamento da Dermatofitose

DERMATOFITOSE, PADRÃO DA DOENÇA CLÍNICA	TRATAMENTO
Tinea pedis	
Interdigital	*Creme tópico/pomada*: terbinafina, imidazólicos (miconazol, econazol, clotrimazol etc), ácido undecenoico, tolnaftato
"Tipo seco"	*Oral*: terbinafina, 250 mg/dia durante 2 a 4 semanas; itraconazol, 400 mg/dia durante 1 semana por mês (repetir se necessário); fluconazol, 200 mg 1 × por semana durante 4 a 8 semanas
Tinea corporis	
Lesões pequenas e bem definidas	*Creme tópico/pomada*: terbinafina, imidazólicos (p. ex., miconazol, econazol, clotrimazol)
Lesões maiores	*Oral*: terbinafina, 250 mg/dia durante 2 semanas; itraconazol, 200 mg/dia durante 1 semana; fluconazol, 250 mg semanalmente durante 2 a 4 semanas
Tinea capitis	Griseofulvina, 10 a 20 mg/kg/dia por no mínimo 6 semanas Terbinafina < 20 kg: 62,5 mg/dia 20 a 40 kg: 125 mg/dia > 40 kg: 250 mg/dia Itraconazol, 4 a 6 mg/kg de dose semanal em pulsoterapia
Onicomicose	Fluconazol, 3 a 8 mg/kg de dose semanal em pulsoterapia
Dedos da mão	Terbinafina, 250 mg/dia durante 6 semanas Itraconazol, 400 mg/dia durante 1 semana cada mês, repetido por 2 a 3 meses
Dedos do pé	Fluconazol, 200 mg semanalmente durante 8 a 16 semanas Terbinafina, 250 mg/dia durante 12 semanas Itraconazol, 400 mg/dia durante 1 semana cada mês, repetido por 2 a 4 meses Fluconazol, 200 mg semanalmente durante 12 a 24 semanas

196 Paracoccidioidomicose

Angela Restrepo, Angela María Tobón e Luz Elena Cano

MICROBIOLOGIA E EPIDEMIOLOGIA

- A paracoccidioidomicose é causada pelo *Paracoccidioides brasiliensis*, que contém quatro linhagens filogenéticas diferentes (S1, PS2, PS3 e PS4). Uma nova espécie, *Paracoccidioides lutzii,* foi reconhecida dentro do *P. brasiliensis* e também causa paracoccidioidomicose.
- *Paracoccidioides* spp. são fungos dimórficos térmicos, identificados por múltiplos brotamento de células de levedura (em "roda de leme").
- Esses fungos exibem um crescimento micélico lento durante mais de 20 dias, na temperatura de 22 °C a 24 °C. A forma de levedura aparece em ±10 dias, na temperatura de 36 °C a 37 °C.
- A baciloscopia direta e histopatologia permitem o diagnóstico rápido.
- Esses fungos são restritos aos países latino-americanos em *habitats* desconhecidos.
- As maiores áreas endêmicas são encontradas no Brasil.
- A maioria dos pacientes são do sexo masculino e trabalham (ou trabalharam) na agricultura nas regiões endêmicas.
- Existem duas formas progressivas da doença: (1) aguda/subaguda em crianças, adolescentes, pessoas com comprometimento imunitário e (2) crônica em adultos, com pelo menos 30 anos de idade.

MANIFESTAÇÕES CLÍNICAS

- Na forma aguda/subaguda, a doença é grave, não há febre, perda ponderal, linfadenopatia e hepatoesplenomegalia. Múltiplas lesões de pele e mucosas ocorrem em metade dos casos.
- Na forma crônica, existem infiltrados pulmonares na radiografia do tórax (> 90% dos casos), lesões nas mucosas e na pele. É comum haver lesão suprarrenal com insuficiência adrenal.
- O diagnóstico específico costuma ser tardio devido à confusão com outras doenças mais prevalentes (p. ex., tuberculose). A falta de suspeita clínica pelo médico é um problema.
- Exames de imagem pulmonar são essenciais em pacientes adultos. A cicatrização com fibrose cria sérias complicações.
- Nos tecidos, a formação de granulomas é uma pista importante para o diagnóstico. São encontradas células de levedura em brotamento nas lesões.
- A sorologia mostra que os anticorpos anti-*P. brasiliensis* são detectáveis na maior parte dos pacientes.
- A comorbidade com o vírus da imunodeficiência humana é incomum.

TRATAMENTO (Tabela 196-1)

- Itraconazol é o tratamento de escolha para a maioria dos pacientes, de 200 a 400 mg/dia durante 9 a 12 meses.
- A anfotericina B desoxicolato é reservada para os casos graves, com 1 mg/kg/dia até a dose acumulada de 2 g. Isto deve ser seguido por medicamentos orais.
- O sulfametoxazol-trimetoprima (SMX-TMP) é dado como SMX, 800 e 1.200 mg e TMP 160 a 240 mg por dia durante 12 a 24 meses, dependendo da gravidade da doença.
- Observações regulares de acompanhamento (avaliação direcionada clínica e laboratorial) são obrigatórias.

TABELA 196-1 Tratamento Antifúngico da Paracoccidioidomicose

ANTIFÚNGICO PRESCRITO (VIA DE ADMINISTRAÇÃO)	DURAÇÃO MÍNIMA DO TRATAMENTO SEGUNDO OS ÓRGÃOS ATINGIDOS*	DOSE	EFEITOS ADVERSOS	RESPOSTA (%)	RECIDIVA (%)
SMX-TMP (VO/IV)	Menor: 12 meses Moderado: 18 a 24 meses	Adultos SMX: 800 a 1.200 mg/dia TMP: 160 a 240 mg/dia Fracionada em duas doses por dia Crianças SMX: 40 a 50 mg/kg TMP: 8 a 10 mg/kg Fracionado em duas doses por dia	Leucopenia Reações de hipersensibilidade, como exantema	80	20
Anfotericina B desoxicolato (IV)	Até a melhora do paciente; a seguir o tratamento pode ser por via oral Atinge uma dose total de 2 g †	1 mg/kg/dia	Nefrotoxicidade Hipopotassemia Náuseas/vômitos Febre Anemia	70	25
Cetoconazol (VO)	9 a 12 meses	200 a 400 mg/dia	Alterações hormonais Aumento das enzimas hepáticas Náuseas/vômitos	90	11
Itraconazol (VO)	6 a 9 meses	*Adultos* 600 mg/dia por 3 dias; continuar com 200 mg/dia Crianças (< 30 kg e > 5 anos) 5 a 10 mg/kg/dia	Náuseas/vômitos ↑ Enzimas hepáticas Interações farmacológicas	94 a 98	3 a 5
Voriconazol (VO/IV)	6 meses	Dose inicial: 400 mg a cada 12 h por um dia, depois 200 mg a cada 12 h Diminuir a dose em 50% se o peso for < 40 kg	Alterações visuais ↑ Enzimas hepáticas Exantema Fotossensibilidade Alucinações Periostite	88	Sem dados

IV, via intravenosa; VO, via oral; SMX-TMP, sulfametoxazol-trimetoprima.

*Exibido apenas com o objetivo de orientar o tratamento. A duração total deve ser definida de acordo com os exames clínicos e imunológicos, bem como a apresentação clínica da micose.

†Sempre continuar o tratamento oral com itraconazol ou SMX-TMP, quando houver melhora clínica.

197 Fungos Incomuns e Espécies Relacionadas

Duane R. Hospenthal

PSEUDALLESCHERIA BOYDII

Definição

- Infecção do pulmão, ossos e articulações ou sistema nervoso central (SNC); pode ser disseminada.
- Também causa micetoma.

Epidemiologia

- Ocorre tipicamente em pacientes com comprometimento imunitário após um traumatismo.
- Infecção do sistema nervoso central (SNC) nas pessoas imunocompetentes após quase afogamento.
- O organismo pode ser encontrado no solo e na água fresca, especialmente na água parada ou poluída.

Microbiologia

- *P. boydii (Scedosporium apiospermum)* é um grupo de pelo menos cinco espécies.
- A identificação é normalmente feita por suas estruturas microscópicas provenientes da cultura.

Diagnóstico

- O diagnóstico é feito através da recuperação da cultura do local da infecção.
- Devido à colonização das vias respiratórias pelo *P. boydii*, as culturas de escarro podem não significar infecção.

Tratamento

- O voriconazol é provavelmente o agente mais eficaz.

SCEDOSPORIUM PROLIFICANS

Definição

- Infecção disseminada, infecções ósseas e articulares são as mais comuns.
- *S. prolificans* pode causar onicomicose, infecção nos olhos e nas feridas.

Epidemiologia

- É comum ocorrer infecção disseminada em pessoas com comprometimento imunitário grave.
- Ocorre infecção localizada em pessoas imunocompetentes após o trauma.
- O organismo pode ser encontrado no solo e colonizar o trato respiratório.

Microbiologia

- A identificação é feita por cultura.

Diagnóstico

- O diagnóstico é feito através da recuperação de cultura a partir do local infectado.
- Devido à colonização das vias respiratórias pelo *S. prolificans*, culturas de escarro podem não significar infecção.

Tratamento

- Não há tratamento eficaz. Considerar voriconazol com anfotericina B.

FUNGOS DE PAREDE ESCURA (*BIPOLARIS, EXOPHIALA, EXSEROHILUM, PHIALOPHORA, CURVULARIA* E OUTROS)

Definição

- Esta infeção ocorre por fungos que têm melanina na sua parede celular e podem parecer ter parede escura no tecido.
- A infecção é frequentemente denominada *phaeohyphomycosis* e se apresenta tipicamente localizada na pele e em partes moles, infecções do SNC ou sinusite alérgica.
- Os fungos de parede escuras que causam cromoblastomicose e micetoma não estão incluídos nos agentes da feoifomicose.

Epidemiologia

- A infecção é geralmente adquirida de pequenos traumas ou por inalação.
- Os fungos são encontrados no solo, em material orgânico, nas plantas e no ar.
- Pode ser transmitida através de produtos contaminados (p. ex. esteroides injetáveis).

Microbiologia

- Os agentes etiológicos mais comuns da feoifomicose são *Alternaria, Bipolaris, Cladophialophora, Curvularia, Exophiala, Exserohilum* e *Wangiella*.

Diagnóstico

- O diagnóstico é feito pelo isolamento desses organismos em cultura a partir do local da infecção.
- As paredes celulares podem aparecer marrom-escura ou dourada na histopatologia (hematoxilina e eosina). A utilização do corante de Fontana-Masson pode permitir uma identificação mais fácil desses fungos.

Tratamento

- Desbridamento cirúrgico das lesões ou colonização de fungos no caso de sinusite fúngica alérgica.
- Anfotericina B nas infecções com risco de vida.
- O voriconazol e o itraconazol são tipicamente eficazes, mas é necessário um tratamento prolongado.

FUSARIUM SPP.

Definição

- Pode causar infecção disseminada em pacientes imunocomprometidos.
- Causa comum de ceratite e outras infecções dos olhos em usuários de lentes de contato e pós-traumática
- Pele e infecção de partes moles pós-trauma, onicomicose; pode causar micetoma.

Epidemiologia

- Patógenos de plantas comuns; encontrados no solo e nos detritos orgânicos.
- Recuperado no abastecimento de água do hospital.

Microbiologia

- *F. solani* é o patógeno mais comum, embora outras espécies possam também causar infecção.
- *Fusarium* produz macroconídios multicelulares em cultura na forma de banana (ou crescente).

Diagnóstico

- Recuperação do fungo a partir de cultura de um local estéril.
- Uma das poucas leveduras que costumam ser recuperadas nas hemoculturas.

Tratamento

- O tratamento ideal não é conhecido.
- A recuperação da neutropenia é essencial na resposta ao tratamento da infecção disseminada.
- É sugerido a anfotericina B ou voriconazol.

TRICHOSPORON SPP.

Definição

- Mais comumente apresenta infecção disseminada.

Epidemiologia

- Normalmente, a infecção de imunocomprometidos pode estar associada ao acesso venoso central.
- Foram encontrados fungos colonizando a pele e os tratos gastrintestinal, respiratório e genital.
- Encontrado no solo e na água.
- Surgimento de infecções secundárias em pacientes que receberam equinocandinas.

Microbiologia

- Patógeno mais comum é o *T. asahii.*
- *Trichosporon* são identificados pela sua capacidade única de produzir hifas septadas, artroconídios e leveduras em brotamento.
- Parece levedura na cultura inicial.

Diagnóstico

- Recuperação do organismo a partir do sangue ou de biópsia da lesão.

Tratamento

- Antifúngico azólico (fluconazol, voriconazol ou posaconazol).

MALASSEZIA FURFUR

Definição

- Infecção da corrente sanguínea relacionada com cateter.
- Também causa ptiríase versicolor.

Epidemiologia

- Normalmente associada à infusão lipídica parenteral.
- Comumente descrita em recém-nascidos.

Microbiologia

- Pode ser difícil de crescer a partir de hemoculturas positivas sem suplementação lipídica.

Diagnóstico

- Recuperação do fungo na hemocultura.

Tratamento

- Remoção do cateter e suspensão de lipídios parenterais.
- Sensível à maioria dos antifúngicos (voriconazol, fluconazol ou anfotericina B).

Prevenção

- Restringir o uso de lipídios parenterais.

OUTRAS LEVEDURAS RARAS

Definição

- Outras leveduras menos comuns também podem causar infecção na corrente sanguínea relacionada com o uso de cateter.

Epidemiologia

- Tipicamente associada ao uso de cateteres venosos centrais e de imunossupressão.

Microbiologia

- *Blastoschizomyces capitatus, Pichia anomala, Rhodotorula species* e *Saccharomyces cerevisiae.*

Diagnóstico

- Feito pela recuperação da levedura na hemocultura.

Tratamento

- Remoção do cateter venoso central.
- Antifúngicos de acordo com as leveduras recuperadas.

PENICILLIUM MARNEFFEI

Definição

- Infecção aguda disseminada por pessoas infectadas com o vírus da imunodeficiência humana (HIV) no sudeste Asiático.
- Infecção aguda disseminada semelhante à histoplasmose em pacientes com a síndrome da imunodeficiência adquirida.
- Raramente, infecção localizada em pessoas aparentemente imunocompetentes.

Epidemiologia

- Limitado ao sudeste asiático. Mais comum no período chuvoso, em jovens adultos do sexo masculino com infecção pelo HIV, geralmente com baixas contagens de células CD4.

Microbiologia

- Estruturas do tipo *Penicillium* no exame microscópico da cultura.
- Culturas produzem pigmento vermelho que se difunde no ágar.

Diagnóstico

- Normalmente feito pela recuperação do organismo no sangue.
- Também podem ser recuperados em cultura de lesões da pele, linfonodos ou aspirados de medula óssea.
- A sorologia pode estar disponível nas regiões endêmicas.

Tratamento

- Anfotericina B em caso de risco de vida.
- Itraconazol ou voriconazol como terapia inicial (sem risco de vida).
- Itraconazol para profilaxia secundária em pacientes infectados pelo HIV.

LACAZIA LOBOI

Definição

- Infecção modular crônica ou formando queloides na pele, ocorrendo, comumente, nas orelhas ou na face.

Epidemiologia

- Limitado a América Central e América do Sul.
- Infecção também encontrada em golfinhos.

Microbiologia

- Não é recuperado na cultura.
- Identificado como intimamente relacionado com o *Paracoccidioides brasiliensis* por técnicas moleculares.

Diagnóstico

- Baseado na apresentação clínica e nas estruturas típicas encontradas na histopatologia.
- Células (levedura) globosas ponto a ponto em pequenos "cordões".

Tratamento

- Remoção cirúrgica.

AGENTES DE ADIASPIROMICOSE (*EMMONSIA* SPP.)

Definição

- Doença secundária à resposta imunitária do hospedeiro aos conídios fúngicos não replicantes, denominados *adiasporos*.

- Doença pulmonar — pode variar de assintomática até rápida insuficiência respiratória, levando, ocasionalmente, à morte.
- Pode também apresentar nódulos oculares.

Epidemiologia

- Visto em casos de inalação de poeira ocupacional por homens com média de idade de 40 anos.
- Surto em crianças brasileiras em associação ao mergulho em água doce e ao contato com esponjas de água doce.

Microbiologia

- Secundário das espécies de *Emmonsia*, geralmente *E. crescens*.
- Fungos dimórficos intimamente relacionados ao *Blastomyces dermatitidis*.

Diagnóstico

- A identificação é limitada à observação de estruturas típicas na histopatologia mostrando adiasporos, até 500 μm de diâmetro, sem divisão e rodeados por granulomas formados de epitelioides e células gigantes.

Tratamento

- Corticosteroides parecem ajudar.

EMMONSIA PASTEURIANA

Definição

- Infecção disseminada mais comumente acometendo pessoas infectadas pelo HIV.

Epidemiologia

- Pessoas gravemente imunocomprometidas.
- Maior número de casos na África do Sul.

Microbiologia

- *Emmonsia pasteuriana* ou fungo intimamente relacionado.
- Fungo dimórfico térmico.

Diagnóstico

- Recuperação do fungo dimórfico da biópsia da pele ou da hemocultura.

Tratamento

- Há relatos de resposta à anfotericina B e aos antifúngicos triazólicos.

PROTOTHECA SPP.

Definição

- Infecção localizada na pele ou no tecido subcutâneo causada por patógeno algal.
- Raros relatos de infecção disseminada ou profunda.

Epidemiologia

- Provável causa de infecção após a inoculação traumática.
- Os organismos colonizam a pele e os tratos gastrintestinal e respiratório.

Microbiologia

- A doença ocorre normalmente por *P. wickerhamii* ou *P. zopfii*.
- As algas unicelulares não têm clorofila.
- *Prototheca* spp. crescem em meios de cultura de fungos com morfologia do tipo levedura colonial.
- A aparência microscópica no tecido é diagnóstica.

Diagnóstico

- A recuperação de algas em cultura é diagnóstica.
- Perfis bioquímicos de leveduras comumente identificam o *Prototheca*.

Tratamento

- Excisão cirúrgica com anfotericina B ou itraconazol.

PYTHIUM SPP.

Definição

- Infecções vasculares em pessoas com sobrecarga de ferro, tais como talassemia ou infecções oculares pós-trauma.
- Possível infecção de pele, tecido subcutâneo e disseminada.

Epidemiologia

- Distribuição mundial, no entanto, casos mais comumente reportados na Tailândia.
- Fatores de risco: síndrome de talassemia-hemoglobinopatia e trauma.
- Suposta associação ao trabalho em ambiente pantanoso (p. ex. cultura de arroz com casca).
- Alta morbidade (olho ou perda do membro) e mortalidade.

Microbiologia

- Fungo do tipo protista, *Pythium*, cresce rapidamente como mofo em meio de cultura para fungos.

Diagnóstico

- A recuperação do organismo a partir da cultura é diagnóstica.
- Pode haver sorologia local disponível.

Tratamento

- Resseção cirúrgica ou amputação.
- Não há nenhum tratamento clínico satisfatório.
- Minociclina, tigeciclina e macrolídeos têm atividade *in vitro*.

RHINOSPORIDIUM SEEBERI

Definição

- Infecção localizada polipoidal, principalmente do nariz, vias respiratórias superiores e conjuntiva.

Epidemiologia

- Distribuição mundial, no entanto, casos mais comumente relatados do sul da Índia e Sri Lanka.

Microbiologia

- Não cresce em cultura.
- Identificado como um protista por métodos moleculares.

Diagnóstico

- Feito por observação microscópica das estruturas típicas — cistos de parede espessa (100 a 350 μm) preenchidos com numerosos esporos.

Tratamento

- Excisão cirúrgica com bisturi elétrico da base da lesão.

198 *Pneumocystis* spp.

*Peter D. Walzer, A. George Smulian e Robert F Miller**

DEFINIÇÃO

- *Pneumocystis* spp. são fungos patogênicos geneticamente diferenciados, oportunistas de hospedeiros específicos, amplamente encontrados na natureza.
- O *Pneumocystis jirovecii*, encontrado em humanos, causa a pneumocistose ("pneumonia por *Pneumocystis*" ou "PPC") nos pacientes imunocomprometidos.

EPIDEMIOLOGIA

- A infecção é adquirida pela inalação do cisto do organismo.
- A infecção primária ocorre nos dois primeiros anos de vida na maioria das pessoas.
- Foi descrita transmissão interpessoal e surtos de pneumocistose em pacientes imunocomprometidos.
- Fatores ambientais influenciam as hospitalizações por pneumocistose.
- A colonização é comum, associada a doenças obstrutivas das vias respiratórias.

DIAGNÓSTICO

- A pneumocistose nos pacientes não portadores do vírus da imunodeficiência humana (HIV) tem desenvolvimento lento, doença leve com mortalidade de 10% a 12%.
- A pneumocistose em pacientes portadores de HIV tem desenvolvimento rápido, doença grave, 30% a 50% de mortalidade.
- Padrão ouro: demonstração microscópica do organismo em amostras do trato respiratório por imunofluorescência ou corantes especiais.
- Outros métodos (reação em cadeia da polimerase, níveis de β-D-glicanos) são promissores, mas considerados experimentais.

TRATAMENTO

- Sulfametoxazol-trimetoprima (SMX-TMP) 75 a 100 mg/kg/dia (SMX) e 15 a 20 mg/kg/dia (TMP) IV ou VO em doses fracionadas a cada 6 ou 8 horas por 14 a 21 dias é o tratamento de escolha da pneumocistose leve, moderada ou grave.
- *Pneumocistose leve a moderada*: pode ser tratada por via oral com 2 comprimidos de SMX-TMP 800/160 mg de 8/8 h.
- Existem vários esquemas alternativos disponíveis dependendo da gravidade da pneumocistose.
- Prednisona 40 mg de 12/12 h VO do 1° ao 5° dia, 40 mg/dia VO do 6° ao 10° dias e 20 mg/dia VO do 11° ao 21° como tratamento adjunto da pneumocistose moderada a grave ($PaO_2 \leq 70$ mmHg ou gradiente alveolar-arterial de $O_2 > 35$ mmHg).
- Iniciar a prednisona o mais rápido possível ou nos três primeiros dias depois de começar o tratamento antimicrobiano.
- A prednisona é indicada principalmente para os pacientes HIV-positivo.

PREVENÇÃO

- SMX-TMP 800/160 mg 1 comprimido VO todos os dias ou 400/80 mg 1 comprimido VO todos os dias é o medicamento de escolha da profilaxia primária ou secundária.
- Existem esquemas alternativos disponíveis.
- Fortes evidências corroboram o isolamento dos pacientes com pneumocistose do contato com outros hospedeiros imunocomprometidos.

199 Microsporidiose

Louis M. Weiss

DEFINIÇÃO

- *Microsporidia* são patógenos intracelulares eucariotas obrigatórios relacionados com os fungos.
- A taxonomia do filo se baseia nas descrições ultraestruturais dos esporos e do ciclo de vida.
- A filogenia molecular, com base em sequências de rRNA, também é usada para classificação.

EPIDEMIOLOGIA

- O filo *Microsporidia* contém, pelo menos, 1.200 espécies, distribuídas em mais de 190 gêneros.
- Diversos gêneros e espécies de microsporídios causam doença em seres humanos, como *Nosema, Vittaforma, Pleistophora, Encephalitozoon, Enterocytozoon, Trachipleistophora, Anncaliia, Tubulinosema, Endoreticulatus e Microsporidium.*
- A microsporidiose ocorre tanto em hospedeiros imunocomprometidos como nos imunocompetentes.
- Esses patógenos podem ser transmitidos pela comida ou pela água e provavelmente são zoonóticos.
- Diarreia ou ceratoconjuntivite são as manifestações mais comuns da infecção, mas esta pode ocorrer em qualquer órgão ou sistema.

DIAGNÓSTICO

- O diagnóstico pode ser feito ao encontrar esporos característicos nas secreções fisiológicas (p. ex., fezes, urina, raspagem conjuntival etc., usando colorações, como cromotropo 2R ou Uvitex 2B).
- A identificação definitiva dos microsporídios patogênicos pode ser feita usando exame ultraestrutural ou técnicas moleculares.
- Fazer exame de urina dos pacientes com diarreia ou ceratoconjuntitive para investigar infecção disseminada.
- O diagnóstico de cada espécie específica ajuda a orientar o tratamento.

TRATAMENTO

- Albendazol e fumagilina sistêmicos são agentes terapêuticos ativos para o tratamento de microsporidiose.
- Fumagilina tópica é eficaz para a ceratoconjuntitive por microsporídios.
- A reconstituição imunitária, com o tratamento antirretroviral combinado, em pacientes com síndrome de imunodeficiência humana costuma resolver a infecção.

PREVENÇÃO

- Há dados limitados sobre estratégias preventivas eficazes contra a microsporidiose, mas a profilaxia mais eficaz é a reconstituição da função imunitária nos hospedeiros imunocomprometidos.
- As medidas sanitárias habituais que impedem a contaminação dos alimentos e da água diminuem a chance de infecção.
- Lavar as mãos e manter hábitos gerais de higiene reduzem a chance de contaminação da conjuntiva e da córnea com esporos de microsporídios.

200 *Entamoeba* spp., Inclusive Colite Amebiana e Abscesso Hepático

William A. Petri, Jr. e Rashidul Haque

DEFINIÇÃO

- A amebíase é definida como uma infecção humana por espécies de *Entamoeba*, como a *E. histolytica*, que é a causa de colite amebiana, abscesso hepático e, raramente, abscesso cerebral; a *E. moshkovskii*, que causa diarreia; e a *E. dispar*, que não é patogênica.

EPIDEMIOLOGIA

- A amebíase é disseminada por transmissão fecal-oral e, além de ser interpessoal, pode ocorrer por meio de água ou alimentos.
- A maioria das infecções ocorre em comunidades pobres de países em desenvolvimento.
- A colonização amebiana, diarreia e colite são mais comuns nas crianças durante os anos pré-escolares.
- Abscessos amebianos hepático e cerebral ocorrem, em 90% das vezes, em homens jovens.
- A *E. histolytica* é uma causa comum de diarreia em pessoas que voltam de viagens internacionais.
- Homens que fazem sexo com homens (HSH) correm risco de adquirir não somente o vírus da imunodeficiência humana (HIV), como também a amebíase, e deve-se considerar a possibilidade do HIV, no caso de amebíase em um HSH.

MICROBIOLOGIA

- Os cistos das amebas são infecciosos, estáveis no ambiente e resistentes ao cloro.
- O trofozoíto é o estágio capaz de invadir tecidos.

DIAGNÓSTICO

- O exame parasitológico de fezes não deve ser feito, visto ser pouco sensível e inespecífico. Em vez disso, o diagnóstico é mais bem-sucedido no laboratório por meio de uma combinação de detecção de antígeno fecal ou reação em cadeia da polimerase quantitativa para DNA de parasitas fecais, juntamente com sorologias para anticorpos antiamebianos (que podem ter resultado negativo no início da doença).
- Técnicas de colonoscopia e de imagem (ultrassonografia, tomografia computadorizada e ressonância magnética) são complementos eficientes no diagnóstico das doenças intestinais e extraintestinais, respectivamente.

TRATAMENTO (TABELA 200-1)

- Infecções não invasivas são tratadas com paromomicina: 30 mg/kg/dia via oral em três doses por dia, durante 5 a 10 dias.
- Infecções invasivas são tratadas com tinidazol 2 g uma vez ao dia durante 5 dias, seguido de paromomicina (para prevenir a recidiva de parasitas da luz intestinal).
- Considerar a drenagem percutânea de abscessos hepáticos de 5 cm ou mais de diâmetro ou se estiverem no lobo esquerdo.

PREVENÇÃO

- A prevenção é feita com saneamento e água limpa.
- A vacina está sendo desenvolvida.

TABELA 200-1 Tratamento Farmacológico da Amebíase

MEDICAMENTO	DOSE (ADULTOS)	EFEITOS COLATERAIS
Abscesso Hepático Amebiano*		
Metronidazol†	750 mg VO de 8/8 h por 10 dias	Primariamente efeitos colaterais gastrintestinais: anorexia, náuseas, vômitos, diarreia, desconforto abdominal ou gosto metálico desagradável; reação de intolerância tipo dissulfiram a bebidas alcoólicas; neurotoxicidade, com convulsões, neuropatia periférica, tontura, confusão e/ou irritabilidade
ou		
Tinidazol	2 g VO uma vez ao dia por 5 dias	Primariamente efeitos colaterais gastrintestinais e reação de intolerância tipo dissulfiram a bebidas alcoólicas por 5 dias
seguido por um agente luminal		
Paromomicina	30 mg/kg/dia VO de 8/8 h de 5 a 10 dias	Primariamente efeitos colaterais gastrintestinais: diarreia e desconforto gastrintestinal
ou		
Furoato de diloxanida	500 mg VO de 8/8 h por 10 dias	Primariamente efeitos colaterais gastrintestinais: flatulência, náuseas e/ou vômitos Prurido e/ou urticária
Colite Amebiana‡		
Tinidazol	2 g VO de 8/8 h por 10 dias	Os mesmos do abscesso hepático amebiano
Além de um agente luminal (o mesmo usado para o abscesso hepático amebiano)		
Colonização Intestinal Assintomática		
Tratamento com agente luminal, como para o abscesso hepático amebiano		

GI, gastrintestinal; VO, via oral.
Modificado de Haque R, Huston CD, Hughes M, et al. Current concepts: amebiasis. N Engl J Med. 2003;348:1565-1573.
*O abscesso hepático amebiano pode exigir tratamento antiparasitário, além de drenagem percutânea ou cirúrgica. A nitazoxanida também pode ser um tratamento eficaz, mas a experiência clínica é limitada.
†Medicamento de escolha para o tratamento do abscesso hepático amebiano.
‡A colite amebiana pode exigir tratamento antiparasitário, além de tratamento cirúrgico.

201 Amebas de Vida Livre

Anita A. Koshy, Brian G. Blackburn e Upinder Singh

MICROBIOLOGIA E EPIDEMIOLOGIA

- As amebas de vida livre são protistas comuns no ambiente em todo o mundo, mas raramente causam infecções humanas reconhecidas. Os trofozoítos desses organismos se alimentam de bactérias e detritos presentes no ambiente.
  - A *Naegleria fowleri* é amplamente distribuída por todo o mundo e tem sido isolada de água doce, mais comumente em ambientes quentes.
  - As *Acanthamoeba* spp. são membros ubíquos do ambiente e são encontrados no mundo todo, no solo e na água doce.
  - A *Balamuthia mandrillaris* também é amplamente distribuída e já foi isolada do solo.

MANIFESTAÇÕES CLÍNICAS E DIAGNÓSTICO

- A *N. fowleri* tipicamente causa meningoencefalite fulminante em pacientes jovens saudáveis e imunocompetentes, em associação com a natação em água doce quente. A doença é quase sempre fatal.
  - O perfil do líquido cefalorraquidiano (LCR) dos pacientes com meningoencefalite amebiana primária (MAP) por *N. fowleri* é semelhante ao encontrado na meningite bacteriana (aumento dos leucócitos, baixa glicose e aumento da proteína), mas sem organismos na coloração pelo Gram ou na cultura. Trofozoítos móveis podem, algumas vezes, ser vistos no exame a fresco do liquor.
  - Os exames de neuroimagem dos pacientes com MAP costumam ser inespecíficos.
- A *Acanthamoeba* spp. e a *B. mandrillaris* causam o início subagudo de déficits neurológicos focais e alterações do estado mental (encefalite granulomatosa amebiana - EGA) relacionadas com lesões de massa no sistema nervoso central. A *Acanthamoeba* é vista, principalmente, em pacientes imunocomprometidos e debilitados, enquanto a *Balamuthia* infecta tanto os pacientes imunocomprometidos como os imunocompetentes. A letalidade dessas infecções também é alta.
  - Nos Estados Unidos, a EGA por *Balamuthia* pode ser mais comum em pacientes hispânicos do sexo masculino do que em outros grupos.
  - Exames do liquor de pacientes com EGA geralmente são inespecíficos e é raro isolar os organismos.
  - Exames de neuroimagem normalmente revelam várias lesões de massa no cérebro, com ou sem o uso de contraste.
  - A biópsia dos tecidos acometidos (pele, cérebro etc.) pode ser diagnóstica, geralmente por histopatologia, coloração imuno-histoquímica ou reação em cadeia polimerase (PCR).
- A *Acanthamoeba* spp. e a *B. mandrillaris* podem comprometer outros locais (pulmões, seios da face, suprarrenais e pele).
- *Acanthamoeba* spp. também causa ceratite, que ameaça a visão nas pessoas saudáveis que usam lentes de contato. O diagnóstico depende de alto grau de suspeita do médico junto com microscopia confocal *in vivo* ou demonstração da *Acanthamoeba* em raspados córneos ou amostras de biópsia para exame histopatológico, cultura ou PCR.

TRATAMENTO

- Os esquemas terapêuticos contra as infecções por amebas de vida livre em humanos são bem definidos.
- O tratamento para MAP por *N. fowleri* deve ser feito com altas doses de apresentações de anfotericina B por via intravenosa; a anfotericina por via intratecal também pode trazer algum benefício, e o acréscimo de azólicos, rifampicina, miltefosina ou outros antimicrobianos deve ser considerado.
- A ceratite por *Acanthamoeba* deve ser tratada com clorexidina ou poli-hexametileno biguanida tópicos; também pode ser necessário fazer tratamento cirúrgico adjunto.
- A encefalite granulomatosa amebiana por *Acanthamoeba* deve ser tratada com a combinação de esquemas antimicrobianos, possivelmente contendo pentamidina, um azol, uma sulfonamida, miltefosina e flucitosina. No entanto, o esquema mais eficaz ainda não é conhecido.
- A *B. mandrillaris GAE* deve ser tratada com esquema combinado de antimicrobianos, possivelmente incluindo a pentamidina, a flucitosina, uma sulfonamida, o albendazol, um azol, um macrolídeo, a anfotericina e/ou a miltefosina. Entretanto, não se conhece, até o momento, o tratamento mais eficaz.
- O desbridamento cirúrgico pode ter um papel adjunto no tratamento dessas duas formas de encefalite granulomatosa amebiana.

202 Malária (*Plasmodium* spp.)

Rick M. Fairhurst e Thomas E. Wellems*

DEFINIÇÃO

- A história de viagens com exposição em regiões endêmicas de malária é típica.
- Muitas vezes, a malária não complicada é confundida com uma síndrome gripal: febre, acompanhada de cefaleia, mialgia e mal-estar.
- A malária grave pode apresentar qualquer um dos seguintes sintomas: diminuição da consciência, convulsão, insuficiência respiratória, prostração, hiperparasitemia, anemia grave, hipoglicemia, icterícia, insuficiência renal, hemoglobinúria, choque circulatório, interrupção da ingestão de alimentos e bebidas, vômitos repetitivos ou febre alta.

EPIDEMIOLOGIA

- A malária é endêmica nas regiões tropicais e subtropicais da África, América do Sul, Ásia e Oceania.
- A malária é transmitida pela picada da fêmea do mosquito *Anopheles*.
- A transmissão também pode ocorrer por transfusão de sangue, mosquitos importados ou mosquitos autóctones infectados por imigrantes.

MICROBIOLOGIA

- Plasmódios são protozoários parasitas do *Apicomplexa phylum*.
- *Plasmodium falciparum, Plasmodium vivax, Plasmodium ovale, Plasmodium malariae e Plasmodium knowlesi* são os principais parasitas da malária humana.

DIAGNÓSTICO LABORATORIAL

- A identificação dos parasitas se dá por análise por gota espessa ou exame direto de esfregaço de sangue seco corado pela técnica de Giemsa.
- Testes de diagnóstico rápido estão disponíveis (p. ex., BinaxNOW, nos Estados Unidos).

TRATAMENTO

- O tratamento depende principalmente da gravidade da doença, da resistência farmacológica de acordo com a epidemiologia, da idade do paciente e da existência de gestação.
- A malária não complicada é causada por:
  - *P. falciparum* sensível à cloroquina (México, América Central, oeste do Canal do Panamá, Haiti, República Dominicana e na maioria das áreas do Oriente Médio), *P. vivax, P. ovale, P. malariae* e *P. knowlesi*, bem como malária não complicada, por meio de:
    - Tratamento oral com fosfato de cloroquina.
  - *P. falciparum* resistente à cloroquina (maioria das áreas do mundo) ou *P. vivax* resistente à cloroquina (Papua-Nova Guiné e Indonésia)
    - Tratamento oral com atovaquona-proguanil, artemeter-lumefantrina, quinina associada à doxiciclina, ou mefloquina (a diidroartemisinina-piperaquina é registrada e está disponível em alguns países fora dos Estados Unidos).
    - Prevenir as recidivas da malária por *P. vivax e P. ovale* com fosfato de primaquina (contraindicado para gestantes e lactantes e pessoas com deficiência de glicose-6-fosfato desidrogenase - G6PD).

*Todo o material deste capítulo é de domínio público.

- Malária grave
  - O tratamento intravenoso com gliconato de quinidina (único medicamento disponível no mercado nos Estados Unidos da América), artesunato (disponível apenas nos Centers for Disease Control and Prevention nos Estados Unidos da América), ou dicloridrato de quinina (não disponível nos Estados Unidos).

PREVENÇÃO

- As decisões de quimioprofilaxia devem ser baseadas na epidemiologia da resistência farmacológica, na idade do paciente e no estado gestacional.
  - Regiões com malária sensível à cloroquina: fosfato de cloroquina.
  - Regiões com malária sensível a mefloquina: mefloquina.
  - Todas as regiões: atovaquona-proguanil ou doxiciclina.
  - Regiões com predomínio de *P. vivax*: primaquina (contraindicada para mulheres gestantes e pessoas com deficiência de G6PD).
- Repelentes contra mosquitos e medidas de prevenção.

203 *Leishmania* spp.: Leishmaniose Visceral (Calazar), Cutânea e Mucosa

Allan J. Magill

DEFINIÇÃO

- A leishmaniose é a infecção por espécies de protozoários *Leishmania* adquiridos pela picada de um flebotomíneo *Phlebotomus* ou *Lutzomyia*.

MANIFESTAÇÕES CLÍNICAS

- As classificações da síndrome de leishmaniose são cutânea, mucosa (mucocutânea) e visceral (calazar); manifestações cutâneas pouco frequentes são a leishmaniose cutânea difusa, leishmaniose dérmica pós-calazar, leishmaniose recidivante e leishmaniose disseminada.

DIAGNÓSTICO

- Coloração por Giemsa, cultura e reação em cadeia da polimerase.

TRATAMENTO

- O tratamento de lesões de pele é feito com medicamentos tópicos, orais e sistêmicos. A leishmaniose visceral e a leishmaniose de mucosa do Novo Mundo são tratadas por via parenteral com uma apresentação de anfotericina B, antimônio pentavalente e miltefosina.

204 *Trypanosoma* spp. (Tripanossomíase Americana, Doença de Chagas): Biologia dos Tripanosomas

*Louis V. Kirchhoff**

DEFINIÇÃO

- A doença de Chagas, ou tripanossomíase americana, é uma parasitose causada pelo protozoário unicelular *Trypanosoma cruzi*.

MICROBIOLOGIA

- *T. cruzi* tem vários hospedeiros mamíferos, como animais domésticos e silvestres, e os humanos, os quais infecta por meio de insetos hematófagos triatomíneos, também chamados barbeiros ou nariz de cone.
- Os parasitas se multiplicam no intestino desses insetos, e suas fezes contêm formas que podem infectar mamíferos. Quando fezes contaminadas entram em contato com tecidos vulneráveis de mamíferos, como conjuntiva, mucosa oral e nasal ou abrasões da pele, pode ocorrer transmissão.
- Quando os parasitas se alojam em um hospedeiro mamífero, alternam entre multiplicar as formas intracelulares e as formas livres que nadam na corrente sanguínea e disseminam a infecção internamente ou são capturadas por vetores que se alimentam do sangue do hospedeiro, completando assim o ciclo.
- *T. cruzi* pode também ser transmitido da mãe para o feto, através de produtos e órgãos obtidos a partir de doadores de sangue infectados, e em acidentes de laboratório.
- A infecção por *T. cruzi* em seres humanos dura a vida toda.

EPIDEMIOLOGIA

- A doença de Chagas é endêmica em todos os países do sul e centro-americanos e também no México.
- A infecção não é endêmica em nenhuma ilha do Caribe.
- Cerca de oito milhões de pessoas têm infecção crônica pelo *T. cruzi*, aproximadamente 56 mil novas infecções ocorrem a cada ano, por volta de 12 mil pessoas morrem da doença por ano. Estima-se que 300 mil imigrantes com doença de Chagas vivem atualmente nos Estados Unidos.
- Durante as últimas décadas, um grande número de pessoas nos países endêmicos tem migrado das áreas rurais para as cidades, e ao mesmo tempo muitos milhões de pessoas emigraram de países endêmicos para regiões industrializadas, particularmente a União Europeia e os Estados Unidos, urbanizando e globalizando, desse modo, a doença.

MANIFESTAÇÕES CLÍNICAS

- Entre 10% e 30% das pessoas com infecção crônica pelo *T. cruzi* acabam apresentando sintomas cardíacos ou gastrintestinais causados por processos patológicos relacionados com a presença persistente do parasita.
- A cardiopatia chagásica crônica em geral acarreta distúrbios do ritmo e miocardiopatia.
- Os problemas gastrintestinais podem ser megaesôfago e megacólon.
- A imunossupressão das pessoas com infecção crônica pelo *T. cruzi* pode resultar na reativação potencialmente fatal da infecção.

*Todo o material deste capítulo é de domínio público.

DIAGNÓSTICO

- O diagnóstico da doença de Chagas aguda ou congênita é feito por métodos parasitológicos, tipicamente pelo exame microscópico direto de sangue, hemocultura ou reação em cadeia de polimerase.
- A infecção crônica por *T. cruzi* é diagnosticada pela sorologia, e muitos imunoensaios enzimáticos, testes de imunofluorescência e testes de quimiluminescência estão comercialmente disponíveis para este fim.

TRATAMENTO

- Nifurtimox e benznidazol são os dois únicos medicamentos disponíveis para o tratamento da infecção pelo *T. cruzi* (disponíveis no Centers for Disease Control and Prevention Drug Service).
- Os índices de cura parasitológica para essas drogas são altos para infecções agudas e congênitas, mas infelizmente muito baixas para as pessoas com infecção crônica.
- Não existem dados convincentes de ensaios clínicos randomizados indicando que o tratamento com outro medicamento da pessoas com infecção crônica retarde significativamente a patogênese ou influencie os resultados tardios.

PREVENÇÃO

- Não existe nenhuma vacina ou medicamentos profiláticos para reduzir a transmissão de *T. cruzi.*
- Nos países endêmicos, a redução da transmissão depende principalmente da educação das populações de risco, da melhora das condições de moradia e da aplicação de inseticidas para eliminar os vetores nas casas.
- A triagem sorológica dos doadores de sangue e de órgãos é também um elemento-chave para o controle da doença de Chagas.
- Em muitos dos países endêmicos, tem sido feito um enorme progresso em relação ao controle do vetor e à triagem de sangue, e nos Estados Unidos, Canadá e União Europeia com rastreamento do sangue doado.

205 Agentes da Tripanossomíase Africana (Doença do Sono)

*Louis V. Kirchhoff**

DEFINIÇÃO

- A tripanossomíase africana humana (TAH), também conhecida como doença do sono, é causada por duas subespécies do parasita protozoário *Trypanosoma brucei gambiense*: (tripanossomíase do oeste africano) e *Trypanosoma brucei rhodesiense* (tripanossomíase do leste africano).

MICROBIOLOGIA

- Os tripanosomas que causam tripanossomíase africana humana são transmitidos para os hospedeiros mamíferos pelas moscas tsé-tsé. As moscas adquirem a infecção ao sugarem o sangue de um mamífero contaminado. Há um ciclo de evolução no interior das moscas, após o qual os parasitas infectantes migram para as glândulas salivares e são inoculados quando as moscas sugam subsequentemente o sangue de um novo hospedeiro. Nos mamíferos, os tripanosomas africanos são encontrados principalmente na corrente sanguínea e, em menor grau, na área perivascular do cérebro e em outros tecidos. Em contraste com o *Trypanosoma cruzi*, o parasita que causa a doença de Chagas, os tripanosomas africanos não têm fase intracelular. Esses organismos evitam a destruição imunitária pelos anticorpos, alterando periodicamente os seus revestimentos de glicoproteínas através de um processo molecular chamado *variação antigênica.*

EPIDEMIOLOGIA

- A tripanossomíase africana humana ocorre apenas na África subsaariana, onde focos endêmicos são encontrados em cerca de 20 países.
- A tripanossomíase africana humana é muito menos um problema hoje do que no passado. Menos de 10 mil novos casos são notificados por ano à Organização Mundial da Saúde. Embora esse número reflita uma subnotificação substancial, não há dúvida de que os esforços de controle implementados em muitos países endêmicos durante os últimos 15 anos têm obtido um sucesso considerável. A cada ano, nos países industrializados, a tripanossomíase africana humana é diagnosticada em uma quantidade de pessoas que viajaram para áreas endêmicas, mas, dado o grande número de pessoas que fazem essas viagens, a incidência desses casos é extremamente baixa.

MANIFESTAÇÕES CLÍNICAS

- Existem dois estágios clínicos. A fase 1 (doença hemolinfática) é caracterizada por febre, adenopatia e cefaleia. A fase 2 (sistema nervoso central ou encefalites) produz principalmente sinais e sintomas neuropsiquiátricos.
- A principal diferença entre os padrões clínicos da tripanossomíase africana humana *gambiense* e *rhodesiense* é que a última segue um curso muito mais rápido e pode levar à morte em questão de meses, enquanto a tripanossomíase africana humana *gambiense* tipicamente desenvolve um padrão crônico que pode durar anos.
- A tripanossomíase africana humana não tratada quase inevitavelmente evolui para a morte.
- É importante que os profissionais de saúde que atendem os viajantes com febre e outros sintomas inespecíficos que estiveram em áreas endêmicas considerem a tripanossomíase africana humana no diagnóstico diferencial.

---

*Todo material deste capítulo é de domínio público.

DIAGNÓSTICO

- Dada a natureza potencialmente fatal da tripanossomíase africana humana não tratada, um alto índice de suspeita deve ser mantido para as pessoas que tenham estado em regiões endêmicas de tripanossomíase africana humana.
- Muitas outras doenças comuns nos trópicos causam sintomas semelhantes aos observados tanto na fase precoce como na fase tardia da doença do sono.
- O diagnóstico confirmado da tripanossomíase africana exige a identificação do parasita. O exame direto das lâminas de sangue e liquor para parasitas é a base do diagnóstico da tripanossomíase africana humana.
- Há um papel cada vez maior para reação em cadeia da polimerase e os métodos moleculares relacionados com o diagnóstico da tripanossomíase africana humana.
- Abordagens diagnósticas e terapêuticas devem ser discutidas em detalhes com profissionais capacitados dos Centers for Disease Control and Prevention.

TRATAMENTO

- O tratamento é complicado porque varia de acordo com o estágio clínico da doença e as subespécies de tripanosomas que causam a infecção.
- Os efeitos tóxicos dos medicamentos usados para tratar a tripanossomíase africana humana são um problema importante.

PREVENÇÃO

- As pessoas podem reduzir o risco de infecção por tripanosomas africanos, evitando as regiões que sabidamente abrigam insetos infectados, vestindo roupas que dificultam as picadas das moscas e usando repelente de insetos.
- A quimioprofilaxia não é recomendada por causa dos efeitos tóxicos dos medicamentos que são ativos contra tripanosomas africanos, e não existe nenhuma vacina para prevenir a transmissão dos parasitas.

206 *Toxoplasma gondii*

José G. Montoya, John C. Boothroyd e Joseph A. Kovacs

DEFINIÇÃO

- O *Toxoplasma gondii* é um protozoário coccídio ubíquo que geralmente causa infecção assintomática em humanos, mas pode causar doença significativa nas crianças com infecção congênita e em pacientes imunodeficientes e, ocasionalmente, em pessoas imunocompetentes.

EPIDEMIOLOGIA

- A toxoplasmose é uma zoonose mundial que pode infectar uma ampla variedade de animais e aves.
- A transmissão para humanos se dá principalmente pela ingestão de cistos viáveis na carne ou de alimentos ou água contaminados com oocistos. Menos comumente, a transmissão é congênita ou por transplante de um órgão infectado.
- Os títulos de imunoglobulina G (IgG) positiva representando infecção anterior aumentam com a idade; a soroprevalência é de aproximadamente 11% nos Estados Unidos e até cerca de 78% em outras partes do mundo.
- A transmissão congênita ocorre quase exclusivamente quando a mãe é infectada durante a gestação. A retinocoroidite pode ocorrer após infecção congênita ou infecção recentemente adquirida. A infecção em pacientes com vírus da imunodeficiência humana adquirida (HIV) ou com síndrome de imunodeficiência adquirida (aids) quase sempre resulta da reativação da infecção latente. Entre os pacientes que fizeram transplante de órgãos, a doença pode resultar de uma infecção recém-adquirida do órgão transplantado ou de reativação de infecção latente.

MICROBIOLOGIA

- O toxoplasma é exclusivamente intracelular. A fase sexuada ocorre nos felinos. Os oocistos excretados levam de um a cinco dias para se tornarem infecciosos. Os taquizoítos se replicam ativamente em essencialmente todos os tipos celulares. Cistos teciduais com bradizoítos intracísticos mantêm a viabilidade do organismo durante a infecção latente.
- Os taquizoítos se replicam bem em cultura de tecidos e são responsáveis pelas manifestações clínicas durante a infecção primária ou a reativação da infecção latente.
- Várias cepas são identificadas por genotipagem. As cepas diferem em virulência, as virulentas descritas até agora foram encontradas na América do Sul.

DIAGNÓSTICO

- A detecção direta do organismo é por reação em cadeia de polimerase (PCR, *Polymerase Chain Reaction*), histopatologia com coloração com imunoperoxidase, ou, mais raramente, por cultura de tecido ou inoculação em camundongos.
- As sorologias podem ajudar a diferenciar a infecção aguda da crônica e podem identificar os pacientes com risco de reativação. Os resultados das sorologias positivas imunoglobulina M (IgM) devem ser confirmados pelo laboratório de referência (p. ex., o Palo Alto Medical Foundation – Toxoplasma Serology Laboratory [PAMF-TSL]; www.pamf.org/serology/).
- A infecção materna costuma ser assintomática; a sorologia mostra infecção aguda, e os resultados positivos dos testes IgM devem ser confirmados pelo laboratório de referência. A infecção congênita pode ser assintomática ou aparecer como manifestações neurológicas ou oculares; esta forma é diagnosticada *in utero* por PCR do líquido amniótico ou após o nascimento por sorologia ou PCR.

- A coriorretinite pode ser assintomática ou cursar com perda visual; fazer exame oftalmológico e PCR do humor vítreo ou do humor aquoso. O coeficiente de Goldmann-Witmer (anti-toxoplasma IgG/IgG total no humor aquoso dividido por anti-toxoplasma IgG/IgG total sérico) pode ser útil.
- Pacientes infectados pelo HIV geralmente apresentam sintomas neurológicos focais. Os pacientes são geralmente IgG positivo e IgM negativo, a tomografia computadorizada ou a ressonância magnética podem mostrar uma ou mais lesões com captação de contraste, o PCR de liquor é específico, mas não é sensível, a sensibilidade da biópsia do cérebro é melhorada por coloração com imunoperoxidase, e o diagnóstico costuma ser presuntivo e confirmado pela resposta ao tratamento empírico.
- Pacientes imunodeficientes apresentam encefalopatia, convulsões, pneumonia e febre. O diagnóstico é feito por PCR ou histopatologia. O transplante de células-tronco hematopoiéticas (TCTH) requer sorologia pré-transplante; transplante de órgão sólido requer sorologia pré-transplante no doador e no receptor.

TRATAMENTO

- Pacientes imunocompetentes: esses pacientes geralmente não precisam de tratamento quando assintomáticos; eles podem se beneficiar do tratamento se os sintomas forem graves ou persistentes.
- Pacientes imunocomprometidos: a terapêutica é com pirimetamina (dose de ataque de 200 mg, a seguir 50 a 75 mg/dia) com sulfadiazina (1 a 1,5 g de 6/6 h) e ácido folínico (10 a 20 mg/dia). A dose é então diminuída para a dose de manutenção de pirimetamina (25 a 50 mg/dia) com sulfadiazina (500 mg a 1 g de 6/6 h) e ácido folínico (10 a 20 mg/dia) depois de 3 a 6 semanas se houver resposta clínica. As alternativas são pirimetamina, como acima, além de ácido folínico ou clindamicina intravenosa (IV) ou oral (VO) na dose de 600 mg de 6/6h ou atovaquona (1,5 g de 12/12 h). Uma alternativa é sulfametoxazol-trimetoprima (SMX-TMP) (IV ou VO). Os corticosteroides são prescritos apenas em caso de edema clinicamente significativo ou o efeito de massa, e os anticonvulsivantes são administrados somente após uma convulsão.
- Pacientes com HIV: iniciar o tratamento antirretroviral (ART), após 2 a 3 semanas; suspender a profilaxia da toxoplasmose se a contagem de CD4 for > 200 células/mm^3 por mais de 6 meses. Alta taxa de recaída ocorre sem tratamento ART e tratamento de manutenção.
- Infecção aguda em gestantes com ≤ 18 semanas de gestação: espiramicina (1 g de 8/8 h; disponível sem custo através da PAMF-TSL e os US Food and Drug Administration) até o parto. Se a infecção do feto for comprovada ou suspeita, ou se a gestação tiver mais de 18 semanas, administrar pirimetamina (50 mg a cada 12 horas durante 2 dias, a seguir 50 mg/dia) com sulfadiazina (dose inicial de 75 mg/kg, seguida de 50 mg/kg a cada 12 horas, dose máxima de 4 g/dia), e ácido folínico (10 a 20 mg/dia). Antes de 14 a 18 semanas de gestação, não administrar pirimetamina nem ácido folínico.
- Lactentes com infecção congênita: pirimetamina (1 mg/kg 12/12 h durante 2 dias, a seguir 1 mg/kg/dia durante 2 a 6 meses); em seguida, esta dose é administrada às segundas, quartas e sextas-feiras; com sulfadiazina (50 mg/kg de 12/12 h) mais ácido folínico (10 mg, três vezes por semana) durante pelo menos 12 meses.
- Pacientes com coriorretinite: se houver indicação clínica de tratar, administrar pirimetamina (dose de ataque de 100 mg durante 24 horas, a seguir 25 a 50 mg/dia) com sulfadiazina (1 g a cada seis horas) mais ácido folínico (10 a 20 mg/dia) durante 4 a 6 semanas. SMX-TMP 800/160 mg a cada três dias pode prevenir recidivas.

PREVENÇÃO E PROFILAXIA

- Evitar carne malcozida e alimentos ou água potencialmente contaminados; limpar a caixa de areia dos gatos todos os dias.
- Pacientes imunocomprometidos: administrar SMX-TMP em comprimidos de 800/160 mg ou 400/80 mg uma vez ao dia. A alternativa é dapsona (50 mg/dia) com pirimetamina (50 mg/semana) e ácido folínico (25 mg/semana). Se o paciente tiver HIV, iniciar a profilaxia se a contagem de CD4 for ≤ 100 a 200 células/mm^3; suspender se o paciente estiver em ART e a contagem de CD4 for > 200 células/mm^3 por pelo menos 3 meses (profilaxia primária) ou 6 meses (profilaxia secundária). Para os pacientes que fizeram transplante de células-tronco hematopoiéticas, iniciar SMX-TMP após o enxerto. Se o paciente fizer transplante de órgãos sólidos, iniciar no transplante se classificado como D^+ ou R^+.

207 *Giardia lamblia*

David R. Hill e Theodore E. Nash

DEFINIÇÃO

- A giardíase, causada pelo protozoário *Giardia lamblia*, é uma causa comum de diarreia esporádica, endêmica e epidêmica em todo o mundo.
- As pessoas infectadas podem ter diarreia aguda com mal-estar, cólicas e distensão abdominal, diarreia crônica com má absorção, ou infecção assintomática. Esta última é mais comum em crianças, particularmente nos locais de baixa renda, e pode contribuir para a desnutrição.

EPIDEMIOLOGIA

- A *Giardia* é um dos parasitas entéricos mais amplamente distribuídos.
- Nos Estados Unidos, existem cerca de 20.000 infecções notificadas anualmente e mais de 100.000 estimadas; são descritas com mais frequência nas crianças entre 1 e 9 anos e adultos entre 35 e 45 anos.
- Nos países de baixa renda, a *Giardia* infecta quase todas as crianças até os 10 anos.
- A transmissão fecal-oral desse parasita é mais comum de pessoa para pessoa e por meio da água não tratada ou tratada de modo inadequado encontrada nas superfícies.
- Embora genótipos humanos específicos (A e B) sejam encontrados em alguns animais, não foram observadas epidemias de giardíase causadas por animais de maneira sistemática. Os animais tipicamente são portadores de outros genótipos.

DIAGNÓSTICO

- Uma síndrome clínica de diarreia com duração de 7 a 10 dias, muitas vezes associada a perda ponderal, ajuda a diferenciar a giardíase de outras infecções entéricas.
- Fatores de risco epidemiológicos úteis são história de viagem, ingestão de água de superfície não tratada, criança matriculada em creche ou práticas sexuais com potencial de transmissão fecal-oral.
- O exame parasitológico de fezes é o método tradicional de diagnóstico.
- A detecção de antígeno está amplamente disponível e é mais sensível e específica do que o parasitológico de fezes. A reação em cadeia da polimerase tem sido mais amplamente utilizada e identifica o genótipo.

TRATAMENTO

- O tinidazol é o medicamento de escolha, administrado em dose única (Tabela 207-1).
- As alternativas são o metronidazol, a nitazoxanida e o albendazol.
- Eventos adversos potenciais associados ao tratamento devem ser conversados com o paciente.
- O tratamento durante a gestação requer considerações especiais.
- Intolerância à lactose pós-*Giardia* deve ser considerada se o tratamento parecer não funcionar. Se houver parasitas, então retratamento com medicação de classe diferente em geral é bem-sucedido.

PREVENÇÃO

- A prevenção da giardíase requer a manipulação e o tratamento adequados do abastecimento de água potável e da água usada em ambientes de lazer, uma boa higiene pessoal e proteção dos alimentos para evitar contaminação.
- Ferver, filtrar e halogenar a água podem ser medidas eficazes para tratar pequenos volumes de água.

TABELA 207-1 Tratamento da Giardíase

Medicamento (categoria de gestação da FDA)*	DOSE	
	Adultos	Crianças
Tinidazol (C)	2 g dose única	50 mg/kg em dose única (máximo 2 g)
Metronidazol[†] (B)	250 mg de 8/8 h × 5 a 7 dias	5 mg/kg de 8/8 h × 7 dias
Nitazoxanida (B)	500 mg de 12/12 h × 3 dias	Idade 12 a 47 meses: 100 mg de 12/12 h × 3 dias Idade 4 a 11 anos: 200 mg de 12/12 h × 3 dias
Albendazol[†] (C)	400 mg 1 x ao dia × 5 dias	15 mg/kg/dia × 5 a 7 dias (máximo 400 mg)
Paromomicina[†] (NC)	500 mg de 8/8 h × 5 a 10 dias	30 mg/kg/dia em 3 doses × 5 a 10 dias
Quinacrina[‡] (C)	100 mg de 8/8 h × 5 a 7 dias	2 mg/kg de 8/8 h × 7 dias
Furazolidona[‡] (C)	100 mg de 6/6 h x 7 a 10 dias	2 mg/kg de 6/6 h x 10 dias

FDA, U.S. Food and Drug Administration; NC, não categorizado.

*Categorias de gestação da FDA: B, estudos de reprodução em animais não demonstraram riscos para o feto, e não existem estudos adequados e controlados em gestantes. C, estudos de reprodução em animais demonstraram efeitos adversos sobre o feto, e não existem estudos adequados e bem controlados em seres humanos, mas os benefícios potenciais podem justificar o uso da medicação em gestantes, apesar dos riscos potenciais.

[†]Não é uma indicação aprovada pela FDA.

[‡]Não é mais produzida nos Estados Unidos; pode ser obtida em algumas farmácias de manipulação.

208 *Trichomonas vaginalis*

Jane R. Schwebke

MICROBIOLOGIA E EPIDEMIOLOGIA

- *Trichomonas vaginalis* é um parasita flagelado.
- A infecção ocorre por transmissão sexual.
- A sensibilidade à infecção pelo vírus da imunodeficiência humana (HIV) pode ser maior.

DIAGNÓSTICO

- A infecção provoca vaginite nas mulheres e pode causar uretrite nos homens; muitas vezes é assintomática.
- Nas mulheres, a maioria dos casos é diagnosticada por microscopia com exame a fresco de secreção vaginal como teste rápido, mas esse tipo de teste carece de sensibilidade.
- O padrão ouro do diagnóstico é o teste de amplificação do ácido nucleico.

TRATAMENTO

- Metronidazol é o tratamento habitual.
- Pode ocorrer resistência ao metronidazol.
- Tinidazol pode ser mais eficaz.

PREVENÇÃO

- Os parceiros sexuais devem ser tratados.
- O uso de preservativos evita a infecção.

209 *Babesia* spp.

Jeffrey A. Gelfand e Edouard G. Vannier

DEFINIÇÃO

- A babesiose ou doença do carrapato é uma doença infecciosa emergente causada por parasitas hemoprotozoários do gênero *Babesia*.

EPIDEMIOLOGIA E MICROBIOLOGIA

- O principal agente etiológico da babesiose nos Estados Unidos é o *Babesia microti,* um parasita tipicamente encontrado em camundongos de pata branca transmitido principalmente para os humanos quando uma ninfa do carrapato *Ixodes scapularis* se alimenta de sangue humano.
- O *B. microti* também pode ser transmitido por transfusão de hemoderivados, em especial concentrados de hemácias. A transmissão transplacentária é rara.
- A babesiose é uma doença notificada em todo país nos Estados Unidos, com sete estados altamente endêmicos: Connecticut, Massachusetts, Minnesota, Nova Jersey, Nova York, Rhode Island e Wisconsin, bem como outras 12 jurisdições.
- Os fatores de risco de babesiose grave são pessoas com mais de 50 anos, esplenectomia, infecção causada pelo vírus da imunodeficiência humana, câncer e tratamentos imunossupressores para transplantes ou câncer.

DIAGNÓSTICO

- Febre é o principal sintoma. Calafrios e sudorese são comuns. Cefaleia, mialgia, anorexia, artralgia e náuseas são menos frequentes.
- O diagnóstico é feito por esfregaços finos de sangue corados com Giemsa. Os trofozoítos geralmente se parecem com anéis. Tétrades de merozoítos são patognomônicas. Outras características que diferenciam a babesiose da malária são a ausência de sedimentos acastanhados em forma de anéis, a ausência de gametócitos e a existência de merozoítos extracelulares.
- Se os parasitas não são visualizados em um esfregaço e houver suspeita de babesiose, deve ser realizado o teste a reação em cadeia da polimerase com amplificação do DNA do parasita. A sorologia confirma o diagnóstico.
- Achados laboratoriais são sugestivos de anemia hemolítica com níveis baixos de hematócrito, hemoglobina e altos níveis de lactato desidrogenase, além de aumento da contagem de reticulócitos. A trombocitopenia e o aumento das enzimas hepáticas são comuns.

TRATAMENTO (TABELA 209-1)

- A doença leve causada por *B. microti* deve ser tratada em um único curso de 7 a 10 dias com atovaquona (750 mg VO a cada 12 horas) *associada a* azitromicina (500 mg VO em dose única, seguida de 250 mg/dia). Espera-se que os sintomas melhorem em 48 horas e resolvam em até três meses.
- A doença grave causada por *B. microti* exige internação hospitalar. O tratamento inicial deve ser feito com um curso de 7 a 10 dias de clindamicina (300 a 600 mg IV de 6/6h ou 600 mg VO de 8/8 h) *associada a* quinina (650 mg VO a cada 8 horas). Apesar do tratamento, metade dos pacientes hospitalizados evolui com complicações e cerca de 10% morrem.
- Se os sintomas persistirem ou recidivarem, o tratamento antimicrobiano deve ser mantido por semanas, com 2 semanas após parasitas não serem mais detectados nas amostras de sangue.

TABELA 209-1 Tratamento da Babesiose Humana

MICRO-ORGANISMO	GRAVIDADE	ADULTOS	CRIANÇAS
*Babesia microti**	Leve**	Atovaquona 750 mg de 12/12 h VO associada a azitromicina 500 mg VO no primeiro dia e 250 mg/dia VO do segundo dia em diante	Atovaquona 20 mg/kg de 12/12 h VO (máximo 750 mg/dose) associada a azitromicina 10 mg/kg VO no primeiro dia (máximo 500 mg/dose) e 5 mg/kg/dia VO do segundo dia em diante (máximo 250mg/dose)
	Grave#§	Clindamicina 300 a 600 mg de 6/6 h IV ou 600 mg de 8/8 h VO associada a quinina 650 mg de 8/8 h VO	Clindamicina 7 a 10 mg/kg de 6/6 h ou de 8/8 h IV ou 7 a 10 mg/kg de 6/6 h ou de 8/8 h VO (máximo 600 mg/dose) associada a quinina 8 mg/kg de 8/8 h VO (máximo 650 mg/dose)
*Babesia divergens**		Transfusão de troca de hemácias imediata completa associada a clindamicina 600 mg de 6/6 h ou de 8/8 h IV e quinina 650 mg de 8/8 h VO	Transfusão de troca de hemácias imediata completa associada a clindamicina 7 a 10 mg/kg de 6/6 h ou de 8/8 h IV (máximo 600 mg/dose) e quinina 8 mg/kg de 8/8 h VO (máximo 650 mg/dose)

Observação: Monitorar os pacientes recebendo quinina com eletrocardiogramas; monitorar os níveis séricos da quinina em caso de doença hepática ou renal.

IV, via intravenosa; VO, via oral.

*Tratamento por 7 a 10 dias, porém a duração pode variar.

**Atovaquona (750 mg duas vezes ao dia) combinada a doses mais altas de azitromicina (600 a 1.000 mg/dia) tem sido usada para os pacientes imunocomprometidos. Com este esquema, os sintomas e a parasitemia desaparecem mais rápido.

#Considerar transfusão de troca de hemácias parcial ou completa em casos com grau de parasitemia (≥ 10%), anemia profunda (hemoglobina < 10 g/dL) ou comprometimento pulmonar, renal ou hepático. Mesmo quando a parasitemia for menor que 10%, considerar a transfusão se o paciente apresentar síndrome da angústia respiratória aguda ou síndrome semelhante à síndrome da resposta inflamatória sistêmica.

§Nos pacientes com asplenia e nos imunocomprometidos, a babesiose persistente ou recorrente deve ser tratada por, pelo menos, seis semanas, incluindo duas semanas após os parasitas já não serem mais detectados.

- Hemotransfusão parcial ou completa é recomendada quando o grau de parasitemia é alto (≥ 10%) ou a anemia é grave (hemoglobina ≤ 10 g/dL), ou quando os sistemas pulmonar, renal ou hepático estiverem comprometidos.

PREVENÇÃO

- Não há vacina disponível. As pessoas em risco devem evitar áreas altamente endêmicas.

210 Criptosporidiose (Espécies do *Cryptosporidium*)

A. Clinton White Jr.

DEFINIÇÃO

- A criptosporidiose é causada por infecção com oocistos de espécies de *Cryptosporidium.*

EPIDEMIOLOGIA

- A criptosporidiose está disseminada globalmente com prevalência mais alta em países mais pobres em recursos.
- A criptosporidiose é a principal causa de diarreia prolongada e desnutrição em crianças em países pobres em recursos.
- A criptosporidiose é a principal causa de diarreia em adultos infectados pelo vírus da imunodeficiência humana (HIV).
- A criptosporidiose está associada a transmissão pessoa a pessoa e pela água em países ricos.
- A principal espécie, o *Cryptosporidium hominis*, infecta humanos primariamente.
- Espécies zoonóticas, incluindo o *Cryptosporidium parvum*, também são comuns em humanos.

MICROBIOLOGIA

- Espécies *Cryptosporidium* são parasitas protozoários do filo apicomplexa.

MANIFESTAÇÕES CLÍNICAS

- A maioria dos pacientes se apresenta com diarreia frequentemente prolongada.

DIAGNÓSTICO

- O diagnóstico depende da demonstração do micro-organismo nas fezes pela detecção do antígeno, amplificação do ácido nucleico ou microscopia com coloração álcool-ácido ou fluorescentes.

ADMINISTRAÇÃO

- Para hospedeiros imunocomprometidos, não há terapia efetiva, porém, a reversão de deficiências do sistema imunológico é fundamental (p. ex., o tratamento subjacente do HIV com terapia antirretroviral).
- A nitazoxanida sozinha é efetiva em hospedeiros imunocompetentes, porém não em pacientes gravemente imunocomprometidos.

PREVENÇÃO

- Tratamento da água e higiene das mãos são medidas-chave para a prevenção da infecção.

211 Espécies *Cyclospora cayetanensis*, *Cystoisospora (Isospora) belli*, *Sarcocystis*, *Balantidium coli* e *Blastocystis*

Kathryn N. Suh, Phyllis Kozarsky e Jay S. Keystone

CYCLOSPORA E *CYSTOISOSPORA* (*ISOSPORA*)

Epidemiologia

- Ambos são patógenos oportunistas em hospedeiros imunocomprometidos, porém também infectam pacientes não comprometidos.
- *Cyclospora:* disseminado mundialmente e endêmico em áreas em desenvolvimento, com surtos em áreas desenvolvidas.
- *Cystoisospora:* ocorrência primária em climas tropical e subtropical, especialmente na América do Sul, África e sudeste da Ásia.
- Alimentos e água contaminados são as fontes primárias.
- Oocistos podem sobreviver no ambiente por meses, porém devem esporular-se para tornarem-se infecciosos.

Diagnóstico

- Diarreia aguda ou crônica ocorre com outros sintomas constitucionais e gastrintestinais.
- Oocistos nas fezes podem ser visualizados por meio de colorações ácido-álcool modificadas.
- Exames múltiplos de fezes podem ser solicitados.

Tratamento

- Um comprimido de sulfametoxazol-trimetoprima de dose dupla, 2 vezes ao dia, por 7 dias são eficazes (Tabelas 211-1 e 211-2).

SARCOCYSTIS SPP.

Epidemiologia

- A disseminação é principalmente tropical e subtropical, especialmente no sudeste da Ásia e Malásia.
- A infecção é amplamente distribuída em vários animais; a doença humana é muito rara após o consumo de carne animal contaminada crua ou pouco cozida.
- *Sarcocystis suihominis* e *Sarcocystis hominis* são as principais causas de doença humana.

Diagnóstico

- A infecção é geralmente assintomática.
- Raramente, doença gastrintestinal autolimitante ou miosite (febre, mialgias) ocorre após exposição a áreas endêmicas.
- Esporocistos ou oocistos podem ser visíveis nas fezes; biópsia do músculo pode ser solicitada.

Tratamento

- Não há; o albendazol tem sido usado.

BALANTIDIUM COLI

Epidemiologia

- A disseminação é mundial, com infecções mais comuns na América Latina, sudeste da Ásia, Papua Nova Guiné e Oriente Médio.

TABELA 211-1 Terapia (em Adultos) para Ciclosporíase

MEDICAMENTO*	DOSAGEM TERAPÊUTICA	DOSAGEM PROFILÁTICA
Sulfametoxazol-trimetoprima	Um comprimido DS ** VO duas vezes ao dia por 7 a 10 dias	Um comprimido DS VO três vezes por semana
Ciprofloxacina	500 mg VO duas vezes ao dia por 7 dias	500 mg VO três vezes por semana
Nitazoxanida	500 mg VO duas vezes ao dia por 7 dias	

DS- dose dupla.
*Os medicamentos estão listados na ordem de preferência.
**Um comprimido dose dupla contém 160 mg de trimetoprima/800 mg de sulfametoxazol.

TABELA 211-2 Terapia (em Adultos) para Cistoisosporíase

MEDICAMENTO*	DOSAGEM TERAPÊUTICA	DOSAGEM PROFILÁTICA
Sulfametoxazol-trimetoprima	Um comprimido DS ** VO duas vezes ao dia por 10 dias	Um comprimido DS VO diariamente ou três vezes por semana
Ciprofloxacina	500 mg VO duas vezes ao dia por 7 dias	500 mg VO diariamente ou três vezes por semana

DS – dose dupla.
*Os medicamentos estão listados em ordem de preferência.
**Um comprimido dose dupla contém 160 mg de trimetoprima/800mg de sulfametoxazol.

TABELA 211-3 Terapia (em Adultos) para Balantidíase

MEDICAMENTO*	DOSAGEM
Tetraciclina	500 mg VO quatro vezes ao dia por 10 dias
Metronidazol	750 mg VO três vezes ao dia por 5 dias
Iodoquinol	650 mg VO três vezes ao dia por 20 dias

*Os medicamentos estão listados em ordem de preferência.

- Os porcos são os reservatórios primários e depositam cistos nas fezes.
- Cistos em alimento ou água contaminada são infecciosos.

Diagnóstico

- A infecção é geralmente assintomática; ocasionalmente, é relatada uma doença diarreica.
- Tropozoítos são visíveis nas fezes.

Tratamento

- Tetraciclina, metronidazol ou iodoquinol são usados (Tabela 211-3).

BLASTOCYSTIS SPECIES

Epidemiologia

- Disseminação mundial, primariamente em países em desenvolvimento, porém a prevalência varia marcadamente.

Diagnóstico

- O papel na doença humana é incerta; diarreia, flatulência e desconforto abdominal são os sintomas mais comumente relatados.
- O diagnóstico microscópico é desafiador; coloração tricromo é o método mais sensível.
- O ensaio de reação em cadeia da polimerase é mais sensível e específico, porém não está amplamente disponível.

Tratamento

- A terapia é geralmente insatisfatória.
- Sulfametoxazol-trimetoprima, metronidazol ou iodoquinol são usados (Tabela 211-4).

TABELA 211-4 Terapia (em Adultos) para Blastocistose

MEDICAMENTO*	DOSAGEM
Metronidazol	750 mg VO três vezes ao dia ou 1,5g diariamente por 10 dias
Sulfametoxazol-trimetoprima	Um comprimido DS ** duas vezes ao dia ou dois comprimidos DS diariamente por 7 dias
Iodoquinol	650 mg VO três vezes ao dia por 20 dias
Nitazoxanida	500 mg duas vezes ao dia por 3 dias
Paromomicina	25-35 mg/kg dividida três vezes ao dia por 7 dias

DS- dose dupla.
*Os medicamentos estão listados em ordem de preferência.
**Um comprimido dose dupla contém 160 mg de trimetoprima/800 mg de sulfametoxazol.

212 Doenças Humanas Associadas a Proliferação de Algas Nocivas

J. Gleen Morris Jr.

DEFINIÇÃO

- Doenças de principal preocupação, causadas por toxinas pré-formadas por espécies de alga, são envenenamento por peixe ciguatera, envenenamento paralítico por marisco e envenenamento amnésico por marisco.

EPIDEMIOLOGIA E MICROBIOLOGIA

- Dependendo do agente, a doença é causada por ingestão de toxinas no marisco, ou por inalação, ou contato com a pele.
- A ocorrência de doença é geralmente associada à proliferação de espécies de algas tóxicas específicas (Tabela 212-1). Doenças relacionadas com a proliferação de algas tóxicas nos Estados Unidos foram relatadas no Atlântico, Pacífico e Costa do Golfo, Havaí e Alasca, e no Caribe (Fig. 212-1).

DIAGNÓSTICO

- O diagnóstico é baseado na apresentação clínica (Tabela 212-1).

TRATAMENTO

- O tratamento é de suporte. A síndrome de hipotensão/bradicardia vista em casos graves de intoxicação por peixe ciguatera pode exigir atropina; o suporte respiratório pode ser necessário em casos graves de envenenamento paralítico por marisco.

PREVENÇÃO

- A prevenção consiste em evitar peixes ou mariscos que contêm toxinas. O monitoramento ambiental de marisco com toxinas responsáveis por paralisia, amnésia e envenenamento por marisco neurotóxico é conduzido pelos departamentos de saúde estaduais e locais.

TABELA 212-1 Doenças Humanas Associadas à Proliferação de Algas Nocivas

SÍNDROME	MICRO-ORGANISMOS CAUSATIVOS	TOXICINA PRODUZIDA	MANIFESTAÇÕES CLÍNICAS
Envenenamento por peixe ciguatera	*Gambierdiscus* spp. e outros	Ciguatoxina	Gastrenterite aguda seguida por parestesias e outros sintomas neurológicos
Envenenamento paralítico por marisco	*Alexandrium* spp. e outros	Saxitoxinas	Parestesias agudas e outras manifestações neurológicas; pode progredir rapidamente para paralisias respiratórias
Envenenamento por marisco neurotóxico	*Karenia brevis*	Brevetoxinas	Sintomas gastrintestinais e neurológicos; formação de aerossóis tóxicos por ação da onda pode produzir irritação respiratória e sintomas similares aos da asma
Envenenamento diarreico por marisco	*Dinophysis* spp.	Ácido ocadaico e outros	Gastrenterite aguda, dor abdominal
Envenenamento amnésico por marisco	*Pseudonitzschia* spp.	Ácido domoico	Gastrenterite, seguida de perda de memória, manifestações neurológicas; pode progredir para amnésia, coma e morte
Envenenamento azaspirácido por marisco	*Azadinium* spp. e outros	Azaspiracida	Gastroenterite aguda, dor abdominal
Síndromes de exposição a *Lyngbya* ou *Cianobactéria*	*Lyngbya* spp.	Lyngbyatoxina A, debromaplisiatoxina	"Coceira dos nadadores", particularmente em área inguinal; dor nos olhos, orelhas; dor de cabeça; possíveis sintomas gastrintestinais
	Microcystis spp.	Microcistinas	(??)
Síndrome associada a *Pfiesteria*	*Pfiesteria* spp. (?)	Indefinido até a data	Deficiências no aprendizado e na memória; irritação aguda respiratória e nos olhos; síndrome confusional aguda

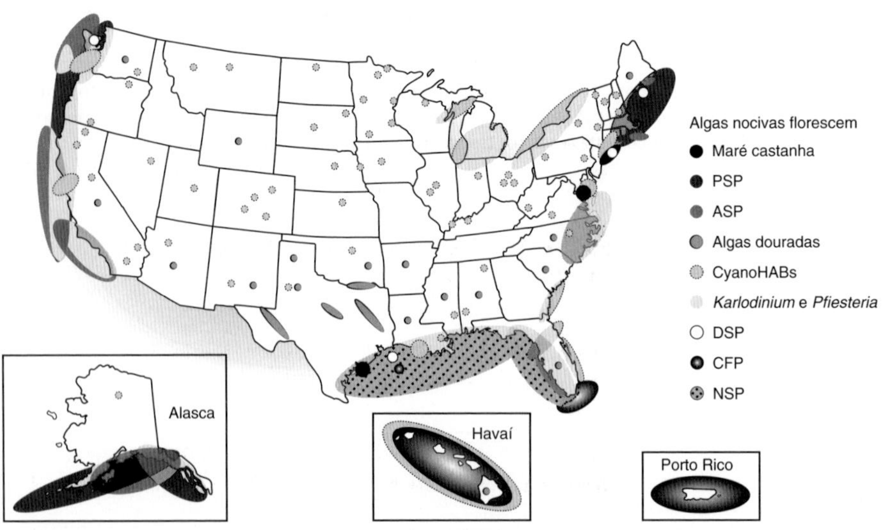

FIGURA 212-1 Locais e tipos de proliferação de algas nocivas ao longo da costa dos Estados Unidos. ASP, envenenamento por marisco amnésico; PCP, envenenamento por ciguatera peixe; Ciano-HABs, proliferação de algas nocivas por cianobactérias; DSP, envenenamento por marisco diarreico; NSP, envenenamento por marisco neurotóxico; PSP, envenenamento por marisco paralítico. (From U.S. National Office for Harmful Algal Blooms/Woods Hole Oceanographic Institution.)

J Doenças Causadas por Helmintos

213 Nematoides Intestinais (Lombrigas)

James H. Maguire

DEFINIÇÃO

- Nematoides intestinais ou lombrigas são parasitas helmintos do trato gastrintestinal humano (Tabela 213-1).
- O *Ascaris* e o *Trichuris* (nematódeos) são adquiridos pela ingestão de solo contaminado.
- O *Strongyloides* e os ancilóstomos (*Ancylostoma, Necator)* são adquiridos pela exposição às larvas no solo.
- Apenas o *Enterobius* (oxiúros) é transmitido de pessoa para pessoa pela ingestão de ovos ou pelo contato com objetos contaminados.

EPIDEMIOLOGIA

- Os helmintos chamados de *Strongyloides* são transmitidos pelo solo e prevalentes em países tropicais e subtropicais. Eles infectam mais de 1 bilhão de pessoas, principalmente aquelas com acesso limitado a água limpa e saneamento.
- Em áreas temperadas e países industrializados, *Strongyloides* é encontrado principalmente entre imigrantes e viajantes que retornam de países tropicais e subtropicais.

MICROBIOLOGIA

- Os nematoides *Ascaris*, ancilóstomos e nematoides *Trichuris* não podem se replicar em hospedeiros humanos; assim, não há nenhuma transmissão de pessoa para pessoa. A duração da infecção é o tempo de vida de vermes adultos, geralmente menos do que alguns anos.
- *Strongyloides* pode se replicar em hospedeiros humanos; assim, a infecção é adquirida pelo contato de pessoa para pessoa e contato com larvas no solo. A infecção persiste por décadas, e o número de vermes aumenta sem reinfecção exógena, especialmente em pessoas que recebem corticosteroides ou com infecção linfotrópica da célula T humana do vírus-1.
- Os oxiúros são comuns em todas as partes do mundo, especialmente em crianças.
- Os oxiúros se espalham prontamente pelo contato de pessoa para pessoa e ingestão de ovos espalhados no ambiente, e pessoas infectadas frequentemente reinfectam elas mesmas e outros na família.
- Ancilostomídeos, Ascaris, Strongyloides migram através dos pulmões, mas os nematoides e oxiúros não.

DIAGNÓSTICO

- Infecções por parasitas intestinais: normalmente causam leves, pequenos ou nenhum sintoma, mas muitas vezes provocam eosinofilia do sangue periférico
- Helmintos transmitidos pelo solo: em crianças com infecções moderadas e aqueles em risco de desnutrição
- Síndromes clínicas sugestivas: *Ascaris:* obstrução intestinal ou biliar; ancilóstomos: anemia por deficiência de ferro; *Trichuris:* prolapso intestinal, disenteria; *Strongyloides:* dor abdominal, diarreia, larvas eliminadas, infecção disseminada (imunológico comprometido); oxiúro: coceira anal.
- Nematoides *Ascaris*, ancilóstomos e nematoides *Trichuris*: prontamente diagnosticado por exame microscópico da amostra de fezes para ovos característicos.
- *Strongyloides:* sorologia mais sensível do que exame de amostra de fezes.
- Oxiúros: método da fita de celofone.

TABELA 213-1 Características dos Principais Nematódeos Intestinais

NEMATOIDE	TRANSMISSÃO	TRANSMISSÃO DIRETA PESSOA PARA PESSOA	DISTRIBUIÇÃO GEOGRÁFICA	DURAÇÃO DA INFECÇÃO	LOCALIZAÇÃO DO(S) VERME(S) ADULTO(S)	TRATAMENTO*
Ascaris lumbricoides	Ingestão de ovos infectados	Não	Áreas quentes e úmidas; zonas temperadas em meses mais quentes	1-2 anos	Livre no lúmen do intestino delgado, jejuno principalmente	Albendazol Mebendazol Pirantel Ivermectina Levamisol Piperazina
Trichuris trichiura (nemátodo)	Ingestão de ovos infectados	Não	Áreas quentes e úmidas; zonas temperadas em meses mais quentes	1-3 anos	Ancorada na mucosa superficial do ceco e cólon	Albendazol Mebendazol
Necator americanus, Ancylostoma duodenale (ancilóstomo)	Penetração da pele por larvas filariformes	Não	Áreas quentes e úmidas; zonas temperadas em meses mais quentes	3-5 anos (*Necator*) 1 ano (*Ancylostoma*)	Aderido à porção da mucosa média a superior do intestino delgado	Albendazol Mebendazol Levamisol Pirantel
Strongyloides stercoralis	Penetração da pele ou mucosa do intestino por larvas filariformes	Sim	Áreas primariamente quentes e úmidas; mas pode ser o mundo todo	Tempo de vida do hospedeiro	Incorporado à mucosa do duodeno, jejuno	Ivermectina[†] Albendazol Tiabendazol
Enterobius vermicularis (oxiúro)	Ingestão de ovos infectados	Sim	Mundo todo	1 mês	Livre no lúmen do ceco, apêndice e cólon adjacente	Albendazol Mebendazol Pirantel Ivermectina Levamizol Piperazina

*A nitazoxanida mostrou ser eficaz no tratamento de ascaridíase, tricuríase e enterobíase em diversos ensaios no México. A tribendimidina, que está licenciada na China, mostrou-se eficaz contra *Ascaris* e com eficácia moderada contra *Strongyloides* num ensaio aleatorizado.
[†]Droga de escolha.

TRATAMENTO

- Helmintos e oxiúros transmitidos pelo solo: albendazol, mebendazol ou pirantel.
- Dose única efetiva para *Ascaris*, ancilóstomos; doses múltiplas para *Trichuris*; repetir dose única depois de 2 semanas para oxiúro.
- *Strongyloides:* duas doses diárias de ivermectina; tratamento prolongado para hiperinfecção ou infecção disseminada.

PREVENÇÃO

- Saneamento, abastecimento de água potável, uso de sapatos, lavar as mãos.
- Administração periódica de medicamentos em massa para helmintos transmitidos pelo solo.
- *Strongyloides*: suspeitar, diagnosticar e tratar antes da terapia imunossupressora.

214 Nematoides de Tecido (Triquinose, Dracunculose, Filariose, Loíase e Oncocercose)

James W. Kazura

DEFINIÇÃO

- Infecções por nematoides de tecido causam um espectro de manifestações da doença que variam de casos assintomáticos a processos patológicos crônicos e, ocasionalmente, doença grave e morte.

EPIDEMIOLOGIA

- Infecções com nematoides de tecido ocorrem em todo o mundo e têm maior prevalência em regiões tropicais, onde insetos vetores obrigatórios estão presentes.
- Triquinose.
- Dracunculose.
- Filariose.

MICROBIOLOGIA

- Os ciclos de vida desses parasitas são complexos, com cinco estágios distintos que envolvem seu hospedeiro humano e, onde aplicável, insetos vetores.
- Triquinose.
- Dracunculose.
- Filariose.

DIAGNÓSTICO

- Os parasitas são identificados microscopicamente em fluidos corporais, ou ensaios de diagnósticos são usados para detectar antígenos parasitas.

TRATAMENTO

- Drogas anti-helmínticas estão disponíveis para muitas infecções.
- Para a triquinose, não há medicamentos disponíveis para o tratamento de larvas recém-nascidas ou larvas de maturação em primeiro estágio. Corticosteroides e mebendazol às vezes são utilizados em doença grave. Durante a fase de infecção entérica (uma a duas semanas depois de comer carne contaminada), mebendazol ou albendazol pode ser usado para eliminar vermes adultos do intestino delgado.
- Para a filariose linfática, dietilcarbamazina é mais ativa contra *Wuchereria bancrofti* do que *Brugia malayi*.
- Dietilcarbamazina também é utilizada para tratar a eosinofilia pulmonar tropical e loíase.
- A ivermectina é utilizada para tratar a oncocercose.

PREVENÇÃO

- Controlar insetos vetores e administrar medicamentos anti-helmínticos em massa para populações endêmicas reduzem e podem, potencialmente, eliminar a transmissão de infecções clinicamente significativas de nematoides de tecido.

215 Trematódeos (Esquistossomose e Vermes do Fígado, Intestino e Pulmão)

*James H. Maguire**

DEFINIÇÃO

- Trematódeos ou vermes chatos são vermes achatados que vivem em vasos sanguíneos, trato biliar, intestinos e pulmões de humanos e animais inferiores.
- Estão incluídos os esquistossomos e os trematódeos de origem alimentar — vermes hepáticos (*Fasciola, Clonorchis, Opisthorchis*), intestinais (várias espécies) e pulmonares (*Paragonimus*).

EPIDEMIOLOGIA

- Os esquistossomos são predominantes na África tropical e subtropical, Oriente Médio, Sudeste Asiático, Leste Asiático, Filipinas, e áreas limitadas do Caribe e América do Sul em locais com saneamento ou acesso a água potável inadequados.
- Os trematódeos transmitidos por alimentos são mais prevalentes no Sudeste e Leste da Ásia, mas também em outras partes do mundo onde as pessoas ingerem peixe cru ou malcozido, lagostas ou plantas produzidas em água doce contaminadas com fezes humanas ou de animais, ou (para o *Paragonimus*) escarro.

MICROBIOLOGIA

- Pessoas são infectadas com esquistossomos quando os parasitas larvares (cercárias) liberados por caramujos de água doce (hospedeiros intermediários) penetram na pele exposta.
- Pessoas são infectadas com trematódeos de origem alimentar pela ingestão de parasitas larvares (metacercárias) encistadas em peixes, vegetação aquática ou crustáceos (segundo hospedeiro intermediário) que foram infectados com cercárias eliminadas de caracóis (primeiro hospedeiro intermediário).

DIAGNÓSTICO

- Infecções por trematódeos são frequentemente leves e podem causar poucos ou nenhum sintoma, mas muitas vezes provocam eosinofilia periférica.
- Síndromes clínicas sugestivas durante as primeiras semanas após a infecção inicial incluem doença aguda com febre, urticária, eosinofilia e outros sintomas quando vermes larvais estão migrando através do corpo e amadurecendo; a migração ectópica pode levar a doenças do sistema nervoso central, de pele, e outras partes do corpo.
- Síndromes clínicas sugestivas durante infecções crônicas incluem esquistossomos intestinais (diarreia, pólipos intestinais, hipertensão portal), esquistossomos urinários (hematúria, câncer de bexiga), vermes de fígado (obstrução biliar), vermes intestinais (diarreia, desconforto abdominal) e vermes pulmonares (tosse, hemoptise, lesões pulmonares cavitárias).
- O diagnóstico é estabelecido pela identificação microscópica dos ovos característicos nas fezes, urina ou expectoração; ou pela identificação de vermes larvais ou adultos em tecidos.
- A sorologia, disponível para algumas infecções por nematódeos, pode ser mais sensível do que o exame microscópico, especialmente durante infecções agudas.

---

*Todo o material deste capítulo é de domínio público, exceto tabelas emprestadas.

TRATAMENTO

- O praziquantel é o medicamento de escolha para todas as infecções de nematódeos, exceto fasciolose, na qual o triclabendazol é preferido (Tabela 215-1).

PREVENÇÃO

- Para a esquistossomose, os métodos de prevenção incluem saneamento, abastecimento de água potável, controle do caracol e evitar o contato com água doce contaminada.
- Para trematódeos de origem alimentar, a prevenção de infecção inclui a manutenção de reservas de água doce livres de contaminação por humanos e animais inferiores, controle do caracol e cozimento adequado dos peixes aquáticos, plantas e crustáceos.
- São essenciais exames periódicos e tratamento ou administração de medicamentos em massa para populações em risco de infecção.

TABELA 215-1 Características dos Esquistossomos e Outros Trematódeos Importantes

PARASITA	CARAMUJO HOSPEDEIRO INTERMEDIÁRIO (GÊNERO)	SEGUNDO HOSPEDEIRO INTERMEDIÁRIO	DISTRIBUIÇÃO GEOGRÁFICA	LOCALIZAÇÃO DOS VERMES ADULTOS	TRATAMENTO
Esquistossomos*					
Schistosoma mansoni	*Biomphalaria*	Nenhum	América do Sul, África, Caribe, Península Árabe	Vênulas mesentéricas	Praziquantel, 40 mg/kg/dia em 1 ou 2 doses × 1 dia Oxamniquina[†]
Schistossoma japonicum	*Onchomelania*	Nenhum	China, Filipinas, Indonésia, Tailândia	Vênulas mesentéricas	Praziquantel, 60 mg/kg/dia em 3 doses × 1 dia
Schistossoma mekongi	*Neotricula*	Nenhum	Camboja, Laos	Vênulas mesentéricas	Praziquantel, 60 mg/kg/dia em 3 doses × 1 dia
Schistossoma intercalatum, Schistossoma guineensis	*Bulinus*	Nenhum	África Central e Ocidental	Vênulas mesentéricas	Praziquantel, 40 mg/kg/dia em 1 ou 2 doses × 1 dia
Schistossoma haematobium	*Bulinus*	Nenhum	África, Oriente Médio	Vênulas do trato urinário inferior	Praziquantel, 40 mg/kg/dia em 1 ou 2 doses × 1 dia Metrifonato[†]
Vermes do Fígado					
Clonorchis sinensis	*Bithynia, Parafossarulus*	Peixe de água doce	China, Taiwan, Coreia, Japão, Vietnã	Bile, dutos pancreáticos	Praziquantel, 75 mg/kg/dia em 3 doses × 1-2 dias Albendazol,[‡] 10 mg/kg/dia × 10 dias
Opisthorchis viverrini	*Bithynia*	Peixe de água doce	Tailândia, Laos, Camboja	Bile, dutos pancreáticos	Praziquantel, 75 mg/kg/dia em 3 doses × 1-2 dias Albendazol,[‡] 10 mg/kg/dia × 10 dias
Opisthorchis felineus	*Bithynia*	Peixe de água doce	Europa Oriental, ex-União Soviética	Bile, dutos pancreáticos	Praziquantel, 75 mg/kg/dia em 3 doses × 1-2 dias Albendazol,[‡] 10 mg/kg/dia × 10 dias
Fasciola hepatica	*Lymnaea*	Agrião, outras plantas aquáticas	Américas, Europa, Ásia, Pacífico ocidental, África do Norte	Dutos biliares	Triclanbendazol,[§] × 10 mg/kg × 1 dia Nitazoxanida[¶]

(Continua)

TABELA 215-1 Características dos Esquistossomos e Outros Trematódeos Importantes *(Cont.)*

PARASITA	CARAMUJO HOSPEDEIRO INTERMEDIÁRIO (GÊNERO)	SEGUNDO HOSPEDEIRO INTERMEDIÁRIO	DISTRIBUIÇÃO GEOGRÁFICA	LOCALIZAÇÃO DOS VERMES ADULTOS	TRATAMENTO
Vermes Intestinais					
Fasciolopsis burski	*Segmentina*	Plantas aquáticas	Extremo Oriente, Índia	Intestino delgado	Praziquantel, 25 mg/kg/dia × 1 dia Niclosamida,[‡] 1 g × 1 dia Triclabendazol[¶]
Heterophyes heterophyes	*Pirenella, Cerithidea*	Peixe de água doce	Extremo Oriente, Egito, Oriente Médio, sul da Europa	Intestino delgado	Praziquantel, 25 mg/kg/dia × 1 dia Triclabendazol[¶]
Metagonimus yokogawai	*Semisulcospira*	Peixe de água doce	Extremo Oriente, Rússia, Europa do Sul	Intestino delgado	Praziquantel, 25 mg/kg/dia × 1 dia Triclabendazol[¶]
Vermes do Pulmão					
Paragonimus westermani; outras espécies	*Semisulcospira, Onchomelania, Thiara*	Caranguejo de água doce, lagostas	Extremo Oriente, sul da Ásia, Filipinas, África Ocidental, América do Sul e Central	Pulmões	Praziquantel, 75 mg/kg/dia em 3 doses × 2 dias Triclabendazol,[‡] 10 mg/kg dia × 3 dias

*Alguns especialistas recomendam doses mais elevadas (p. ex., Praziquantel 60 mg/kg/dia em doses divididas, para todas as espécies), várias doses (p. ex., durante 2 ou 3 dias), ou uma dose repetida de 4 a 6 semanas para atingir maiores taxas de cura em pessoas que não foram expostas à reinfecção.

†Não disponível ou disponibilidade limitada.

‡Droga alternativa.

§Nos Estados Unidos, está disponível (do fabricante, Novartis, da Victoria Pharmacy em Zurique, Suíça) para uso compassivo após a aprovação do paciente de Investigational New Drug (IND) pelo USA Food and Drug Administration.

¶Dados limitados.

216 Vermes Achatados (Cestódeos)

Charles H. King e Jessica K. Fairley

DEFINIÇÃO

- Cestódeos são tênias (platelmintos) que causam infecção parasitária humana sob a forma de tênias intestinais ou cistos larvais invasivos (isto é, ou neurocisticercose ou equinococose) (Tabela 216-1).

EPIDEMIOLOGIA

- O *Diphyllobothrium latum*, tênia do peixe, é associado à ingestão de peixes de água doce malcozidos e é endêmico em todo o mundo.
- O *Hymenolepis nana* é a tênia mais comum no mundo todo e transmitida de pessoa para pessoa.
- O *Taenia saginata* (tênia da carne) ocorre em áreas pecuárias do mundo.
- O *Taenia solium* (tênia do porco), e, consequentemente, a neurocisticercose, é endêmica em áreas de recursos limitados, incluindo o México, América Central e América do Sul, Ásia e África.
- A infecção por *Echinococcus granulosus* ocorre no mundo todo em áreas de criação de gado e está associada principalmente a cães domésticos.
- O *Echinococcus multilocularis* tem um ciclo de vida que envolve os caninos selvagens e é endêmico somente no hemisfério Norte.

MICROBIOLOGIA

- As tênias maduras residem no intestino de animais carnívoros.
- Os ovos são eliminados e, em seguida, passam para um hospedeiro intermediário, causando infecção cística através da disseminação de oncosferas em tecidos do hospedeiro.
- O hospedeiro definitivo carnívoro ingere tecido infectado com cistos, e a tênia então se desenvolve no intestino.

DIAGNÓSTICO

- O diagnóstico das tênias intestinais se baseia no exame de fezes para a evidência de ovos ou segmentos de tênia (proglótides).
- A neurocisticercose é diagnosticada pela aparência típica em exames de imagem e apoiada por sintomas clínicos e testes sorológicos.
- A equinococose é diagnosticada por imagens digitalizadas típicas e apoiada por sorologia.

TRATAMENTO

- A base do tratamento para tênias intestinais é o praziquantel ou a niclosamida.
- O tratamento para neurocisticercose depende da localização e fase do cisto.
- O parênquima da neurocisticercose é geralmente tratado com uma combinação de agentes anti-helmínticos e corticosteroides (albendazol ou praziquantel).
- A equinococose, dependendo da fase e espécie, muitas vezes requer cirurgia em combinação com agentes anti-helmínticos.

TABELA 216-1 Cestódeos Parasitas Comuns de Humanos, Seus Vetores Típicos e Seus Sintomas Comuns

ESPÉCIES DE PARASITA	ESTÁGIO DE DESENVOLVIMENTO ENCONTRADO EM HUMANOS	NOME COMUM	FONTE DE TRANSMISSÃO	SINTOMAS ASSOCIADOS A INFECÇÃO
Diphyllobothrium latum	Tênia	Tênia do peixe	Cistos de plerocercoides em peixes de água doce	Normalmente mínima, com infecção prolongada ou grave, deficiência de vitamina B_{12}
Hymenolepis nana	Tênia, cistocercoides	Tênia do camarão	Humanos infectados	Desconforto abdominal moderado
Taenia saginata	Tênia	Tênia da carne	Cisto na carne	Desconforto abdominal, migração da proglótide
Taenia solium	Tênia	Tênia do porco	Cisticerco na carne de porco	Mínimo
Taenia solium (Cysticercus cellulosae)	Cisticerco	Cisticercoides	Ovos de humanos infectados	Inflamação local, efeito em massa; se no sistema nervoso central, convulsões, hidrocefalia, aracnoidite
Echinococcus granulosus	Cistos de larvas	Doença do cisto hidático	Ovos de cães infectados	Efeito em massa que leva a dor, obstrução de órgãos adjacentes; menos comumente, infecção bacteriana secundária, propagação distal de cistos filhos
Echinoccocus multilocularis	Cistos de larvas	Doença do cisto alveolar	Ovos de caninos infectados	Invasão local e efeito em massa levando a disfunção do órgão; metástase distal possível
Taenia multiceps	Cistos de larvas	Cenurose, verme da bexiga	Ovos de cães infectados	Inflamação local e efeito em massa
Spirometra mansonoides	Cistos de larvas	Esparganose	Cistos de copépodes infectados, sapos, cobras	Inflamação local e efeito em massa

PREVENÇÃO

- A melhora no saneamento é essencial.
- Programas de educação sobre os sintomas de infecção e a manutenção do gado em currais longe dos seres humanos devem ser implementados.
- Mercados de carnes ou matadouros devem rastrear os cistos.
- Os cães devem ser examinados e tratados para eliminar o *Echinococcus granulosus*.
- Congelamento prolongado ou cozimento completo mata cistos no tecido.

217 Larva Visceral Migratória e Outras Infecções por Helmintos Incomuns

*Theodore E. Nash**

LARVA VISCERAL MIGRANTE

Definição

- A larva visceral migrante (toxocaríase) é causada pelo *Toxocara canis* e menos frequentemente pelo *Toxocara catis* e outros helmintos. Normalmente, ocorre em crianças e pode manifestar-se com febre, chiado, hepatomegalia e outros sintomas generalizados.

Diagnóstico

- O diagnóstico é baseado em encontrar larvas em tecidos afetados e a presença da eosinofilia.

Tratamento

- A maioria dos pacientes se recupera com tratamento.
- Fármacos anti-inflamatórios devem ser considerados, albendazol, mebendazol e dietilcarbamazina foram testados, mas são de eficácia incerta.

LARVA OCULAR MIGRANTE

Definição

- A larva ocular migrante é causada pela larva do *Toxocara canis* no olho e resulta em um granuloma coriorretinal ou ocasionalmente em pan-uveíte. O deslocamento da retina também pode ocorrer. Não há tratamento específico.

OUTROS HELMINTOS INCOMUNS

- Outras infecções por helmintos discutidas no capítulo são anisaquíase, larva cutânea migrante, meningite eosinofílica, gnatostomíase, angiostrongilíase, gastroenterite eosinofílica, dirofilariose, capilariose, nanofietíase e coceira do nadador.

*O material deste capítulo é de domínio público.

K Doenças Ectoparasitárias

218 Piolhos (Pediculose)

James H. Diaz

DEFINIÇÃO

- A pediculose é um complexo de três infestações humanas diferentes (piolhos de cabeça, piolhos de corpo e piolhos púbicos) com duas espécies de piolhos sugadores de sangue: *Pediculus humanus* var. *capitis* ou *corporis* e *Phthirus pubis*.

EPIDEMIOLOGIA

- Os piolhos de cabeça, ou pediculose capitis, são transmitidos principalmente pelo contato de cabeça com cabeça em vez de por objetos contaminados.
- Os piolhos de cabeça afligem milhões de pessoas anualmente, na maioria crianças em idade escolar.
- Os piolhos de corpo, ou pediculose corporis, são transmitidos principalmente por contato corporal em vez de por objetos contaminados.
- Os piolhos de corpo estão associados à falta de higiene e infestam principalmente os indigentes, indivíduos institucionalizados, sem-teto, refugiados e imunocomprometidos.
- As infestações por piolhos púbicos (pitiríase) são transmitidas principalmente durante contatos sexuais e, com frequência, coexistem com outras doenças sexualmente transmissíveis.

MICROBIOLOGIA

- Os piolhos de corpo podem transmitir várias doenças bacterianas, incluindo (1) febre recorrente causada por *Borrelia recurrentis*, (2) a febre das trincheiras causada por *Bartonella quintana* e (3) o tifo epidêmico causado pela *Rickettsia prowazekii*. A *B. quintana* foi isolada em piolhos coletados em moradores de rua nos Estados Unidos, estabelecendo o potencial de transmissão da febre das trincheiras por piolhos de cabeça, além de piolhos do corpo.

DIAGNÓSTICO

- As infestações por piolhos são diagnosticadas por inspeção clínica que demonstrem piolhos adultos vivos, ninfas e ovos viáveis, ou lêndeas, em seus nichos anatômicos humanos precisos.
- Recentemente, a dermoscopia foi utilizada para distinguir imediatamente lêndeas viáveis de lêndeas eclodidas vazias.
- A dermatoscopia pode fornecer uma ferramenta de triagem mais sensível para infestações por piolhos do que apenas a inspeção.

TRATAMENTO

- É necessária uma combinação de tratamento farmacológico com pediculicidas (ivermectina) tópicos ou orais e eliminação física de lêndeas viáveis com pente molhado.
- A farmacoterapia deve começar com os pediculicidas menos tóxicos, como as piretrinas.
- As preparações de ivermectina tópica ou oral devem ser reservadas para os casos resistentes à piretrina.

PREVENÇÃO

- São recomendadas combinações de higienização do ambiente e eliminação de todos os reservatórios humanos de piolhos de cabeça em domicílios, apartamentos, complexos habitacionais, abrigos para moradores de rua, salas de aula e escolas.
- As estratégias de prevenção de piolhos púbicos são similares às estratégias de prevenção para o piolho de corpo e devem incluir a lavagem e secagem em ciclo quente de todas as roupas e roupas de cama, instituição de medidas básicas de higiene pessoal e saneamento, e tratamento de contatos sexuais com infestações em corpo ou púbis por piolhos.

219 Escabiose (Sarna)

James H. Diaz

DEFINIÇÃO

- A escabiose é uma infestação pelo ácaro *Sarcoptes scabiei* var. *hominis* e tornou-se uma ectoparasitose reemergente significativa na sua forma mais grave como escabiose crostosa ou norueguesa entre os moradores de rua, idosos institucionalizados, pessoas com transtornos mentais e imunocomprometidas.

EPIDEMIOLOGIA

- A prevalência anual mundial de escabiose foi estimada em cerca de 300 milhões de casos.
- A escabiose ocorre em todo o mundo e acomete indivíduos de ambos os sexos, de todas as idades e de todos os grupos étnicos e socioeconômicos. É hiperendêmica nos países em desenvolvimento, especialmente na África subsaariana, na Índia, nas regiões aborígenes do norte da Austrália e nas ilhas do Pacífico Sul, especialmente nas Ilhas Salomão.
- A escabiose crostosa ou norueguesa é altamente transmissível no ambiente hospitalar.

MICROBIOLOGIA

- O ácaro da escabiose humana é um parasita obrigatório e completa o seu ciclo de vida em hospedeiros humanos enquanto as fêmeas cavam intradermicamente para botar ovos e as larvas emergem e amadurecem para reinfestar os mesmos hospedeiros ou outros. Todo o período de incubação de ovos a ácaros adultos dura 14-15 dias.
- O período de incubação humana desde a infestação inicial até o desenvolvimento dos sintomas é de 3 a 6 semanas em infestações iniciais e tão curto quanto 1 a 3 dias em reinfestações, como resultado da sensibilização prévia a antígenos de ácaros.

DIAGNÓSTICO

- O diagnóstico da escabiose é estabelecido por considerações epidemiológicas e observações clínicas.
- O diagnóstico clínico pode ser confirmado pelo exame de microscópio comum da raspagem da pápula ou do túnel escavado pela fêmea do ácaro.
- Biópsia da pele pode ajudar a confirmar o diagnóstico em casos atípicos.
- Métodos de diagnóstico mais recentes para escabiose incluem técnicas microscópicas com realce (dermatoscopia), detecção imunológica de anticorpos específicos da escabiose e identificação molecular do DNA *do Sarcoptes.*

TRATAMENTO

- Permetrina tópica a 5% e ivermectina oral parecem mais efetivas para a escabiose clássica individual.
- O manejo da escabiose crostosa (norueguesa) pode exigir tratamentos combinados intensos, tanto com permetrina a 5% tópica quanto com ivermectina oral, especialmente em comunidades de alto risco e em surtos institucionais.

PREVENÇÃO

- O tratamento agressivo de pacientes infestados e dos familiares próximos, contatos institucionais e sexuais, especialmente em casos de escabiose crostosa (norueguesa) altamente infecciosa, é necessário.
- A eliminação ou a esterilização no sistema de lavar e secar com ar quente (pela máquina de lavar e de secar a 60 °C [140 °F] ou mais) de toda a roupa contaminada e da roupa de cama em casos referenciados é essencial.
- O fornecimento de um acesso melhor à higiene pessoal e aos cuidados de saúde a todas as pessoas sem-teto ou institucionalizadas deve ser implementado.

220 Miíase e Tungíase

James H. Diaz

MIÍASE

Definição

- É uma infestação de ectoparasitas dos tecidos viáveis ou necróticos pelas larvas de dípteros de moscas maiores. A miíase furuncular é a manifestação clínica mais comum da miíase e ocorre quando uma ou mais larvas de mosca penetram na pele, causando lesões pustulares semelhantes a erupção ou furúnculos.

Epidemiologia

- É uma infestação oportunista que acomete viajantes que retornam de florestas tropicais e populações vulneráveis que vivem em áreas endêmicas dos trópicos.

Microbiologia

- Na miíase furuncular humana, os bernes penetram rapidamente a pele com mandíbulas afiadas para começar seus ínstares de desenvolvimento, que podem durar de 6-12 semanas e causar drenagem, lesões tumorais ou furúnculos.

Diagnóstico

- Geralmente é estabelecido por inspeção clínica e exame, muitas vezes com microscopia. Alguns testes de imunodiagnóstico têm sido desenvolvidos para detectar os anticorpos para os antígenos específicos das espécies de moscas que causam a miíase.

Tratamento

- A miíase furuncular pode ser tratada de modo conservador atraindo as larvas implantadas nos furúnculos ao sufocar seus espiráculos respiratórios com revestimentos oclusivos de petrolato (vaselina), esmalte incolor, alcatrão de tabaco, gordura de porco, bife cru ou tiras de *bacon*. No entanto, se malsucedido, esse tipo de tratamento pode asfixiar as larvas e induzir a extração cirúrgica ou a vácuo. Além de remover as larvas, é necessário limpar e desbridar cuidadosamente as feridas, administrar a profilaxia contra o tétano e realizar antibioticoterapia no caso de infecções bacterianas secundárias.

Prevenção

- Os métodos incluem controle de infestações larvais em pecuária e animais domésticos; disposição higiênica de carcaças e restos de animais para evitar que as moscas se alojem em seus locais propícios de reprodução; manejo adequado de todas as feridas humanas abertas ou infecções cutâneas; cimentação de pisos para impedir que as moscas voem em suas superfícies de ovoposição preferidas; acomodação em camas suspensas ou berços em cabanas ou tendas teladas; uso de camisas de mangas compridas e calças, que podem ser impregnadas com piretrina ou piretroide; pulverização da pele exposta com dietiltoluamida (N, N-dietil-meta-toluamida [DEET]) contendo repelentes; e passar ambos os lados de todas as roupas e fraldas deixadas ao ar livre para secar em habitats da mosca tumbu.

TUNGÍASE

Definição

- Infestação cutânea dolorosa com a fêmea fecundada do bicho-de-pé. Geralmente ocorre nos pés, mas pode acometer qualquer parte do corpo cuja pele exposta toque o solo contendo essas pulgas fêmeas grávidas.

Epidemiologia

- Em viajantes que retornam às infraestruturas de saúde acessíveis em países desenvolvidos, a tungíase é uma infestação exótica, com carga parasitária mínima e resolução cirúrgica simples. Todavia, nas comunidades pobres e carentes de países tropicais em desenvolvimento, é uma infestação recorrente dos pés com alta carga parasitária que causa morbidade significativa, incluindo a autoamputação.

Microbiologia

- Na tungíase, a fêmea fecundada do bicho-de-pé (tunga) penetra na pele exposta, geralmente nos pés (ou calcanhares), sob as unhas ou perto delas ou nos espaços interdigitais, para se alimentar de sangue e tecidos e incubar centenas de ovos em desenvolvimento durante alguns dias; ela infla, aumentando de tamanho 2.000 vezes, e depois expele os ovos em um período de três semanas ou menos antes de morrer e deixar sua carcaça enrugada em uma área ferida contaminada.

Diagnóstico

- Em geral, é estabelecido por inspeção clínica e exame, muitas vezes com microscopia.

Tratamento

- A tungíase é tratada extraindo-se todas as pulgas implantadas imediatamente com agulhas ou curetas estéreis, administrando-se a profilaxia do tétano e tratando infecções secundárias de feridas com antibióticos tópicos ou orais apropriados.

Prevenção

- Os métodos incluem usar sapatos, que podem ser pulverizados com piretroide ou soluções contendo dietiltoluamida; não sentar no chão sem roupas; tratar com inseticida animais domésticos e de rua e animais de estimação infestados de pulgas usando *sprays* de piretrina ou piretroides 10% ou Malation® em pó 1% a 4%; banhar os pés de cães domésticos e de rua e de porcos com soluções inseticidas, como Triclorfon® 2% (Neguvon®); e pulverizar ou limpar casas, especialmente aquelas com pisos de terra, com Malation® 1% a 4%.

221 Ácaros, Incluindo Trombidídeos

James H. Diaz

DEFINIÇÃO

- Os ácaros estão entre os menores artrópodes, com mais de 3.000 espécies, e apenas cerca de 25 deles, em sua maioria trombidídeos, ácaros de animais, plantas e escabiose, possuem alguma importância médica.

EPIDEMIOLOGIA

- A maioria dos ácaros é simplesmente incômoda, que morde e pode causar erupções maculopapulares muito sintomáticas e não transmite doenças infecciosas.

MICROBIOLOGIA

- Apenas as larvas do tifo rural asiático dos trombidídeos (*Leptotrombidium spp.*) podem transmitir o tifo rural, causado pelo *Orientia tsutsugamushi* (anteriormente *Rickettsia tsutsugamushi*), e apenas ácaros de rato (*Liponyssoides sanguineus*) podem transmitir a rickettsiose pustulosa, causada pelo *Rickettsia akari*.

DIAGNÓSTICO

- Os diagnósticos clínicos são altamente sensíveis e específicos na presença de um surto de mordedura de ácaro.
- O tifo rural, transmitido pelo ácaro, e a rickettsiose pustulosa se apresentam clinicamente de forma semelhante, com febre, escara da mordida, linfadenopatia regional, injeção conjuntival, sintomas do sistema nervoso central em tifo rural grave (p. ex., confusão, delírio, coma ou perda auditiva transitória) e erupção cutânea centrífuga em tifo rural.

TRATAMENTO

- O tratamento apropriado de mordidas de trombidídeo é de suporte com água e sabão, panos encharcados em água quente, anestésicos e anti-histamínicos tópicos e locais. Impetigo e infecções secundárias são complicações potenciais que necessitam de tratamento com antibióticos.
- Tanto o tifo rural quanto a rickettsiose pustulosa respondem ao tratamento com Doxiciclina® oral.

PREVENÇÃO

- As mordidas de trombidídeos podem ser evitadas pulverizando piretrina ou piretroide contendo inseticidas; pulverizando ou impregnando piretrina e piretroide contendo repelentes em roupas e sacos de dormir; e aplicando dietiltoluamida contendo repelentes de insetos (N, N-dietil-meta-toluamida [DEET]) na pele exposta.
- A rickéttsia pode ser evitada melhorando o controle do reservatório do roedor em acampamentos, casas, apartamentos, celeiros, galpões e especialmente em moradias públicas lotadas.
- Não existem vacinas para tifo rural ou rickettsiose pustulosa.
- Doses semanais de 200 mg de doxiciclina podem evitar infecções pelo *O. tsutsugamushi* em regiões endêmicas.

222 Carrapatos, Incluindo Paralisia do Carrapato

James H. Diaz

DEFINIÇÃO

- Os carrapatos podem transmitir a mais ampla gama de micróbios infecciosos entre todos os artrópodes, incluindo bactérias, vírus e parasitas.
- Os carrapatos maiores também podem transmitir toxinas salivares paralisantes durante a hematofagia.

EPIDEMIOLOGIA

- Os carrapatos estão entre os artrópodes mais competentes e versáteis de todos os vetores de doenças infecciosas.
- A Borreliose de Lyme ou doença de Lyme transmitida por carrapatos é agora a doença infecciosa mais comum causada por artrópodes nos Estados Unidos e Europa.
- A maioria das doenças infecciosas transmitidas por carrapatos também pode ser transmitida aos humanos por transfusões de sangue e órgãos, e a babesiose pode ser transmitida de forma congênita.

MICROBIOLOGIA

- Carrapatos de todas as idades e ambos os sexos podem permanecer infecciosos por gerações sem ter de readquirir infecções dos hospedeiros.
- Novas espécies patogênicas transmitidas por carrapatos são constantemente descobertas nos Estados Unidos.

DIAGNÓSTICO

- Os carrapatos podem transmitir vários agentes patogênicos durante a hematofagia, resultando em coinfecções que podem complicar o diagnóstico diferencial e o tratamento.
- O diagnóstico de doenças infecciosas transmitidas por carrapatos é baseado na combinação do histórico de picada de carrapato e de lesões características, como eritema migrans e escaras, identificação microscópica de patógenos no sangue e na biópsia de tecidos, sorologias e imunocitologias, e sorotipagem de ácido nucleico.

TRATAMENTO

- A maioria das doenças bacterianas transmitidas por carrapatos permanece sensível à Doxiciclina®, Amoxicilina® e Cloranfenicol®.
- As doenças virais transmitidas por carrapatos podem ter apenas tratamento de suporte.
- A babesiose é causada por um parasita semelhante ao da malária, e deve ser tratada com combinações de antimaláricos e Azitromicina® ou Clindamicina®.

PREVENÇÃO

- Combinações de imunização, antibióticos profiláticos, medidas de proteção individual, administração de paisagismo e de vida selvagem são todas estratégias eficazes para a prevenção e controle de doenças infecciosas transmitidas por carrapatos.
- Uma única dose de 200 mg de Doxiciclina® administrada dentro de 72 horas de uma picada de carrapato é mais de 80% eficaz na prevenção da doença de Lyme.

223 Doença de Kawasaki

Jane C. Burns

DEFINIÇÃO

- A doença de Kawasaki (KD) é uma vasculite pediátrica autolimitada aguda que é a causa mais comum de doença cardíaca adquirida em crianças. O aneurisma de artéria coronária se desenvolve em 25% dos pacientes não tratados.

EPIDEMIOLOGIA

- A KD afeta crianças de todas as etnias em todo o mundo. As crianças de origem asiática e afro-americanas são desproporcionalmente afetadas. Não há nenhuma evidência para a transmissão de pessoa para pessoa. Um agrupamento tempoespaço dos casos foi observado.

ETIOLOGIA

- A causa da KD é desconhecida. De acordo com o paradigma atual, a KD é desencadeada em crianças geneticamente susceptíveis após exposição a um agente amplamente disperso.

DIAGNÓSTICO

- O diagnóstico é estabelecido pelo cumprimento de quatro dos cinco critérios clínicos em uma criança com febre e sem outra causa aparente. Os critérios clínicos incluem congestão conjuntival bilateral; uma erupção polimorfa; mudanças orofaríngeas, incluindo lábios fissurados eritematosos, orofaringe eritematosa sem lesões discretas, e língua de morango; alterações das extremidades, incluindo edema do dorso das mãos e pés, eritema da palma da mão e plantar, e descamação periungueal durante a fase de convalescença; e uma massa de linfonodo cervical medindo pelo menos 1,5 cm. Anomalias da artéria coronária são detectadas pela ecocardiografia transtorácica.

TRATAMENTO

- Altas doses de imunoglobulina intravenosa (IVIG, 2 g/kg) mais a Aspirina® são a terapia padrão para a KD. Se administrada dentro dos primeiros 10 dias após o início da febre, a incidência de aneurisma da artéria coronária é reduzida de 25% para 5%. Um subconjunto de pacientes (10% a 20%) pode ser relativamente resistente à IVIG e requer tratamento anti-inflamatório adicional.

PREVENÇÃO

- Não há nenhuma intervenção conhecida que pode prevenir a KD.

PARTE III

Problemas Especiais

A Infecções Nosocomiais

224 Infecções Causadas por Dispositivos Percutâneos Intravasculares

*Susan E. Beekmann e David K. Henderson**

DEFINIÇÃO

- As infecções causadas por cateteres intravenosos periféricos e centrais, incluindo cateteres centrais não tunelizados e cateteres tunelizados (Hickman ou Broviac) com ou sem a ponta Groshong, cateteres venosos centrais inseridos perifericamente (PICCs), dispositivos de acesso intravascular totalmente implantados (portos), cateteres de artéria pulmonar e as linhas arteriais.

EPIDEMIOLOGIA

- As taxas de infecções associadas à cateter central da corrente sanguínea (CLABSIs), em 2009, variou de 1,05 (taxa média agrupada de hemodiálise) para 1,14 (taxa média agrupada da enfermaria) para 1,65 (taxa média agrupada da unidade de terapia intensiva) bacteremias por 1.000 cateter venoso central (CVC) dias.
- Essas taxas refletem uma redução de 58% no CLABSIs total estimado 2001-2009; a redução na incidência de *Staphylococcus aureus* CLABSIs foi maior do que para qualquer outro agente patogênico.
- A maioria dos casos de CLABSIs agora ocorre em enfermarias e centros de hemodiálise ambulatorial.

MICROBIOLOGIA

- Os estafilococos predominam como os patógenos mais frequentemente encontrados nas infecções relacionadas a dispositivos; estafilococos coagulase-negativos são a causa mais comum dessas infecções, enquanto bacteremias por *S. aureus* diminuíram.
- CLABSIs cada vez mais são causadas por bacilos Gram-negativos multirresistentes.

DIAGNÓSTICO

- Os marcadores clínicos mostram uma correlação pobre com bacteremia intravenosa relacionada com o dispositivo.
- Resultados positivos de hemocultura para os estafilococos coagulase negativo, *S. aureus* ou *Candida* spp., na ausência de qualquer outra fonte identificável de infecção, aumentam a possibilidade de bacteremia intravenosa relacionada com o dispositivo.
- Cultura quantitativa ou semiquantitativa do cateter combinada com duas hemoculturas (uma periférica e uma através do cateter) é mais precisa para cateteres centrais de curta permanência.
- Hemocultura quantitativa pareada foi determinada a ser o método diagnóstico mais preciso para dispositivos de longa permanência, incluindo cateteres de tunelizados e totalmente implantados.
- O tempo diferencial para positividade (entre as culturas coletadas através do cateter e periférica) compara favoravelmente com hemoculturas quantitativas para o diagnóstico de CLABSIs.

PREVENÇÃO

- Muitas CLABSIs podem ser evitadas utilizando a implementação simultânea de uma série de melhorias práticas (i. e., "pacotes" ou "bundles").

**Todo o material neste capítulo é de domínio público.*

- Todos os profissionais de saúde envolvidos na inserção do cateter e sua manutenção devem completar um programa educacional sobre infecções associadas a cateteres.
- Soluções de clorexidina devem ser utilizadas para a preparação da pele antes da inserção do cateter.
- Barreiras estéreis máximas devem ser usadas durante a inserção de CVCs.
- Não substituir rotineiramente CVCs, PICCs, cateteres de hemodiálise, cateteres arteriais periféricos, ou cateteres arteriais pulmonares para prevenir a infecção.
- Cateteres impregnados de antimicrobianos, se utilizados, devem ser usados apenas como parte de uma estratégia global de prevenção de bacteremia nosocomial.

225 Pneumonia Nosocomial

Michael Klompas

DIAGNÓSTICO

- Sinais clínicos clássicos para pneumonia assistida por ventilação mecânica (PAV) incluem febre, leucocitose, secreção purulenta, a piora da oxigenação, infiltrados e as culturas patogênicas. Estes sinais não são sensíveis nem específicos. Escassez de neutrófilos ou falta de microrganismos na coloração de Gram mostram uma VAP improvável, mas a sua presença não é específica. Oxigenação estável/ajuste do respirador argumentam contra doença clinicamente significativa.
- Culturas quantitativas do lavado broncoalveolar (LBA) são 51% sensíveis, 77% específicas e têm um valor preditivo positivo de 67% para confirmação histológica da VAP.
- Ensaios clínicos randomizados de LBA quantitativos contra aspirado traqueal para o diagnóstico não encontraram nenhuma diferença no tempo de ventilação mecânica, tempo de internação, mortalidade, superinfecção ou taxas de resistência adquirida. Aspirados endotraqueais são, portanto, preferidos.
- Obtenha estudos de diagnóstico para orientar a terapia: culturas de sangue e de aspirado traqueal, antígenos pneumocócicos e de legionella na urina, ± estudos virais.

MICROBIOLOGIA

- Agentes patogênicos mais comuns: *Staphylococcus aureus, Pseudomonas aeruginosa, Klebsiella sp,* e *Acinetobacter sp.* A resistência aos medicamentos é comum: 50% dos isolados de *S. aureus* são resistentes à meticilina, 25% a 30% de *Pseudomonas* e *Klebsiella* isolados são resistentes a ceftazidima e cefepima, e 60% dos isolados de *Acinetobacter* são resistentes a carbapenem.
- Fatores de risco para *S. aureus* resistentes à meticilina (MRSA) e patógenos Gram-negativos multirresistentes incluem antibióticos de largo espectro recentes, hospitalização prolongada, status funcional pobre, hemodiálise e doença grave.

TRATAMENTO

- Inicie antibióticos de amplo espectro, logo que houver suspeita de pneumonia. Use vancomicina ou linezolida mais dois agentes antipseudomonas para terapia empírica. Considere carga de vancomicina 25 a 30 mg/kg para pacientes gravemente doentes. Inclua a cobertura anaeróbia se houver aspiração franca.
- Reavalie a probabilidade de pneumonia diariamente, se o diagnóstico não parece mais provável, então pare com os antibióticos.
- Restrinja o tratamento logo que as suscetibilidades estejam disponíveis. Evite dupla cobertura. Se as culturas são negativas e o paciente está melhorando, corte ou pare com os antibióticos.
- A vancomicina e linezolida são igualmente eficazes para o MRSA. A dose de vancomicina de 15 a 20 mg/kg a cada 8 a 12 horas. O objetivo médio é de 15 a 20 mg/L. Existe um risco aumentado de falha clínica se a concentração inibitória mínima de vancomicina for maior do que 1 mg/L.
- Trate durante 7 a 8 dias, mas encurte para os pacientes com melhora clínica rápida e prolongue para os pacientes que são lentos para melhorar ou que têm complicações como bacteremia, abcesso ou empiema. A monitoração diária de Procalcitonina pode reduzir seguramente a duração de antibióticos.
- Antibióticos aerossóis adjuvantes em adição à terapia intravenosa otimizam a depuração das culturas pulmonares, mas não têm impacto sobre as taxas de cura clínica ou nos desfechos dos pacientes. A vibração da placa de malha é preferida para a entrega. A aerossolização pode ser

tão eficaz quanto por via intravenosa, mas a nefrotoxicidade é provavelmente igual. Os dados são escassos.

PREVENÇÃO

- As taxas de PAV são subjetivas e não específicas. Por isso, preferencialmente selecione as intervenções comprovadas para melhorar os resultados concretos.
- A ventilação não invasiva com pressão positiva, a aspiração contínua de secreções subglóticas e os protocolos de desmame de ventilação (especialmente ensaios de despertar e de respiração espontâneos diários pareados) encurtam a duração média da ventilação mecânica.
- A descontaminação digestiva reduz a mortalidade, mas existem preocupações em curso sobre o potencial impacto nas taxas de resistência a antibióticos, especialmente em unidades com altas taxas de resistência basal

226 Infecção Urinária Hospitalar

Thomas M. Hooton

DEFINIÇÃO

- Infecção urinária (ITU) hospitalar refere-se a ITU adquirida em qualquer contexto institucional de cuidados de saúde.
- A bacteriúria associada a cateter (CA-bacteriúria) é composta, principalmente, de bacteriúria assintomática associada a cateter (CA-ASB).
- A CA-ASB deve ser distinguida da infecção urinária associada a cateter (CA-ITU), pois o tratamento é indicado, geralmente, apenas para a última.
- Bacteriúria significativa $\geq 10^3$ UFC/ml em uma pessoa sintomática é um indicador de CA-ITU, enquanto $\geq 10^5$ UFC/ml em uma pessoa assintomática é um indicador de CA-ASB.

EPIDEMIOLOGIA

- ITUs hospitalares, 97% das quais associadas a cateter, são responsáveis por até 40% das infecções em hospitais dos Estados Unidos a cada ano.
- Cerca de 15% a 25% dos pacientes em hospitais gerais têm um cateter inserido em algum momento de sua estadia.
- Cerca de 5% a 10% dos moradores de instituições de cuidados de saúde em longo prazo são expostos ao cateterismo uretral.
- A incidência de bacteriúria associada a inserção de cateter uretral com um sistema fechado de drenagem é de 3% a 8% por dia, aproximadamente.
- A duração da cateterização é o fator de risco mais importante para a CA-bacteriúria.
- A CA-bacteriúria compreende um grande reservatório de microrganismos resistentes aos antibióticos e é um alvo frequente para o tratamento antimicrobiano inadequado.

MICROBIOLOGIA

- Uma ampla gama de bactérias pode provocar ITU hospitalar, e muitas são resistentes a agentes antimicrobianos múltiplos.
- A CA-bacteriúria é causada por uma ampla gama de bactérias, incluindo *Escherichia coli*, outras *Enterobacteriaceae*, não fermentadores como *Pseudomonas aeruginosa* e cocos Gram-positivos, incluindo os estafilococos coagulase-negativos e *Enterococcus spp*.
- Fungúria, principalmente candidúria, é relatada em 3% a 32% dos pacientes cateterizados.

DIAGNÓSTICO

- A maioria dos pacientes com CA-bacteriúria é assintomática, e sinais e sintomas comumente associados a ITU, tais como febre, disúria, urgência, dor no flanco ou leucocitose, são inespecíficos.
- No doente cateterizado, piúria não diferencia CA-ASB de CA-ITU, mas sua ausência sugere que CA-ITU não seja a causa dos sintomas.

TRATAMENTO (TABELA 226-1)

- Triagem e tratamento de ASB não são recomendados, exceto em mulheres grávidas e em alguns pacientes que se submetem à cirurgia geniturinária.
- Devem-se obter culturas de urina antes do tratamento da ITU hospitalar.

TABELA 226-1 Manejo Empírico da Infecção do Trato Urinário Associada a Cateter

AGENTE ANTIMICROBIANO* E DOSE
LEVE A MODERADA, AFEBRIL (DURAÇÃO DA DOSAGEM: 5-7 DIAS)
Ciprofloxacino 500 mg VO 2 vezes ao dia ou 1 g (liberação prolongada) VO uma vez ao dia[†]
Levofloxacino 750 mg VO uma vez ao dia[†]
Doença Grave ou Febril, ou Ambas (Duração da Dosagem: 5-14 Dias)
Ciprofloxacino 400 mg IV duas vezes ao dia[†]
Levofloxacino 500-750 mg IV uma vez ao dia[†]
Ceftriaxona 1-2 g IV uma vez ao dia[†]
Cefepima 1 g IV duas vezes ao dia[‡]
Piperacilina-tazobactama 3.375 g IV a cada 6 horas[‡]
Meropenema 500 mg-1 g IV a cada 8 horas[‡]
Imipenem-cilastatina 500 mg IV a cada 6-8 horas[†]
Doripenema 500 mg IV a cada 8 horas[‡]
Ertapenema 1 g uma vez ao dia[‡]
Gentamicina 5-7 mg/kg uma vez ao dia[†] ± ampicilina 1-2g IV a cada 6 horas[§]
Ao Escolher um Agente Empírico, Considere o Seguinte
Gravidade da doença e comorbidades
Suscetibilidade antimicrobiana de cepas de infecção do trato urinário anteriores
Dados de resistência local
Exposição à mesma classe nos últimos 3-6 meses – escolha um agente alternativo
Considerar a adição de vancomicina se a coloração de Gram mostrar cocos Gram-positivos
Use um carbenepênico (meropenema, imipenem-cilastatina, doripenema ou ertapenema) se uma cepa β-lactamase de espectro estendido for conhecida ou suspeitada
Regime de adaptação com base em dados de suscetibilidade e transição para medicamentos orais (geralmente uma fluoroquinolona), assim que a condição permitir

*Se a resistência ao agente antimicrobiano é uma preocupação devido à prevalência de resistência na comunidade, especialmente em um paciente gravemente doente, uma dose intravenosa inicial de um agente de amplo espectro, como o meropenema deve ser administrada.

[†]Gravidez categoria C – estudos em animais mostraram efeito adverso no feto; use apenas se o potencial benefício justificar o risco potencial para o feto.

[‡]Gravidez categoria B – Nenhum risco evidente para o feto com base em estudos em humanos ou animais, ou ambos.

[§]Gravidez categoria D – associado a risco fetal humano; use apenas se o potencial benefício justificar o risco potencial para o feto.

Modificado de Hooton TM. Clinical practice. Uncomplicated urinary tract infection. *N Engl J Med*. 2012;366: 1028-1037.

- A recomendação para a duração do tratamento da CA-ITU varia de 7 a 21 dias, dependendo da gravidade.
- Candidúria hospitalar assintomática raramente requer tratamento.

PREVENÇÃO

- A redução da exposição à cateterização urinária é a maneira mais eficaz de prevenir a CA-bacteriúria.
- A inserção do cateterismo uretral coloca o paciente em maior risco de CA-bacteriúria do que o uso de cateterismo com camisinha ou intermitente.
- Um sistema fechado de drenagem do cateter é indicado em todos os pacientes cateterizados.
- O uso rotineiro de cateteres urinários revestidos de antimicrobianos não é corroborado por dados disponíveis.
- O uso rotineiro de agentes antimicrobianos sistêmicos para evitar CA-bacteriúria deve ser desencorajado.
- O uso de várias técnicas e estratégias simultaneamente (“*bundle*”) para controle de infecção é recomendado para evitar a CA-bacteriúria.

227 Hepatite Adquirida em Centros de Saúde

Kent A. Sepkowitz

DEFINIÇÃO

- As hepatites virais podem ser adquiridas pelos pacientes ou profissionais de saúde (PS) durante o processo de prestação de cuidados de saúde.

EPIDEMIOLOGIA

- A transmissão entre pacientes e PS é rara, mas o risco permanece.
- Pacientes em diálise e os trabalhadores estão particularmente em risco para o vírus da hepatite C (HCV) e, se não são vacinados, para o vírus da hepatite B (HBV).
- Cada vez mais, as transmissões para os pacientes são observadas em cuidados de longa duração e podem ser atribuídas a práticas inseguras de injetáveis.

DIAGNÓSTICO

- Identificação de um surto é difícil a menos que um agrupamento de casos ocorra.
- A maioria das investigações é identificada em conjunto com as autoridades de saúde pública.
- O uso de um genótipo para determinar a homologia é útil na investigação.

TRATAMENTO PÓS-EXPOSIÇÃO

- Hepatite A: imunoglobulina e vacina contra hepatite A foram utilizadas de forma eficaz.
- Hepatite B: tratar todas as pessoas não imunes expostas. Se exposta, mas sem anticorpos HBV, administrar imunoglobulina contra hepatite B com ou sem início de série vacinal. O papel dos antivirais não foi determinado. Use uma abordagem semelhante para os pacientes expostos.
- Hepatite C: tratar somente se a pessoa exposta tem evidência de infecção aguda. A utilização de terapias atualmente aprovadas não foi estudada neste contexto, mas é provavelmente eficaz.

VACINAÇÃO

- Vacina para Hepatite A não é recomendada de rotina para PS.
- Vacina para Hepatite B ou formal declinação é obrigatória para PS.
- Nenhuma vacina está disponível para HCV.

228 Infecções Transmissíveis por Transfusão e Transplante

*Matthew J. Kuehnert e Sridhar V. Basavaraju**

DEFINIÇÃO

- Transfusão e infecções transmitidas por transplante ocorrem quando um agente patogênico é propagado do doador aos receptores por meio do sangue, órgãos ou outro tecido.

EPIDEMIOLOGIA

- Infecções transmitidas por transfusão ou transplante são incomuns, mas ocorrem quando um doador tem uma infecção; entretanto, o rastreio não é eficaz ou um patógeno não é rastreado. O risco de infecção transmitida por transplante de órgãos é provavelmente maior do que pelo sangue ou tecido, devido à ausência dos critérios de inclusão para dadores de órgãos.

MICROBIOLOGIA

- A transfusão de produto do sangue tem transmitido infecções por bactérias, vírus, parasitas e príons.
- O transplante de órgãos sólidos transmite infecções causadas por vírus, bactérias, fungos, parasitas, micobactérias.
- Encefalite após transplante de órgão sólido resultou de transmissão de vírus do Nilo Ocidental, do vírus da coriomeningite linfocítica, raiva e da *Balamuthia mandrillaris*.

DIAGNÓSTICO

- O diagnóstico depende do reconhecimento clínico de uma infecção que o receptor poderia ter adquirido por uma transfusão ou transplante.

TRATAMENTO E PREVENÇÃO

- Melhor triagem de doadores, ou reconhecimento imediato quando ocorre infecção transmitida por transfusão ou transplante, pode melhorar os desfechos dos receptores.

---

*Os resultados e conclusões deste capítulo são dos autores e não representam necessariamente a posição oficial dos Centros de Controle e Prevenção de Doenças.

B Infecções em Hospedeiros Especiais

229 Profilaxia e Terapia Empírica de Infecção em Pacientes com Câncer

Elio Castagnola, Małgorzata Mikulska e Claudio Viscoli

FATORES DE RISCO DE INFECÇÕES EM PACIENTES COM CÂNCER

- Neutropenia é o mais importante, principalmente se severa (< 100 neutrófilos polimorfonucleares) e prolongada (7 a 10 dias).
- Outros fatores de risco incluem mucosite; doença subjacente e seu estágio; intensidade da quimioterapia; uso de modificadores de resposta biológicos, especialmente anticorpos monoclonais, tais como alentuzumabe ou rituximabe; presença de cateter venoso central; e fatores genéticos.

EPIDEMIOLOGIA E ETIOLOGIA

- A epidemiologia das infecções de corrente sanguínea na neutropenia está mudando constantemente e, após anos de predominância de cocos Gram-positivos, bacilos Gram-negativos foram surgindo em diversos centros como patógenos mais frequentes.
- Esta mudança foi acompanhada por um aumento da taxa de patógenos resistentes, como Enterobacteriaceae produtoras de β-lactamase de espectro estendido, patógenos Gram-negativos resistentes a carbapenem, *Staphylococcus aureus* resistente à meticilina, *Staphylococcus epidermidis* resistente à meticilina ou enterococos resistentes à vancomicina.
- O principal desafio é o manejo de bactérias Gram-negativas (MDR) resistentes a multidrogas para as quais existem poucas opções terapêuticas.
- Doenças fúngicas invasivas (IFDs) em pacientes hematológicos são causadas principalmente por *Aspergillus*, que, por sua vez, é causado por um uso generalizado de profilaxia com fluconazol ativo para *Candida* (o surgimento de cepas resistentes a fluconazol é a consequência natural), enquanto em tumores de órgãos sólidos, a candidemia continua a ser a IFD mais frequente.

PROFILAXIA (VER TABELA 229-1)

- Em geral, a profilaxia antibacteriana, antifúngica e antiviral é indicada em pacientes que recebem quimioterapia de indução para leucemia mieloide aguda (AML).
- A vacinação contra varicela e influenza de profissionais de saúde e os cuidadores de contato domiciliar é recomendada.
- A vacinação pneumocócica e contra influenza de pacientes, especialmente durante as fases de tratamento menos agressivos, é recomendada.
- As fluoroquinolonas são recomendadas apenas para pacientes com neutropenia prolongada (7 a 10 dias) em centros onde a resistência a fluoroquinolonas é inferior a 20%.
- A profilaxia antifúngica primária em pacientes com câncer é geralmente recomendada se a incidência de IFD for superior a 15%.
  - O fluconazol é recomendado como profilaxia de levedura ativa em pacientes com AML que recebem regimes de antraciclina.
  - O posaconazol como profilaxia ativa para bolores é recomendado para pacientes submetidos à quimioterapia para AML ou síndrome mielodisplásica.
- A profilaxia antifúngica secundária deve ser administrada a pacientes com IFD prévia que recebem quimioterapia de alta intensidade ou um transplante.
- A profilaxia contra *Pneumocystis jirovecii* (geralmente com sulfametoxazol-trimetoprima três vezes por semana) é benéfica em pacientes com déficits de imunidade de célula T, particularmente com leucemia linfocítica crônica, ou naqueles que recebem doses elevadas de corticosteroides ou alentuzumabe.

TABELA 229-1 Profilaxia Sugerida para Infecções em Pacientes com Câncer

	DROGA	CRONOGRAMA	COMENTÁRIOS
Antibacteriana	Ciprofloxacino Levofloxacino	500 mg duas vezes por dia 500 mg uma vez por dia diariamente	Adultos tratados com quimioterapia para leucemia aguda ou TCTH autólogo; começar com quimioterapia e continuar até a resolução da neutropenia ou início da terapia antibacteriana empírica para neutropenia febril
	Clavulanato de amoxicilina	25 mg/kg (máx. 1.000 mg) duas vezes por dia	Crianças recebendo quimioterapia para leucemia aguda
Antifúngica	Posaconazol	Solução oral 200 mg três vezes por dia oralmente com uma refeição (gordurosa)	Pacientes recebendo quimioterapia para leucemia mieloide aguda ou síndrome mielodisplásica
	Fluconazol	400 mg uma vez por dia diariamente	Pacientes recebendo quimioterapia para leucemia mieloide aguda com regimes de citarabina mais antraciclina (administrados por 7 e 3 dias, respectivamente) e regimes contendo citarabina de dose elevada
	Outros		Profilaxia secundária de acordo com patógeno isolado e/ou apresentação clínica
Pneumocystis jirovecii	Sulfametoxazol-trimetoprima	Um comprimido de dose dupla (160/800 mg) três vezes por semana, ou 25 mg/kg de SMX-TMP (5 mg/kg de TMP), máx. 1.920 mg (duas cápsulas de dose dupla) divididas em 2 doses por 3 dias consecutivos/semana	Todos os pacientes recebendo quimioterapia com esteroides, incluindo os com tumores sólidos (p. ex., câncer do cérebro)
	Dapsona	2 mg/kg/dia (máx. 100 mg), em dias alternados três vezes/semana	Em pacientes que não toleram SMX-TMP; eficaz, mas mais difícil de administrar
	Pentamidina aerossolizada	300 mg uma vez por mês com nebulizador	Em pacientes que não toleram SMX-TMP
	Atovaquona	750 mg duas vezes por dia ou 1.500 uma vez por dia diariamente	Em pacientes que não toleram SMX-TMP
Antiviral	Aciclovir	2.000 mg (40 mg/kg em crianças) divididas em quatro a cinco doses ou em adultos > 40 kg: 800 mg duas vezes por dia diariamente	Pacientes com anticorpos positivos anti-HSV e mucosite grave ou recebendo tratamento para leucemia aguda
	ou		
	Valaciclovir	500 mg duas vezes por dia para profilaxia de HSV Para exposição ao VZV 1 g três vezes por dia	Pacientes suscetíveis ao VZV expostos à varicela que não receberam administração imediata de imunoglobulinas específicas
	Lamivudina	100 mg uma vez por dia diariamente	Pacientes com infecção por HBV inativa crônica (HBsAg positivo, DNA HBV negativo ou de nível baixo) Pacientes com infecção por HBV resolvida (HBsAg negativo e HBcAb positivo) se recebendo rituximabe ou TCTH alogênico
Tuberculose	Isoniazida	300 mg uma vez por dia diariamente	Pacientes com tuberculose latente Eficácia não especificamente avaliada em pacientes com câncer
Cateter venoso central	Nenhuma	Boa preparação da pele e uso de técnica estéril no momento da inserção do dispositivo Bons procedimentos de manutenção	Todos os pacientes com inserção de cateter venoso central

(Continua)

TABELA 229-1 Profilaxia Sugerida para Infecções em Pacientes com Câncer ***(Cont.)***

	DROGA	CRONOGRAMA	COMENTÁRIOS
Outros	Fatores de crescimento	Filgrastima 300 μg/dia (em crianças: 5 μg/kg/dia) por via subcutânea ou como infusão intravenosa por pelo menos uma hora, ou filgrastima peguilado, 6 mg a cada 14 dias	Para prevenção da neutropenia febril em paciente com alto risco desta complicação com base na idade, histórico médico, características da doença e mielotoxicidade do regime de quimioterapia Profilaxia secundária com G-CSFs é recomendada para pacientes que passaram por complicação neutropênica por um ciclo prévio de quimioterapia (para o qual a profilaxia primária não foi recebida), em que uma dose reduzida de quimioterapia pode comprometer resultado do tratamento ou sobrevivência geral livre de doença Eficácia não totalmente demonstrada para filgrastim peguilado
	Imunoglobulinas	Imunoglobinas policlonais: 400 mg/kg a cada 21-28 dias	Pacientes com leucemia linfocítica crônica após o segundo episódio de infecção bacteriana grave Pacientes com leucemia ou linfoma com hipogamaglobulinemia (< 400 mg/dL) e infecções bacterianas graves (razoável, mas não provado)
		Anti-VZV específica (VariZIG) 125 UI para cada 10 kg de peso corporal (máx., 625 UI)	Em contato de alto risco com histórico negativo de varicela dentro de 96 horas após a exposição à varicela
	Vacinas	Influenza Varicela	Vacinação contra influenza e varicela (contatos negativos) de contato domiciliar e profissionais de saúde Vacinação contra influenza das pacientes, especialmente durante as fases de tratamento menos agressivo
		Pneumococcus	Vacina antipneumocócica 13-valente de polissacarídeo conjugado
	Procedimentos de isolamento	Realizar higiene das mãos com produto de limpeza à base de álcool ou lavando as mãos com água e sabão se sujas, antes e depois de todos os contatos com pacientes ou contato com ambiente ou equipamentos potencialmente contaminados do paciente Usar precauções de contato (capotes e luvas) Garantir adesão à limpeza ambiente padrão com desinfetante eficaz	Pacientes colonizados ou infectados com patógenos resistentes a multidrogas (como VRE, KPC, etc.) ou infectados com outros patógenos para os quais precauções de isolamento de contato são aconselháveis (*Clostridum difficile*, norovírus etc.); de nota, produtos de limpeza à base de álcool não são esporicidas

G-CSFs, fatores de estimulação de colônias de granulócitos; HBcAb, anticorpo núcleo de hepatite B; HBsAg, antígeno de superfície de hepatite B; HBV, vírus da hepatite B; TCTH, transplante de células tronco hematopoiéticas; HSV, vírus do herpes simplex; UI, unidade internacional; KPC, *Klebsiella pneumoniae* carbapenemase; máx., máximo; SMX-TMP, trimetoprima-sulfametoxazol; VRE, enterococos resistentes à vancomicina; VZV, vírus varicela-zóster.

- A profilaxia anti-herpes com aciclovir ou valaciclovir deve ser oferecida a pacientes com leucemia aguda ou recebendo alentuzumabe.
- A profilaxia pós-exposição à varicela com imunoglobulinas específicas ou aciclovir é recomendada para pacientes susceptíveis a vírus varicela-zóster de alto risco.
- A lamivudina é recomendada para pacientes com câncer e hepatite B crônica inativa recebendo doses elevadas de quimioterapia, especialmente se contendo rituximabe, e para pacientes selecionados com infecção pelo vírus da hepatite B resolvida.

MANEJO DA NEUTROPENIA FEBRIL (VER FIGS. 229-1 E 229-2)

- Culturas sanguíneas
- Avaliação do risco de infecção grave (p. ex., a pontuação da Associação Multinacional de Cuidados e Assistência ao Câncer; Tabela 229-2)
- Avaliação do risco de infecção causada por patógenos resistentes; risco é elevado em caso de
    - Colonização ou infecção prévia causada por bactérias resistentes
    - Epidemiologia local com alta incidência de infecções causadas por patógenos resistentes
- Escolha da terapia adequada
- Oral versus intravenosa
- Pacientes internados *versus* ambulatorial

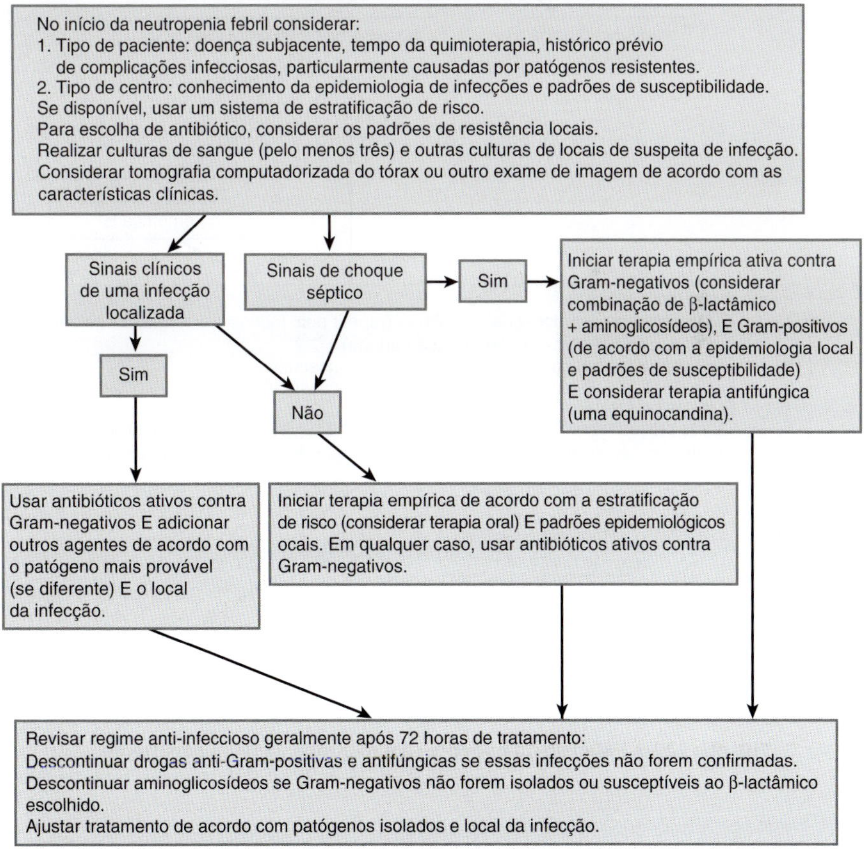

FIGURA 229-1 Possível abordagem inicial para um paciente com neutropenia febril.

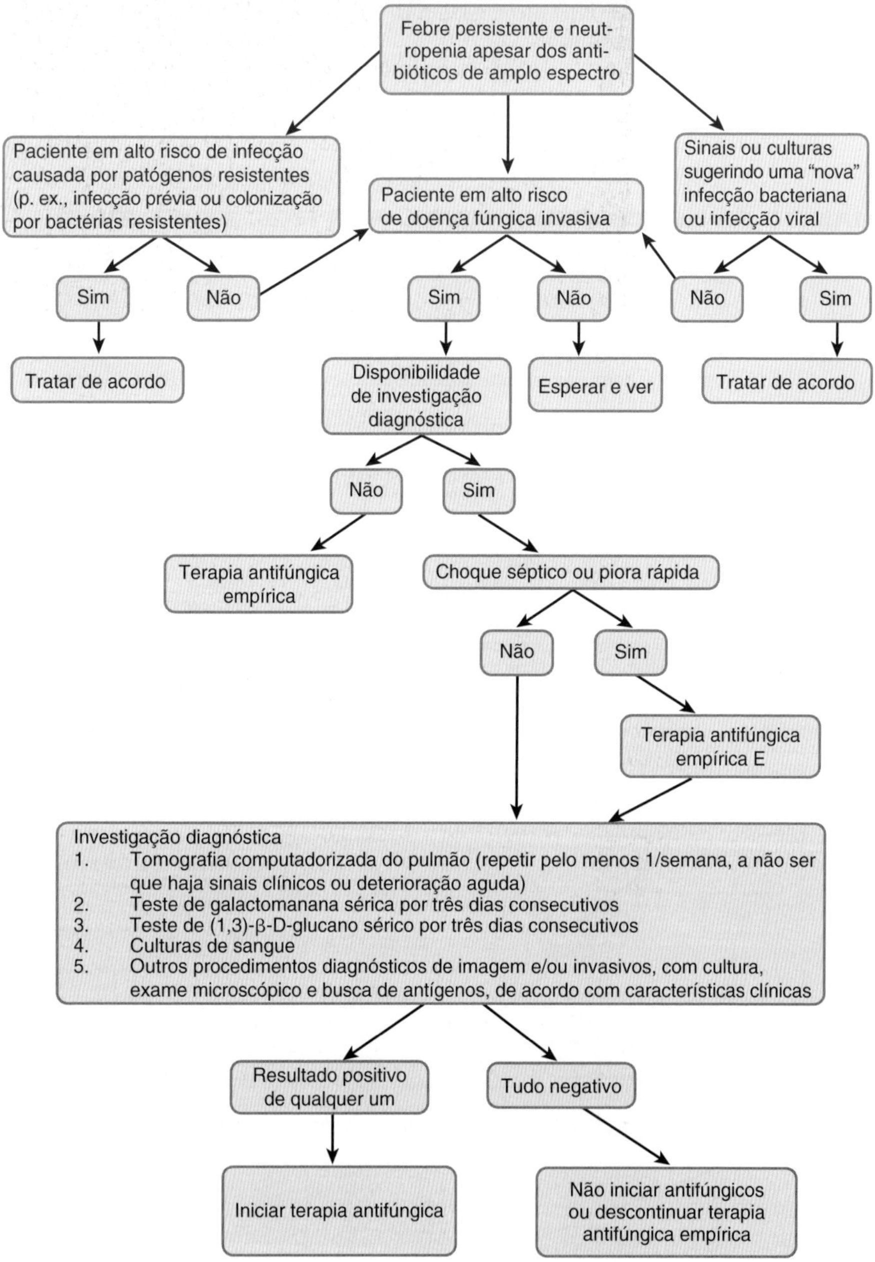

FIGURA 229-2 Manejo do paciente com neutropenia febril persistente.

TABELA 229-2 Fatores Associados a Baixo Risco de Infecção Severa ou Associados a um Curso Clínico Descomplicado em Pacientes com Câncer Neutropênicos Febris

	PONTUAÇÃO MASCC	
	Parâmetros Clínicos	**Pontuação**
Dados clínicos disponíveis no início da neutropenia febril ou logo após internação	1. Carga da doença: sintomas leves ou assintomática	5
	2. Sem hipotensão	5
	3. Sem doença pulmonar obstrutiva crônica	1
	4. Tumor sólido ou sem infecção fúngica prévia	4
	5. Sem desidratação	3
	6. Estado ambulatorial	3
	7. Carga da doença: sintomas moderados	3
	8. Idade do paciente < 60 anos	2

MASCC, Multinational Association for Supportive Care in Cancer. (Associação Multinacional de Cuidados e Assistência ao Câncer)

Pontos atribuídos à variável "carga da doença" não são cumulativos. A pontuação teórica máxima é, portanto, 26.

Paciente em baixo risco: pontuação ≥ 21.

- Estratégia de escalonamento ou de-escalonamento:
  - Estratégia de escalonamento geralmente começa com monoterapia β-lactâmico anti-*Pseudomonas.*
  - Estratégia de de-escalonamento começa com uma combinação de β-lactâmico anti-*Pseudomonas* mais outros agentes que cobrem os patógenos resistentes mais prováveis; esses outros agentes devem ser descontinuados se nenhum patógeno resistente for isolado.
- A terapia antifúngica empírica (adicionando agente antifúngico em pacientes com febre persistente apesar dos antibióticos de amplo espectro) pode ser substituída por estratégia direcionada por diagnóstico com base no uso de ferramentas diagnósticas, como uma tomografia computadorizada de tórax e marcadores séricos fúngicos (galactomanana e β-D-glucano).
- Na era de crescente resistência aos antibióticos e poucos agentes ativos contra patógenos MDR, a administração de antimicrobianos em centros de câncer é obrigatória e deve incluir:
  - Práticas de controle de infecções.
  - Vigilância local de resistência a antibióticos, consumo de antibióticos e desfechos dos pacientes.
  - Promover uso apropriado de antibióticos (de-escalonamento oportuno, dosagem apropriada).
  - Estabelecer regimes de antibióticos para terapia empírica apropriada para epidemiologia local.

230 Infecções em Receptores de Transplante de Células-Tronco Hematopiéticas

Jo-Anne H. e Daniel J. Weisdorf

TIPOS DE DOADORES DE CÉLULAS-TRONCO PARA TRANSPLANTE DE CÉLULAS-TRONCO HEMATOPOIÉTICAS (TCTH)

- Singênico: doador é irmão gêmeo idêntico.
- Autólogo: o doador doa para si mesmo.
- Alogênico: o material doado vem de outro indivíduo que não o próprio receptor.

TIPOS ESPECÍFICOS DE DOADORES ALOGÊNICOS

- Doador familiar compatível ou parcialmente compatível, como irmão com o mesmo tipo de antígeno leucocitário humano (HLA).
- Doador não familiar ou doador não familiar compatível.
- Haploidêntico: pais, primos, irmãos, ou criança é o doador; um haplótipo HLA compatível. Embora transplantes haploidênticos ou outros incompatíveis com HLA possam levar a uma alta incidência de doença do enxerto versus hospedeiro (GVHD), a administração de ciclosporina no pós-transplante precoce e depleção de células T dos enxertos podem limitar os riscos de GVHD.
- Cordão: sangue do cordão umbilical em geral parcialmente HLA compatível, não compatível para tipo sanguíneo; às vezes dois cordões são utilizados para fornecer sangue com células suficientes.
- Haplocordão: células-tronco sanguíneas periféricas haploidênticas mais células sanguíneas do cordão umbilical; o haplocordão é rapidamente enxertado, mas pode não se sustentar, embora garanta uma produção de neutrófilos até que o cordão seja enxertado.

TIPOS DE CÉLULAS UTILIZADAS EM TCTH

- Células-tronco sanguíneas periféricas, em geral mobilizadas por filgrastima (fator estimulador de colônias de granulócitos); podem ser selecionadas por CD34 para a depleção de células T.
- Sangue do cordão umbilical: associado em geral a enxertos demorados, porém com menos doença do enxerto *versus* hospedeiro (GVHD).
- Medula óssea: coletada por aspiração de doador familiar ou não familiar; associada à doença do enxerto *versus* hospedeiro (GVHD) menos crônica.
- Infusão de linfócitos do doador: procura por linfócitos nas células do doador; aplicada após enxerto ou após recidiva para efeito antitumoral ou antiviral, mas pode estimular a GVHD.

PREPARAÇÃO DO PACIENTE PARA INFUSÃO DE CÉLULAS ("REGIME DE CONDICIONAMENTO")

- Mieloablativo: irradiação total do corpo com ciclofosfamida ou bussulfano; pode ser sem irradiação.
- Não mieloablativo (intensidade reduzida): com a utilização de uma dose menor de irradiação total do corpo ou com globulina antitimócito, mais comumente com fludarabina.

RESULTADOS

- Enxertos: a contagem absoluta de neutrófilos sobe para mais de 500 células/µL até o 42° dia.
- Falha primária de enxerto: sem fixação até o 42° dia.

- Quimerismo misto: persistência da hematopoese do receptor e do doador.
- Recidiva: retorno da condição maligna subjacente.

COMPLICAÇÕES

- Mucosite: inflamação da mucosa que serve de porta de entrada para infecções orais ou intestinais; comum em regimes de tratamento contendo metotrexato. Palifermin pode reduzir a mucosite.
- Cistite hemorrágica: ocorre com frequência logo após o transplante com a utilização da ciclofosfamida, apesar do uso de mesna e a diurese forçada; causas virais são mais comuns mais adiante após o transplante, incluindo adenovírus ou vírus BK.
- Síndrome do enxerto (síndrome da reconstituição imune): febre com ou sem erupção cutânea e/ou infiltrados pulmonares.
- Doença veno-oclusiva, também chamada de síndrome da obstrução sinusoidal: uma tríade de icterícia, ganho de peso e ascite que leva à falência múltipla dos órgãos, ocorrendo, em geral, nas primeiras 3 ou 4 semanas após o transplante.
- Hemorragia alveolar difusa: sangramento dentro dos alvéolos, geralmente durante a segunda ou terceira semana após o transplante; diagnosticada através de refluxo sanguíneo progressivo no lavado pulmonar e tratada com corticosteroides.
- Doença do enxerto *versus* hospedeiro: inflamação e morte celular (apoptose) da pele, fígado, intestino ou pulmão. A forma aguda ocorre em geral até o 100° dia. A forma crônica ocorre em geral mais tarde e tem características similares, porém distintas da esclerodermia. O risco é maior em pacientes idosos ou em enxertos realizados a partir de doadores parcialmente compatíveis. Inibidores de calcineurina (ciclosporina, tacrolimo), ou mais raramente o sirolimo ou o micofenolato de mofetila, são introduzidos logo após o transplante a fim de reduzir a incidência e ou a gravidade da GVHD. Altas doses de corticosteroides (ou outros agentes) são utilizadas para tratar a GVHD.
- Síndrome da encefalopatia posterior reversível: neurotoxicidade causada por hipertensão, inibidores de calcineurina ou fludarabina.
- Bronquiolite obliterante com pneumonia em organização e bronquiolite obliterante: pneumonite associada com lesão das pequenas vias aéreas, às vezes associada à GVHD crônica.

AGENTES ANTIMICROBIANOS PARA PROFILAXIA

- Aciclovir: dose baixa para o vírus do herpes simplex, dose alta para o citomegalovírus (Tabela 230-1).
- Levofloxacino: usado na prevenção de infecções bacterianas até o aparecimento de febre ou infecção.
- Fluconazol: para a prevenção de candidíase, começando com neutropenia.
- Sulfametoxazol-Trimetoprima: agente de escolha para *Pneumocystis;* também cobre *Toxoplasma* e algumas outras bactérias, como *Nocardia.* Alternativas incluem pentamidina aerossolizada, atovaquona e dapsona.
- Penicilina VK: prevenção contra *Streptococcus pneumoniae* durante GHVD crônica ativa. Resistência regional à penicilina pode levar à indicação do uso de levofloxacino.
- Voriconazol ou posaconazol: aplicado no lugar do fluconazol a fim de prevenir infecções por bolores.
- Equinocandina (micafungina ou caspofungina): agentes administrados via intravenosa que podem ser substituídos por um azol.
- Lamivudina: prevenção da reativação do vírus da hepatite B em pacientes positivos para anticorpo núcleo anti-hepatite B, negativos para antígeno de superfície de hepatite B, e pacientes negativos para DNA de hepatite B com doadores positivos para hepatite B. Entecavir ou tenofovir podem ser substituídos por lamivudina.
- Entecavir ou tenofovir: prevenção da reativação de hepatite B em pacientes positivos para antígeno de superfície da hepatite B.
- Ivermectina: duas doses para pacientes de países onde é alto o risco de infestação por *Strongyloides.*

TERAPIA PREEMPTIVA

- Ganciclovir, valganciclovir ou foscarnet: aplicado em pacientes com reativação de citomegalovírus com base na reação em cadeia da polimerase na análise química do sangue ou do antígeno neutrófilo pp65 (Tabela 230-1).

TABELA 230-1 Sugestões para Gerenciamento de Possível Infecção por CMV após TCTH

INDICAÇÃO	ESTRATÉGIA*	COMENTÁRIO
Prevenção		
Transplante Alogênico		
Receptor soropositivo	Indução de ganciclovir[†] preemptivo para viremia subclínica, 5 mg/kg duas vezes ao dia por 7-14 dias, seguido de 5 mg/kg diariamente até o fim da manutenção ou Profilaxia com ganciclovir[‡] no enxerto	Alguns casos de doença por CMV podem ocorrer pouco tempo depois da descontinuação do ganciclovir. A reativação do CMV pode ser atrasada, ocorrendo bem depois do TCTH.
Receptor soronegativo com doador soropositivo	Indução de ganciclovir preemptivo para viremia subclínica, 5 mg/kg duas vezes ao dia por 7-14 dias, seguido de 5 mg/kg diariamente até o fim da manutenção e Produtos sanguíneos filtrados ou soronegativos	Profilaxia no enxerto não é recomendada por causa da baixa incidência de infecção pós-transplante.
Receptor soronegativo com doador soronegativo	Produtos sanguíneos filtrados ou soronegativos	
Transplante Autólogo		
Receptor soropositivo	Indução de ganciclovir precoce para viremia subclínica, 5 mg/kg de ganciclovir duas vezes ao dia por 7 dias, seguido de 5 mg/kg diariamente por 14 dias de manutenção	Devido ao risco muito baixo em alguns cenários, o monitoramento não é recomendado uniformemente.
Receptor soronegativo	Produtos sanguíneos filtrados ou soronegativos	
Tratamento da Doença		
Pneumonite por CMV	Indução de ganciclovir, 5 mg/kg duas vezes ao dia por 14-21 dias, seguido de 5 mg/kg diariamente por pelo menos 3-4 semanas de manutenção mais IVIG dia sim dia não durante a indução	Manutenção estendida durante períodos de imunossupressão grave (isto é, tratamento da GVHD) pode ser considerada.
Doença gastrintestinal	Indução de ganciclovir, 5 mg/kg duas vezes ao dia por 14-21 dias, seguido de 5 mg/kg diariamente por pelo menos 3-4 semanas de manutenção	Se ulcerações profundas forem presentes, a manutenção pode ser necessária por mais tempo.
Falência da medula	Foscarnet, 90 mg/kg duas vezes ao dia por 14 dias, seguida de 90 mg/kg diariamente por 2 semanas mais G-CSF	Ganciclovir mais IVIG também foi usado.
Retinite	Ganciclovir, 5 mg/kg duas vezes ao dia por 14-21 dias, seguido de 5 mg/kg diariamente por pelo menos 3-4 semanas	Manutenção estendida pode ser necessária.

CMV, citomegalovírus; G-CSF, fator de estimulação de colônias de granulócitos; GVHD, doença do enxerto *versus* hospedeiro; TCTH, transplante de células-tronco hematopiéticas; IVIG, imunoglobulina intravenosa; PCR, reação em cadeia de polimerase.

*Regimes devem ser acompanhados por monitoramento semanal com antigenemia ou exames de ácido nucleico à base de PCR.

[†]Doses orais de 900 mg de valganciclovir produzem níveis sanguíneos que são similares aos da dose intravenosa padrão (5 mg/kg) de ganciclovir. Foscarnet e cidofovir são alternativas aceitáveis. O ajuste da dose renal é necessário para todos os agentes antivirais.

[‡]Foscarnet, aciclovir em altas doses, ou valaciclovir são alternativas aceitáveis. O ajuste da dose renal é necessário para todos os agentes antivirais.

TERAPIA ANTIBACTERIANA EMPÍRICA DURANTE FEBRE E NEUTROPENIA COM INVESTIGAÇÃO NEGATIVA

- Agente designado de amplo espectro como ceftazidima, piperacilina-tazobactam ou cefepima.
- Adição de um aminoglicosídeo possivelmente requerido devido a padrões de resistência de antibióticos institucionais.
- Vancomicina se houver celulite, disfunções por uso de cateter permanente, instabilidade hemodinâmica ou colonização por *Staphylococcus aureus* resistente à meticilina.

DOENÇAS VIRAIS EM RECEPTORES DE TRANSPLANTES

- Vírus do herpes simplex: úlcera oral, esofágica ou vaginal; autoinoculação de outros locais da pele.
- Vírus varicela-zoster: zoster cutâneo; pode se disseminar; hepatite grave ou zoster visceral raros.
- Citomegalovírus: febre, viremias, citopenias, pneumonite, desordens gastrintestinais (i. é, hepatite, úlceras esofágicas, mudanças na mucosa do duodeno ou cólon), retinite.
- Herpes-vírus humano 6: viremia, pneumonite, encefalite; pode estar associado a atraso na recuperação de neutrófilos ou a trombocitopenia prolongada.
- Adenovírus: cistite hemorrágica, pneumonite, hepatite.
- Poliomavírus BK: cistite hemorrágica.
- Hepatite B e C: hepatite.
- Principais vírus respiratórios: influenza, vírus sincicial respiratório no inverno, vírus da parainfluenza e rinovírus o ano todo.
- Poliomavírus JC: leucoencefalopatia multifocal progressiva.
- Vírus Epstein-Barr: viremia ou distúrbio linfoproliferativo pós-transplante.

OUTRAS INFECÇÕES

- Diarreia por *Clostridium difficile:* a análise da reação em cadeia da polimerase da toxina em coprocultura é considerada o melhor teste.
- Bacteremia relacionada a cateter intravascular central ou infecção do túnel.
- Tiflite: dor abdominal e edema do ceco durante neutropenia.
- Infecção por *Pneumocystis:* pneumonite difusa entre os que não recebem profilaxia.
- Candidíase: candidemia originada no intestino.
- Infecção por *Aspergillus* e outros bolores: anormalidades no campo pulmonar, sinusite.
- Toxoplasmose: lesões cerebrais.

231 Infecções em Receptores de Transplante de Órgãos Sólidos

Nina Singh e Ajit P. Limaye

EPIDEMIOLOGIA

- As infecções em receptores de transplante de órgãos tipicamente se revelam como infecções oportunistas, reativação de micro-organismos latentes e complicações relacionadas a cirurgia, infecções associadas aos cuidados a saúde, ou ambos. Também podem ser provenientes do doador.
- Práticas médicas avançadas e estratégias preventivas influenciaram os riscos e a linha do tempo de muitas infecções atuais.

TIPOS DE INFECÇÕES

- Infecções bacterianas são as que ocorrem com mais frequência. A bacteremia acomete 5%-25% dos receptores de transplante.
- Infecções fúngicas ocorrem em 0,7%-23% dos pacientes. A maioria é provocada por *Candida* ou *Aspergillus* spp., com *Cryptococcus,* micoses endêmicas e outros bolores não *Aspergillus* são responsáveis por quase todas as demais.
- O citomegalovírus (CMV) é a principal infecção viral. Na era da profilaxia antiviral de rotina, o CMV se manifesta, em geral, no período pós-transplante tardio. Outros vírus do herpes (vírus herpes simples, vírus varicela-zoster, vírus Epstein-Barr, vírus herpes humano 6) também são observados com significativa frequência e gravidade em pacientes transplantados.
- Influenza e outros vírus respiratórios são a principal causa de morbidade e mortalidade, especialmente em receptores de transplante de pulmão.
- A nefropatia provocada pelo vírus BK emergiu como uma importante causa de disfunção e perda do aloenxerto em pacientes submetidos a transplante de rim.

MANEJO

- Como princípio geral, ensaios sorológicos, apesar de valiosos na avaliação de exposição anterior, não são confiáveis para o diagnóstico de infecções agudas.
- Os ensaios moleculares quantitativos mostraram-se ferramentas importantes para o diagnóstico, direcionando o tratamento preemptivo, e monitorando a resposta ao tratamento para vários patógenos virais (CMV, vírus BK).
- A profilaxia contra *Pneumocystis* e *Toxoplasma* (receptores de transplante cardíaco) é padrão. A abordagem preventiva também é usada de modo rotineiro para as infecções por CMV, vírus BK, fúngicas e herpes-vírus simples em pacientes selecionados para transplante, com base nos fatores de risco.
- A avaliação deve levar em consideração o tempo decorrido desde o transplante, exposições, administração dos agentes profiláticos antimicrobianos, função do enxerto e o estado imunossupressivo geral do receptor do transplante.

232 Infecções em Pacientes com Lesão na Medula Espinal

Rabih O. Darouiche

DEFINIÇÃO

- A lesão na medula espinal (LME) resulta de uma compressão mecânica, dano vascular ou de ambos.

PREVALÊNCIA E ETIOLOGIA

- A LME afeta quase 1 a cada 1.000 pessoas.
- As causas da LME incluem acidentes automobilísticos, quedas, violência, esportes e infecções.
- A infecção pode provocar ou ser resultado de uma LME.

INFECÇÃO DO TRATO URINÁRIO

- A infecção no trato urinário (ITU) é a infecção mais comum e a principal causa de reinternações.
- As ITUs são principalmente provocadas pela microbiota habitual do intestino (bactérias Gram-negativas e enterococos).
- A cateterização intermitente é preferível em relação aos cateteres alojados na bexiga.
- A prevenção é ineficaz.
- Um tratamento frequentemente desnecessário é desencadeado por erro em distinguir entre a ITU clínica e a piúria assintomática.

PNEUMONIA

- A pneumonia tem a maior taxa de mortalidade relacionada a infecções.
- Ocorre principalmente em pacientes tetraplégicos.
- Os agentes adquiridos na comunidade e nos hospitais são comparáveis àqueles encontrados na população geral.

INFECÇÃO DAS ÚLCERAS DE PRESSÃO E DO OSSO

- O diagnóstico é muito problemático.
- A etiologia microbiana mais ampla inclui cocos Gram-positivos, bacilos Gram-negativos e anaeróbios.
- O manejo multidisciplinar é difícil e requer internações repetidas e prolongadas.

ORGANISMOS MULTIRRESISTENTES NAS LESÕES DA MEDULA ESPINAL

- Os organismos multirresistentes incluem *Staphylococcus aureus* resistente à meticilina, *Enterococcus* resistente à vancomicina, *Clostridium difficile*, e bactérias Gram-negativas multirresistentes.
- Estes organismos são mais prevalentes nas unidades de LME do que em hospitais gerais.
- As medidas adequadas de controle de infecção reduzem tanto a colonização quanto a infecção.

233 Infecções em Idosos

Kent B. Crossley e Phillip K. Peterson*

CONSIDERAÇÕES GERAIS

- As pessoas com mais de 65 anos estão rapidamente aumentando em número.
- Indivíduos com mais de 65 anos têm uma maior incidência a contraírem infecções que pessoas mais jovens.
- Em quase todas as infecções, as manifestações clínicas são mais sutis nos idosos.

INFECÇÕES DO TRATO URINÁRIO

- As bactérias assintomáticas não devem ser tratadas.
- Uma infecção sintomática é geralmente provocada por microrganismos que não a *Escherichia coli*.
- O tratamento estendido (p. ex., >7 dias) para uma infecção sintomática não é necessário nem para homens e nem para mulheres.

PNEUMONIA

- A pneumonia é comum e geralmente seguida de óbito no ano depois de ter sofrido uma doença pneumônica.
- As causas não bacterianas (p. ex., metapneumovírus, vírus sincicial respiratório) são relativamente frequentes.
- O manejo da pneumonia associada à casa de repouso continua sendo controverso.
- A imunização com as vacinas contra influenza e pneumococo é importante, porém tem menor benefício.

BACTEREMIA E ENDOCARDITE

- Ambas são mais comuns na terceira idade.
- Os microrganismos Gram-negativos multirresistentes são recuperados de hemoculturas de residentes em casas de repouso de longa data.

INFECÇÕES DO SISTEMA NERVOSO CENTRAL

- A meningite viral é rara em indivíduos idosos.
- A infecção provocada pelo vírus do Nilo Oeste teve uma maior incidência recentemente e é mais comum e mais severa nesta faixa etária.

IMUNIZAÇÕES

- A imunização com uma combinação seriada de ambas vacinas pneumocócicas é sugerida para todos os indivíduos com idade maior ou igual a 65 anos.
- A vacina influenza de dose alta está disponível para idosos.
- A vacina contra a febre amarela está associada à viremia prolongada e atraso na resposta de anticorpo, com efeitos adversos mais severos após a imunização.
- A imunização contra o herpes-zoster mostrou diminuir a incidência da doença e da neuralgia pós-herpética. Estudos recentes validaram a segurança da vacina.

---

*Todo o material desse capítulo é de domínio público.

234 Infecções em Pacientes Asplênicos

Janet R. Gilsdorf

EPIDEMIOLOGIA

- A infecção ocorre em pacientes com asplenia congênita (raros), asplenia adquirida secundária a esplenectomia ou anemia de célula falciforme, e hipoesplenia adquirida secundária a distúrbios inflamatórios ou autoimunes ou a síndrome do vírus de imunodeficiência humana adquirida.
- A incidência é de sete a oito infecções graves por 100 pessoas ao ano em adultos pós-esplenectomia.
- Fatores de risco para infecção incluem idade jovem ou avançada, menos de 1 ano após a esplenectomia, indicação para esplenectomia (citopenias imunes > trauma > incidental), falta de vacinas adequadas, e a falta de antibióticos profiláticos em crianças jovens.

MICROBIOLOGIA

- Bactérias encapsuladas (*Streptococcus pneumoniae*, *Haemophilus influenzae* e *Neisseria meningitidis*) são os patógenos clássicos de sepse pós-esplenectomia.
- Com o uso abrangente de vacinas contra bactérias encapsuladas, *Staphylococcus aureus* e bactérias entéricas Gram-negativas são vistas mais comumente.
- Pacientes asplênicos estão sob risco para um aumento da gravidade de malária, babesiose e anaplasmose.

DIAGNÓSTICO

- A cultura de sangue é o teste mais importante para identificar a sepse pós-esplenectomia e deve ser obtida no primeiro sinal de infecção.
- A contagem de leucócitos no sangue pode estar elevada ou reduzida.
- O exame de líquido cerebrospinal pode ser indicado em sepse grave.
- Evidências de coagulação intravascular disseminada ou colapso vascular podem acompanhar a sepse.

TRATAMENTO

- O tratamento antibiótico empírico imediato é fundamental para prevenir infecção bacteriana fulminante.
- Antibióticos autoadministrados via oral (amoxicilina-clavulanato, cefuroxima ou fluoroquinolona) podem ser usados por pacientes asplênicos em casa no primeiro sinal de infecção, seguido por uma visita imediata a uma unidade de emergência.
- Antibióticos sistêmicos empíricos (vancomicina + ceftriaxona ou fluoroquinolona) devem ser iniciados imediatamente na unidade de emergência (após cultura de sangue, mas antes de outros testes diagnósticos).
- A terapia antibiótica definitiva dependerá da identificação e susceptibilidade antibiótica do patógeno infectante.

PREVENÇÃO

- A educação do paciente, reforçada repetidas vezes, é responsabilidade de todos os prestadores de atendimento de saúde.
- Evitar a esplenectomia, se possível.

- Administrar vacinas adequadas (Hib, PCV13, PPSV23, MCV4, MenB, influenza), conforme recomendado pelo Comitê Consultivo sobre Práticas de Imunização dos Centros de Prevenção e Controle de Doenças.
- Antibióticos profiláticos são recomendados para crianças menores de 5 anos, aquelas que estão imunocomprometidas, ou pacientes com histórico de sepse.
- Evitar vetores que transportam os parasitas que causam a malária, babesiose e anaplasmose.

235 Infecções em Usuários de Drogas Injetáveis

Donald P. Levine e Patricia D. Brown

DEFESAS DO HOSPEDEIRO

- Os efeitos diretos dos opioides sobre o sistema imunológico incluem comprometimento da quimiotaxia, fagocitose, produção de citocinas e quimiocinas, atividade de células *natural killers*, proliferação de linfócitos em resposta a mitógenos, e apresentação de antígenos por linfócitos B. Os efeitos indiretos através do sistema neuroendócrino e do sistema nervoso autônomo também são postulados.
- Os níveis de IgM e IgG são frequentemente elevados, dando origem a uma frequência elevada de autoanticorpos, bem como anticorpos contra vários microrganismos; isso pode causar confusão de diagnóstico (p. ex.:, na interpretação da sorologia da sífilis).
- A depressão mediada por morfina de funções monocíticas importantes para a defesa antiviral pode contribuir para a elevada eficiência de transmissão de vírus, tais como hepatite B e C e vírus da imunodeficiência humana (HIV).

INFECÇÕES DA PELE E DOS TECIDOS MOLES

- A localização de infecção está relacionada com o local preferido de injeção; abscessos são os mais comuns, seguidos de celulite e úlceras de pele.
- A infecção por *Staphylococcus aureus* (particularmente *S. aureous* [MRSA] resistente à meticilina adquirido na comunidade) é a mais comum, seguido por estreptococos, quer isoladamente ou em combinação com outros agentes patogênicos; a infecção por *Eikenella corrodens* ocorre em usuários de drogas injectáveis (UDIs), que lambem suas agulhas ou contaminam seus medicamentos com saliva; bacilos anaeróbios e Gram-negativos são encontrados em infecções mistas.
- Incisão e drenagem são os pilares do tratamento de abscessos; para celulite, a seleção de antibióticos e a necessidade de internação devem ser individualizadas com base na gravidade da doença; um alto índice de suspeição para fasceíte necrotizante deve ser mantido no contexto de dor severa ou graves sinais de toxicidade sistêmica ou ambos.

INFECÇÕES ÓSSEAS E ARTICULARES

- Estas infecções são comuns, afetam principalmente o esqueleto axial, e ocorrem por via hematogênica; também ocorre a propagação contígua da pele adjacente e infecção do tecido mole.
- A infecção bacteriana por *S. aureus* e estreptococos do grupo A e G são mais comuns; a infecção por *Pseudomonas* também é relatada; a infecção por *Eikenella* ocorre em UDIs que lambem suas agulhas; e a infecção por espécies de *Cândida* é cada vez mais relatada.
- As infecções das articulações envolvem tipicamente as extremidades (mais comumente do joelho), embora o envolvimento de locais incomuns (articulações costocondrais e esternoclaviculares, sínfise púbica) seja frequente; há uma alta incidência de envolvimento da coluna cervical em pessoas com osteomielite vertebral.
- O diagnóstico microbiológico deve ser confirmado em todos os casos; o uso de terapia com antibióticos orais de alta biodisponibilidade para o tratamento prolongado tem aumentado.

ENDOCARDITE INFECCIOSA

- A incidência entre os UDIs parece estar aumentando, talvez devido ao aumento do uso de metanfetaminas (aumento do número de injeções); os UDIs com HIV estão ainda em maior risco de endocardite infecciosa (EI).
- A infecção por *S. aureus* é mais comum (a incidência de MRSA está aumentando), seguida por grupos de estreptococos A, B e G; surtos de EI Gram-negativas (causadas por *Pseudomonas ou Serratia*) são bem descritos; e as infecção por espécies de Cândida (principalmente não-*C. albicans*) têm sido relatadas.
- A EI de válvula tricúspide está associada ao uso de drogas injetáveis, mas a incidência da EI do lado esquerdo atualmente excede a de infecção do lado direito em algumas séries; válvulas múltiplas podem estar envolvidas; a infecção da válvula pulmonar é rara.
- Os UDI tendem a apresentar de forma aguda na primeira semana da doença; o diagnóstico geralmente é fácil de ser obtido com base nos sinais e sintomas clínicos e apoiado pelos resultados das culturas de sangue e imagem cardíaca.
- O tratamento empírico inicial deve ser dirigido contra a *S. aureus* (com vancomicina ou oxacilina em contextos onde a MRSA é conhecida como sendo rara); o tratamento ideal para MRSA isolados com concentração inibitória mínima de vancomicina de 2,0 μg/mL ainda não está definido; muitos especialistas recomendam daptomicina.
- A cefepima mais tobramicina em dose elevada foi usada com sucesso no tratamento de endocardite infecciosa por pseudomonas; o tratamento cirúrgico, juntamente com anfotericina mais flucitosina, é a recomendação padrão para EI por cândida; o papel dos azólicos e equinocandinas ainda não está definido; o tratamento supressivo indefinido com azólicos orais é recomendado se o paciente não for um candidato à cirurgia.

INFECÇÕES VASCULARES NÃO CARDÍACAS

- Infecção por *S. aureus* mais comum; a infecção por *Pseudomonas* também é relatada; as infecções polimicrobianas são comuns.
- A tromboflebite séptica se apresenta como dor local, inchaço e febre, com bacteremia e sepse; pode ocorrer embolia pulmonar séptica; o tratamento com antibiótico deve ser administrado durante pelo menos 4 semanas; o papel da anticoagulação permanece controverso – a anticoagulação de curto prazo enquanto o paciente está internado pode ser suficiente.
- Aneurismas micóticos frequentemente envolvem as veias femorais e se apresentam como uma massa dolorosa, alargada e pulsátil; ultrassonografia com Doppler, tomografia computadorizada (TC), ou angiografia por ressonância magnética (MRA) podem ser usadas para o diagnóstico; é necessário tratamento cirúrgico associado a tratamento antibiótico, durante 4 a 6 semanas.

INFECÇÕES PULMONARES

- A pneumonia adquirida na comunidade causada por patógenos respiratórios comuns é mais usual; pacientes estão em risco de bacteremia, derrames parapneumônicos e empiema.
- A tuberculose pulmonar é um grande problema entre os UDIs, especialmente as pessoas infectadas por HIV; o tratamento para a infecção tuberculosa latente é um desafio; incentivos materiais e tratamento observado diretamente podem aumentar a adesão.

HEPATITE

- Cocaína, metanfetamina e buprenorfina (injetada ou sublingual) podem ser hepatotóxicas; a heroína não é.
- Os UDIs estão em risco de infecção pelo vírus da hepatite B e devem ser vacinados se não forem imunes; pode ocorrer reativação espontânea da infecção.
- Em áreas não endêmicas, como os Estados Unidos, o vírus da hepatite D ocorre quase exclusivamente nos UDIs; embora a prevalência global de vírus da hepatite D tenha diminuído, a prevalência entre aqueles com infecção pelo vírus da hepatite B crônica tem aumentado.
- A superinfecção do vírus da hepatite D sobreposta ao vírus da hepatite B crônica é mais comum; no entanto, a infecção simultânea ocorre em UDIs e pode resultar em hepatite fulminante.
- O UDI representa a maioria das infecções da hepatite C nos Estados Unidos, embora a prevalência global de infecções nesta população esteja diminuindo; a infecção crônica desenvolve-se em 60% a 80% dos pacientes; tratamento é um desafio e deve ser conjugado com o tratamento para o abuso de substâncias.

- Os UDI estão em maior risco para a infecção com vírus da hepatite A, mas fatores socioeconômicos, em vez de uso de drogas, são o risco maior; os UDI não imunes devem ser vacinados.

ABSCESSO ESPLÊNICO

- O abcesso esplênico ocorre mais comumente como uma complicação de EI; infecção secundária de um infarto esplênico induzido por cocaína ou infecção que ocorre após trauma também é relatado; estafilococos e estreptococos são os agentes causadores mais comuns.
- A ultrassonografia, tomografia computadorizada e ressonância magnética podem ser utilizadas para o diagnóstico; embora a esplenectomia seja geralmente considerada a conduta de escolha, especialmente no contexto de EI necessitando de substituição de válvula, há um papel cada vez mais importante na drenagem percutânea.

INFECÇÃO DO SISTEMA NERVOSO CENTRAL

- A infecção do sistema nervoso central ocorre mais comumente como uma complicação da EI (p. ex., meningite, abscesso cerebral, aneurismas micóticos).
- O aneurisma micótico pode ser diagnosticado por tomografia computadorizada, angiografia por tomografia computadorizada ou angiografia de ressonância magnética (MRA); o manejo ideal não é definido; muitos aneurismas são curados com tratamento antibiótico; aneurismas rotos requerem cirurgia ou um procedimento endovascular.
- O diagnóstico diferencial do abscesso cerebral é amplo, especialmente em UDIs com infecção pelo HIV; o diagnóstico microbiológico deve ser sempre confirmado.
- O abscesso epidural espinhal deve ser suspeitado em UDIs que apresentam dores nas costas, acompanhadas de sintomas radiculares ou achados neurológicos; o *S. aureus* é o agente etiológico mais comum.
- Os UDIs estão em maior risco de tétano e botulismo de feridas.

INFECÇÕES OCULARES

- A endoftalmite bacteriana e fúngica são vistas, frequentemente, como complicação de EI; *endoftalmite por Aspergillus* também é relatada.
- Os agentes antimicrobianos intravítreos, com ou sem a vitrectomia, podem ser necessários.

INFECÇÃO PELO VÍRUS DA IMUNODEFICIÊNCIA HUMANA

- A incidência de infecção pelo HIV entre os UDIs nos Estados Unidos diminuiu consideravelmente; entretanto, o uso de drogas injetáveis continua a ser um importante fator de risco para aquisição do HIV em outras partes do mundo.
- Os programas de troca de agulhas são eficazes na redução da transmissão do HIV, mas devem, idealmente, ser acompanhados do acesso a aconselhamento e testagem voluntária, tratamento de substituição de opiáceos, e terapia antirretroviral combinada para aqueles já infectados.
- O uso de drogas injetáveis é associado com o início tardio dos cuidados e recebimento de terapia antirretroviral; períodos de reclusão são associados com falência virológica, mas a prevalência de resistência aos medicamentos não é maior do que em não UDI.

DOENÇAS SEXUALMENTE TRANSMISSÍVEIS

- O uso de drogas injetáveis é associado ao comportamento sexual de alto risco, e a redução de comportamentos sexuais de risco é mais difícil de alcançar do que as reduções no comportamento de uso arriscado de drogas injetáveis.
- A prevalência das infecções sexualmente transmissíveis comuns parece não ser maior do que na população em geral, entretanto, em virtude de desempenharem um papel na transmissão do HIV, a redução das infecções nesta população poderia reduzir a transmissão do HIV dos UDIs para os parceiros sexuais.

236 Infecções do Sítio Cirúrgico e Antibioticoprofilaxia

Thomas R. Talbot

HISTÓRICO

- Infecções do sítio cirúrgico (ISCs) são complicações comuns e indesejadas da maioria dos tipos de procedimentos cirúrgicos.
- O desenvolvimento de uma ISC depende de fatores relacionados ao paciente, ao procedimento e aos patógenos, bem como da aplicação de métodos de prevenção baseados em evidências.
- Organismos causadores de ISC são predominantemente da microbiota presente no local da incisão.

FATORES DE RISCO PARA INFECÇÕES DO SÍTIO CIRÚRGICO (TABELA 236-1)

- Fatores do paciente incluem comorbidades, colonização por bactérias patogênicas, hiperglicemia perioperatória e uso de tabaco.
- Fatores relacionados ao procedimento incluem falhas na técnica de esterilização, ventilação da sala operatória e o número de pessoas na sala.
- Fatores relacionados ao profissional incluem a técnica cirúrgica, aplicação inadequada de antissepsia cutânea, e deficiência do cirurgião.

PREVENÇÃO DA INFECÇÃO DO SÍTIO CIRÚRGICO (VER TABELA 236-2)

- Práticas para reduzir a inoculação de bactérias na ferida cirúrgica incluem o uso de antisséptico, roupas estéreis, estratégias de descolonização e remoção adequada de pelos.
- Práticas para melhorar a contenção das bactérias introduzidas no hospedeiro incluem a manutenção da normotermia, a minimização da hipoxia tecidual, o controle da glicemia e a antibioticoprofilaxia.

ANTIBIOTICOPROFILAXIA CIRÚRGICA

- Princípios-chave:
  - Manter a concentração tecidual do antibiótico acima da concentração inibitória mínima (CIM) da microbiota comum (Fig. 236-1).
  - Escolher o antibiótico "correto": portanto, com alvo na microbiota do sítio cirúrgico, que penetre o local da incisão cirúrgica e alcance os mínimos efeitos adversos.
  - Fornecer a dose "correta" no tempo "correto": fornecer a dose no período anterior à incisão para permitir a penetração nos tecidos (Fig. 236-2); considerar doses maiores para pacientes obesos; repetir a dose em procedimentos prolongados.
  - Garantir a duração "correta" do medicamento: interromper uma vez que a incisão esteja fechada ou por 24 horas, no máximo.
- A profilaxia contra microrganismos resistentes pode ser justificável em situações específicas (p. ex., em colonização conhecida com microrganismos resistentes).
- A adesão aos princípios-chave da profilaxia antimicrobiana é utilizada para avaliar a qualidade global do atendimento e para o reembolso por terceiros

VIGILÂNCIA DE ISC

- A vigilância de ISC requer definições padronizadas.
- A vigilância de ISC após a alta pode levar à variabilidade em resultados relatados e deve ser tratada como parte de qualquer sistema de vigilância.

TABELA 236-1 Fatores Selecionados e Associados com um Risco Aumentado de Infecção do Sítio Cirúrgico

Fatores do Paciente
Diabetes melito/hiperglicemia perioperatória
Uso concomitante de tabaco
Infecção a distância no momento da cirurgia
Obesidade
Baixa albumina sérica no pré-operatório
Desnutrição
Uso concomitante de esteroides
Internação pré-operatória prolongada*
Irradiação prévia do local
Colonização por *Staphylococcus aureus*
Fatores do Procedimento
Tricotomia da área na noite anterior ao procedimento
Uso de navalha para remoção de pelos
Preparação pré-operatória inadequada da pele/uso de substâncias não alcoólicas na preparação da pele
Profilaxia antimicrobiana inadequada (medicação errada, dose errada, hora errada da administração)
Falha no momento de repetição da dose dos antibióticos em procedimentos prolongados
Ventilação inadequada da SO
Escesso de pessoas na SO
Hipotermia perioperatória
Hipoxia perioperatória
Fatores do Profissional
Técnica cirúrgica (hemostasia deficiente, trauma tecidual)
Falhas na técnica estéril e assepsia
Micropenetrações na luva
Fatores comportamentais/deficiência do profissional

SO, sala operatória.

*Provavelmente um marcador substituto para a gravidade de uma doença subjacente e comorbidades.

Modificada de Mangram AJ, Horan TC, Pearson ML, et al. Guideline for prevention of surgical site infection, 1999. Hospital Infection Control Practices Advisory Committee. *Infect Control Hosp Epidemiol*. 1999;20:250-278; quiz 279-280.

TABELA 236-2 Manobras Intervencionistas de Benefício Comprovado ou Teórico para a Redução do Risco de Infecção do Sítio Cirúrgico

Manobras para Reduzir a Inoculação de Bactérias na Ferida
Fatores Pré-operatórios
Evitar uso de antibiótico pré-operatório (excluindo profilaxia cirúrgica)
Reduzir a internação pré-operatória
Tratar áreas distantes da infecção antes da cirurgia
Evitar remoção dos pelos ou o uso de navalha no sítio cirúrgico
Adiar a remoção de pelos na área operatória até o momento da cirurgia e remover os pelos (apenas se necessário) com tricotomizadores elétricos ou cremes depilatórios
Assegurar a administração em tempo hábil (incluindo dose apropriada) de antibióticos profiláticos
Considerar a eliminação do *Staphylococcus aureus* por meio de técnicas de descolonização nos portadores nasais
Utilizar uma lista padronizada de verificação ou *checklist* para aplicação antes do procedimento (*time-out*)l
Fatores Intraoperatórios e Pós-operatórios
Preparar cuidadosamente a pele do paciente com antisséptico + agentes à base de álcool para preparação da pele (p. ex., iodo-povidona alcoólica ou solução com clorexidina alcoólica)
Cumprir rigorosamente as técnicas assépticas
Isolar campos cirúrgicos limpos dos contaminados (p. ex., trocar luvas e os instrumentos utilizados para coletar a safena antes de começar a trabalhar no campo intratorácico)
Manter alto fluxo de ar filtrado
Repetir a dose de antibióticos profiláticos em procedimentos prolongados
Limitar o número de pessoas na sala operatória
Minimizar o uso de esterilização ultrarrápida para uso imediato do instrumental cirúrgico
Minimizar a utilização de drenos
Fazer uma incisão separada para a utilização de drenos

(Continua)

TABELA 236-2 Manobras Intervencionistas de Benefício Comprovado ou Teórico para a Redução do Risco de Infecção do Sítio Cirúrgico *(Cont.)*
Manobras para Melhorar a Contenção de Bactérias Contaminantes do Hospedeiro
Fatores Pré-operatórios
Resolver a desnutrição ou obesidade
Suspender o uso de tabaco por pelo menos 30 dias no pré-operatório
Maximizar o controle do diabetes
Fatores Intraoperatórios e Pós-operatórios
Minimizar o espaço morto, tecido desvitalizado e hematomas
Considerar a utilização de oxigenoterapia suplementar
Manter a normotermia perioperatória (temperatura corporal em ou acima de 36°C)
Manter hidratação e nutrição adequadas
Identificar e minimizar hiperglicemia (por 48 horas após o procedimento)

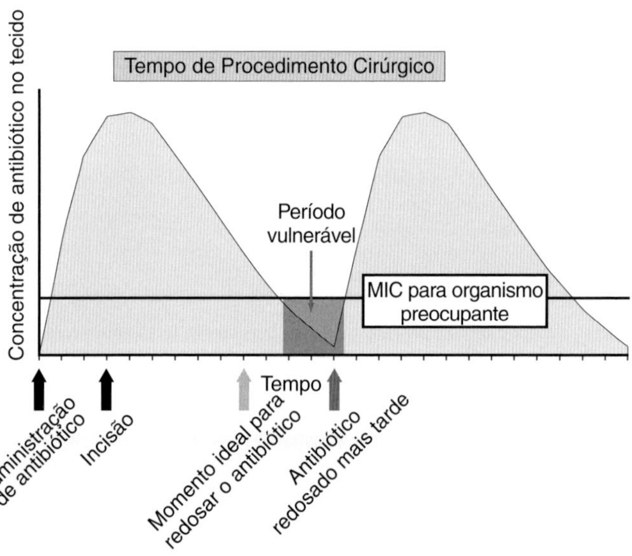

FIGURA 236-1 Concentração de antibióticos teciduais ao longo do tempo. Dinâmica da concentração de antibióticos nos tecidos durante o curso de um procedimento cirúrgico. Depois de uma primeira dose de antibiótico (observada na extrema esquerda do eixo *x*), concentrações teciduais atingem seu pico rapidamente, com uma diminuição subsequente ao longo do tempo. Conforme a ilustração, o objetivo da antibioticoprofilaxia é manter concentrações teciduais acima da concentração inibitória mínima (CIM) para os patógenos específicos relevantes no momento da incisão e ao longo do processo. Novas doses de antibióticos devem ser administradas em procedimentos prolongados para evitar um período com níveis teciduais abaixo da CIM (*seta azul claro*). Falha na administração adequada da nova dose do antibiótico (*seta azul escuro*) pode resultar em um período durante o qual a ferida estará vulnerável.

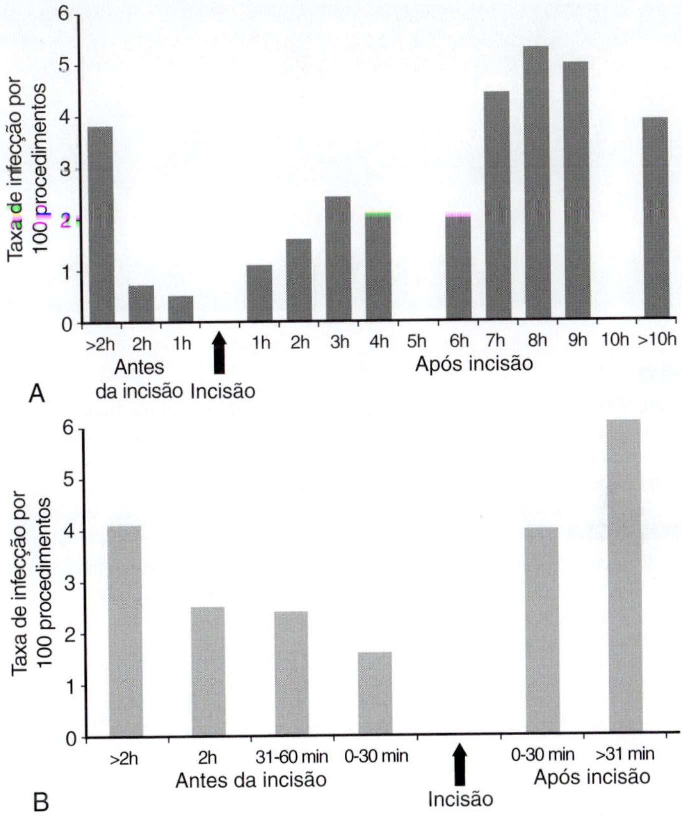

FIGURA 236-2 Momento da administração e taxa de infecção. Relação entre o momento da administração de antibióticos profiláticos e a infecção do sítio cirúrgico em dois grandes estudos. **A,** Dados de 2.847 pacientes com cirurgia eletiva. **B,** Dados de 3.656 pacientes cirúrgicos cardíacos, ortopédicos e ginecológicos. (**A** de Classen DC, Evans RS, Pestotnik SL, et al. The timing of prophylactic administration of antibiotics and the risk of surgical-wound infection. *N Engl J Med*. 1992;326:281-286. **B** de Steinberg JP, Braun BI, Hellinger WC, et al. Timing of antimicrobial pro- phylaxis and the risk of surgical site infections: results from the Trial to Reduce Antimicrobial Prophylaxis Errors. Ann Surg. 2009;250:10-16.)

237 Queimaduras

*Clinton K. Murray**

DEFINIÇÃO

- Anualmente, 500.000 lesões por queimadura recebem tratamento médico, e aproximadamente 40.000 requerem internação, das quais aproximadamente 55% são admitidas para unidades especializadas de queimaduras.
- O insulto primário de uma queimadura é a ferida em si.

EPIDEMIOLOGIA

- População de pacientes queimados: quase 70% dos pacientes são do sexo masculino, com média de idade de 32 anos, com 19% dos pacientes com idade inferior a 5 anos e 12% com idade de 60 anos ou mais. O tamanho total de queimadura é geralmente menor que 10% da superfície total do corpo (TBSA) em 72% dos casos.

*As opiniões ou afirmações aqui contidas são pessoais do autor e não devem ser entendidas como oficiais ou refletindo as opiniões do Ministério do Exército dos Estados Unidos, o Ministério de Defesa dos Estados Unidos, ou do governo federal. O autor é um funcionário do governo dos Estados Unidos, e este trabalho foi realizado como parte de suas funções oficiais. Todo o material neste capítulo é de domínio público.

238 Mordedura

Ellie J.C. Goldstein e Fredrick M. Abrahamian

DEFINIÇÃO

- Feridas de mordedura são lesões comuns causadas por uma ampla variedade de animais domésticos e silvestres, bem como de seres humanos.

EPIDEMIOLOGIA

- Mordidas ocorrem em 4,7 milhões de norte-americanos anualmente e respondem por cerca de 800.000 visitas médicas, incluindo cerca de 1% de todos os atendimentos em prontos-socorros.

MICROBIOLOGIA

- A bactéria associada com infecções por mordida pode vir do meio ambiente, da flora da pele da vítima, ou, mais frequentemente, da flora oral do autor da mordida, que pode também ser influenciada pela microbioma das presas por ele ingeridas e de outros alimentos.

DIAGNÓSTICO

- O diagnóstico é feito pelo histórico de eventos relatados pelo paciente. Em última análise, uma avaliação microbiológica das feridas infectadas é realizada por meio de culturas aeróbicas e anaeróbicas.
- Radiografias simples devem ser obtidas se houver uma grande probabilidade de lesões ósseas.

TRATAMENTO

- Irrigar as feridas com grandes quantidades de solução salina normal.
- Cautelosamente desbridar o tecido desvitalizado ou tecido necrótico.
- O fechamento primário de ferida cirúrgica não é geralmente recomendado; o fechamento primário postergado ou permitir que a ferida feche por segunda intenção é recomendado.
- Uma aproximação com certa folga das bordas da ferida com fitas adesivas ou suturas pode ser necessária para feridas selecionadas, recentes e não infectadas. O fechamento de feridas faciais pode ser considerado se combinado com irrigação abundante e terapia antimicrobiana preemptiva.
- Na maioria dos casos de mordidas de animais terrestres, a terapia antimicrobiana, quando indicada, deve incluir cobertura para *Pasteurella* (*Eikenella* em mordidas humanas), *Streptococcus, Staphylococcus*, e anaeróbios incluindo *Fusobacterium, Porphyromonas, Prevotella* e espécies de *Bacteroides*.
- Opções antimicrobianas orais podem incluir as seguintes (Tabela 238-1):
  - Amoxicilina/ácido clavulânico 875/125 mg um comprimido via oral duas vezes ao dia.
  - Clindamicina 300 mg via oral quatro vezes ao dia mais ciprofloxacino 500 mg via oral duas vezes ao dia.
  - Clindamicina 300 mg via oral quatro vezes ao dia e sulfametoxazol-trimetoprima um comprimido de dose dupla via oral duas vezes ao dia.
  - Moxifloxacino 400 mg via oral diariamente.
  - Doxiciclina 100 mg via oral duas vezes ao dia.
- Opções antimicrobianas intravenosas podem incluir o seguinte:
  - Ampicilina/sulbactama 1,5 a 3 g IV de 6 em 6 horas.
  - Cefoxitina 1 a 2 g IV a cada 6 ou 8 horas.

TABELA 238-1 Gestão de Feridas por Mordida

Histórico

Mordedura por Animal: Confirmar o tipo de animal, se a mordida foi provocada ou não, e a situação/ambiente em que a mordida ocorreu. Siga diretrizes sobre raiva para obter detalhes sobre o gerenciamento de mordidas, que implicam um risco de raiva.

Paciente: Obter informações sobre alergias a antimicrobianos, medicações atuais, esplenectomia, mastectomia, doença hepática, ou condições de imunossupressão.

Exame Físico

Se for possível, registrar um diagrama da ferida com a localização, o tipo e profundidade aproximada da ferida; amplitude de movimento; possibilidade de penetração articular; presença de edema ou lesão por esmagamento; função de nervos e tendões; sinais de infecção; e o odor de exsudato.

Cultura

Culturas aeróbias e anaeróbias devem ser tomadas de feridas infectadas.

Irrigação

Quantidades abundantes de solução salina normal devem ser utilizadas para a irrigação.

Desbridamento

Tecido necrótico ou desvitalizado deve ser desbridado com cautela.

Radiografias

Radiografias simples devem ser obtidas se penetração óssea for possível e para fornecer uma base para futura avaliação de osteomielite.

Fechamento de Ferida

O fechamento primário de ferida não é geralmente recomendado. O fechamento de ferida pode ser necessário para feridas selecionadas, recentes e não infectadas, especialmente grandes feridas faciais. Para feridas maiores, as bordas podem ser aproximadas com fitas adesivas em casos selecionados.

Terapia Antimicrobiana

Feridas apresentadas com rapidez (não infectadas): Fornecer terapia antimicrobiana para (1) feridas moderadas a graves com menos de 8 horas transcorridas, especialmente se um edema ou ferida significativa por esmagamento está presente; (2) penetração de regiões do osso ou articulação; (3) feridas profundas nas mãos; (4) pacientes imunocomprometidos (incluindo aqueles com mastectomia, doença hepática avançada, asplenia, ou corticoterapia crônica); (5) feridas adjacentes a prótese articular; e (6) feridas muito próximas à área genital. Na maioria dos casos, a cobertura deve incluir *Pasteurella* (*Eikenella* em mordidas humanas), *Staphylococcus*, *Streptococcus*, e anaeróbios incluindo *Fusobacterium*, *Porphyromonas*, *Prevotella* e espécies de *Bacteroides*.

Feridas infectadas: Cobrir *Pasteurella* (*Eikenella* em mordidas humanas), *Staphylococcus*, *Streptococcus*, e anaeróbios incluindo *Fusobacterium*, *Porphyromonas*, *Prevotella* e Bacteroides spp. Os seguintes antimicrobianos podem ser considerados para a maioria dos animais terrestres e mordidas humanas em adultos:

- Primeira escolha: Amoxicilina/ácido clavulânico 875/125 mg um comprimido 2 vezes ao dia tomado após refeição.
- Alergia à penicilina: Nenhum tratamento alternativo para mordeduras de animais foi estabelecido para pacientes alérgicos à penicilina. Os seguintes regimes terapêuticos podem ser considerados para adultos:
  - Clindamicina 300 mg VO 4 vezes ao dia mais ciprofloxacino 500 mg via oral 2 vezes ao dia ou levofloxacino 500 mg via oral diariamente ou sulfametoxazol-trimetoprima um comprimido de dose dupla via oral 2 vezes ao dia.
  - Doxiciclina 100 mg via oral 2 vezes ao dia.
  - Moxifloxacino 400 mg via oral diariamente.
  - Em pacientes grávidas com grande alergia à penicilina, macrolídeos têm sido usados, mas devido à má cobertura antimicrobiana contra patógenos anaeróbios, as feridas devem ser acompanhadas rigorosamente.
- Nos casos em que antibióticos intravenosos são considerados necessários, escolhas de antimicrobianos únicos podem incluir ampicilina/sulbactama, cefoxitina, ertapenema ou moxifloxacino.
- Esquemas empíricos para infecções marinhas e de água doce-adquirida devem também cobrir espécies *Vibrio* e *Aeromonas*, respectivamente, com agentes, como cefalosporinas de terceira geração (p. ex., cefotaxima) e fluoroquinolonas.

TABELA 238-1 Gestão de Feridas por Mordida *(Cont.)*
Hospitalização
Indicações incluem sinais e sintomas de toxicidade sistêmica e piora de infecção.
Imunizações
Fornecer imunização contra tétano e raiva, se for indicado.
Elevação
A elevação pode ser necessária se qualquer edema estiver presente. Falta de elevação é uma causa comum de falha terapêutica.
Imobilização
Para feridas significativas, imobilizar a extremidade, principalmente as mãos, com uma tala.
Acompanhamento
Pacientes devem ser lembrados de fazer o acompanhamento em até 48 horas ou antes diante da piora ou não resolução de infecções e dor contínua.
Relatórios
Notificar o incidente para uma secretaria de saúde local pode ser necessário.

- Moxifloxacino 400 mg IV diariamente.
- Ertapenema 1 g IV diariamente.

- Regimes empíricos para infecções em água marinha e fluvial devem cobrir espécies *Vibrio* e *Aeromonas*, respectivamente, com agentes como as cefalosporinas de terceira geração (p. ex., a cefotaxima) e fluoroquinolonas.

PREVENÇÃO

- Como rotina, agentes antimicrobianos não são recomendados para qualquer ferida por mordida de animais infectados.
- De modo geral, a terapia antimicrobiana preventiva é sugerida por 3 a 5 dias para mordidas de animais não infectadas (p. ex., <24 horas após a lesão) em feridas moderadas a graves, especialmente aquelas nas mãos ou face, lesões profundas penetrando estruturas ósseas, com presença de edema, e em hospedeiros imunocomprometidos.
- Fornecer imunização contra tétano e raiva, conforme indicado.

239 Zoonoses

W. Ian Lipkin

DEFINIÇÃO

- Zoonose é uma doença infecciosa de humanos que se origina em animais.

EPIDEMIOLOGIA

- Zoonoses respondem por mais da metade de todas as doenças infecciosas emergentes e incluem exemplos tão variados como o vírus da imunodeficiência humana/síndrome da imunodeficiência adquirida (HIV/AIDS), o vírus Ebola, síndrome respiratória aguda grave (SARS, do inglês, *severe acute respiratory syndrome*), peste, raiva, influenza (gripe), e a nova variante da doença de Creutzfeldt–Jakob.

DIAGNÓSTICO

- A maioria das doenças zoonóticas é diagnosticada utilizando-se métodos moleculares. Muitos aparecem em contextos inesperados; assim, uma abrangente compreensão do histórico de viagens e exposição pode ser essencial.

TRATAMENTO

- Com a digna de nota exceção do HIV/AIDS e influenza, a maioria das zoonoses virais não tem sido o foco para o desenvolvimento de medicamentos. Assim, o tratamento é principalmente de suporte clínico. Em contraste, muitas zoonoses bacterianas podem ser tratadas com antibióticos.

PREVENÇÃO

- Vacinas são disponíveis para apenas uma minoria de doenças zoonóticas. Portanto, a prevenção é mais bem alcançada reduzindo-se a exposição a reservatórios e vetores de transmissão da infecção.

240 Proteção dos Viajantes

David O. Freedman

A consulta pré-viagem de um viajante adulto a países em desenvolvimento deve seguir uma abordagem clara, objetiva e dirigida individualmente ao viajante..

AVALIAÇÃO DE RISCO

- Itinerário detalhado, incluindo as regiões dentro de cada país a ser visitado, datas da viagem para avaliar o risco da sazonalidade das doenças, idade, histórico de vacinação e doença(s) prévias, medicações em uso, possibilidade de gravidez, alergias, finalidade da viagem, exposições a risco — sangue, fluidos corporais, aventura ou exposição ampla ao ambiente externo, viagens urbanas *versus* rurais, tipo de acomodações, nível de aversão ao risco e limitações econômicas que podem justificar uma priorização de intervenções.

VACINAÇÃO DO VIAJANTE

- Vacinas de rotina que não estão atualizadas, incluindo sarampo-caxumba-rubéola (SCR ou tríplice viral), tétano-difteria e coqueluche acelular (Tdap), pneumocócica, varicela, zóster.
- Vacinas de rotina de viagem indicadas, incluindo hepatite A, hepatite B, febre tifoide e influenza.
- Vacinas recomendadas, incluindo febre amarela (obrigatória), raiva, poliomielite, meningococo, e, em certos países, encefalite pela picada de carrapatos e cólera.

PREVENÇÃO CONTRA MALÁRIA (SE INDICADO)

- Diversos medicamentos igualmente eficazes de escolha podem ser indicados, incluindo atovaquona/proguanil, mefloquina e doxiciclina. A escolha da medicação deve ser definida pelo histórico do paciente e pela epidemiologia da malária no local de destino.
- Orientação sobre as medidas de proteção individual contra picadas de insetos.

DIARREIA DO VIAJANTE

- Fazer orientações quanto ao consumo de água e alimentos.
- Quando indicado, fazer a recomentação do tratamento autoadministrado com os antimicrobianos mais recomendados: quinolonas ou azitromicina e orientar sobre o uso da loperamida e hidratação oral, se necessário.

ENSINAR COMPORTAMENTO PREVENTIVO ESSENCIAL

- A maioria dos problemas de saúde relacionados a viagens, incluindo doenças preveníveis por vacinação, pode ser evitada por meio de comportamentos simples adotados pelo viajante.
- Informar sobre estratégias adequadas nas seguintes categorias (alguns tópicos não são aplicáveis a todos os destinos): doenças sexualmente transmissíveis e por via sanguínea, segurança e prevenção de criminalidade, prevenção de lesões, segurança durante a prática de natação, raiva, cuidados de pele/ferida, tuberculose, levar alimentos saudáveis para a viagem e buscar atenção à saúde durante a viagem, quando necessário.

DISCUTIR OUTROS PROBLEMAS APLICÁVEIS DE SAÚDE

- Orientar sobre a ocorrência da doença das altitudes, cinetose e *jet lag*.
- Orientar sobre a prevenção de infecções relacionadas a viagens específicas que oferecem algum risco ao viajante e ter alguma possível estratégia preventiva que não esteja incluída nas indicadas anteriormente.
- Informar sobre quaisquer condições mínimas de risco (p. ex., febres hemorrágicas) que sejam uma causa frequente de ansiedade para o paciente.

241 Infecções no Retorno de Viagens

David O. Freedman

PRINCIPAIS SÍNDROMES NO RETORNO DE VIAGENS

- Febre, diarreia (aguda ou persistente), lesões de pele, eosinofilia.

DOENÇAS TROPICAIS COM ESFREGAÇO DE SANGUE PERIFÉRICO POSITIVO

- Malária, babesiose, filariose, tripanossomíase africana, tripanossomíase americana (doença de Chagas), febre intermitente, bartonelose.

PERÍODOS DE INCUBAÇÃO DAS DOENÇAS TROPICAIS

- *Curto (< 10 dias)*: arboviroses tais como dengue e febre amarela, febres hemorrágicas, infecções por vírus respiratórios, febre tifoide, infecções com patógenos gastrintestinais, rickettsioses, febre maculosa, febre intermitente, leptospirose.
- *Intermediário (10 a 20 dias)*: malária, febre hemorrágica, febre Q, tifo, febre tifoide, brucelose, tripanossomíase africana, raiva, encefalite por picada de carrapato, encefalite japonesa.
- *Prolongado (> 21 dias)*: hepatite viral, malária, raiva, tuberculose, esquistossomose, filariose, abscesso amebiano, febre Q, infecção pelo vírus Epstein-Barr.

AVALIAÇÃO DA FEBRE NO RETORNO DE ÁREAS TROPICAIS

- *Existe alguma manifestação hemorrágica?* Se a febre hemorrágica viral for possível, isole o paciente e notifique as autoridades de saúde pública; considere a possibilidade de ser meningococemia, rickettsiose, sepse, dengue.
- *É possível que seja malária?* Se não há comprometimento de órgãos vitais, inicie o tratamento empírico.
- Utilize um "protocolo de exclusão da malária" e inicie o tratamento empírico, se não houver nenhuma experiência local.
- Existem achados localizados? Prossiga à abordagem sindrômica e ao diagnóstico diferencial.
- Não há achados localizados? Considere a possibilidade de ser tifo, dengue, rickettsiose, infecção pelo vírus da imunodeficiência humana, leptospirose, esquistossomose (eosinofilia), amebíase.
- Consulte a Tabela 241-1 quanto às principais exposições e apresentações clínicas sugestivas de diagnósticos específicos em viajantes de retorno.
- A eosinofilia é causada por helmintos invasivos de tecidos e é proporcional ao grau de invasão tecidual.

TABELA 241-1 Principais Exposições e Apresentações Clínicas Sugestivas de Diagnósticos Particulares em Viajantes de Retorno*

CENÁRIO DE EXPOSIÇÃO	ACHADOS DISTINTOS	DIAGNÓSTICOS
Qualquer exposição em qualquer área com transmissão documentada de malária	Febre com ou sem qualquer outro achado	Malária
Maioria dos países tropicais	Febre e estado mental alterado	Malária, meningite meningocócica, raiva, vírus do Nilo Ocidental
Pacotes de viagem para a Índia, Nepal, Paquistão ou Bangladesh	Início insidioso, febre alta e persistente, paciente tóxico, escassez de achados físicos	Síndrome gastrintestinal febril devido a *Salmonella Typhi* ou *Salmonella Paratyphi*
Exposição recreativa à água doce na África	Febre, eosinofilia, hepatomegalia, amostra negativa de malária	Esquistossomose aguda (febre de Katayama)
Viajantes picados pelo *Aedes aegypti* na América Central, no Sudeste Asiático ou no Pacífico Sul	Febre, cefaleia, mialgia, exantema macular difuso, trombocitopenia leve a moderada	Dengue
Viajantes picados pelo *A. aegypti* ou *Aedes albopictus* na Índia, Malásia, Singapura, Caribe, ou uma ilha no Oceano Índico	Febre, cefaleia, mialgia, exantema macular difuso, artralgia, tenossinovites muitas vezes seguida por poliartrite crônica após a resolução da febre	Febre chikungunya
Caçar ou visitar reservas de caça na África do Sul	Febre, escaras, exantema petequial difuso	Tifo de carrapato africano devido a *Rickettsia africae*
Viajantes com retorno do Sudeste Asiático	Febre, escaras, exantema petequial difuso	Tifo escamoso devido a *Orientia tsutsugamushi*
Prática de caminhadas, ciclismo, natação, *rafting* com exposição a águas doces	Febre, mialgia, derrame conjuntival, icterícia leve a grave, exantema variável	Leptospirose
Cruzeiro, viajante idoso	Doença semelhante à influenza	Influenza A ou B
Exposição ao ar livre em qualquer lugar nas Américas	Lesão furuncular grande e única em qualquer lugar do corpo com um sentido de circulação no interior	Miíases devido a *Dermatobia hominis* (mosca-da-berne)
Roupas lavadas ou secas ao ar livre na África	Lesões furunculares múltiplas em pontos de contato das roupas com a pele	Miíases devido a *Cordylobia anthropophaga* (mosca tumbu)
Novo parceiro sexual durante a viagem	Febre, exantema, doença semelhante à mononucleose	Doença do vírus da imunodeficiência humana aguda
Viagem para qualquer país em desenvolvimento ou para a Europa Ocidental	Coriza, conjuntivite, manchas de Koplik, exantema	Sarampo
Viajantes com estadias longas em áreas úmidas da África, Américas ou Sudeste Asiático	Eosinofilia assintomática ou com tosse ou chiado periódicos	Estrongiloidíase
Picada da mosca-da-areia em áreas tropicais do Novo ou Velho Mundo	Úlcera de pele indolor com base limpa e úmida na área exposta	Leishmaniose cutânea
Hotel resort no sul da Europa, ± exposição em *spas* de hidromassagem	Pneumonia	Doença do legionário
Viajantes que exploraram uma caverna nas Américas	Febre, tosse, dor torácica retroesternal, adenopatia hilar	Histoplasmose
Viajantes com hábitos de ingestão de queijo de cabra não pasteurizado	Febre crônica, fadiga	*Brucella melitensis*
Viagem de longa duração à África Ocidental/Central	Exantema maculopapular, troncular, evanescente, intensamente pruriginoso e afebril	Onchocerciasis
Viagem de longa duração à África Ocidental/Central	Angioedema localizado migratório ou inchaços sobre grandes articulações, eosinofilia	Loiasis
Visitas a safáris e parques de caça do Leste africano	Febre, cancro não genital, exantema macular fino	Tripanossomíase da África Oriental
Viagem à Austrália	Febre, fadiga, poliartrite	Vírus do rio Ross
Viagem a áreas agrícolas da Índia e do Sudeste Asiático	Febre, estado mental alterado, paralisia	Encefalite japonesa

TABELA 241-1 Principais Exposições e Apresentações Clínicas Sugestivas de Diagnósticos Particulares em Viajantes de Retorno* *(Cont.)*

CENÁRIO DE EXPOSIÇÃO	ACHADOS DISTINTOS	DIAGNÓSTICOS
Áreas arborizadas das Europas Central e Oriental, e da Rússia	Febre, estado mental alterado, paralisia	Encefalite por picada de carrapato
Exposição a roedores na África Ocidental	Febre, dor de garganta, icterícia, manifestações hemorrágicas	Febre de Lassa
Ingestão de sushi, ceviche ou peixe cru de água doce	Nódulos migratórios em áreas tronculares com eritema sobrejacente ou hemorragia	Gnatostomíase
Viajantes que retornam do Hajj ou contato familiar	Febre, meningite	Meningite meningocócica
Ingestão de caracóis, peixe ou crustáceos na Ásia ou na Austrália	Meningite eosinofílica	Angiostrongilíase, gnatostomíase
Hospedeiro diabético ou comprometido com exposição a terreno úmido na Ásia ou na Austrália	Febre, sepse, pneumonia ou abscessos multifocais	Melioidose
Exposição durante o verão a excrementos de roedores na Escandinávia	Febre com função renal reduzida	Vírus *puumala*
Ingestão de carne malpassada de qualquer animal em qualquer país	Febre, edema facial, miosite, creatinina aumentada, fosfoquinase, eosinofilia massiva, taxa normal de sedimentação de eritrócitos	Triquinose
Viajante não vacinado em retorno da África Subsaariana ou áreas florestais da Amazônia	Febre, icterícia, proteinúria, hemorragia	Febre amarela
Exposição a animais de criação	Pneumonia, hepatite leve	Febre Q
Possível exposição a carrapato quase em qualquer lugar	Febre, dor de cabeça, exantema, injeção conjuntival, hepatoesplenomegalia	Febre persistente do carrapato
Más condições higiênicas com possível exposição a piolho corporal na Etiópia ou no Sudão	Febre, dor de cabeça, exantema, injeção conjuntival, hepatoesplenomegalia	Febre persistente do piolho

*A tabela inclui doenças de viajantes (listadas em primeiro) bem como doenças menos comuns com apresentações que deveriam sugerir a possibilidade de diagnóstico adequado. Muitas doenças têm um espectro de apresentação, e a tabela descreve as apresentações mais comuns dessas doenças. Muitas doenças têm um espectro de origem geográfica, e a tabela descreve as exposições mais comuns vistas na prática diária.

Índice

Os números de página seguidos de *f* indicam as figuras e *t* indicam as tabelas.

E

N

Índice

U

Y

Z